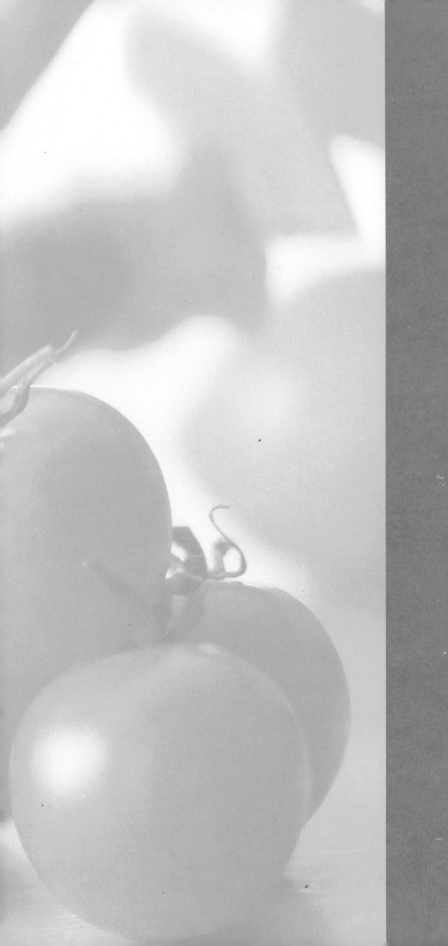

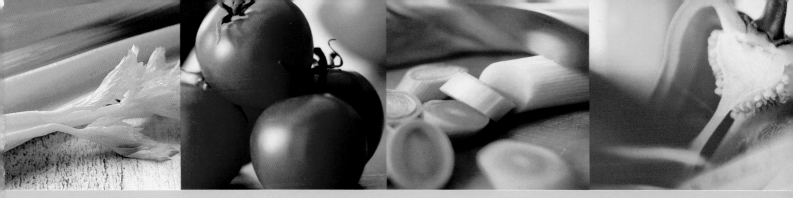

Más de 300 deliciosas recetas que lo ayudarán a gozar de la vida y a estar bien

coma y combata la
diabetes

por

ROBYN WEBB, Maestra en Ciencias

Reader's
Digest

Buenos Aires • México • Nueva York

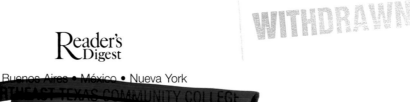
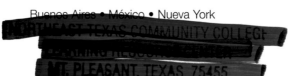

COMA Y COMBATA LA DIABETES

Corporativo Reader´s Digest México, S de R.L. de C.V.

Departamento Editorial Libros
Editores: Arturo Ramos Pluma, Nayeli Torres
Asistente editorial: Gabriela Centeno

Edición propiedad de Reader's Digest México, S.A.
de C.V. preparada con la colaboración de Alquimia
Ediciones, S.A. de C.V.

D.R. © 2005 Reader's Digest México, S.A. de C.V.

Edificio Corporativo Opción Santa Fe III
Av. Prolongación Paseo de la Reforma No. 1236,
piso 10
Col. Santa Fe
Delegación Cuajimalpa
México, D.F. C.P. 05348

Fotografías:
Alquimia Ediciones, Sue Atkinson, Martin Brigdale,
Gus Filgate, Amanda Heywood, Graham Kirk, William
Lingwood, Sean Myers, Simon Smith

Muchas de las recetas de *Coma y combata la diabetes* fueron tomadas de la obra *Eat Well, Live Well*
publicada por Reader's Digest.

Nota a los lectores
La información de este libro no debe sustituir o alterar
ninguna terapia o tratamiento médico sin la opinión
del especialista que lo atienda.

Esta primera edición se terminó de imprimir el 15 de febrero de 2005 en los talleres de
Gráficas Monte Albán, S.A. de C.V., Fraccionamiento Agroindustrial La Cruz, Municipio del
Marqués, Querétaro, México.

ISBN 968-28-0381-0

Impreso en México
Printed in México

Las listas de intercambio descritas en este libro son la base de un sistema de plan de comidas diseñado por un comité de la Asociación Estadounidense de Diabetes y la Asociación
Dietética Estadounidense. Aunque están diseñadas ante todo para personas con diabetes y
para otras que deban someterse a dietas especiales, las listas de intercambio están basadas
en principios de buena nutrición que se ajustan a todas las personas.

introducción

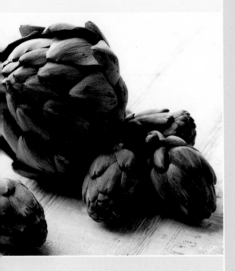

Bienvenido a algunas de las recetas más deliciosas y creativas nunca antes ofrecidas a quienes padecen diabetes. En estas páginas encontrará combinaciones maravillosas de ingredientes, sabores intensos y una gama diversa de estilos y técnicas para cocinar. Un rápido vistazo a las fotografías lo dice todo, ¿verdad? Cuando se trata de comer para combatir la diabetes, la comida fresca y tentadora es la orden del día. Mejor aún: ninguno de estos platos es difícil de preparar. Unos cuantos cortes, un estofado sencillo, una salsa rápida, y ¡listo!: una exquisita comida estará servida.

Es cierto que muchos libros de cocina ofrecen recetas sabrosas. Pero lo que hace diferente a este libro es obvio: ¡Sus deliciosas e interesantes recetas lo ayudarán a combatir la diabetes! ¿Cómo es posible crear comidas sabrosas si la diabetes exige evitar tantos ingredientes? La respuesta, claro, es que las reglas han cambiado. En los últimos años, la ciencia ha aprendido que la mayoría de las personas con diabetes no necesitan limitarse tanto. El objetivo es comer una diversidad de nutrimentos en porciones adecuadas, ingeridas equitativamente durante el día. Por ejemplo, el azúcar es buena si se consume en porciones pequeñas y se equilibra de manera correcta con proteínas, grasas e hidratos de carbono, más beneficiosos.

Nuestras más de 300 recetas representan este nuevo pensamiento; son nutritivas, diversas y fueron creadas para ayudar a mantener estables los niveles de azúcar en sangre. Además de las recetas, hemos agregado una minuciosa sección del arte y la ciencia de comer para combatir la diabetes. Descubrirá la información más reciente, muestras de planes de comida, ideas para comprar, consejos para combinar ingredientes y mucho más. Léalo ahora o más tarde... ¡pero asegúrese de hacerlo!

También descubrirá un hecho decisivo: comer bien para combatir la diabetes se parece cada vez más a comer bien para casi cualquier asunto relacionado con la salud. Estas recetas son magníficas para prevenir el cáncer y controlar la hipertensión, entre otras cosas. Son ricas en nutrimentos, particularmente en fitoquímicos (ingredientes de frutas y verduras frescas responsables de varios beneficios para la salud), y también están sazonadas con las grasas saludables a las que tanto se refieren los nutriólogos.

Así que mientras nos esforzábamos por brindarles el mejor libro de cocina posible a las personas con diabetes, también nos asegurábamos de crear un libro de cocina que toda la familia pudiera aprovechar. Para reforzarlo, detallamos muchos de los saludables beneficios de las recetas que van más allá de sólo controlar la diabetes.

La diabetes es algo grave y su propagación es parecida a una epidemia. Comer alimentos saludables y deliciosos en porciones adecuadas es quizá la mejor forma de combatirla. No se nos ocurre un tratamiento mejor que nuestras recetas. ¡Pruébelas ya!

Robyn Webb

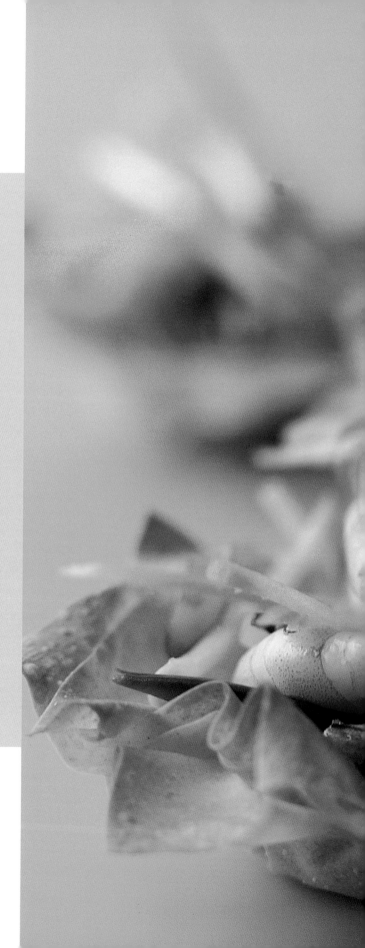

índice

6   desayuno

28   comida

148   cena

178   ensaladas y guarniciones

200   sopas y estofados

230   panes y refrigerios

254   postres y bebidas

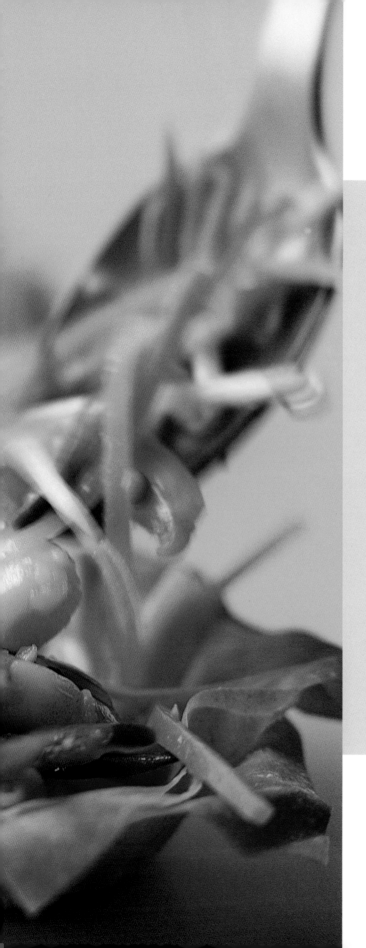

> **Combata la diabetes** 282

Los nutrimentos

La función del peso

Controle las porciones

Reúna todo

> **Cómo comprar alimentos** 292

Principios generales para comprar

Frutas y verduras

Compre alimentos congelados

Compre la despensa

> **Cómo planear comidas** 300

Comprenda el sistema de equivalentes

Otros enfoques

Rastreador diario de comida y salud

Una semana de buena comida

Planeador semanal

glosario 310

índice alfabético 313

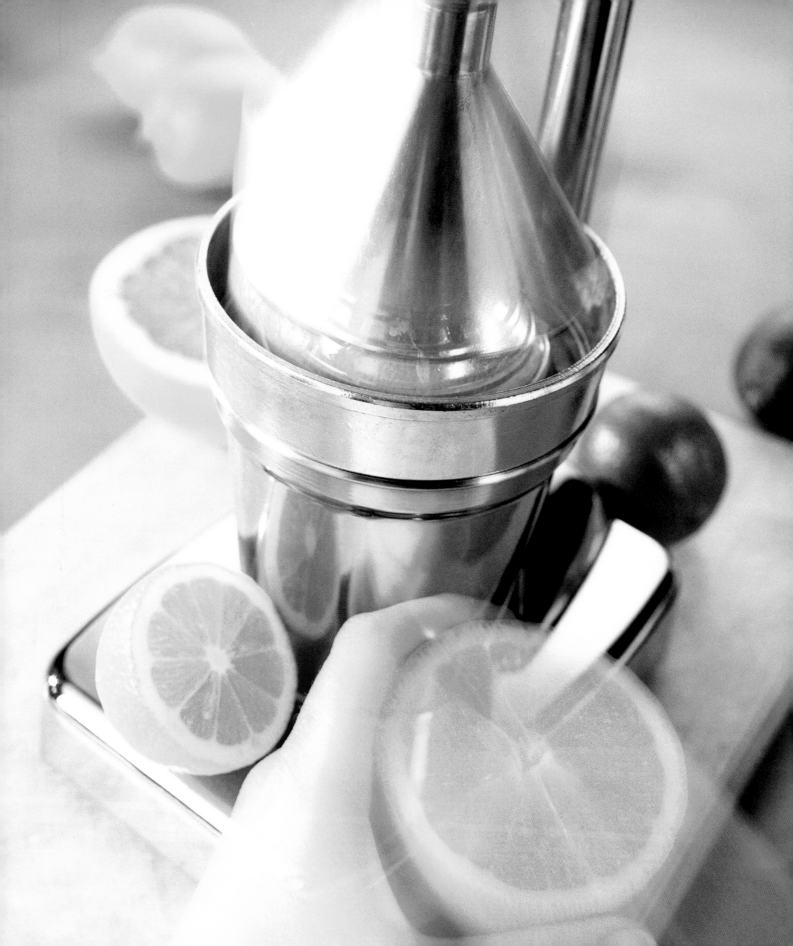

desayuno

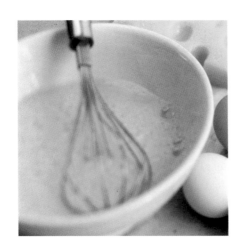

Hot cakes 8

Panecillos de arándano 10

Panecillos de manzana y avellana 12

Panquecitos para el desayuno 13

Panquecitos de verano con bayas 14

Panqués de chabacano y nuez 15

Pan de canela y pasas 16

Omelette campirana 18

Huevos rancheros 19

Huevos rellenos 20

Enchiladas de requesón 22

Licuado de fresa y yogur 23

Melón a la menta y naranja 24

Ensalada de bayas con maracuyá 26

Puré de frutas 27

hot cakes

Los hot cakes son fáciles y divertidos de hacer, y perfectos para desayunar el fin de semana o como postre. Servidos con yogur descremado y suculentas bayas dulces, son irresistibles.

Preparación **10 minutos**   Cocción **15-20 minutos**   *6 porciones (24 hot cakes)*

Hot cakes

1 taza de harina para hot cakes

2 cditas. de azúcar

1 huevo batido

1 cda. de margarina para untar con poca grasa, derretida

1/2 taza de leche descremada

Aceite en aerosol para cocinar

Adorno

1 taza de arándanos

1 taza de frambuesas

1 envase (150 ml) de yogur descremado

1 Mezcle la harina y el azúcar en un tazón mediano. Haga un hueco en el centro de los ingredientes secos; añada el huevo, la margarina derretida y un poco de leche. Incorpore gradualmente la harina en los líquidos y añada poco a poco el resto de la leche, para formar una masa homogénea espesa.

2 Cubra una sartén de teflón grande con aceite en aerosol y caliente a fuego moderado. Para cada hot cake, vierta una cucharada copeteada de masa sobre la sartén caliente. Cuando se formen burbujas en la superficie de los hot cakes, voltéelos con una pala y cocínelos hasta que el otro lado esté dorado, por cerca de un minuto.

3 Retire los hot cakes de la sartén; manténgalos calientes bajo un trapo. Cocine el resto de la masa de la misma forma.

4 Ponga los arándanos y las frambuesas en un tazón y machaque un poco la fruta; deje algunas bayas enteras. Sirva los hot cakes con las bayas y yogur.

(Sugerencias) En lugar de servir los hot cakes con la fruta machacada, cubra cada uno con un poco de mermelada sin azúcar y fresas frescas.

Hot cakes de manzana: Incorpore a la masa 1 manzana dulce, sin corazón y en cubitos, con una pizca de clavo molido. Sirva los hot cakes con un poco de azúcar glas cernida.

Hot cakes con parmesano y hierbas: En lugar de azúcar, añada a la harina 1 cucharada de cebollines frescos picados, 1 cucharada de orégano fresco picado y 2 cucharadas de queso parmesano recién rallado. Sírvalos cubiertos con yogur natural semidescremado o queso cottage y mitades de tomates cherry.

Otras ventajas

• Los hot cakes hechos en casa tienen menos grasa y azúcar que los comprados; al servirlos con yogur semidescremado en lugar de mantequilla, contienen poca grasa.

• Al servir los hot cakes con salsa de bayas se elimina la necesidad de la miel de maple, la cual es rica en azúcar y calorías.

Equivalentes

hidratos de carbono 2

Cada porción aporta calorías 137, calorías de grasa 9, grasa 1 g, grasa saturada 0 g, colesterol 34 mg, sodio 308 mg, hidratos de carbono 26 g, fibra 3 g, azúcares 5 g, proteína 4 g. Fuente excelente de fósforo. Buena fuente de calcio, riboflavina, tiamina, vitamina C.

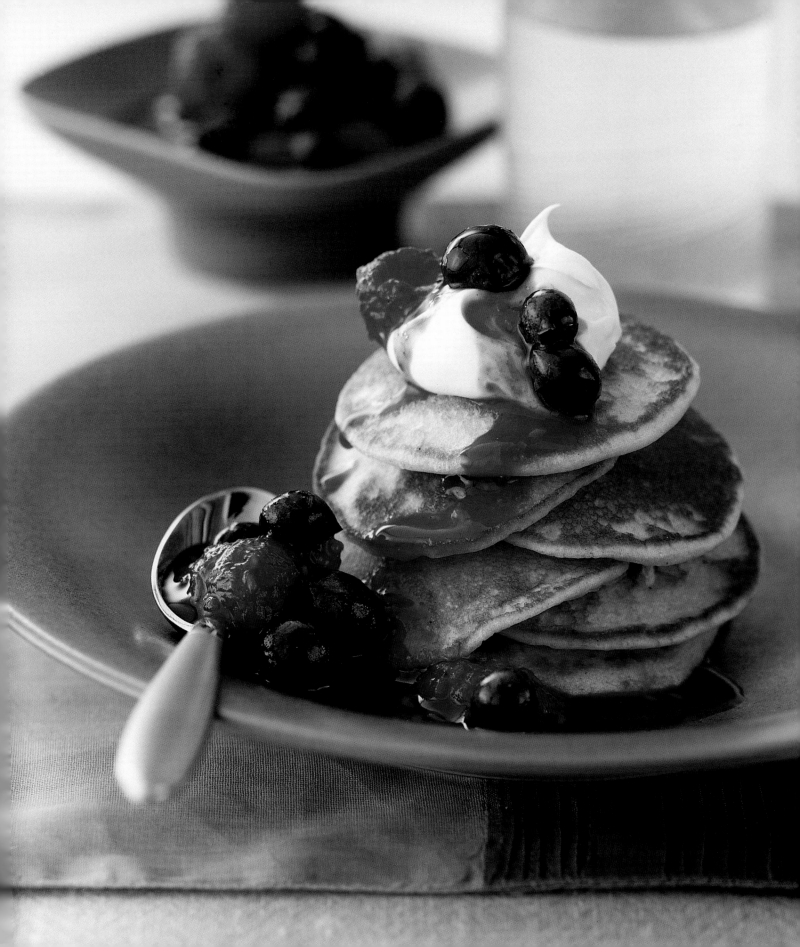

panecillos de arándano

Esta versión de los clásicos pudines estadounidenses, además de ser ligeramente más dulce, es perfecta para el desayuno. Se añaden arándanos jugosos a la masa, que se hornea en moldes hondos para panecillos. Se sirven con una ensalada fresca de bayas para añadir vitamina C extra.

Preparación **20 minutos**   Cocción **25-30 minutos**   *8 porciones (8 panecillos)*

Panecillos

Aceite en aerosol para cocinar
1 taza de harina
Una pizca de sal
1 cdita. de azúcar
2 huevos
1 taza de leche descremada
1/2 taza de arándanos
1 cda. de azúcar glas

Ensalada

1 taza de frambuesas
2 cditas. de fructosa
1 taza de fresas en rebanadas gruesas
1 taza de arándanos

1 Precaliente el horno a 215°C. Rocíe con aceite en aerosol un molde para 8 panecillos.

2 Para preparar los panecillos, cierna la harina, la sal y el azúcar en un tazón y haga un hueco en el centro. Rompa huevos sobre éste, añada la leche y bata con un tenedor. Con un batidor de alambre, incorpore en forma gradual la harina con el líquido y bata hasta formar una masa homogénea.

3 Divida la masa entre los moldes preparados. Deben llenarse hasta dos tercios de su capacidad. Con una cuchara, ponga algunos arándanos en la masa de cada molde, divididos en partes iguales.

4 Meta el molde en el centro del horno, y deje hornear hasta que los panecillos estén dorados, esponjados y crujientes en los bordes, durante unos 25 a 30 minutos.

5 Mientras tanto, prepare la ensalada de bayas. En la licuadora, ponga 1/2 taza de frambuesas y hágalas puré. Sobre un tazón, cuele las frambuesas, para retirar las semillas, y añada 2 cucharaditas de fructosa. Agregue el resto de las frambuesas al tazón, junto con las fresas y los arándanos. Rocíe la salsa de frambuesa sobre la fruta.

6 Con un cuchillo, saque de los moldes los panecillos y espolvoréeles azúcar glas. Sírvalos calientes, acompañados de la ensalada de bayas.

(Sugerencias) Puede usar frambuesas y arándanos congelados para la ensalada de bayas, y sustituir el azúcar por un sobre de endulzante.

Otras ventajas

• Los arándanos contienen compuestos antibacteriales llamados antocianinas, las cuales son efectivas contra la bacteria *E. coli,* causante de enfermedades gastrointestinales e infecciones en el aparato urinario.
• Gramo por gramo, las fresas contienen más vitamina C que las naranjas.

Equivalentes

cereales y tubérculos 1
fruta 1/2   grasa 1/2

Cada porción aporta calorías 127, calorías de grasa 22, grasa 2 g, grasa saturada 1 g, colesterol 56 mg, sodio 38 mg, hidratos de carbono 22 g, fibra 3 g, azúcares 7 g, proteína 5 g. Excelente fuente de vitamina C. Buena fuente de folato, riboflavina, tiamina.

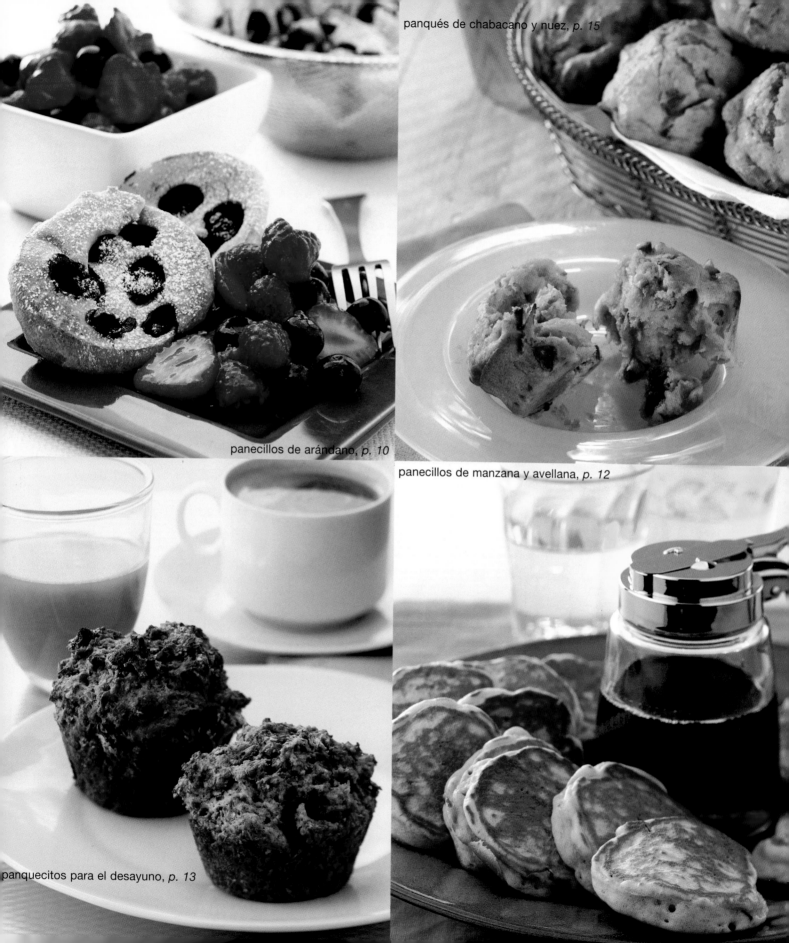

panqués de chabacano y nuez, *p. 15*

panecillos de arándano, *p. 10*

panecillos de manzana y avellana, *p. 12*

panquecitos para el desayuno, *p. 13*

panecillos de manzana y avellana

Estos panecillos resultan un refrigerio dulce casi instantáneo o un agasajo para el desayuno. La masa espesa se prepara con sólo mezclar algunos ingredientes básicos, y los panecillos se cocinan en minutos. En esta receta se sazonan con manzana y avellanas tostadas. Adorne con miel de maple y disfrútelos calientes.

Preparación **15 minutos**   Cocción **20 minutos**   *Rinde 15 panecillos*

3 cdas. de avellanas picadas
1 taza de harina
1/2 cdita. de bicarbonato de sodio
Una pizca de sal
2 cdas. de azúcar
1 huevo grande
1 1/4 tazas de suero de leche descremada
1 manzana sin corazón, finamente picada
Aceite en aerosol para cocinar
4 cdas. de miel de maple ligera

1 Caliente una sartén de teflón grande a fuego medio, agregue las avellanas y tuéstelas, revolviendo, hasta que estén doradas y desprendan su aroma. Colóquelas en un tazón chico y déjelas a un lado.

2 Cierna la harina, el bicarbonato de sodio, la sal y el azúcar en un tazón grande, y haga un hueco en el centro. Bata ligeramente el huevo con el suero de leche y vierta la mezcla en el hueco. Incorpore con suavidad la mezcla de harina con la del suero hasta obtener una masa espesa y homogénea. Añada la manzana y las avellanas.

3 Rocíe la misma sartén con aceite en aerosol y caliente a fuego medio. Para cada panecillo, vierta una cucharada copeteada de la masa sobre la sartén caliente. Cuando se formen burbujas en la superficie de los panecillos, voltéelos con una pala y cocine el otro lado hasta que esté dorado, más o menos durante un minuto.

4 Retire los panecillos de la sartén y manténgalos calientes cubriéndolos con un trapo limpio. Cocine el resto de la masa de la misma forma.

5 Cuando los panecillos estén cocinados, caliente de inmediato la miel de maple en una cacerola pequeña, sólo hasta que esté tibia. Vierta la miel sobre los panecillos calientes y sírvalos enseguida.

(**Sugerencias**) *Panecillos de chabacano y nuez:* Use 1/2 taza de chabacanos secos finamente picados en lugar de la manzana, y 2 cucharadas de nueces, en lugar de las avellanas.

Panecillos de bayas frescas: Añada 3/4 de taza de zarzamoras o frambuesas a la masa en lugar de la manzana, y sazone con una pizca de canela molida. Omita las avellanas si lo desea.

Otras ventajas

• El suero de leche (en inglés, *buttermilk*) es el líquido que queda luego de batir la crema hasta volverla mantequilla. El suero de leche no contiene grasa de leche, pero proporciona proteínas y minerales. El suero de leche se puede preparar con facilidad en casa al mezclar 1 taza de leche descremada con 1 cucharada de jugo de limón y, luego, dejándolo reposar durante 5 minutos.

• Las manzanas son una buena fuente de fibra soluble en forma de pectina. Al comerlas con cáscara se obtiene la máxima cantidad de fibra. Los estudios indican que comer manzanas beneficia los dientes, pues ayuda a prevenir enfermedades de las encías.

fotografía, p. 11

Equivalentes
cereales y tubérculos 1

Cada porción (un panecillo) aporta calorías 70, calorías de grasa 14, grasa 2 g, grasa saturada 0 g, colesterol 15 mg, sodio 84 mg, hidratos de carbono 12 g, fibra 1 g, azúcares 5 g, proteína 2 g.

panquecitos para el desayuno

Los panquecitos son el desayuno portátil perfecto. Son fáciles de comer "con rapidez" y proporcionan la energía que el cuerpo necesita para iniciar el día. Esta receta tiene ingredientes nutritivos, como harina de trigo integral, germen de trigo y pasitas, que contribuyen a la dieta con fibra, vitaminas y minerales.

Preparación **15 minutos**   Cocción **15-20 minutos**   *Rinde 12 panquecitos*

1/2 taza de harina de trigo integral

3/4 de taza de harina

2 cditas. de bicarbonato de sodio

Una pizca de sal

1/4 de cdita. de canela molida

1/4 de taza de azúcar moreno

2 cdas. de germen de trigo

3/4 de taza de pasitas

3/4 de taza de yogur descremado

3 cdas. de aceite de canola

1 huevo

Ralladura de 1/2 naranja

3 cdas. de jugo de naranja

1 Precaliente el horno a 200°C. Forre 12 moldes para panquecitos con moldes de papel o cúbralos con aceite en aerosol. Déjelos aparte.

2 Cierna la harina, el bicarbonato de sodio, la sal y la canela en un tazón grande. Incorpore el azúcar, el germen de trigo y las pasitas; después, haga un hueco en el centro de los ingredientes secos.

3 Bata ligeramente el yogur, el aceite, el huevo, la ralladura de naranja y el jugo. Vierta esta mezcla en el hueco de ingredientes secos, y mezcle sólo hasta humedecerlos. No bata ni mezcle en exceso.

4 Vierta la mezcla en los moldes, dividiéndola en partes iguales. Hornee hasta que los panquecitos estén dorados y los centros firmes al tocarlos, durante unos 15 a 20 minutos. Deje enfriar los panquecitos en la bandeja por 2 a 3 minutos, y luego desmóldelos sobre una rejilla. Los panquecitos se comen mejor recién horneados, un poco calientes aún, pero pueden enfriarse por completo y guardarse en un recipiente hermético hasta por 2 días.

(**Sugerencias**) Sustituya las pasitas con ciruelas pasas picadas o dátiles secos.

Panquecitos de zanahoria y especias: Incorpore una pizca de nuez moscada y 2 zanahorias chicas ralladas a la mezcla de harina con el germen de trigo, y reduzca a 1/4 de taza la cantidad de pasitas.

Panquecitos de arándano y nuez: En lugar de pasitas, use 1 taza de arándanos y añada 1/3 de taza de nueces picadas.

Otras ventajas

• El desayuno es la oportunidad para aumentar el consumo de fibra del día, por lo que se recomienda comer un cereal alto en fibra. Estos panquecitos son una buena elección, pues ofrecen mucha fibra proveniente de la harina de trigo integral, el germen de trigo y las pasitas.

• El germen de trigo es el embrión del grano de trigo y, como resultado, contiene una gran concentración de nutrimentos, a fin de nutrir a la planta que crece. Al añadir 1 cucharada de germen de trigo se obtiene el 25% del requerimiento diario promedio de vitamina B$_6$. El germen de trigo es también una buena fuente de folato, vitamina E, cinc y magnesio.

fotografía, p. 11

Equivalentes

cereales y tubérculos 1
grasa 1   azúcares 1/2

Cada porción (un panquecito) aporta calorías 136, calorías de grasa 27, grasa 3 g, grasa saturada 1 g, colesterol 19 mg, sodio 232 mg, hidratos de carbono 24 g, fibra 1 g, azúcares 12 g, proteína 4 g.

panquecitos de verano con bayas

Las bayas frescas no sólo añaden un delicioso sabor y color a estos tentadores panquecitos, sino que también los hacen más nutritivos. Los panquecitos saben mejor servidos calientes, recién salidos del horno, pero también se disfrutan fríos; son una opción ideal para el desayuno familiar o para cuando se tiene prisa.

Preparación **10 minutos**   Cocción **unos 20 minutos**   *Rinde 9 panquecitos*

1/2 taza de harina de trigo integral

1/3 de taza de harina blanca

1 cda. de polvos de hornear

Una pizca de sal

3/4 de taza de una mezcla de bayas frescas, como arándanos y frambuesas

2 cdas. de margarina para untar con poca grasa

1/4 de taza de azúcar moreno

1 huevo batido

1 taza de leche descremada

1 Precaliente el horno a 190°C. Forre una charola para 9 panquecitos con moldes de papel o rocíela con aceite en aerosol.

2 Cierna las harinas, los polvos de hornear y la sal en un tazón. Incorpore las bayas.

3 Derrita la margarina en una sartén chica; añada el azúcar, el huevo y la leche y revuelva hasta obtener una mezcla homogénea. Haga un hueco en el centro de los ingredientes secos del tazón y vierta ahí la mezcla anterior. Revuelva sólo hasta incorporar los ingredientes. La masa quedará grumosa.

4 Vierta la masa en los moldes hasta llenar dos terceras partes de su capacidad. Hornee hasta que los panquecitos estén dorados, de 18 a 20 minutos.

5 Póngalos sobre una rejilla y sírvalos tibios. Puede guardar los panquecitos en un recipiente hermético durante 1 a 2 días.

(Sugerencias) Utilice 5 sobres de fructosa en lugar de azúcar y disminuya considerablemente los azúcares de esta receta.

Para un toque de especias, añada a la harina 1 1/2 cucharaditas de especias mixtas molidas, como jengibre o canela.

Sustituya las bayas con otra fruta fresca, como manzanas, chabacanos, duraznos o fresas picadas, o con fruta seca, como pasitas, chabacanos, dátiles o higos picados.

Panquecitos de avena con pera y canela: Mezcle en un tazón 3/4 de taza de harina de trigo integral con polvos de hornear, 1/4 de taza de salvado de avena, 1 cucharadita de polvos de hornear, 1 1/2 cucharaditas de canela molida y una pizca de sal. Incorpore 1 pera pelada y picada. En otro tazón, mezcle 2 cucharadas de margarina baja en grasa derretida, 1/4 de taza de azúcar granulado, 2 huevos y 1/2 taza más 2 cucharadas de jugo de naranja. Vierta esto sobre la mezcla de harina e incorpore los ingredientes. Vacíe la mezcla en moldes para panquecitos y hornee como en la receta principal.

Para minipanquecitos, divida la masa entre 30 minimoldes de papel y hornee por 10 minutos.

Otras ventajas

• Al mezclar la harina de trigo integral con harina blanca aumenta el contenido de fibra de estos panquecitos y se añaden nutrimentos, como las vitaminas del grupo B.

• Las bayas frescas tienen poca grasa. Proporcionan fibra y vitamina C. Las frambuesas tienen vitamina E, y los arándanos contienen un compuesto que ayuda a prevenir infecciones del aparato urinario.

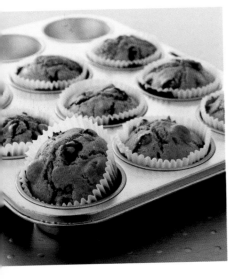

Equivalentes
cereales y tubérculos 1
grasa 1/2

Cada porción (un panquecito) aporta calorías 98, calorías de grasa 18, grasa 2 g, grasa saturada 0 g, colesterol 24 mg, sodio 162 mg, hidratos de carbono 18 g, fibra 1 g, azúcares 8 g, proteína 3 g. Fuente excelente de fósforo. Buena fuente de calcio.

panqués de chabacano y nuez

Cualquier momento es ideal para comer panquecitos, en especial cuando usted los hornea con chabacano y nuez. Salen del horno esponjaditos y con aroma a canela. Se añade salvado de trigo a esta receta para darle sabor y nutrimentos extra. Si no es temporada de chabacanos frescos, use cualquier otra fruta fresca, como fresas o plátanos.

Preparación **25 minutos**   Cocción **20 minutos**   *Rinde 12 panqués*

2 1/4 tazas de harina
1 taza de fructosa
3 cdas. de salvado de trigo
1 cda. de polvos de hornear
1 cdita. de canela molida
1/2 cdita. de ralladura de limón
1/4 de cdita. de sal
2 huevos grandes
6 cdas. de mantequilla sin sal baja en grasa, derretida y fría
1 taza de leche descremada
5 chabacanos pelados, sin hueso y picados grueso (1 taza)
1/4 de taza de nueces picadas

1 Precaliente el horno a 190°C. Rocíe con un poco de aceite en aerosol 12 moldes para panquecitos o fórrelos con moldes de papel.

2 En un tazón grande, mezcle la harina, la fructosa, el salvado de trigo, los polvos de hornear, la canela, la ralladura de limón y la sal; haga un hueco en el centro, y deje el tazón a un lado.

3 En una taza de medir grande, bata los huevos hasta que estén espumosos y color amarillo claro. Añada, batiendo, la mantequilla y, luego, la leche. Vierta la mezcla en el hueco de la mezcla de harina. Revuelva hasta humedecer bien los ingredientes secos. La masa quedará grumosa. No mezcle en exceso la masa o los panquecitos quedarán duros. Con una espátula de hule, incorpore con suavidad los chabacanos y las nueces.

4 Vierta la masa en los moldes hasta llenar tres cuartas partes de su capacidad. Hornee unos 20 minutos o hasta que los panqués estén esponjados y dorados; estarán cocidos cuando al introducir un palillo de madera en el centro éste salga casi limpio, con pocas migas adheridas. Déjelos enfriar en el molde 3 minutos, antes de sacarlos. Estos panqués saben mejor servidos calientes u horas después de horneados.

(Sugerencias) *Panqués de plátano y nuez:* Sustituya los chabacanos con 1 taza de plátano maduro machacado.

Panqués de cereza y nuez: Use 1 cucharadita de ralladura de naranja en vez de la de limón, y en lugar de chabacanos use 2 tazas de cerezas frescas.

Panqués de fresa: En vez de chabacanos use 2 tazas de fresas maduras picadas grueso.

Panqués de durazno: Use 2 tazas de duraznos sin piel y picados grueso (450 g), en vez de los chabacanos.

Panqués con fibra: Use 2 tazas de harina blanca y 1/4 de taza de harina de trigo integral.

Otras ventajas
• Los expertos en la salud recomiendan aumentar la ingestión de fibra. Estos panqués ayudan a lograrlo, en especial si se hacen con 1 taza de chabacanos secos picados en lugar de frescos. Los panqués proporcionan fibra soluble e insoluble, lo que es bueno para la digestión, y ayudan a controlar la grasa y el azúcar en la sangre.
• El salvado de trigo es la parte fibrosa externa e indigerible del grano de trigo. Es una de las fuentes más ricas de fibra en la dieta que ayuda a mantener sano el aparato digestivo.

fotografía, p. 11

Equivalentes
cereales y tubérculos 1 grasas 1
grasa con proteína 1/2

Cada porción (un panqué) aporta calorías 203, calorías de grasa 62, grasa 7 g, grasa saturada 3 g, colesterol 43 mg, sodio 170 mg, hidratos de carbono 32 g, fibra 2 g, azúcares 13 g, proteína 5 g. Fuente excelente de fósforo. Buena fuente de calcio, folato, hierro, riboflavina, tiamina, vitamina A.

pan de canela y pasas

Esta hogaza de pan de trigo integral con pasitas es exquisita sola, o puede servirla untada con mermelada sin azúcar. Es sabrosa si se come tostada en el desayuno, pues el aroma de la canela tibia permite un inicio calmado del día.

Preparación **20 minutos, más 1 hora para esponjar**   Cocción **30 minutos**   *Rinde 1 hogaza (16 rebanadas)*

5 tazas de harina de trigo integral

1 1/2 cditas. de sal

2 cditas. de canela molida

1 paquete de levadura seca instantánea

2/3 de taza de pasitas

3 cdas. de azúcar

3 cdas. de mantequilla sin sal

1 taza de leche descremada, más 1 cda. para glasear

1 huevo ligeramente batido

1 Rocíe con un poco de aceite en aerosol un molde para pan de 900 g y cubra con un poco de harina. En un tazón grande, cierna la harina, la sal y la canela; incorpore la levadura, las pasitas y el azúcar, y haga un hueco en el centro.

2 Caliente la mantequilla y la leche en una cacerola chica, hasta que la mantequilla esté derretida y la mezcla, tibia. Viértala en el hueco de ingredientes secos y añada el huevo batido. Mezcle para formar una masa suave.

3 Ponga la masa en una superficie enharinada y amase hasta que esté homogénea y elástica, por unos 10 minutos. Déle a la masa forma de hogaza y póngala en el molde preparado. Cúbrala con una toalla o con envoltura de plástico rociada con aceite en aerosol; déjela esponjar en un sitio tibio como por 1 hora o hasta que duplique su tamaño.

4 Hacia el final del tiempo de esponjado, precaliente el horno a 215°C. Destape el pan y úntelo con la leche para glasearlo. Hornee por unos 30 minutos o hasta que el pan suene hueco al retirarlo del molde y al golpear la parte inferior. Si ve que la parte superior se dora demasiado, cúbralo con papel de aluminio hacia el final del tiempo de cocción.

5 Desmolde el pan sobre una rejilla y déjelo enfriar. Puede guardarlo envuelto en papel de aluminio de 2 a 3 días.

(**Sugerencias**) *Pan de canela, pasas y avena:* Añada 1 taza de avena natural a la mezcla de harina antes de añadir los ingredientes líquidos.

Sustituya las pasas por cualquier tipo de fruta seca. Añada 2/3 de taza de cerezas, arándanos, o chabacanos secos y picados en lugar de las pasas.

Bollos de canela y pasas: En lugar de formar una hogaza con la masa al esponjar por primera vez, divídala en piezas de 50 g. Haga una bola con cada pieza y colóquelas en una charola rociada con aceite en aerosol. Cubra la masa con envoltura plástica o con una toalla; deje esponjar según la receta. Hornee los bollos en la charola, hasta que suenen huecos.

Otras ventajas

• Mezcle la levadura seca instantánea con los ingredientes secos y añádala directamente a la receta del pan. Esto elimina la necesidad de disolver la levadura en leche tibia o agua y de dejarla reposar 5 minutos antes de usarla.

• Al cocinar para un diabético, use granos integrales e hidratos de carbono complejos cuando sea posible. Sustituya al menos la mitad de la cantidad de harina blanca con harina de trigo integral, en casi todas las recetas, para aumentar el contenido de fibra, vitaminas y minerales del producto horneado.

Equivalentes

cereales y tubérculos 2
grasa 1/2

Cada porción (una rebanada) aporta calorías 198, calorías de grasa 18, grasa 2 g, grasa saturada 1 g, colesterol 19 mg, sodio 234 mg, hidratos de carbono 38 g, fibra 6 g, azúcares 8 g, proteína 7 g. Buena fuente de hierro, magnesio, niacina, fósforo, riboflavina y tiamina.

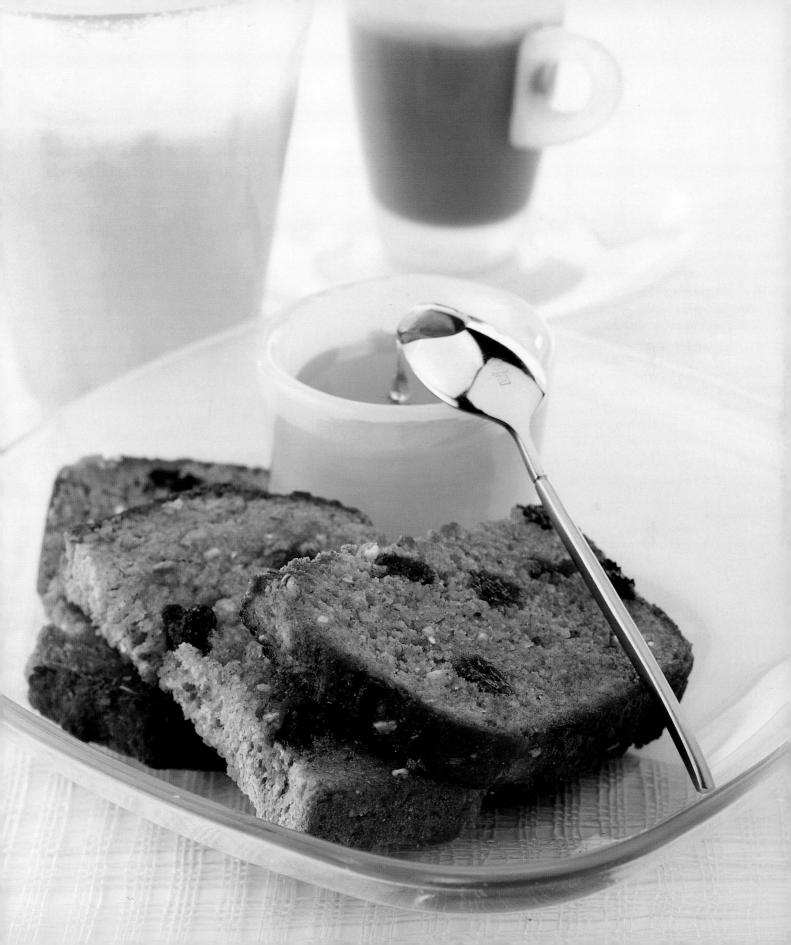

omelette campirana

Esta exquisita omelette resulta una opción ideal para un desayuno de fin de semana. Aproveche la temporada de champiñones frescos y guíselos para rellenar una rica tortilla de huevo y, así, sorprender a su familia. Si la acompaña con un poco de jamón de pechuga de pavo asado, aumentará el valor proteínico del desayuno.

Preparación 15 minutos   **Cocción 8 minutos**   *2 porciones*

2 cdas. de aceite de canola

1/2 cebolla pequeña, finamente picada

1 diente de ajo machacado

8 champiñones pequeños, frescos y picados

2 tomates rojos pelados y picados finamente

1 cda. de cilantro fresco finamente picado

4 claras de huevo

2 yemas de huevo

Sal y pimienta negra molida

Guarnición

4 rebanadas de jamón de pechuga de pavo bajo en sal y grasa

Aceite vegetal en aerosol para cocinar

1 En una sartén, caliente 1 cda. de aceite a fuego moderado; agregue la cebolla, el ajo y los champiñones y saltee durante 2 minutos o hasta que la cebolla esté transparente. Añada el tomate y el cilantro y cocine, revolviendo, durante 3 minutos o hasta que los ingredientes estén sofritos.

2 En un tazón, bata muy bien las claras de huevo; después incorpore, batiendo, las yemas y bata un poco más. Sazone con sal y pimienta al gusto y revuelva un poco.

3 En otra sartén, caliente 1 cda. de aceite a fuego moderado. Vierta la mitad del huevo batido y deje que cuaje por debajo; voltee la tortilla de huevo y de inmediato ponga encima la mitad de la mezcla de champiñones que preparó. Doble a modo de taco la tortilla de huevo y cocine durante 1 minuto o hasta que la omelette esté cocida. Repita el mismo procedimiento con el huevo y champiñones restantes.

4 En la misma sartén del huevo puede asar las rebanadas de jamón de pechuga de pavo. Si ve que se pegan, agregue un poco de aceite en aerosol y voltee el jamón.

(Sugerencias) *Omelette tricolor:* Utilice 2 cditas. de pimiento rojo fresco, finamente picado, en lugar del tomate, y en vez del cilantro use 1 cdita. de pimiento verde, finamente picado. Puede servir con rebanadas de tomate rojo con unas gotas de aceite de oliva y un poco de sal, o queso panela asado en vez de las rebanadas de jamón de pavo; en este caso, puede aumentar a 3 yemas de huevo. Agregar a la mezcla de huevo batido 1 cda. de leche hará que el huevo rinda un poco más y también que la omelette quede más esponjada.

Omelette de pavo: en lugar de acompañar la omelette con rebanadas de jamón de pavo, úselas para rellenarla y emplee otra guarnición de verduras.

Otras ventajas

• Generalmente se recomienda el consumo de claras para disminuir el aporte de colesterol en el huevo, pero muchas personas piensan que restarán sabor a su platillo y prefieren omitirlas.

Esta receta lo ayudará a consumir menos yemas y más claras, con un sabor agradable.

fotografía, p. 21

Equivalentes

carne (grasa media) 2
verdura 1   grasa 1

Cada porción aporta calorías 298, calorías de grasa 144, grasa 16 g, grasa saturada 2 g, colesterol 281 mg, sodio 442 mg, hidratos de carbono 8 g, fibra 1 g, azúcares 0 g, proteína 19 g. Fuente excelente de vitamina B$_{12}$. Buena fuente de potasio, fósforo, calcio, vitamina A. Advertencia: Contiene el 93% de la recomendación diaria de colesterol y mucho sodio.

huevos rancheros

A fin de abastecer y de controlar los niveles de azúcar en sangre por la mañana, es importante tener un desayuno balanceado que conste de un poco de proteína junto con hidratos de carbono, lácteos y fruta o verduras. Para un buen desayuno, consiéntase con estos originales huevos rancheros bañados con salsa picosita.

Preparación y cocción **20 minutos**   *4 porciones*

Salsa

2 chiles serranos cocidos, sin semillas

1 chile cuaresmeño grande, cocido y sin semillas

1/4 de cebolla mediana, en trozos

1 diente de ajo pequeño, picado

2 cdas. de cilantro fresco

2 tomates rojos medianos, cocidos, sin cáscara

2 tomates verdes cocidos

Una pizca de sal de grano

Huevos

4 tortillas de maíz (recién salidas de la tortillería)

4 cditas. de aceite de canola

4 huevos

Guarnición

1 tomate rojo en rebanadas

1/2 cebolla en rodajas finas

1/2 cdita. de orégano seco

Una pizca de sal y pimienta

1 Primero haga la salsa. Muela en la licuadora los chiles junto con la cebolla, el ajo y el cilantro, y pase la mezcla a un tazón. Después, muela juntos los tomates rojos y verdes con una pizca de sal de grano. Vierta el puré de tomate al tazón del chile y revuelva; después, vierta la salsa a una cacerola para calentarla a fuego bajo.

2 Mientras, si las tortillas no son muy frescas, precaliente el comal y en él caliente un poco una tortilla. Entretanto, en una sartén de teflón ponga a calentar 1 cda. de aceite a fuego moderado. Ponga en la sartén la tortilla y espere a que se infle y se le despegue la capita de tortilla delgada. Con un cuchillo delgado, abra la capita dejando un extremo unido. Pase la tortilla a un platón cubierto de papel de estraza absorbente, para eliminar el exceso de grasa.

3 En la misma sartén, quiebre un huevo; rocíe por dentro la tapa de la sartén con un poco de agua y tape, para que el huevo se cueza sin necesidad de agregar más aceite. Cuando el huevo esté al punto que le guste, sáquelo de la sartén y métalo en la tortilla de modo que la capa delgada de tortilla lo cubra. Siga el mismo procedimiento para las demás tortillas y huevos.

4 Para servir cada huevo, báñelo con la salsa picante y adorne con el tomate y cebolla rebanados, aderezados con un poco de limón, sal, pimienta y orégano restregado al gusto.

(Sugerencias) Para darle más sabor a su receta, úntele a la tortilla un poco de frijoles machacados.

Otras ventajas

• El tomate, además de tener un alto contenido de vitaminas (A y C, principalmente) y minerales, tiene propiedades medicinales. Es rico en un antioxidante y anticancerígeno llamado licopeno, sustancia protectora en algunos tipos de cáncer.

• El chile tiene una sustancia llamada capsicina –presente en semillas y venas y a la que el chile debe su picor– y, según algunas investigaciones realizadas en EUA, ha dado buenos resultados en tratamientos contra el dolor en padecimientos como herpes, reumas y artritis. Además, es una buena fuente de vitamina C.

fotografía, p. 21

Equivalentes

cereales y tubérculos 1
verdura 1/2   grasa 1
carne (grasa media) 1

Cada porción aporta calorías 203, calorías de grasa 102, grasa 11 g, grasa saturada 2 g, colesterol 274 mg, sodio 327 mg, hidratos de carbono 17 g, fibra 2 g, azúcares 0 g, proteína 9 g. Fuente excelente de vitamina B_{12}, calcio, potasio. Buena fuente de vitamina A, vitamina C, fósforo.

huevos rellenos

Los huecos en las mitades de los huevos cocidos son un recipiente perfecto para un relleno sabroso. En esta receta, el relleno cremoso se hace con zanahorias y cebollines rallados. Se usan mayonesa y yogur bajos en grasa y colesterol. Los huevos rellenos se sirven sobre una cama de verduras y hojas de lechuga rociadas con vinagreta de estragón. Sólo añada un pan exquisito, como el de trigo integral con semillas de girasol, para un almuerzo que lo haga sentirse satisfecho.

Preparación y cocción **25 minutos**   *8 porciones*

Huevos

8 huevos, a temperatura ambiente

2 cdas. de mayonesa baja en grasa

2 cdas. de yogur natural descremado

1 cdita. de mostaza en polvo

1 zanahoria mediana, finamente rallada

2 cdas. de cebollines picados

Aderezo

1 1/2 cdas. de aceite de oliva

2 cditas. de vinagre de estragón

1 cdita. de mostaza de Dijon

Sal y pimienta

Ensalada

1 zanahoria mediana

1 bulbo pequeño de hinojo

2 calabacitas chicas

4 tazas de lechuga orejona

1 Para cocer los huevos, póngalos en una cacerola grande a fuego alto, cúbralos con agua tibia y déjelos hervir. Baje la llama y déjelos cocerse a fuego bajo por 7 minutos. Saque los huevos con una cuchara y colóquelos en un tazón con agua fría.

2 Prepare el aderezo. Ponga el aceite de oliva, el vinagre y la mostaza en un frasco y sazone con sal y pimienta al gusto. Tape el frasco, revuelva bien y déjelo a un lado.

3 Pele los huevos y córtelos por la mitad, a lo largo. Con una cucharita, saque las yemas y póngalas en un tazón. Deje aparte las claras ya cocidas.

4 Añada la mayonesa, el yogur, la mostaza en polvo, la zanahoria rallada y la mitad de los cebollines a las yemas de huevo y machaque. Sazone con sal y pimienta. Con una cucharita, ponga el relleno de yema de huevo en los huecos de las mitades de clara, en forma atractiva.

5 Con un pelador de verduras corte tiras delgadas, a lo largo, de zanahoria, hinojo y calabacita. Ponga las tiras en un tazón con la lechuga. Agite de nuevo el aderezo, viértalo sobre la ensalada y revuelva.

6 Divida la ensalada en 8 platos y coloque encima 2 mitades de huevos rellenos. Esparza en los huevos el resto de los cebollines picados y sirva.

(Sugerencias) Mezcle las yemas de huevo con 4 cdas. de queso crema bajo en grasa en lugar de mayonesa; añada 1 cdita. de pasta de curry, 2 cebollitas de Cambray finamente picadas y zanahoria rallada.

Agregue 3 o 4 rábanos finamente picados a la mezcla del relleno.

Otras ventajas

• Los huevos tienen mala fama por su contenido de colesterol. Si se comen con moderación (2 o 3 por semana), tienen poco efecto sobre los niveles de colesterol en la sangre.

• Preparar las verduras justo antes de comerlas ayuda a minimizar la pérdida de vitaminas.

• Al usar una mayonesa con poca grasa y yogur natural en lugar de sólo mayonesa, la grasa y calorías de este platillo se reducen.

Equivalentes

verdura 1/2 grasa 1/2
carne (grasa media) 1

Cada porción aporta calorías 128, calorías de grasa 78, grasa 9 g, grasa saturada 2 g, colesterol 274 mg, sodio 109 mg, hidratos de carbono 6 g, fibra 1 g, azúcares 1 g, proteína 7 g. Fuente excelente de riboflavina, vitamina A. Buena fuente de folato, fósforo, vitamina B_{12}, vitamina C.

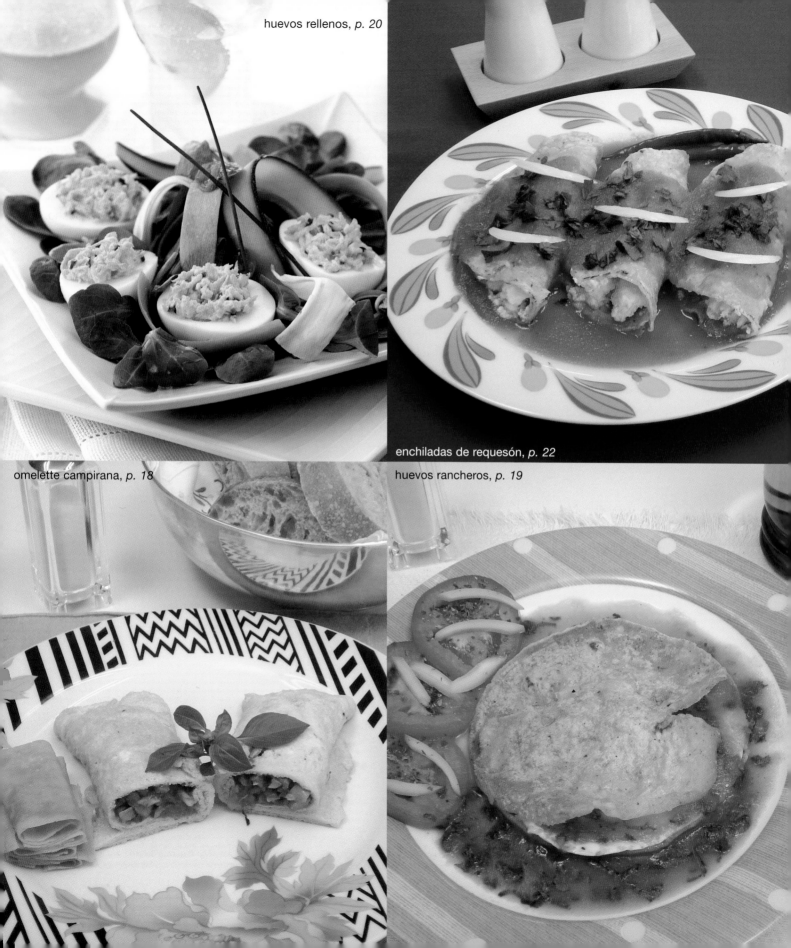

huevos rellenos, *p. 20*

enchiladas de requesón, *p. 22*

omelette campirana, *p. 18*

huevos rancheros, *p. 19*

enchiladas de requesón

Para esta variante baja en calorías y grasa del famoso platillo típico mexicano, conviene usar tortillas recién salidas de la tortillería, así se garantiza que no se romperán al doblarlas. Su relleno es lo que las hace diferentes y únicas para paladares que se atreven a salirse de lo convencional. Conviene tener a la mano salsa ya preparada para no perder tiempo el día que se le antojen o para ofrecerlas a visitas inesperadas a la hora de la cena.

Preparación y cocción **25 minutos**   *4 porciones*

Salsa

4 tomates rojos medianos

1/4 de cebolla
en trozos gruesos

2 chiles de árbol

1 diente de ajo

Aceite en aerosol

2 cdas. de cilantro fresco,
finamente picado

Sal y pimienta negra

Enchiladas

8 tortillas de maíz frescas

2 cdas. de aceite de canola

400 g de requesón

Adorno

2 cdas. de hojitas de epazote
finamente picadas

1/2 cebolla pequeña,
en rodajas delgadas

1 Primero haga la salsa. En un comal, ase los tomates, la cebolla y los chiles. Una vez asados, quíteles la piel al tomate y la capa negra a la cebolla. En la licuadora, haga puré estos ingredientes junto con los chiles, el ajo y 1/2 taza de agua. Rocíe una cacerola pequeña con el aceite en aerosol y caliente a fuego moderado; vierta la salsa, añada el cilantro picado y sazone con sal y pimienta al gusto. Deje hervir por 2 minutos y retire del fuego.

2 En un comal, caliente ligeramente las tortillas. En una sartén mediana, caliente las 2 cdas. de aceite y fría ligeramente las tortillas por los dos lados, sin permitir que se hagan duras. Escúrralas y póngalas en un plato que tenga papel de estraza absorbente, para retirar el exceso de grasa. Sirva 2 tortillas en cada plato.

3 Cubra cada tortilla con un poco de la salsa, ponga 1 1/2 cdas. de requesón encima y dóblelas por la mitad. Bañe cada enchilada con salsa y adorne con epazote picado y rodajas de cebolla al gusto.

(Sugerencias) Reemplace el epazote con un poco de cilantro fresco picado. En lugar de 400 g de requesón mezcle 200 g de queso panela en cubitos con 200 g de requesón.

Otras ventajas

• La tortilla de maíz, además de excelente fuente de fibra, es también rica en calcio. Para personas que deben llevar una dieta baja en sal, es mejor alimento la tortilla de maíz que el pan blanco, ya que este último aporta más sodio.

• El requesón es un producto lácteo que, además de sabroso y nutritivo, resulta una buena fuente de calcio y no aporta demasiado sodio ni grasa, como otros quesos.

fotografía, p. 21

Equivalentes

**cereales 2 verdura 1 grasa 1
carne (magra) 2**

Cada porción aporta calorías 317, calorías de grasa 114, grasa 13 g, grasa saturada 2 g, colesterol 11 mg, sodio 432 mg, hidratos de carbono 33 g, fibra 3 g, azúcares 3 g, proteína 18 g. Excelente fuente de calcio, vitamina A, potasio. Buena fuente de fósforo, ácido fólico.

licuado de fresa y yogur

Al llegar el verano y la temporada de fresas se da el momento perfecto para saborear esta rica bebida. Bata las fresas con yogur y jugo fresco de naranja para preparar este cremoso y refrescante licuado con gran contenido de vitamina C. Es un desayuno rápido y saludable o un delicioso refrigerio bajo en calorías a cualquier hora del día.

Preparación **10 minutos**   *4 porciones*

Licuado

4 tazas de fresas maduras

1 taza de yogur natural descremado

1/2 taza de jugo fresco de naranja

2 sobres de endulzante

Aderezo (opcional)

4 fresas chicas con hojas

4 rebanadas redondas y delgadas de naranja sin pelar

1 Lave muy bien las fresas y escúrralas; colóquelas en el procesador de alimentos o en la licuadora. Añada el yogur, el jugo de naranja y 2 sobres de endulzante. Procese a velocidad alta durante unos 15 segundos o hasta formar un puré bien licuado; detenga para limpiar los lados del recipiente, una o dos veces. Pruebe la mezcla y endulce un poco más si lo desea.

2 Para una bebida más homogénea, cuele la mezcla; use una cuchara de madera para aplastar la mezcla y que pase a través del colador. Retire las semillas de las fresas.

3 Sirva de inmediato en 4 vasos altos. Si desea decorar las bebidas, haga un corte en las fresas y en las rebanadas de naranja por la mitad, pero sin separar. Coloque una rebanada de fresa y una de naranja en el borde de cada vaso.

(Sugerencias) *Licuado de plátano y fresa:* Añada 1 plátano chico, cortado en cuartos (Paso 1). Como el plátano espesa la bebida, aumente el jugo de naranja a 3/4 de taza. Pruebe el licuado antes de añadir el endulzante (quizá no lo necesite).

Licuado de guayaba y fresa: Como ingredientes, use 2 tazas de guayabas sin semillas y sólo 2 tazas de fresas maduras.

Otras ventajas

• Las fresas son naturalmente dulces, deliciosas y una fuente excelente de vitamina C. Gramo por gramo, las fresas proporcionan más vitamina C que las naranjas frescas. La vitamina C es un antioxidante que ayuda a protegerse contra el cáncer, a retrasar el proceso de envejecimiento y a mantener el sistema inmunitario.

• El yogur contiene cultivos activos de bacterias que "se comen" el azúcar de la leche (lactosa) y hacen del yogur un gran producto lácteo para aquellos que tienen intolerancia a la leche.

• El yogur natural semidescremado contiene menos calorías que el endulzado con fruta.

fotografía, p. 25

Equivalentes

leche descremada 1/2 fruta 1

Cada porción aporta calorías 108, calorías de grasa 14, grasa 2 g, grasa saturada 1 g, colesterol 5 mg, sodio 45 mg, hidratos de carbono 21 g, fibra 4 g, azúcares 17 g, proteína 4 g. Fuente excelente de vitamina C. Buena fuente de calcio, folato, fósforo, potasio, riboflavina.

melón a la menta y naranja

Éste es un agasajo perfecto para el verano, una combinación de coloridas frutas maduras y trozos de pepino, rociados con licor de naranja y aderezados con menta fresca. La ensalada se sirve en mitades de melón huecas, para una elegante presentación; las rebanadas de fruta estrella añaden un toque exótico. Sirva la ensalada en un desayuno especial o en el almuerzo dominical.

Preparación **25 minutos**   Marinado **20 minutos**   *6 porciones*

Melón

1 melón chino pequeño
(450 g)

1 melón gota de miel pequeño
(450 g)

1 1/2 tazas de fresas maduras,
sin rabito y rebanadas

1 pera grande en trozos de
aprox. 1.5 cm

1/2 pepino chico en cubos
(1/2 taza)

2 carambolos (o fruta estrella)
en rebanadas de 1/2 cm
de grosor

6 cdas. de Grand Marnier
o de brandy

2 cdas. de menta fresca
picada

Adorno

Ramitas de menta fresca

1 Corte los dos melones por la mitad, a lo ancho, y retire las semillas del centro. Con una cucharita, forme bolas de melón, y póngalas en un tazón grande. Con una cuchara, retire el resto de melón de las cáscaras, hasta que queden lisas, y póngalo en el tazón.

2 Añada las fresas, los trozos de pera y el pepino en cubos al tazón con melón. Deje aparte 4 rebanadas de fruta estrella para decorar. Corte en cubos el resto de las rebanadas y añádalas al tazón.

3 Rocíe con Grand Marnier; agregue la menta a la fruta, y revuelva con suavidad para mezclar bien. Cubra con envoltura plástica y deje macerar en el refrigerador durante 20 minutos.

4 Ponga la mezcla de frutas en los tazones de cáscara de melón y decore con las rebanadas de fruta estrella que reservó.

(**Sugerencias**) *Cesto de fruta sin alcohol:* En lugar de Grand Marnier haga una mezcla de 3 cucharadas de jugo fresco de naranja y 3 cucharadas de miel.

Ensalada para el almuerzo: Use 1 melón gota de miel chico, 1 1/2 tazas de fresas, sin rabito y rebanadas, 1 manzana roja grande, 1 taza de uvas verdes sin semilla, 2 kiwis pelados y rebanados y 1/2 taza de pepino en cubos. Omita el melón chico, la pera, la fruta estrella y el Grand Marnier. En un tazón grande, mezcle 6 tazas de hojas mixtas de lechuga, 2 tazas de berros y 1/2 taza de cebollines picados. Ponga la mezcla de hojas en 6 platos para ensalada y sirva la fruta encima. Añada un cucharón de queso cottage semidescremado y agregue la menta fresca picada.

Otras ventajas

• Esta deliciosa mezcla de frutas frescas es una ración saludable de fibra y vitaminas, en especial de vitamina C. El melón con naranja contiene betacaroteno, que el cuerpo convierte en vitamina A, un importante antioxidante.

• Los cocteles de frutas son dulces acompañamientos de un desayuno a base de huevo, queso o jamón a la plancha, con menos grasa y calorías que los postres con chocolate, mermelada o mantequilla.

Equivalentes

fruta 1 1/2

Una porción aporta calorías 107, calorías de grasa 5, grasa 1 g, grasa saturada 0 g, colesterol 0 mg, sodio 8 mg, hidratos de carbono 20 g, fibra 3 g, azúcar 17 g, proteína 1 g. Fuente excelente de vitamina C. Buena fuente de potasio, vitamina A.

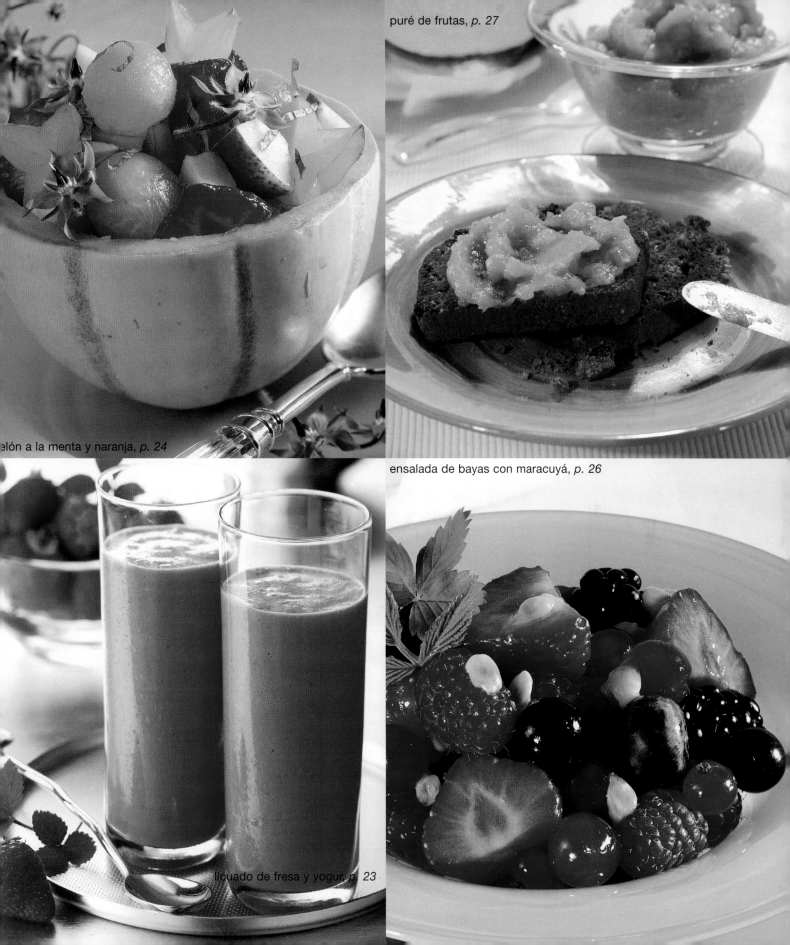

puré de frutas, *p. 27*

elón a la menta y naranja, *p. 24*

ensalada de bayas con maracuyá, *p. 26*

licuado de fresa y yogur, *p. 23*

ensalada de bayas con maracuyá

Hay muchas variedades de bayas, dulces y jugosas, desde las frambuesas hasta las dulces fresas; desde los arándanos hasta las aromáticas zarzamoras. Gracias a los importadores, puede comprar casi todas las bayas en cualquier estación. Si no consigue alguna, sustitúyala por otra. El jugo fresco de maracuyá añade un sabor ácido a las bayas en esta ensalada.

Preparación **10 minutos**   *6 porciones*

4 tazas de fresas maduras, sin rabito y cortadas a la mitad

1 taza de frambuesas rojas frescas

1 taza de zarzamoras frescas

1/2 taza de arándanos frescos

1/2 taza de una mezcla de grosellas rojas y negras frescas, sin rabitos (opcional)

2 maracuyás

3 cdas. de fructosa o azúcar al gusto

1 cda. de jugo de lima o de limón, fresco

1 En un tazón grande, mezcle las fresas, las frambuesas, las zarzamoras, los arándanos, las grosellas rojas y las grosellas negras.

2 Corte a la mitad cada maracuyá. Sostenga un colador sobre el tazón con bayas y ponga la maracuyá y las semillas en el colador. Oprima la pulpa y las semillas con la parte posterior de la cuchara, para exprimir todo el jugo a través del colador. Reserve algunas semillas en el colador y deseche el resto.

3 Añada el azúcar y el jugo de lima al tazón de las bayas. Mezcle con suavidad. Esparza las semillas de maracuyá que reservó. Sirva de inmediato la ensalada o tápela y métala en el refrigerador.

(Sugerencias) Si no consigue alguna baya, use guayaba, piña o toronja, que también son ricas fuentes de vitamina C.

Ensalada de bayas con salsa de durazno: Omita la maracuyá. Pele, deshuese y haga puré 2 duraznos grandes y maduros. Endulce con 3 cdas. de azúcar, 1 cda. de jugo de limón y 1/2 cdita. de extracto de vainilla. Rocíe con 1 cda. de licor de durazno si desea.

Sundae de bayas frescas: Ponga 1/2 taza de yogur semidescremado y congelado en 6 platos para postre, y sirva encima las bayas. Agregue almendras tostadas, si lo desea.

Otras ventajas

• Al comparar el mismo peso de cada fruta, las grosellas negras frescas contienen más vitamina C. Una porción de 1/4 de taza de grosellas negras proporciona 90 mg de vitamina C, comparado con 28 mg en fresas frescas, 13 mg en frambuesas frescas y 11 mg en zarzamoras frescas.

• Consuma este plato como parte de un desayuno completo con alguna rebanada de pan integral con queso cottage, que además de aportar proteínas, hará que la glucosa llegue gradualmente a la sangre.

fotografía, p. 25

Equivalentes

fruta 1 1/2

Cada porción aporta calorías 69, calorías de grasa 6, grasa 1 g, grasa saturada 0 g, colesterol 0 mg, sodio 4 mg, hidratos de carbono 17 g, fibra 6 g, azúcares 10 g, proteína 1 g. Excelente fuente de vitamina C.

puré de frutas

Evite calorías de grasa al usar este rico puré de frutas frescas y secas, en lugar de mantequilla, sobre pan tostado caliente o panquecitos. La receta rinde 4 tazas, más de lo necesario para un desayuno; guarde el puré en un frasco tapado, en el refrigerador. Otro día, pruébelo en un sándwich con crema baja en grasa o con queso crema.

Preparación **30 minutos**   Cocción **35 minutos**   Enfriamiento **al menos 1 hora**   *Rinde 4 tazas*

450 g de manzanas, peladas, sin corazón y picadas grueso (3 tazas)

1 1/2 tazas de peras secas

1 1/2 tazas de duraznos secos

1 1/2 tazas de jugo de manzana

1 1/2 tazas de agua

1 cdita. de pimienta inglesa molida *(allspice)*

1 1/2 cditas. de jugo de limón, o al gusto

1 En una cacerola grande, ponga las manzanas, las peras, los duraznos, el jugo de manzana, el agua y la pimienta inglesa. Hierva la mezcla de frutas a fuego alto, revolviendo de vez en cuando.

2 Baje la llama y cocine a fuego bajo, sin tapar, durante unos 30 minutos o hasta que la mezcla se reduzca a pulpa y no haya líquido visible en la superficie. Revuelva a menudo, para evitar que se pegue.

3 Retire la cacerola del fuego y deje enfriar un poco la mezcla. Añada el jugo de limón; pruebe y añada un poco más si la mezcla está demasiado dulce.

4 Ponga la mezcla en el procesador o en la licuadora y licue hasta formar un puré espeso. Antes de servir, deje que la mezcla se enfríe a temperatura ambiente durante 1 hora. Puede guardarla en un frasco tapado y refrigerarla hasta por 7 días.

(Sugerencias) Antes de servir, mezcle almendras blanqueadas y finamente picadas. Consejo: Añádalas sólo a la porción de puré que va a servirse, pues se ablandan si se guardan por más de unas horas.

Puré de frutas variadas: Sustituya las peras y los duraznos secos por 3 tazas de frutas secas variadas (como piña y pasitas doradas). Sustituya el jugo de manzana por jugo fresco de naranja, y la pimienta inglesa por 1/2 cucharadita de jengibre molido.

Puré de durazno y vainilla: Utilice 3 tazas de duraznos secos y omita las peras secas. Sustituya el jugo de manzana por 1 1/2 tazas de jugo fresco de naranja, y la pimienta inglesa por una vaina de vainilla; deseche esta última luego de cocinar (Paso 3) y antes de añadir el jugo de limón.

Puré de arándano y naranja: En vez de peras y duraznos secos use 3 tazas de arándanos secos, y en vez de jugo de manzana use 1 1/2 tazas de jugo de arándano. Añada 2 cditas. de ralladura de naranja a la pimienta.

Otras ventajas

• Las manzanas son buena fuente de fibra soluble llamada pectina, que ayuda a absorber grandes cantidades de agua de los intestinos y a prevenir el estreñimiento.

• Los duraznos secos son buena fuente de vitamina A, hierro y potasio. Contienen carotenos, que protegen contra algunos tipos de cáncer.

• La dulzura de la fruta fresca se concentra en su forma seca, por lo que un puré como éste no necesita azúcar adicional.

fotografía, p. 25

Equivalentes

fruta 1

Cada porción (25 g) aporta calorías 59, calorías de grasa 2, grasa 0 g, grasa saturada 0 g, colesterol 0 mg, sodio 2 mg, hidratos de carbono 15 g, fibra 3 g, azúcares 9 g, proteína 1 g.

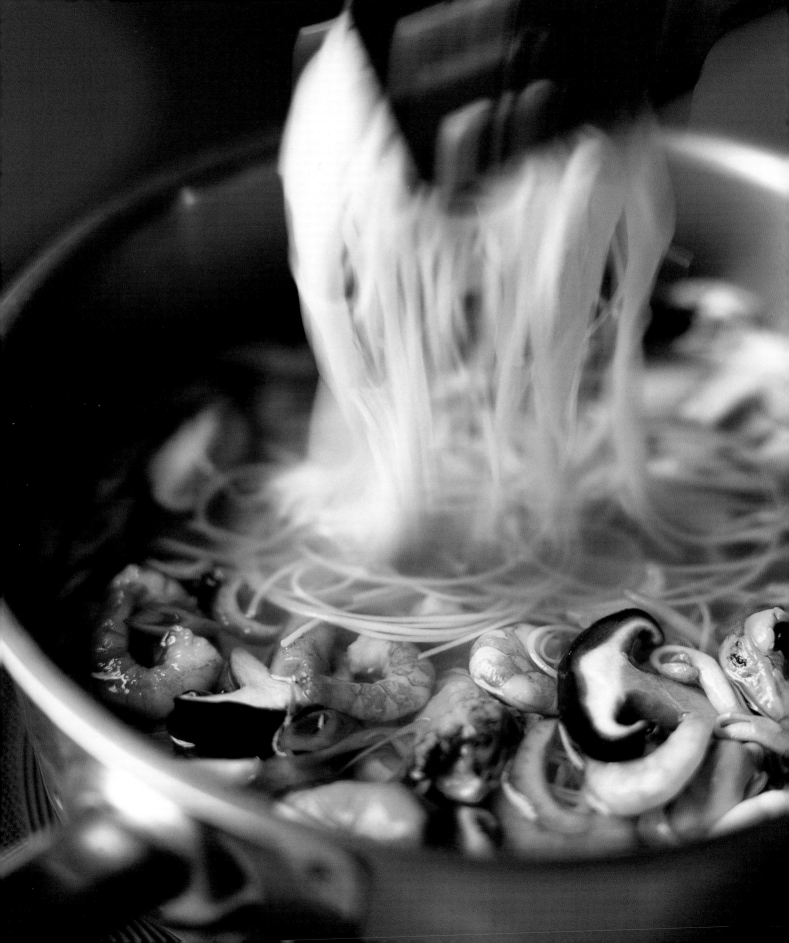

comida

(CARNES)

Sirloin con salsa al oporto 30

Ensalada de filete
con vinagreta a la mostaza 31

Ensalada Waldorf con carne 32

Curry aromático de res 34

Asado de res 35

Res a la Nueva Inglaterra 36

Guisado de res con cebada 38

Cacerola de pasta con carne de res 39

Chili con carne con pan de elote 40

Sopa goulash 41

Pastel de carne relleno de espinacas 42

Fideos con carne de res estilo oriental 44

Picadillo de res 45

Ternera a las hierbas 46

Brochetas de cordero estilo griego 47

Hamburguesas de cordero con frutas 48

Ensalada de trigo sarraceno con cordero 50

Estofado de cordero con verduras 51

Guisado español de conejo y garbanzos 52

Rollos de cerdo y col estilo oriental 54

Fideos con carne de cerdo al ajonjolí 55

Cerdo agridulce 56

Alubias con carne de cerdo 58

Medallones de cerdo con pimientos 59

Cerdo a las cinco especias 60

(AVES)

Ensalada de pollo estilo japonés 62

Ensalada de pollo asado con jengibre 63

Ensalada de pollo frito y aguacate con
aderezo balsámico picante 64

Salteado de pollo y alcachofas 66

Fajitas de pollo con salsa de tomate 67

Pollo a la jardinera 68

Chapatis de pollo con brócoli 69

Rollos de pollo con verduras 70

Hamburguesas de pollo con manzana 72

Dedos de pollo con
dip de mostaza picante 73

Ensalada de pollo y camote
con salsa de piña 74

Pollo marinado a la parrilla 75

Pollo con arroz criollo 76

Jambalaya de pollo y chorizo 78

Pechugas de pollo asadas estilo hindú 79

Sopa de pollo con elote 80

Sopa de pollo al limón estilo griego 81

Pollo a la francesa 82

Pollo al queso 84

Pollo con hinojo al Marsala 85

Pollo rostizado con hierbas y ajo 86

Sopa de pavo, castañas y cebada 88

Cuscús con pavo y limón 89

Brochetas de pavo con salsa
de hinojo y pimiento rojo 90

Paté de pavo y lentejas 91

Cacerola de chorizo de pavo y frijoles 92

Pavo braseado con verduras tiernas 94

Medallones de pavo con salsa
de cítricos y cebolla blanca 95

Pavo a la diabla 96

Pato frito con especias 98

(PESCADOS Y MARISCOS)

Ensalada picante de pasta y atún 99

Ensalada de atún y pimientos 100

Ensalada de salmón a la parrilla 101

Ensalada de cangrejo y aguacate 102

Ensalada de camarón, melón y mango 104

Ensalada de langosta
con aderezo de limón 105

Guisado de mariscos a la italiana 106

Sopa de pescado 107

Caldo de fideos y mariscos 108

Jambalaya de mariscos 110

Bacalao con gremolata 111

Bacalao con lentejas 112

Trucha horneada con salsa de pepino 114

Pez espada con salsa 115

Salmón con mayonesa al estragón 116

Filetes de hipogloso a la parrilla
con salsa de tomate y pimiento rojo 117

Huachinango con salsa de perejil 118

Linguine y salmón con crema de
limón y eneldo 120

Espagueti con almejas 121

Mejillones con queso parmesano 122

Camarones con salsa de pimiento 123

Gumbo de camarones 124

Camarones a la provenzal 126

Mariscos con aderezo de berros 127

Filetes de robalo al vapor
con verduras tiernas 128

(VERDURAS)

Cacerola de verduras de invierno 130

Guisado caribeño de calabaza y elote 131

Asado de verduras y frijol 132

Sopa de frijol bayo 134

Ensalada de garbanzos con pan pita 135

Ensalada rústica de pasta 136

Tallarines con salsa verde 137

Pluma con aderezo de ajonjolí y naranja 138

Pimientos con linguine al gratín 140

Albóndigas de garbanzo y arroz 141

Hojas de parra rellenas estilo griego 142

Cebada y frijoles a la menta 143

Ensalada de lentejas y brócoli 144

Calabaza rellena de arroz 146

Frittata de espinaca con papa 147

sirloin con salsa al oporto

En este abundante platillo, los jugos que quedan en la cacerola después de freír la carne se convierten en una salsa con la ayuda de un poco de oporto. Una colorida combinación frita de papitas Cambray, champiñones, pimiento rojo y chícharos en su vaina es una guarnición perfecta.

Preparación y cocción **30 minutos**   *4 porciones*

1/2 kg de papitas Cambray, lavadas; las más grandes, partidas en mitades

1 cdita. de aceite de oliva

1 taza de champiñones grandes, partidos en cuartos

1 taza de chícharos en su vaina (o chícharos japoneses)

1 pimiento rojo grande, sin semillas y cortado en tiras

2/3 de taza de caldo de res o de verduras, desgrasado y con poca sal

1 cda. de salsa inglesa

1 cdita. de mostaza de Dijon

1 cdita. de azúcar moreno claro

4 bistecs (140 g) de sirloin, sin grasa

1 cdita. de mantequilla

1 chalote finamente picado

2 dientes de ajo machacados

4 cdas. de oporto

Sal y pimienta

1 Coloque las papas en una cacerola, cúbralas con agua y póngalas a cocer. Cuando suelten el hervor, baje la llama y deje cocer a fuego bajo de 10 a 12 minutos.

2 Mientras tanto, caliente el aceite en una sartén antiadherente a fuego medio-alto. Fría por 1 minuto, sin dejar de mover, los champiñones, los chícharos y el pimiento. Mezcle la mitad del caldo con la salsa inglesa, la mostaza y el azúcar y añada a la sartén de las verduras. Baje la llama y cueza a fuego bajo, moviendo constantemente, por 3 minutos o hasta que las verduras estén tiernas.

3 Sazone los bistecs por ambos lados con pimienta negra molida y déjelos aparte. Precaliente una sartén acanalada tipo parrilla. Mientras, escurra las papas ya cocidas y agréguelas a la sartén de las verduras. Revuelva con cuidado, tape y deje cocinar a fuego muy bajo hasta el momento de servir.

4 Ponga la mantequilla en la sartén acanalada y suba la llama. Tan pronto como la mantequilla esté derretida, añada los bistecs y fríalos. El tiempo de cocción depende del grosor de la carne y del término que desee: rojo, medio o bien cocido. Retire los bistecs del fuego y póngalos en platos. Manténgalos calientes mientras hace la salsa.

5 Añada el chalote y el ajo a la sartén de la carne y saltéelos por 1 minuto, sin dejar de mover. Vierta el oporto y suba la llama hasta que la salsa haga burbujas. Deje sazonar por 1 minuto, sin dejar de mover. Vierta el resto del caldo y cocine por otro minuto. Verifique la sazón. Bañe los bistecs con la salsa y sirva de inmediato junto con las verduras.

(Sugerencias) Puede sustituir el oporto por un vino tinto.

Si desea una guarnición de verduras más rápida y fresca y con menos sodio, omita la salsa inglesa, la mostaza y el azúcar, y sólo aderece la verdura con 2 cdas. de cebollines frescos picados justo antes de servir.

Otras ventajas

• Las papitas Cambray son ricas en vitamina C, que ayuda a la absorción del hierro de la carne de este platillo. Cuando se trata de papas, el método de preparación hace la diferencia en cuanto a la cantidad de fibra. Las papas con cáscara aportan un tercio más de fibra que las papas peladas y, además, conservan los nutrimentos que se encuentran justo debajo de la cáscara.

fotografía, p. 33

Equivalentes

cereales 1 1/2 verdura 2
carne (magra) 3 grasa 1/2

Cada porción aporta calorías 343, calorías de grasa 77, grasa 9 g, grasa saturada 3 g, colesterol 83 mg, sodio 235 mg, hidratos de carbono 32 g, fibra 4 g, azúcares 7 g, proteína 32 g. Excelente fuente de hierro, niacina, fósforo, potasio, riboflavina, tiamina, vitamina A, vitamina B_6, vitamina B_{12}, vitamina C. Buena fuente de cobre, folato, magnesio.

ensalada de filete con vinagreta a la mostaza

El filete de res magro asado hace suculenta esta ensalada. Aquí se combina con papitas Cambray y hojas verdes con una vinagreta sabor mostaza. Sirva con rebanadas de baguette o pan de costra.

Preparación **35-40 minutos** Enfriamiento **30 minutos** *4 porciones*

Ensalada

1/2 kg de filete de res

1 cdita. de aceite de oliva

350 g de papitas Cambray lavadas

110 g de ejotes en mitades

1/2 taza de chícharos frescos o congelados

1 poro grande finamente picado

2 cdas. de cebollines frescos picados

Vinagreta a la mostaza

1 1/2 cdas. de aceite de oliva

1 cda. de vinagre de vino tinto

1 1/2 cditas. de mostaza de Dijon

Una pizca de azúcar

Sal y pimienta

1 Precaliente el horno a 230°C. Unte el filete con aceite de oliva y póngalo sobre una parrilla en una charola para hornear. Áselo por 15 minutos para un término rojo, o hasta 25 minutos para uno bien cocido.

2 Mientras tanto, bata los ingredientes para la vinagreta en un tazón grande.

3 Saque el filete del horno y déjelo reposar 5 minutos, luego córtelo en rebanadas delgadas a contrahílo. Bañe la carne con el aderezo y déjela enfriar.

4 Cueza las papas en una cacerola con agua hirviendo hasta que estén tiernas, unos 15 minutos. Escúrralas bien. Cuando estén tibias, pártalas en mitades o en rebanadas gruesas y añádalas a la carne.

5 Cueza los ejotes en agua hirviendo por 1 minuto. Añada los chícharos y deje cocer otros 3 minutos o hasta que todo esté tiernos. Escúrralos y enfríelos bajo el chorro de agua fría, luego agréguelos a la carne con las papas. Revuelva. Tape y refrigere 30 minutos.

6 Unos 15 minutos antes de servir, saque la ensalada del refrigerador e incorpore el poro y los cebollines.

(**Sugerencias**) *Ensalada picante de filete de cerdo:* Mezcle 1 cda. de azúcar, 1 cdita. de sal de apio, 1 cdita. de ajo en polvo, 1/2 cdita. de jengibre molido, 1/2 cdita. de pimienta inglesa, 1/2 cdita. de páprika y 1 cdita. de vinagre de manzana, para formar una pasta espesa; unte con ésta 1/2 kg de lomo de cerdo y déjelo marinar por 8 horas. Áselo a 200°C unos 30 minutos. Sáquelo del horno y déjelo enfriar. Mientras, ponga a cocer 1 taza de arroz.

Para hacer la ensalada, corte la carne de cerdo en cubitos; mézclela con el arroz y 1/2 taza de trozos de piña fresca, 1 mango picado grueso y 2 tallos de apio en cubitos. Adorne con 2 cdas. de perejil picado y 1/2 cdita. de páprika.

Otras ventajas

• Además de nutritiva, la carne de res es una buena fuente de vitamina D, la cual se encuentra en pocos alimentos. La vitamina D es esencial para la absorción de calcio y ayuda a formar y a mantener huesos sanos.

• Los ejotes y chícharos también aportan buenas cantidades de vitaminas B_1, B_6 y niacina, junto con fibra dietética, particularmente de la soluble. Además, aportan buenas cantidades de folato y vitamina C.

• Muchos aderezos para ensalada preparados tienen mucha azúcar. Al hacer la vinagreta, sólo se necesita una pizca de azúcar.

fotografía, p. 33

Equivalentes

cereales 1 verdura 2

carne (magra) 3 grasa 1

Cada porción aporta calorías 318, calorías de grasa 122, grasa 14 g, grasa saturada 4 g, colesterol 60 mg, sodio 117 mg, hidratos de carbono 25 g, fibra 4 g, azúcares 4 g, proteína 24 g. Excelente fuente de hierro, niacina, fósforo, potasio, vitamina B_6, vitamina B_{12}, vitamina C. Buena fuente de cobre, folato, magnesio, riboflavina, tiamina.

ensalada Waldorf con carne

Ésta es una versión divertida de la tradicional ensalada de manzana. Las frutas y verduras crudas de la ensalada son una de las fuentes más ricas de vitaminas y minerales esenciales. Aquí agregamos filete de res para hacer de esta ensalada un sabroso y variado plato principal. Un aderezo cremoso pone el toque final.

Preparación **25-30 minutos, más 15 minutos de enfriamiento**   *4 porciones*

Ensalada

300 g de filete de res sin grasa, cortado en 2 piezas

1/4 de cdita. de aceite de oliva

1 taza de rábanos en rebanadas

3 zanahorias ralladas

1 pimiento amarillo chico, sin semillas y cortado en aros

3 tallos de apio en rebanadas diagonales

3 cebollitas de Cambray en rebanadas diagonales

2 cdas. de nueces

1/2 taza de pasas

2 manzanas chicas

2 cditas. de jugo de limón

2 tazas de hojas de berros u otras hojas verdes

Sal y pimienta

Aderezo

2 cdas. de mostaza en grano

3 cdas. de mayonesa baja en grasa

3 cdas. de yogur natural descremado

1 Barnice el filete con el aceite y sazónelo con pimienta. Caliente una plancha para asar o una sartén antiadherente a fuego medio-alto hasta que esté muy caliente. Ase el filete por 3 minutos de cada lado para un término medio rojo, y 4 minutos por lado para un término medio. Estos tiempos de cocción son para piezas de unos 2 cm de grosor; ajuste el tiempo para mayor o menor grosor. Retire el filete de la sartén y déjelo enfriar por lo menos durante 15 minutos.

2 Mientras tanto, prepare el aderezo. Bata la mostaza, la mayonesa y el yogur en un tazón pequeño hasta mezclarlos bien.

3 Ponga los rábanos, las zanahorias, el pimiento, el apio, las cebollitas, las nueces y las pasas en un tazón grande. Quíteles el corazón a las manzanas, píquelas en trozos de unos 2 cm y revuélquelas en el jugo de limón. Agréguelas al tazón con la mitad del aderezo y revuelva. Sazone ligeramente con sal y pimienta.

4 Para servir, divida las hojas de berros u otras hojas verdes en 4 platos y sirva ensalada a un lado. Corte el filete en rebanadas delgadas y distribúyalas encima. Rocíe el resto del aderezo.

(Sugerencias) *Roast beef y arroz Waldorf:* Mezcle 300 g de roast beef y 1 taza de arroz integral cocido, frío, con la ensalada de manzana. Esta versión de la ensalada Waldorf también es deliciosa preparada con pollo cocido.

Otras ventajas

• Las manzanas aportan una buena cantidad de fibra soluble en forma de pectina. Comer las manzanas con cáscara ofrece una máxima cantidad de fibra.

• Todos los azúcares de este platillo son naturales, encontrados en la fruta (uvas y manzanas) y la verdura (rábanos, zanahorias, pimiento, apio, cebollitas y berros). La fibra de la fruta y la verdura controla el ritmo de absorción de los azúcares en la sangre.

Equivalentes

fruta 1 1/2 verdura 2
carne (magra) 2 grasa 1

Cada porción aporta calorías 288, calorías de grasa 79, grasa 9 g, grasa saturada 2 g, colesterol 38 mg, sodio 393 mg, hidratos de carbono 39 g, fibra 6 g, azúcares 28 g, proteína 17 g. Excelente fuente de fósforo, potasio, riboflavina, vitamina A, vitamina B_6, vitamina B_{12}, vitamina C. Buena fuente de calcio, folato, hierro, magnesio, niacina, tiamina.

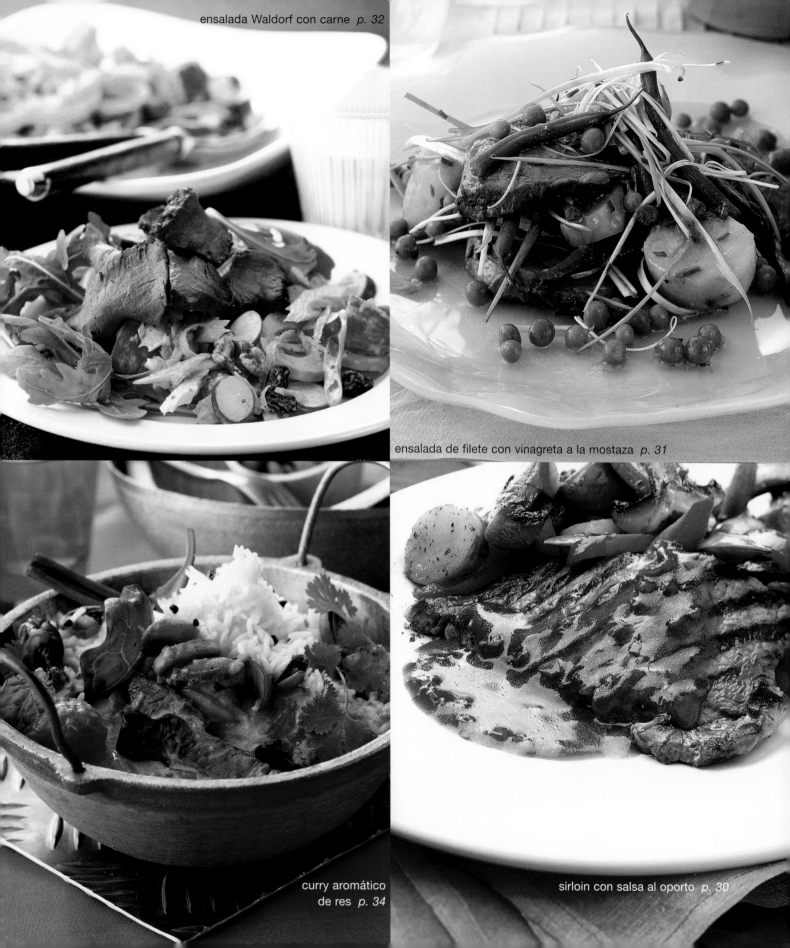

ensalada Waldorf con carne *p. 32*

ensalada de filete con vinagreta a la mostaza *p. 31*

curry aromático
de res *p. 34*

sirloin con salsa al oporto *p. 30*

curry aromático de res

Satisfará al más exigente adicto al curry. El sirloin magro y tierno se asa rápidamente con una gran variedad de especias, con tomates, champiñones y espinacas. Muchas recetas de curry auténtico contienen demasiado aceite. Aquí se agrega yogur para darle una textura rica y lujosa a la salsa. Servido con una taza de arroz con cardamomo, es saludable y nutritivo.

Preparación **10 minutos**　　Cocción **20 minutos**　　*4 porciones*

Curry de res

2 cditas. de aceite de canola

1 cebolla grande, en rodajas delgadas

1/2 taza de champiñones rebanados

1/2 kg de sirloin sin grasa, en fajitas

1 cdita. de jengibre pelado y picado

2 dientes de ajo machacados

1 cdita. de chile en polvo

2 cditas. de cilantro molido

1 cdita. de cardamomo molido

1 cdita. de cúrcuma

1 cdita. de nuez moscada rallada

1 1/2 tazas de tomates rojos picados

1 cdita. de harina

1 cda. de agua

1 taza de yogur natural descremado

1 cda. de miel

1 taza de hojas de espinaca

Jugo de 1 limón

2 cdas. de cilantro fresco, picado

Arroz con cardamomo

1 taza de arroz integral o blanco basmati, bien enjuagado

2 1/2 tazas de agua

1 raja de canela

8 ramas de cardamomo enteras, quebradas

Jugo de 1 limón

Sal

Equivalentes

cereales 2　verdura 2
carne (magra) 3　grasa 1/2

1 Caliente el aceite en una cacerola y agregue la cebolla y los champiñones. Fría a fuego alto hasta que la cebolla empiece a dorarse, unos 2 minutos.

2 Añada la carne junto con el jengibre, el ajo, el chile en polvo, el cilantro molido, el cardamomo, la cúrcuma y la nuez moscada. Cocine por 2 minutos, sin dejar de mover, y luego agregue los tomates con su jugo. Disuelva la harina en el agua y agregue a la cacerola. Espere a que hierva, revolviendo. Incorpore el yogur y la miel y espere a que vuelva a soltar el hervor; baje la llama, tape y cueza a fuego bajo por 20 minutos.

3 Mientras tanto, prepare el arroz con cardamomo. Enjuague el arroz en agua fría. Ponga a hervir 2 1/2 tazas de agua. Vierta el arroz, la canela y el cardamomo. Espere a que hierva, tape y deje cocer por unos 10 minutos o hasta que el arroz esté tierno. Retire la canela, escurra el exceso de agua y regrese el arroz a la cacerola. Añada el jugo de limón y mantenga tapado hasta el momento de servir el curry.

4 Agregue las espinacas, el jugo de limón y el cilantro picado al curry. Para servir, bañe el arroz con el curry y adorne con ramitas de cilantro fresco.

(**Sugerencias**) *Curry de cerdo con papas estilo tailandés:* Acitrone la cebolla y el ajo en el aceite con 225 g de papitas Cambray, lavadas y partidas en cubos, por 5 minutos. Agregue 350 g de lomo de cerdo en rebanadas delgadas y 2 cdas. de pasta roja para curry estilo tailandés. Cocine hasta que dore la carne, unos 2 minutos. Agregue los tomates enlatados, 1/2 taza de caldo de verduras bajo en sal y 1/2 taza de chabacanos deshidratados, picados. Espere a que suelte el hervor, tape y cocine a fuego bajo por unos 20 minutos o hasta que la carne esté cocida. Mezcle 1 cdita. de harina con 1 cda. de agua fría y viértala en el curry con 1/2 taza de yogur natural descremado, 1 cdita. de azúcar y las espinacas. Cueza hasta que las hojas se reduzcan, luego sirva sobre el arroz solo.

Otras ventajas

• Se cree que el cardamomo ayuda en los problemas digestivos, como indigestión, flatulencia y cólicos estomacales.

• Al usar especias molidas secas, como nuez moscada, cúrcuma, cilantro y cardamomo, se les da sabor a los alimentos sin usar sal.

• Además de sus beneficios nutrimentales, una cantidad moderada de carne de res en la dieta aporta vitaminas del grupo B y vitamina D, presente en relativamente pocos alimentos.

fotografía, p. 33

Cada porción aporta calorías 386, calorías de grasa 81, grasa 9 g, grasa saturada 3 g, colesterol 69 mg, sodio 128 mg, hidratos de carbono 49 g, fibra 4 g, azúcares 12 g, proteína 30 g. Excelente fuente de hierro, niacina, fósforo, potasio, riboflavina, tiamina, vitamina B_6, vitamina B_{12}, vitamina C. Buena fuente de calcio, folato, magnesio, vitamina A.

asado de res

Este guisado, cocido a fuego bajo, es maravillosamente satisfactorio. Se puede preparar con anticipación, así que es perfecto para una comida familiar o para una reunión informal. La carne se fríe con zanahorias frescas, papas y apio, y los jugos de la carne, en combinación con vino y tomates, crean una salsa deliciosa para acompañar el platillo.

Preparación y cocción **4 horas**   *8 porciones*

1 cdita. de aceite de oliva

1 kg de lomo de res sin grasa ni nervios

2 cebollas grandes, finamente picadas

1 apio finamente picado

3 dientes de ajo machacados

1 taza de vino tinto o blanco seco

1 lata (400 g) de tomates picados

1 zanahoria grande, rallada

1 cdita. de tomillo fresco picado

2 tazas de caldo de res bajo en grasa y sal

1/2 kg de papitas Cambray lavadas y partidas en cuartos

1/2 apionabo pelado y picado en cubitos de 2 cm

4 zanahorias medianas, en rebanadas

Sal y pimienta

Adorno

3 cdas. de perejil picado

1 Precaliente el horno a 160°C. Caliente el aceite en una cacerola que pueda meter en el horno y dore la carne de manera uniforme a fuego medio-alto, de 6 a 8 minutos. Pase la carne a un plato. Baje la llama a fuego medio. Acitrone la cebolla, el ajo y el apio, moviendo con frecuencia, unos 3 minutos. Agregue el vino y hierva 1 minuto; añada los tomates con su jugo y la zanahoria rallada. Deje hervir durante 2 minutos.

2 Regrese la carne a la cacerola, junto con el jugo que haya soltado en el plato, y añada el tomillo picado. Cubra la carne con un trozo de papel de aluminio, doblando las esquinas para que no toquen el jugo. Tape la cacerola con una tapa hermética y métala en el horno. Hornee durante 2 1/2 horas.

3 Unos 20 minutos antes de cumplirse el tiempo de cocción, ponga a hervir el caldo en una olla con tapa. Agregue las papas, el apionabo y las zanahorias rebanadas. Tape y cueza a fuego bajo por unos 12 a 15 minutos o hasta que las verduras estén cocidas pero ligeramente duras.

4 Mientras, saque la carne de la cacerola y déjela aparte. Con una cuchara, retire la grasa del líquido de cocción; luego, haga un puré con el líquido de la carne y sus otros ingredientes hasta obtener una salsa tersa. Sazone con sal y pimienta.

5 Escurra las papas y los demás tubérculos, reservando el agua de cocción. Haga una cama de verduras en la cacerola, ponga la carne encima y agregue el resto de los tubérculos con el agua de cocción. Bañe la carne con la salsa; tape la cacerola y hornee de nuevo por unos 20 minutos o hasta que los tubérculos estén tiernos.

6 Pase la carne a una tabla para picar, cúbrala y déjela reposar por 10 minutos. Deje la cacerola con las verduras en el horno, a fuego bajo. Trinche la carne y distribúyala en platos calientes con las verduras y la salsa. Espolvoree con el perejil y sirva de inmediato.

(Sugerencias) Puede sustituir el lomo por pecho o bola de res.

La carne que sobre se puede picar o moler y mezclar con la salsa y/o con una salsa de tomate nueva para luego servirla sobre espagueti u otra pasta.

Otras ventajas

• Una vez que los tubérculos estén lavados, se pueden dejar con piel para agregar fibra al platillo.

fotografía, p. 37

Equivalentes
almidón 1/2   verdura 3
carne (magra) 3

Cada porción aporta calorías 267, calorías de grasa 54, grasa 6 g, grasa saturada 2 g, colesterol 68 mg, sodio 334 mg, hidratos de carbono 26 g, fibra 5 g, azúcares 10 g, proteína 28 g. Excelente fuente de hierro, niacina, fósforo, potasio, riboflavina, tiamina, vitamina A, vitamina B_6, vitamina B_{12}, vitamina C, cinc. Buena fuente de cobre, folato, magnesio.

res a la Nueva Inglaterra

Este platillo tradicional americano es un estofado de suculenta carne de res con tubérculos tiernos y crujientes en un nutritivo y delicioso caldo. La salsa de betabel y cebolla complementa la riqueza de la carne y le da un toque inspirador. Sirva con pan crujiente para remojar en el jugo.

Preparación **25 minutos**   Cocción **cerca de 2 1/2 horas**   *4 porciones*

Carne de res

1/2 kg de lomo de res magro

3 ramitas de tomillo fresco

3 ramitas de perejil

1 hoja de laurel grande

2 dientes de ajo grandes, en rebanadas

10 granos de pimienta entera, ligeramente machacados

1 poro grande, lavado y rebanado

1 apio en trozos de 6 cm

340 g de papitas Cambray lavadas

12 chalotes chicos

1/4 de cdita. de sal y pimienta

1 taza de nabo, pelado y picado en cubitos

1 taza de zanahorias baby

1/2 cabeza de col rizada finamente rallada

Perejil finamente picado para adornar

Salsa

1 1/2 tazas de betabel cocido, pelado y picado en cubitos

6 cebollitas de Cambray finamente picadas

3 cdas. de perejil finamente picado

1 Ponga la carne en una cacerola y vierta unas 4 tazas de agua para cubrirla. Caliente a fuego alto y retire la espuma gris que se forme, conforme sea necesario.

2 Cuando suelte el hervor, baje la llama. En un trozo de tela, ponga el tomillo, el perejil, la hoja de laurel, el ajo y la pimienta entera; amarre la tela para hacer una "muñeca" y póngala en la cacerola junto con el poro y el apio. Tape la cacerola parcialmente y cueza a fuego bajo durante 1 o 2 horas o hasta que la carne esté tierna al pincharla con un cuchillo afilado; retire la espuma cuando sea necesario.

3 Mientras tanto, prepare la salsa. Ponga el betabel en un tazón con las cebollitas y el perejil. Sazone con sal y pimienta e incorpore los ingredientes. Tape y refrigere.

4 Precaliente el horno a 150°C. Cuando la carne esté tierna, use dos cucharas grandes para pasarla a un molde refractario. Con una cuchara, vierta suficiente agua de cocción para cubrir la carne. Luego cubra y selle el recipiente con papel de aluminio y métalo en el horno para conservarlo caliente.

5 Retire la "muñeca" de la cacerola. Añada las papas, los chalotes, y sal y pimienta; suba la llama y cueza por 5 minutos. Agregue el nabo y la zanahoria y cocine a fuego bajo unos 15 minutos o hasta que estén tiernos. Con una cuchara páselos al molde.

6 Agregue la col al caldo de la cacerola y cueza a fuego bajo hasta que esté tierna, unos 3 minutos. Con una cuchara ranurada, pásela al molde con las demás verduras.

7 Para servir, rebane la carne a contrahílo y ponga las rebanadas en platos soperos. Ponga encima una selección de verduras y bañe con el caldo. Espolvoree con el perejil y sirva con la salsa.

(Sugerencias) Para una mezcla de verduras diferente, pele 1/2 kg de chícharos frescos o 225 g de chícharos congelados; limpie 225 g de puntas de espárragos, y corte 2 poros medianos tiernos en rebanadas de 5 cm. En el Paso 5, cuele el caldo y deseche la muñeca, el poro y el apio. Agregue los espárragos y cueza a fuego bajo 3 minutos, luego agregue los chícharos y el poro y cocine a fuego bajo 3 minutos, hasta que las verduras estén tiernas. Agregue 1 taza de hojas de espinaca baby y espere unos 2 minutos. Esparza cebollitas en rebanadas muy delgadas y sirva con papitas Cambray cocidas.

Otras ventajas

• El betabel contiene folato, una vitamina esencial para las células y para prevenir la anemia. Además aporta potasio y vitamina C.

Equivalentes

**cereales 1   verdura 3
carne (magra) 3**

Cada porción aporta calorías 323, calorías de grasa 50, grasa 6 g, grasa saturada 2 g, colesterol 68 mg, sodio 343 mg, hidratos de carbono 41 g, fibra 8 g, azúcares 12 g, proteína 30 g. Excelente fuente de folato, hierro, magnesio, niacina, fósforo, potasio, riboflavina, tiamina, vitamina A, vitamina B$_6$, vitamina B$_{12}$, vitamina C, cinc. Buena fuente de calcio, cobre.

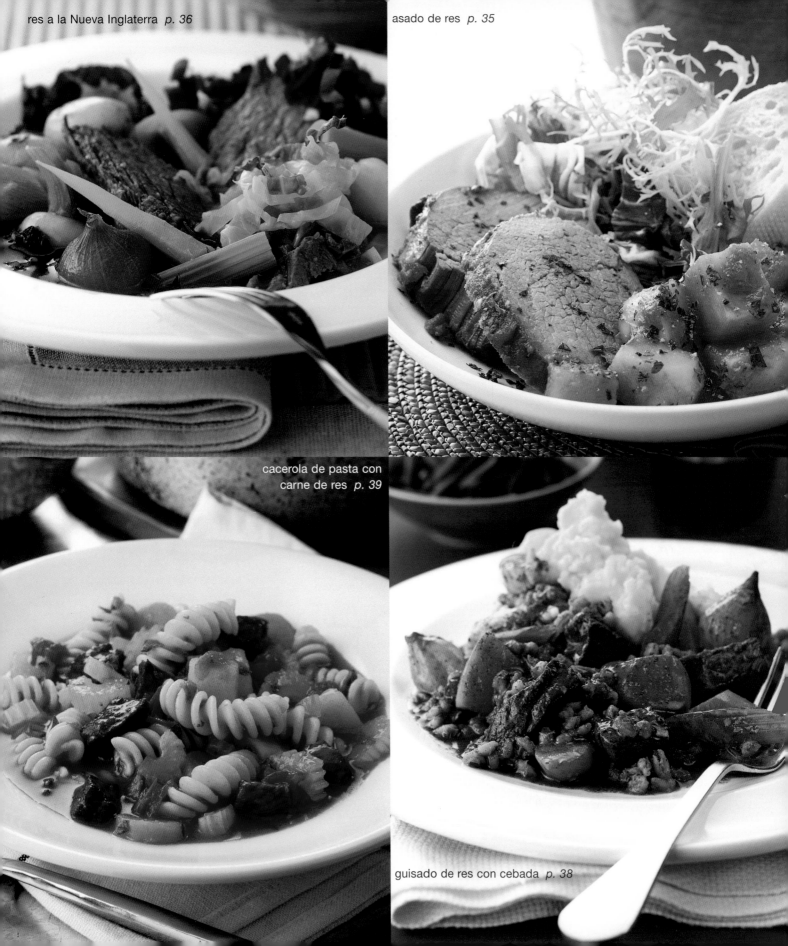

res a la Nueva Inglaterra *p. 36*

asado de res *p. 35*

cacerola de pasta con
carne de res *p. 39*

guisado de res con cebada *p. 38*

guisado de res con cebada

Las bayas de enebro dan a este platillo un sabor distintivo. La carne se cuece lentamente hasta que esté a punto de mantequilla, mientras que la nutritiva cebada se remoja en el jugo de la carne y enriquece la salsa para conformar un platillo sustancioso. Sirva con verduras verdes, como espinacas al vapor.

Preparación **20 minutos, más 8 horas de marinado**   Cocción **2-2 1/2 horas**   *4 porciones*

1/2 kg de lomo de res, u otro corte magro, sin grasa y en cubitos de 5 cm

2 dientes de ajo en mitades

3 hojas de laurel

6 bayas de enebro ligeramente machacadas

1 ramita de tomillo fresco

1 taza de vino tinto

12 cebollitas perla

1 cda. de aceite de oliva

1/2 taza de cebada perla

1 1/2 tazas de caldo de res bajo en grasa y sal

3 zanahorias grandes, partidas en trozos grandes

2 apios en rebanadas

Sal y pimienta

1 Ponga la carne en un tazón con el ajo, las hojas de laurel, las bayas de enebro y el tomillo. Vierta el vino y tape para marinar en el refrigerador 8 horas o toda la noche.

2 Al día siguiente, precaliente el horno a 160°C. Ponga las cebollitas perla en un tazón y cúbralas con agua hirviendo. Espere 2 minutos y luego escúrralas. Cuando se enfríen lo suficiente, quíteles la piel y déjelas aparte.

3 Retire la carne de la marinada y séquela con una toalla de papel. Caliente el aceite en una cacerola grande a fuego medio. Dore la carne por todos lados. Haga esto en partes, si es necesario, de modo que no se encime la carne. Retire la carne de la cacerola y póngala en un plato.

4 Fría las cebollas en la cacerola por unos 3 o 4 minutos o hasta que adquieran un ligero tono dorado. Agregue la cebada y deje cocer 1 minuto, sin dejar de mover, luego regrese la carne a la cacerola junto con su jugo. Vierta el caldo y cueza a fuego bajo.

5 Cuele la marinada en la cacerola y añada las hojas de laurel y el tomillo. Sazone ligeramente con sal y pimienta. Tape con una tapa hermética, transfiera al horno y hornee por 45 minutos.

6 Agregue las zanahorias y el apio y revuelva. Tape de nuevo y hornee de 1 a 1 hora 15 minutos o hasta que la carne, la cebada y las verduras estén tiernas. Retire las hojas de laurel y el tomillo antes de servir el guisado.

(**Sugerencias**) La salsa queda muy espesa. Si la prefiere más ligera, agregue 1/2 taza de caldo de res 20 minutos antes de que concluya el tiempo de cocción.

Otras ventajas

• Las bayas de enebro son nativas de América y Europa. Tienen un sabor fuerte y a menudo se venden secas. Las bayas generalmente se machacan y se usan para darles sabor a platillos a base de carne.

• La cebada contiene un tipo de fibra soluble llamada betaglucano, que tiene la propiedad de disminuir los niveles de glucosa y colesterol en la sangre.

• Los estudios indican que una copa de vino tinto al día puede reducir el riesgo de hipertensión. Esto se debe a los taninos del vino que se encuentran en las semillas y rabitos de las uvas. Se cree que los taninos inhiben la formación de placa en las arterias.

fotografía, p. 37

Equivalentes

cereales 1 verdura 3
carne (magra) 3

Cada porción aporta calorías 322, calorías de grasa 94, grasa 10 g, grasa saturada 2 g, colesterol 68 mg, sodio 285 mg, hidratos de carbono 27 g, fibra 5 g, azúcares 8 g, proteína 29 g. Excelente fuente de hierro, niacina, fósforo, potasio, riboflavina, vitamina A, vitamina B_6, vitamina B_{12}. Buena fuente de folato, magnesio, tiamina, vitamina C.

cacerola de pasta con carne de res

Las delgadas espirales de pasta llamada tornillo, o fusilli, son deliciosas en un guisado preparado con carne de res y verduras. La pasta seca se agrega hacia el final del tiempo de cocción para que conserve su textura al dente y absorba los sabores del guiso. Calcule una taza de pasta por porción.

Preparación **20 minutos**   Cocción **aproximadamente 1 1/2 horas**   *4 porciones*

1 cda. de aceite de oliva

1/2 kg de sirloin magro, cortado en cubitos de 1 cm

1 cebolla picada

800 g de tomates rojos picados

2 cdas. de puré de tomate

2 dientes de ajo machacados

3 tazas separadas de caldo de res desgrasado o de verduras con poca sal

3 zanahorias grandes, en rebanadas

4 tallos de apio en rebanadas

1 colinabo chico, pelado y picado

100 g de pasta de tornillo (fusilli)

1 cda. de orégano fresco picado, o 1 cdita. de orégano seco

Sal y pimienta

1 Caliente el aceite en una cacerola grande, con tapa, a fuego medio-alto; agregue la carne y dórela, moviéndola frecuentemente. Use una cuchara ranurada para sacar la carne y deseche la grasa restante.

2 Añada la cebolla a la cacerola y acitrone, moviendo a menudo, por unos 5 minutos. Luego agregue los tomates con su jugo, el puré de tomate, el ajo y 2 tazas del caldo. Revuelva y espere a que hierva.

3 Regrese la carne a la cacerola. Incorpore las zanahorias, el apio y el colinabo y sazone ligeramente con sal y pimienta. Tape y cocine a fuego bajo aproximadamente 1 hora o hasta que la carne esté tierna.

4 Añada la pasta y el orégano con el resto del caldo. Espere a que suelte el hervor; tape y cocine a fuego bajo hasta que la pasta esté cocida, unos 20 o 25 minutos. Sirva de inmediato.

(Sugerencias) Para darle un sabor mediterráneo, sustituya las zanahorias y el colinabo con 1 pimiento rojo y 1 amarillo o verde, sin semillas y picados. Agregue los pimientos con la cebolla. También añada 1 1/2 tazas de champiñones con la pasta.

Pruebe con carne de ternera en lugar de res, y use zanahorias baby enteras y nabos en lugar de zanahorias rebanadas y colinabo.

Otras ventajas

• Cocer a fuego bajo el sirloin en la mezcla de tomate y caldo se llama "cocción en húmedo". El calor húmedo ayuda a ablandar aún más los cortes de carne más magros.

• Se cree que el colinabo es una cruza entre la col y el nabo. Es una verdura crucífera, lo que significa que tiene un alto contenido de fibra, además de que brinda un delicioso sabor dulce al estofado.

fotografía, p. 37

Equivalentes

cereales 2 verdura 4
carne (magra) 3

Cada porción aporta calorías 371, calorías de grasa 90, grasa 10 g, grasa saturada 2 g, colesterol 64 mg, sodio 274 mg, hidratos de carbono 41 g, fibra 8 g, azúcares 11 g, proteína 35 g. Excelente fuente de folato, hierro, magnesio, niacina, fósforo, potasio, riboflavina, tiamina, vitamina A, vitamina B_6, vitamina B_{12}, vitamina C. Buena fuente de calcio.

chili con carne con pan de elote

Carne de res y frijoles, en una rica salsa de tomate con chile, son un platillo apetitoso para un día de invierno. Y pan de maíz caliente, con tiernos granos de elote y chile verde, es el acompañamiento perfecto. Sirva este platillo rico en proteína con una ensalada crujiente para lograr una comida bien balanceada.

Preparación **25 minutos**   Cocción **1-1 1/2 horas**   *8 porciones*

Chili con carne

1 cdita. de aceite de oliva

350 g de pulpa de res magra, partida en cubitos

1 cebolla grande, finamente picada

2 dientes de ajo machacados

1 cdita. de comino

1 cdita. de chile en polvo

1 cda. de puré de tomate

400 g de tomates rojos picados

2 tazas de frijoles bayos cocidos

1 1/2 tazas de caldo de res desgrasado y con poca sal

Sal y pimienta

Pan de elote

Aceite en aerosol

3/4 de taza de fécula de maíz

1/2 taza de harina

2 cditas. de polvos de hornear

1 cdita. de sal

1 huevo grande

1 taza de leche descremada

1/2 taza de granos de elote frescos, o congelados ya descongelados

1 chile verde sin semillas y finamente picado

1 Caliente el aceite en una cacerola grande y dore de manera uniforme la carne, moviendo ocasionalmente, por unos 3 o 4 minutos. Usando una cuchara ranurada, pase la carne a un plato.

2 Baje la llama y dore la cebolla a fuego bajo, moviendo a menudo, por 10 minutos. Agregue el ajo, el comino y el chile en polvo y fría sin dejar de mover, por 1 minuto; luego, regrese la carne a la cacerola. Añada el puré de tomate, los tomates con su jugo, los frijoles y el caldo. Revuelva bien y suba la llama hasta que suelte el hervor. Tape la cacerola, baje la llama y cocine a fuego bajo de 1 a 1 1/2 horas, moviendo de vez en cuando, o hasta que la carne esté tierna.

3 Mientras, prepare el pan de elote. Precaliente el horno a 200°C y rocíe un molde cuadrado de 20 cm por lado con aceite en aerosol. Mezcle la harina, la fécula de maíz, los polvos de hornear y la sal en un tazón. Agregue el huevo y la leche y bata hasta obtener una masa espesa (no bata mucho o el pan quedará duro). Incorpore los granos de elote y el chile picado. Vierta la masa en el molde y hornee de 20 a 25 minutos o hasta que el pan esté firme al tacto.

4 Saque el pan del molde y córtelo en cuadritos. Sirva el chili en tazones calientes con el pan de elote caliente.

(**Sugerencias**) Sustituya la carne de res con trocitos de carne de cordero magra. Sustituya el chile en polvo con 1 chile verde picante, sin semillas y finamente picado, 1 cdita. de cilantro molido y 1 rajita de canela. En lugar de frijoles bayos, use 2 latas (530 g) de garbanzos, escurridos y enjuagados, agregándolos a la cacerola después de 15 minutos. Agregue 2 calabazas medianas, partidas en cubitos de 2 cm. Mueva ocasionalmente y añada más caldo si la mezcla luce seca. Hacia el final del tiempo de cocción, agregue 3 cdas. de cilantro fresco picado.

Otras ventajas

• Los frijoles bayos tienen poca grasa y son ricos en hidratos de carbono. Aportan buenas cantidades de vitaminas B_1, niacina y B_6 y de hierro. También son una buena fuente de fibra soluble, que ayuda a disminuir los niveles de glucosa y colesterol en sangre.

• Se necesita poca carne combinada con los frijoles, ya que ambos aportan mucha proteína. Al agregar más frijoles que carne, disminuye el contenido de grasa saturada de este platillo.

• Los alimentos horneados a menudo contienen mucha grasa, debido a la mantequilla y la levadura que se agregan para hacerlos ligeros y esponjosos. Aquí se usa un huevo y leche descremada para humectar el pan de elote.

fotografía, p. 43

Equivalentes

cereales 1 1/2   verdura 1
carne (magra) 2   leguminosas 1/2

Cada porción aporta calorías 315, calorías de grasa 42, grasa 5 g, grasa saturada 1 g, colesterol 53 mg, sodio 438 mg, hidratos de carbono 47 g, fibra 8 g, azúcares 10 g, proteína 22 g. Excelente fuente de calcio, folato, hierro, magnesio, niacina, fósforo, potasio, riboflavina, tiamina, vitamina B_6, vitamina B_{12}, vitamina C. Buena fuente de vitamina A.

sopa goulash

Este rico guisado combina carne de res magra y verduras, y es coronado con diminutas bolitas de masa con hierbas. A la sopa le dan sabor tres ingredientes esenciales de un auténtico goulash: páprika, cebollas y alcaravea. Sirva el goulash sobre una cama de fideos sin huevo con una crujiente ensalada verde al lado.

Preparación **30 minutos**   Cocción **1 1/2 horas**   *6 porciones*

Sopa

1 cdita. de aceite de canola

2 cebollas grandes, rebanadas

2 dientes de ajo finamente picados

1/2 kg de pecho de res magro, cortado en cubitos de 2 cm

2 zanahorias grandes, picadas

1 cda. de páprika

1/4 de cdita. de semillas de alcaravea

1 1/2 tazas de tomates rojos picados

4 tazas de caldo de res, desgrasado y con poca sal

1 taza de col finamente rallada

Sal y pimienta

Bolitas de masa

1 cdita. de aceite de canola

1 cebolla finamente picada

1 huevo

3 cdas. de leche descremada

3 cdas. de perejil picado

1/2 taza de pan blanco recién molido

Adorno

Perejil picado

1 Caliente el aceite en una cacerola grande a fuego medio-alto; agregue la cebolla y el ajo y fría a fuego medio-bajo, moviendo frecuentemente, por unos 20 o 25 minutos o hasta que empiecen a dorarse.

2 Agregue la carne y dórela de manera uniforme, unos 5 minutos. Añada las zanahorias, la páprika, la alcaravea, los tomates con su jugo y el caldo de res. Sazone ligeramente con sal y pimienta. Revuelva bien y espere a que suelte el hervor; luego tape y cocine a fuego bajo como por 1 hora o hasta que la carne esté cocida.

3 Mientras tanto, haga las bolitas de masa. Caliente el aceite en una sartén antiadherente a fuego medio. Acitrone la cebolla a fuego bajo, moviendo frecuentemente, por unos 10 minutos. En un tazón, bata el huevo con la leche; añada la cebolla, el perejil y el pan molido. Sazone ligeramente con sal y pimienta y mezcle bien.

4 Agregue la col a la cacerola y mezcle bien con la carne y las demás verduras. Con las manos mojadas, forme con la masa 12 bolitas del tamaño de una nuez; póngalas en la cacerola y espere a que se cuezan, unos 15 minutos. Pruebe la sazón y sirva caliente en platos hondos calientes, espolvoreando con el perejil picado.

(Sugerencias) Sustituya la carne de res con 350 g de carne de ternera en cubitos.

Use 1 pimiento rojo sin semillas y en rebanadas delgadas en lugar de la col.

Para una sopa picante, agregue 1 chile fresco sin semillas, finamente picado, con la páprika.

Otras ventajas

• Como la diabetes y la hipertensión a menudo van de la mano, se recomienda que los diabéticos limiten su consumo de sodio (sal) a menos de 3,000 mg al día. El caldo de res enlatado regular puede contener hasta 900 mg de sodio, mientras que el casero con poca sal sólo contiene unos 450 mg.

fotografía, p. 43

Equivalentes

cereales 1/2 verdura 3 carne (magra) 2

Cada porción aporta calorías 227, calorías de grasa 58, grasa 6 g, grasa saturada 2 g, colesterol 81 mg, sodio 415 mg, hidratos de carbono 21 g, fibra 5 g, azúcares 14 g, proteína 22 g. Excelente fuente de hierro, niacina, fósforo, potasio, riboflavina, tiamina, vitamina A, vitamina B$_6$, vitamina B$_{12}$, vitamina C, cinc. Buena fuente de calcio, folato, magnesio.

pastel de carne relleno de espinacas

El pastel de carne es muy versátil y puede ser un plato fuerte muy saludable. En esta receta, se agregan verduras y avena para aumentar el contenido de vitaminas y reducir el contenido de grasa. El yogur, la leche y el huevo ayudan a mantener el pastel de carne muy jugoso. Sirva con verduras mixtas asadas, como papa, calabaza y cebolla morada.

Preparación **45 minutos, más 10 minutos de reposo**   Cocción **50 minutos**   *8 porciones*

1 cdita. de aceite de oliva

2 cebollas grandes, finamente picadas

6 dientes de ajo machacados, o al gusto

1 1/2 tazas de tomates rojos picados

2/3 de taza de caldo de pollo desgrasado y con poca sal

1 cdita. de hierbas mixtas (use albahaca, orégano y tomillo)

1/2 kg de hojas de espinaca

2 cdas. de yogur natural descremado

1/2 cdita. de nuez moscada recién molida

1/2 kg de carne molida de res magra

1/2 kg de carne molida de cerdo magra

1 apio finamente picado

1 zanahoria grande, rallada

1/2 taza de avena

2 cditas. de tomillo fresco picado

5 cdas. de leche descremada

1 huevo batido

2 cditas. de mostaza de Dijon

Sal y pimienta

1 Caliente el aceite en una cacerola a fuego medio. Agregue la cebolla y el ajo y acitrónelos unos 5 minutos.

2 Aparte la mitad de la mezcla de cebolla en un tazón. Agregue a la cacerola los tomates con su jugo, el caldo y las hierbas mixtas. Sazone con sal y pimienta. Espere a que suelte el hervor, tape y cocine a fuego bajo.

3 Precaliente el horno a 175°C. Ponga las espinacas en una cacerola grande, tápela y caliente a fuego alto por unos 2 o 3 minutos o hasta que las hojas se reduzcan.

4 Escurra las espinacas, exprímalas con las manos, píquelas grueso y póngalas en un tazón. Agregue el yogur y sazone con la mitad de la nuez moscada y sal y pimienta al gusto.

5 Ponga las carnes en el tazón de la cebolla. Añada el apio, la zanahoria, la avena, el tomillo, la leche, el huevo, la mostaza y la nuez moscada restante. Sazone con sal y pimienta.

6 Ponga película plástica sobre una superficie de trabajo y coloque la mezcla de la carne en el centro. Con una espátula, extienda la carne en un rectángulo de unos 23 x 18 cm. Extienda las espinacas sobre la carne, dejando una orilla de 1 cm. Empezando por un extremo corto, enrolle la carne. Selle las orillas y ponga el rollo en una charola para hornear antiadherente. Deseche la película.

7 Ponga el pastel de carne, sin tapar, en el centro del horno y hornee por 45 minutos; sáquelo y barnícelo ligeramente con un poco de la salsa de tomate. Vuelva a hornear por 5 minutos para que se dore. Para revisar si el pastel está bien cocido, inserte una brocheta en el centro y retírela después de algunos segundos. Debe sentirse muy caliente al apoyársela ligeramente sobre el dorso de la mano. Cuando el pastel de carne esté listo, sáquelo del horno, cúbralo holgadamente con papel aluminio y déjelo reposar 10 minutos.

(Sugerencias) Para un pastel de carne tradicional se usa carne molida de res, pero puede usar carne molida de pavo, pollo o ternera. También puede combinar tres carnes.

El pastel de carne que sobra es delicioso frío, en rebanadas con ensalada o en sándwiches.

Otras ventajas

• Las espinacas aportan antioxidantes, incluyendo vitaminas C y E, y ofrecen compuestos carotenoides y cantidades sustanciales de vitaminas B, incluyendo folato, niacina y B_6.

• Se pueden agregar avena y verduras a un platillo de carne molida para darle más volumen y fibra con menor contenido de grasa. Pruebe el método con hamburguesas y albóndigas.

Equivalentes

verdura 3 carne (magra) 3

Cada porción aporta calorías 250, calorías de grasa 63, grasa 7 g, grasa saturada 2 g, colesterol 99 mg, sodio 162 mg, hidratos de carbono 17 g, fibra 5 g, azúcares 9 g, proteína 30 g. Excelente fuente de folato, hierro, magnesio, niacina, fósforo, potasio, riboflavina, tiamina, vitamina A, vitamina B_6, vitamina B_{12}, vitamina C, cinc. Buena fuente de calcio.

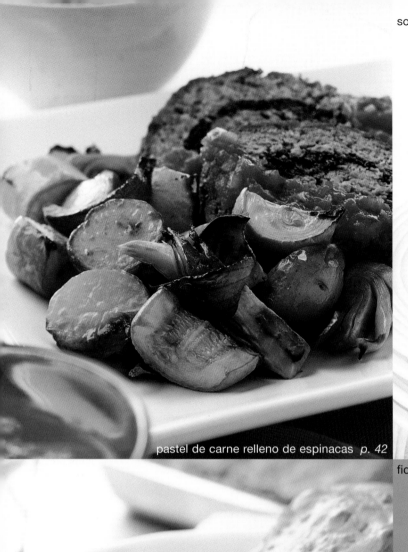

pastel de carne relleno de espinacas *p. 42*

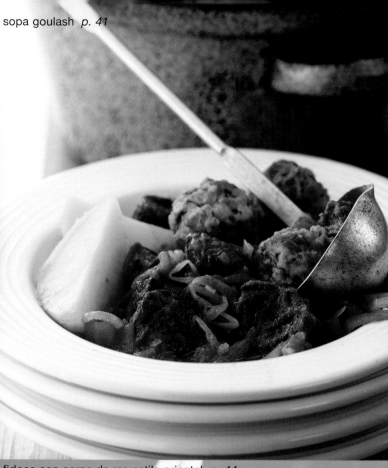

sopa goulash *p. 41*

fideos con carne de res estilo oriental *p. 44*

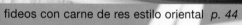

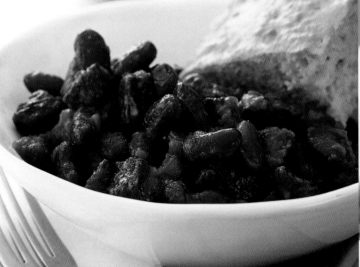

chili con carne con pan de elote *p. 40*

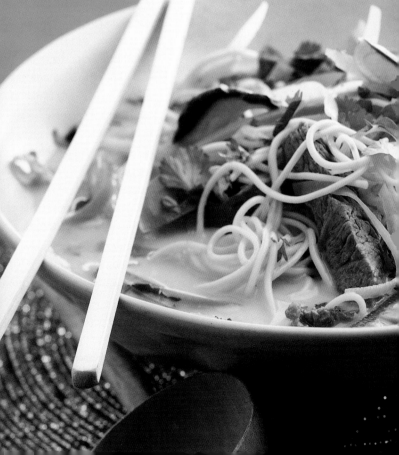

fideos con carne de res estilo oriental

Con gran sabor, este platillo está lleno de verduras crujientes y delgados fideos chinos.
El caldo está hecho con hongos secos y hierba té limón y un toque de cremosa leche de coco ligera.
Sirva la sopa con palitos chinos para los fideos, la carne y las verduras, y una cuchara para el delicioso caldo.

Preparación y cocción **unos 50 minutos**   *4 porciones*

15 g de hongos shiitake secos

1/2 taza de agua hirviendo

3 3/4 tazas de caldo de res desgrasado y con poca sal

1 tallo de hierba té limón, cortado en 3 trozos, o la ralladura de 1/2 limón

1 diente de ajo machacado

1 chile rojo fresco, sin semillas y picado

1 trozo de 2 cm de jengibre fresco, rallado

1 manojo chico de cilantro

1 zanahoria grande, en juliana

1 poro grande, lavado y la parte blanca partida en juliana

2 tallos de apio en juliana

1/3 de taza de crema de coco diluida en 1/3 de taza de agua

225 g de fideos chinos

350 g de falda magra en cubitos

1/2 taza de chícharos en vainas (chícharos japoneses), cortadas en mitades, a lo largo

1/2 taza de bok choy picado

Ralladura y jugo de 1 limón

1 cdita. de caldo de camarón en polvo

1 Ponga los hongos en un tazón chico, cúbralos con el agua hirviendo y déjelos remojar durante 20 minutos.

2 Mientras, vierta el caldo en una cacerola y agregue la hierba té limón o la ralladura de limón, el ajo, el chile y el jengibre. Separe las hojas de cilantro de los tallos y apártelas; pique los tallos y añádalos al caldo. Tape la cacerola y ponga el caldo a hervir, luego baje la llama a fuego muy bajo. Deje hervir a fuego bajo por 10 minutos mientras prepara las verduras y la carne.

3 Escurra los hongos, vertiendo el líquido en el caldo hirviendo. Parta los hongos en mitades, a lo largo.

4 Retire la hierba té limón (si la usó) del caldo. Espere a que el caldo suelte el hervor y agregue la zanahoria, el poro y el apio. Tape y cocine a fuego bajo por 3 minutos. Añada la crema de coco diluida y suba la llama. Cuando suelte el hervor, agregue los fideos, partiéndolos con las manos conforme los agrega. Añada los hongos y la carne, espere a que suelte el hervor de nuevo y cocine a fuego bajo, destapado, por 1 minuto. Agite y agregue los chícharos y el bok choy. Cueza a fuego bajo hasta que la carne, los fideos y las verduras estén apenas

tiernos, unos 3 minutos. Añada la ralladura y el jugo de limón y la salsa de pescado y revuelva bien. Pruebe y añada más salsa de pescado si lo desea.

5 Sirva los fideos, la carne y las verduras en tazones usando una cuchara ranurada. Bañe con el caldo de coco, agregue las hojas de cilantro y sirva de inmediato.

(Sugerencias) En lugar de hongos secos, use 1 taza de champiñones rebanados y añada 1/2 taza de caldo.

Esta sopa también es deliciosa con fajitas de pollo.

Otras ventajas

• El apio aporta potasio, mineral importante para regular el balance de fluidos en el cuerpo, ayudando así a prevenir una elevada presión arterial.

• El coco es un ingrediente típico de la cocina tailandesa. En esta receta, se diluye la crema de coco para reducir la cantidad de calorías y azúcares.

• Los chícharos en vaina son una buena fuente de fibra soluble y vitamina C.

fotografía, p. 43

Equivalentes

cereales 3 verdura 2
carne (magra) 2 grasa 1

Cada porción aporta calorías 430, calorías de grasa 92, grasa 10 g, grasa saturada 4 g, colesterol 56 mg, sodio 984 mg, hidratos de carbono 59 g, fibra 4 g, azúcares 7 g, proteína 28 g. Excelente fuente de hierro, magnesio, niacina, fósforo, potasio, riboflavina, vitamina A, vitamina B_6, vitamina B_{12}, vitamina C, cinc. Buena fuente de cobre, folato, tiamina.

picadillo de res

Este plato va muy bien con una ensalada de hojas de lechuga y pepino. Si le sobra picadillo, aprovéchelo para el día siguiente y haga tacos, acompañados de ensalada de col y tomate a la vinagreta con una pizca de orégano.

Preparación **20 minutos**   Cocción **40-45 minutos**   *4 porciones*

1/2 taza de harina de trigo integral

1/4 de cdita. de sal

1/4 de cdita. de pimienta

1/4 de cdita. de comino

1/2 kg de carne molida de res magra

1 1/2 cdas. de aceite de oliva

2 dientes de ajo finamente picados

1 cebolla mediana, finamente picada

2 tallos de apio picados

1 pimiento verde o rojo, picado

1 tomate mediano finamente picado

5 tazas de caldo de res desgrasado

3 papas pequeñas, peladas, en cubitos

8 zanahorias pequeñas, en cubitos

1 1/4 de tazas de chícharos

1 Mezcle la harina de trigo con la sal, la pimienta y el comino y pase la carne por esta mezcla. Sacuda el exceso de harina. En una cacerola grande y un poco honda, caliente el aceite de oliva a fuego medio. Añada la carne y sofría de 5 a 7 minutos o hasta que se dore.

2 Pase la carne molida a un recipiente y déjela a un lado. En la cacerola en la que doró la carne, ponga el ajo picado, la cebolla, el apio y el pimiento y cocine, moviendo, durante unos 3 minutos o hasta que estén salteados. Agregue el tomate picado y el caldo de res. Cuando hierva, agregue la carne molida, tape y cocine durante unos 10 minutos.

3 Agregue los cubitos de papa y zanahoria y los chícharos y cocine por otros 20 o 25 minutos o hasta que las verduras estén cocidas.

(**Sugerencias**) En vez de carne de res puede usar carne de pavo picada.

Agregue 2 tomates verdes picados cuando incorpore el tomate rojo.

Otras ventajas

• La res en una excelente fuente de cinc y una fuente importante de hierro. El organismo absorbe mejor el hierro proveniente de la carne roja que el que proviene de otros alimentos, como algunas verduras.

• Con la diabetes, es importante que la grasa saturada que se consuma sea mínima; por ello se recomienda desgrasar los caldos que se vayan a utilizar, y que al comprar la carne en la carnicería se pida lo más magra posible.

fotografía, p. 49

Equivalentes

cereales 2 verdura 3
carne (grasa media) 3 grasa 2

Cada porción aporta calorías 570, calorías de grasa 238, grasa 26 g, grasa saturada 10 g, colesterol 82 mg, sodio 366 mg, hidratos de carbono 48 g, fibra 6 g, azúcares 25 g, proteína 32 g. Excelente fuente de vitamina A, potasio. Buena fuente de hierro, magnesio, fósforo.

ternera a las hierbas

En este ligero platillo veraniego, la ternera se aplana hasta que quede muy delgada y tierna. Luego se fríe rápidamente y se retira de la sartén. Se agrega vino a la sartén caliente para hacer una salsa con hierbas frescas para intensificar el sabor. Papitas Cambray con espinacas cocidas son una excelente guarnición.

Preparación y cocción **unos 45 minutos**   *4 porciones*

Ternera

1/2 kg de papitas Cambray, lavadas

4 (110 g) escalopas de ternera aplanadas

2 cdas. de harina

1 cda. de aceite de oliva

2 cditas. de mantequilla sin sal

6 tazas de hojas de espinaca baby

Ralladura y jugo de 1 limón

1/3 de taza de vino blanco seco

4 cdas. de hierbas mixtas frescas, picadas, como perejil, perifollo, cebollines y estragón

Sal y pimienta

Adorno

Rajitas de limón

1 Primero cueza las papas. Póngalas en una cacerola con agua hirviendo y déjelas cocer hasta que estén tiernas, unos 15 minutos.

2 Mientras, seque la ternera con toallas de papel. Sazone la harina con un poco de sal y pimienta. Revuelque la ternera en la harina para cubrirla bien y luego sacúdala.

3 Caliente la mitad del aceite en una sartén antiadherente a fuego medio. Agregue la mitad de la mantequilla y espere a que se derrita, luego añada la ternera. Fría durante unos 2 o 3 minutos por cada lado hasta que el jugo salga claro al pinchar la ternera con un tenedor. (Quizá necesite cocer la carne en dos tandas.) Saque la ternera de la sartén con una pala, póngala en un plato caliente y manténgala así.

4 Escurra las papas en un colador. Vierta el resto del aceite en la cacerola en la que coció las papas y caliente a fuego bajo. Agregue las papas y mueva para cubrirlas de aceite. Añada las espinacas en 4 partes, revolviendo con cuidado para que se reduzcan con el calor de las papas. Añada el jugo de limón y sazone con sal y pimienta. Revuelva con cuidado. Tape y mantenga caliente mientras prepara la salsa.

5 Vuelva a calentar la sartén y agregue el vino. Suba la llama para que el vino hierva, luego agite vigorosamente para desprender lo dorado. Hierva hasta que se reduzca y espese

un poco, como 1 minuto, y sazone. Retire del fuego y agregue el resto de la mantequilla. Agite hasta que ésta se derrita.

6 Esparza las hierbas mixtas sobre la ternera y báñela con la salsa de vino. Espolvoree la ralladura de limón sobre las papas con espinacas. Sirva con papas y rajitas de limón.

(Sugerencias) Filetes de cerdo o de pavo magros aplanados pueden prepararse de la misma manera. Retírelos de la sartén y manténgalos calientes. Agregue a la sartén 2 chiles verdes rebanados y sin semillas y 1 taza de champiñones rebanados. Revuelva y caliente durante 2 minutos, luego agregue 1 diente de ajo machacado y vino blanco. Deje hervir a fuego bajo hasta reducir y espesar. Sazone con sal y pimienta al gusto. Vierta la salsa de vino sobre el cerdo o el pavo (omita las hierbas mixtas) y sirva con papitas Cambray.

Otras ventajas

• Este platillo es muy rico en vitaminas del grupo B (B_6, B_{12} y folato) gracia a la ternera, las espinacas y las papitas Cambray.

• Las papitas Cambray sin pelar y el jugo de limón son buenas fuentes de vitamina C.

fotografía, p. 49

Equivalentes

cereal 1 1/2 carne (magra) 3
verdura 1 grasa 1/2

Cada porción aporta calorías 311, calorías de grasa 80, grasa 9 g, grasa saturada 3 g, colesterol 82 mg, sodio 102 mg, hidratos de carbono 28 g, fibra 4 g, azúcares 2 g, proteína 28 g. Excelente fuente de folato, magnesio, niacina, fósforo, potasio, riboflavina, vitamina A, vitamina B_6, vitamina C. Buena fuente de cobre, hierro, tiamina, vitamina B_{12}.

brochetas de cordero estilo griego

Brochetas de trozos de cordero con una mezcla de ajo, limón y orégano fresco, se sirven con una ensalada de col y tomate estilo griego. Al revolcar el cordero en una mezcla de jugo de limón y un poco de aceite de oliva antes de asarlo, mantendrá la grasa al ras. El pan pita sirve de acompañamiento tradicional para un aromático plato principal.

Preparación y cocción **30 minutos**   *4 porciones*

Brochetas (kebabs)

1 cda. de aceite de oliva

2 dientes de ajo machacados

Jugo de 1 limón

1 cda. de orégano
fresco picado

1/2 kg de pierna de cordero,
deshuesada, sin grasa
y partida en cubitos

Sal y pimienta

Ensalada

3 tomates rojos, en rodajas
gruesas

1 cebolla morada chica,
finamente picada

1/2 taza de col rallada

4 cdas. de menta fresca picada

1 pepino en rodajas delgadas

Jugo de 1 limón

2 cditas. de aceite de oliva

4 piezas de pan pita,
partidas en triángulos

1 Remoje 4 brochetas de madera en agua por unos 30 minutos, luego escúrralas. Precaliente el asador o una plancha de hierro para asar. Ponga el aceite de oliva, el ajo, el jugo de limón y el orégano en un tazón y mezcle. Agregue la carne al tazón y revuelva hasta que se cubra con la mezcla anterior. Ensarte los trozos de carne en las brochetas.

2 Ase las brochetas en el asador o la plancha, volteando frecuentemente, por unos 7 u 8 minutos o hasta que estén cocidas. Hacia el final de la cocción, caliente el pan pita en el asador o la plancha.

3 Mientras tanto, prepare la ensalada. Combine todos los ingredientes en un tazón para ensalada y sazone con sal y pimienta al gusto. Revuelva con cuidado.

4 Sirva las brochetas con la ensalada, pan pita y yogur.

(Sugerencias) *Brochetas de res:* Use 1/2 kg de sirloin, cortado en cubitos de 2 cm. Mezcle 1 cdita. de chile en polvo, 1 cdita. de comino molido, 1 cda. de aceite de oliva, 2 dientes de ajo grandes machacados, el jugo de 1 limón y sazone al gusto. Revuelva

los trozos de carne con la mezcla de especias, luego ensártelos en 4 brochetas. Mientras tanto, prepare la ensalada: mezcle 1 lata (400 g) de frijoles bayos, enjuagados y escurridos; 1 aguacate grande picado; jugo de 1 limón; 1 cda. de aceite de oliva; 1 cebolla morada finamente picada; 1 chile verde fresco, sin semillas y finamente picado; 1/2 taza de tomates cherry en mitades, y 2 cdas. de cilantro fresco picado. Sazone al gusto. Saque la carne de las brochetas y distribúyala en 8 tortillas de harina calientes. Añada 1 cda. de aderezo para ensalada estilo César y algo de ensalada a cada tortilla y enróllelas. Sirva con el resto de la ensalada.

Otras ventajas

• El cordero es una rica fuente de vitaminas B, necesarias para el buen funcionamiento del sistema nervioso. También es fuente de cinc y hierro.

• La col pertenece a la familia de las verduras que contienen diferentes fitoquímicos que al parecer ayudan a proteger contra algunos tipos de cáncer. También es buena fuente de vitamina C y está entre las fuentes vegetales más ricas en folato.

fotografía, p. 49

Equivalentes

cereales 2 verdura 2
carne (magra) 3 grasa 1

Cada porción aporta calorías 408, calorías de grasa 118, grasa 13 g, grasa saturada 3 g, colesterol 62 mg, sodio 389 mg, hidratos de carbono 46 g, fibra 4 g, azúcares 9 g, proteína 27 g. Excelente fuente de folato, hierro, niacina, fósforo, potasio, riboflavina, tiamina, vitamina B$_{12}$, vitamina C. Buena fuente de magnesio, vitamina A, vitamina B$_6$.

hamburguesas de cordero con frutas

La carne molida de cordero se combina con verduras frescas y hierbas para crear una hamburguesa con poca grasa servida en un panecillo integral. Una salsa de naranja y frambuesa añade un adorable sabor fresco y sirve como toque original a la salsa de tomate tradicional. Sirva con una ensalada verde o mixta.

Preparación y cocción **30 minutos**   *4 porciones*

Hamburguesas

1/2 kg de carne
de cordero magra, molida

1 zanahoria mediana,
pelada y rallada

1 cebolla finamente picada

1/2 taza de pan integral molido

Una pizca de nuez moscada

2 cditas. de hojas de tomillo
fresco o 1 cdita. si es seco

1 huevo grande, batido

2 cditas. de aceite de oliva

4 bollos integrales

Sal y pimienta

Lechuga rallada para adornar

Salsa

1 naranja

1/2 taza de frambuesas frescas
o congeladas

2 cditas. de azúcar

1 Precaliente el asador o el horno. Ponga la carne de cordero en un tazón grande. Agregue la zanahoria, la cebolla, el pan molido, la nuez moscada y el tomillo, y sazone con sal y pimienta al gusto. Incorpore todos los ingredientes. Agregue el huevo y mezcle los ingredientes con las manos.

2 Divida la mezcla en 4 hamburguesas y barnice ambos lados con aceite. Póngalas en el asador de 4 a 5 minutos por lado, dependiendo del grosor de la hamburguesa.

3 Mientras tanto, haga la salsa. Pele la naranja con un cuchillo afilado y, trabajando sobre un tazón para recoger el jugo, córtela entre las membranas para separar los gajos. Parta los gajos en tres y póngalos en el tazón con el jugo. Agregue las frambuesas y el azúcar, machaque ligeramente la fruta con un tenedor y revuelva bien.

4 Parta los bollos por la mitad y tuéstelos ligeramente. Ponga una hamburguesa en cada uno y agregue un poco de lechuga, para adornar, y una cucharada de la salsa de frutas. Sirva con el resto de la salsa.

(Sugerencias) *Hamburguesas de pavo con salsa de naranja y fruta:* Use carne molida de pavo en lugar de cordero y añada sabor con la ralladura de 1 limón y 4 cdas. de perejil picado en lugar de la nuez moscada y el tomillo; omita el pan molido. Sirva en bollos integrales con berros y una salsa preparada calentando a fuego bajo 1/2 taza de duraznos y mezclando con 2 cditas. de azúcar y la naranja picada.

Otras ventajas

• Aunque el cordero suele tener más grasa que otras carnes, los cambios en la crianza, la alimentación y las técnicas de carnicería hacen que los cortes magros tengan sólo un tercio de la grasa que tenían hace 20 años. La mayor parte de ella es monoinsaturada, lo cual es una buena noticia para mantener el corazón sano.

• Usar bollos integrales en lugar de los regulares para hamburguesa aumenta el contenido de fibra. El pan también provee vitaminas del complejo B, hierro y calcio.

• Una salsa de fruta ofrece un gran aporte de antioxidantes y buenas cantidades de potasio y fibra, en especial de las frambuesas.

Equivalentes

cereales 2 fruta 1 verdura 1/2
carne (magra) 3 grasa 1/2

Cada porción aporta calorías 370, calorías de grasa 110, grasa 12 g, grasa saturada 4 g, colesterol 121 mg, sodio 328 mg, hidratos de carbono 40 g, fibra 6 g, azúcares 13 g, proteína 26 g. Excelente fuente de calcio, hierro, niacina, fósforo, riboflavina, tiamina, vitamina A, vitamina B_6, vitamina B_{12}, vitamina C, cinc. Buena fuente de folato, magnesio, potasio.

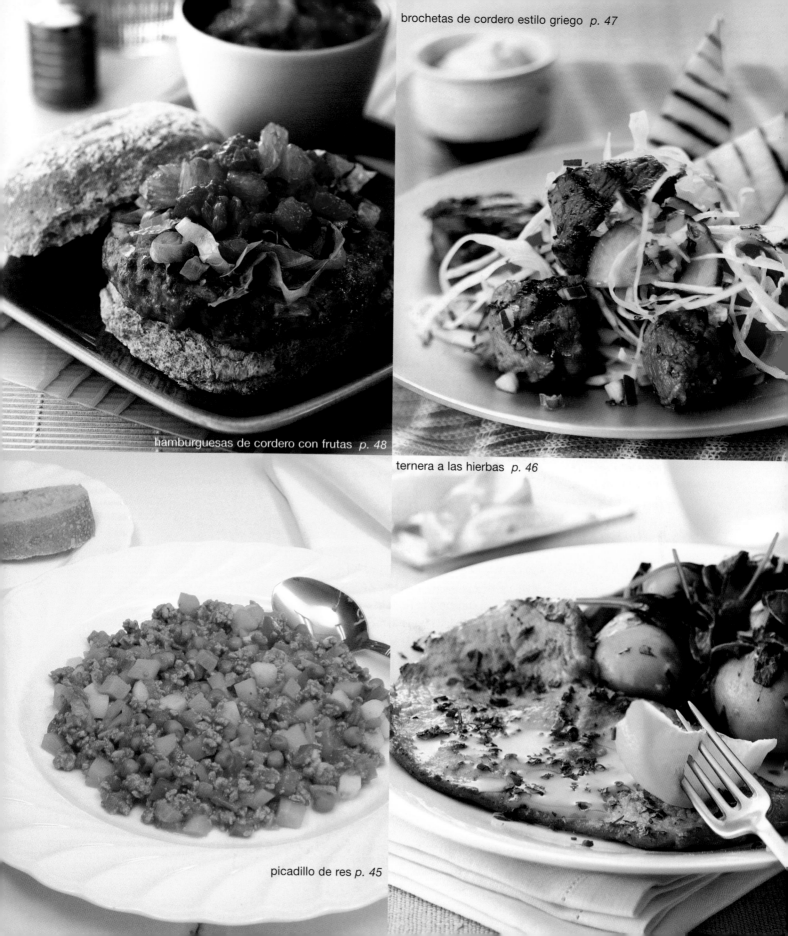

brochetas de cordero estilo griego *p. 47*

hamburguesas de cordero con frutas *p. 48*

ternera a las hierbas *p. 46*

picadillo de res *p. 45*

ensalada de trigo sarraceno con cordero

Para este delicioso platillo, el lomo de cordero se asa rápidamente en el asador, luego se corta y se mezcla en una ensalada de trigo sarraceno (o bulgur), pimiento rojo, aceitunas verdes y menta fresca. No se usa aceite en el aderezo para la ensalada, sólo jugo fresco de limón y de naranja, lo que mantiene bajo el nivel de grasa.

Preparación **unos 20 minutos**   Cocción **20 minutos**   *4 porciones*

1 taza de trigo sarraceno

1/2 kg de lomo de cordero, cortado en mitades, a lo largo

4 chalotes finamente picados

1 pimiento rojo grande, sin semillas y picado

1/4 de taza de aceitunas sin hueso

1 pepino picado

4 cdas. de menta fresca picada

Jugo de 1 limón

Ralladura y jugo de 1 naranja

2 cabezas de lechuga romanita, rallada grueso

Sal y pimienta

1 Precaliente el asador. Ponga el trigo sarraceno en un tazón para mezclar, cúbralo de agua hirviendo y revuelva. Déjelo remojar de 15 a 20 minutos.

2 Mientras tanto, ponga el cordero en el asador y áselo 6 o 7 minutos por cada lado o hasta que se dore por fuera pero siga rosado por dentro. Retire del asador y déjelo reposar en un lugar caliente de 5 a 10 minutos, luego córtelo en trozos medianos.

3 Ponga los chalotes, el pimiento rojo, las aceitunas y la menta picada en un tazón para ensalada.

4 Escurra el trigo en un colador y apriételo para eliminar el exceso de agua. Incorpórelo al tazón de ensalada junto con el jugo de naranja y de limón, la ralladura de naranja y sal y pimienta al gusto, y revuelva.

5 Añada el cordero y la lechuga y revuelva de nuevo. Sirva de inmediato.

(Sugerencias) *Ensalada picante de cerdo, trigo sarraceno y piña:* Precaliente el horno a 220°C. En un molde refractario, mezcle la ralladura de media naranja junto con el jugo de 1 naranja, 1 cda. de salsa de soya diluida en jugo de limón, 1 cda. de aceite de canola, 2 cditas. de azúcar, 1 diente de ajo machacado y 1/2 cdita. de canela en polvo. Agregue

400 g de carne de cerdo magra y cúbrala con la mezcla anterior. Ásela en el horno hasta que esté tierna y aún jugosa, unos 25 minutos. Mientras, remoje el trigo como en la receta principal, luego mézclelo con 1 piña madura chica, pelada, sin corazón y picada; 1 pimiento rojo, sin semillas y picado; 4 chalotes rebanados finamente; el jugo de 1 naranja; 2 tazas de berros, y 1 cda. de cilantro. Sazone con sal y pimienta, y distribúyalo en 4 platos. Rebane la carne y acomódela sobre la ensalada. Rocíe con el jugo de cocción y sirva de inmediato.

Otras ventajas

• Los platos fuertes de ensalada con hojas verdes, una fuente de hidratos de carbono y una pequeña porción de carne conforman una comida balanceada baja en grasa.

• El cordero es una excelente fuente de cinc, necesario para sanar heridas. El cordero también aporta cantidades importantes de hierro.

• Las aceitunas, nativas de la región mediterránea, se han cultivado por lo menos desde el año 3,000 a.C. –y fueron traídas al Nuevo Mundo en el siglo XVI por los españoles. Las aceitunas contienen alrededor de 18% de grasa de su peso, la mayoría de la cual es saludable grasa monoinsaturada.

fotografía, p. 53

Equivalentes
cereales 2 verdura 2
carne (magra) 3 grasa 1/2

Cada porción aporta calorías 385, calorías de grasa 95, grasa 11 g, grasa saturada 3 g, colesterol 81 mg, sodio 283 mg, hidratos de carbono 43 g, fibra 11 g, azúcares 7 g, proteína 33 g. Excelente fuente de folato, hierro, magnesio, niacina, fósforo, potasio, riboflavina, tiamina, vitamina A, vitamina B_6, vitamina B_{12}, vitamina C. Buena fuente de calcio.

estofado de cordero con verduras

Inspirado en el platillo francés llamado *navarin*, este delicioso guisado se prepara con facilidad y rapidez. En Francia se prepara durante la primavera, como celebración del cordero de la nueva temporada y las delicadas verduras frescas. Sirva este estofado con un plato de verduras recién cocidas al vapor y una pieza de nutritivo pan integral con semillas.

Preparación **30 minutos**   Cocción **1-2 horas**   *6 porciones*

2 cditas. de aceite de oliva

1 cebolla grande, picada

1 diente de ajo finamente picado

1/2 kg de pierna de cordero magra, sin hueso y en cubitos

1/2 taza de vino blanco seco

2 tazas de caldo de pollo, desgrasado y con poca sal

1 hoja de laurel

1 ramita de tomillo fresco

1 kg de papitas Cambray lavadas

225 g de zanahorias baby

1 taza de cebollitas de Cambray peladas

1 nabo chico, picado

1 taza de chícharos pelados o congelados ya descongelados

2 cdas. de perejil picado

Sal y pimienta

1 Precaliente el horno a 175°C. Caliente el aceite en una cacerola grande que pueda meter en el horno y acitrone la cebolla y el ajo por unos 5 minutos. Agregue los trozos de cordero y dórelos de manera uniforme durante unos 5 minutos.

2 Añada el vino, el caldo, la hoja de laurel, el tomillo, las papas, las zanahorias y las cebollitas. Sazone ligeramente con sal y pimienta. Espere a que suelte el hervor, luego tape la cacerola con una tapa hermética y métala en el horno. Hornee por 1 hora.

3 Agregue el nabo y mueva para incorporarlo. Tape de nuevo y hornee por unos 30 a 45 minutos o hasta que la carne y las verduras estén cocidas. Añada los chícharos 10 minutos antes del final del tiempo de cocción.

4 Retire del horno, agregue el perejil y revuelva bien. Pruebe y añada más sal y pimienta si es necesario. Sirva caliente.

(**Sugerencias**) Para un guisado con sabor francés, use vino tinto en lugar de blanco. Omita el caldo y añada 1 lata (400 g) de tomates picados con su jugo y un manojito de romero fresco. Junto con los chícharos, agregue 1/2 taza de aceitunas negras sin hueso.

Otras ventajas

• Los chícharos aportan buenas cantidades de las vitaminas B niacina, B_1 y B_6. También aportan folato y vitamina C. Las verduras congeladas son tan nutritivas como las frescas, y en muchos casos se ha demostrado que tienen más vitamina C.

• Además de proveer fibra, los nabos contienen las vitaminas B niacina y B_6, y son una buena fuente de vitamina C.

• Las sopas ricas en verduras y cocidas a fuego bajo constituyen una comida baja en grasa y rica en vitaminas.

fotografía, p. 53

Equivalentes

cereales 2 verdura 2
carne (magra) 2

Cada porción aporta calorías 310, calorías de grasa 53, grasa 6 g, grasa saturada 2 g, colesterol 49 mg, sodio 266 mg, hidratos de carbono 43 g, fibra 7 g, azúcares 10 g, proteína 21 g. Excelente fuente de niacina, fósforo, potasio, tiamina, vitamina A, vitamina B_6, vitamina B_{12}, vitamina C, cinc. Buena fuente de cobre, folato, hierro, magnesio, riboflavina.

guisado español de conejo y garbanzos

En España, el hogar de este platillo picante, los garbanzos son muy populares y a menudo se guisan con una pequeña cantidad de carne y una mezcla de verduras para hacer platillos suculentos. El guisado es sazonado con una combinación única de azafrán, chile en polvo, canela y hierbas frescas.

Preparación **20 minutos** Cocción **aproximadamente 1 1/2 horas** *4 porciones*

2 cditas. de aceite de oliva

350 g de carne de conejo, deshuesada y en trozos grandes

2 cebollas medianas, picadas

3 dientes de ajo picados

1 pimiento rojo grande, sin semillas y picado

1 cda. de páprika

1 cdita. de chile en polvo

1 cdita. de comino molido

Una pizca de canela molida

2 hojas de laurel

1 taza de vino blanco seco

1 taza de caldo de pollo, desgrasado y con poca sal

1 1/2 tazas de tomates rojos picados

2 cdas. de puré de tomate

3 cdas. de perejil fresco picado

2 pizcas de hebras de azafrán

4 cdas. de agua caliente

2 tazas de garbanzos cocidos

250 g de papitas Cambray, lavadas y en mitades

2 ramitas de orégano fresco o mejorana, sólo las hojas picadas

Ralladura y jugo de 1 naranja chica

Sal y pimienta

1 Caliente el aceite en una cacerola y dore los trozos de conejo de manera uniforme. Agregue la cebolla, el ajo y el pimiento rojo y saltee por unos 5 minutos o hasta que la cebolla se ablande. Añada la páprika, el chile en polvo, el comino, la canela y las hojas de laurel; revuelva bien y cocine por 1 minuto.

2 Agregue el vino, el caldo, los tomates con su jugo, el puré de tomate y la mitad del perejil. Tape y haga hervir; cuando suelte el hervor, baje la llama y cocine a fuego bajo hasta que la carne de conejo esté muy tierna, unos 40 minutos. Mientras, ponga el azafrán en un tazón chico y agregue el agua caliente. Agite y deje remojar de 15 a 20 minutos.

3 Añada los garbanzos y las papas al guisado, junto con el azafrán y el agua de remojo, el orégano o mejorana y la ralladura y el jugo de naranja. Agite, luego deje hervir a fuego bajo hasta que el caldo espese, de 25 a 30 minutos. Pruebe y ajuste la sazón si es necesario, y retire las hojas de laurel. Sirva caliente, espolvoreado con el resto del perejil.

(Sugerencias) En lugar de conejo, use lomo de cerdo magro, partido en trocitos.

Otras ventajas

• Los garbanzos son una fuente importante de proteína vegetal en muchas partes del mundo y también son una buena fuente de fibra dietaria. De forma sorprendente, en esta receta los garbanzos aportan más hierro por porción que la carne de conejo (1.5 mg contra 0.9 mg). La absorción de hierro es auxiliada por las generosas cantidades de vitamina C que aportan las verduras, en particular el pimiento rojo.

• El conejo es una excelente fuente de proteína con poca grasa. En muchas recetas se puede suplir con pechuga de pollo porque su apariencia y sabor son muy similares. En cuanto a nutrición, contiene dos veces más hierro que la pechuga de pollo.

Equivalentes
cereales 2 leguminosas 1/2
verdura 3 carne (magra) 2

Cada porción aporta calorías 397, calorías de grasa 88, grasa 10 g, grasa saturada 2 g, colesterol 48 mg, sodio 247 mg, hidratos de carbono 50 g, fibra 11 g, azúcares 17 g, proteína 28 g. Excelente fuente de folato, hierro, magnesio, niacina, fósforo, potasio, tiamina, vitamina A, vitamina B_6, vitamina B_{12}, vitamina C. Buena fuente de calcio, cobre, riboflavina.

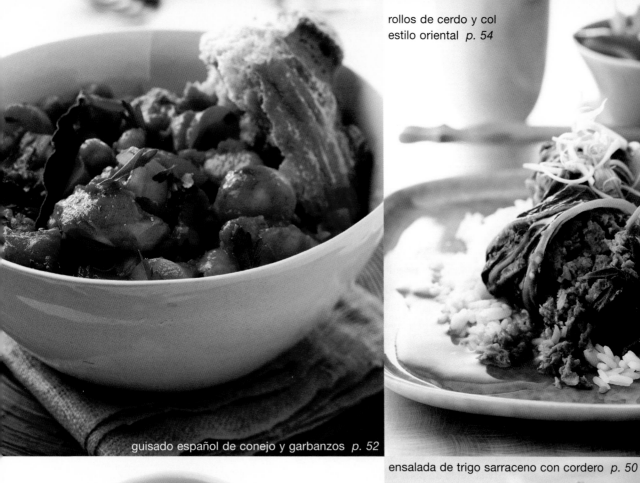

guisado español de conejo y garbanzos *p. 52*

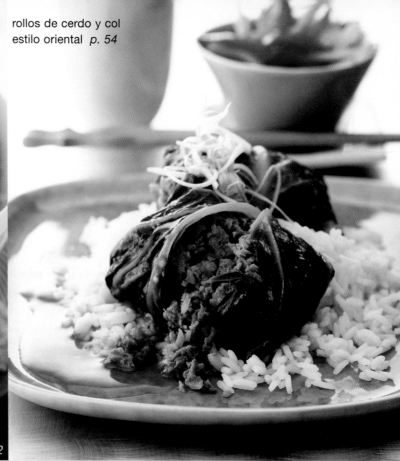

rollos de cerdo y col
estilo oriental *p. 54*

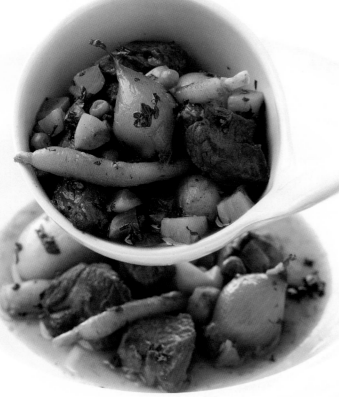

estofado de cordero con verduras *p. 51*

ensalada de trigo sarraceno con cordero *p. 50*

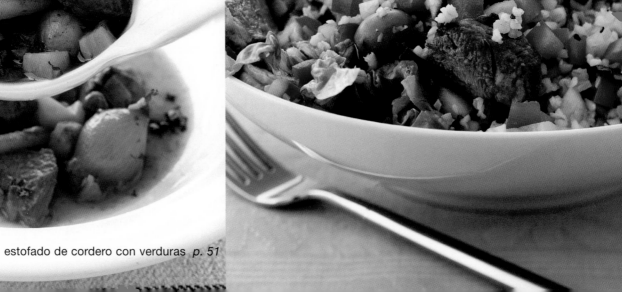

rollos de cerdo y col estilo oriental

La combinación de hongos, carne molida de cerdo, salsa de soya, jengibre fresco y cinco especias logra un sabroso relleno estilo oriental para las hojas de col verde. Los rollos se cuecen al vapor, haciéndolos más jugosos y tiernos. Sirva con una taza de arroz integral al vapor y una sencilla ensalada de lechuga romana, pimiento rojo y cebolla.

Preparación **10 minutos**   Cocción **15 minutos**   *4 porciones*

1/2 kg de carne molida de cerdo magra

1 1/2 tazas de champiñones picados

2 cditas. de cinco especias

1 cda. de jengibre fresco, finamente picado

2 cebollitas de Cambray, finamente picadas

2 cdas. de salsa de soya diluida con jugo de limón

2 dientes de ajo machacados

1 huevo batido

8 hojas grandes de col verde

2 tazas de caldo de pollo caliente desgrasado y con poca sal

2 cditas. de harina

1 cdita. de salsa picante, o al gusto (opcional)

Adorno

Tiras muy delgadas de cebollita de Cambray

1 Coloque la carne de cerdo en un tazón y agregue los champiñones, el polvo de cinco especias, el jengibre, las cebollitas, la salsa de soya, el ajo y el huevo. Mezcle perfectamente con las manos o con un tenedor, y luego divida en 8 porciones iguales.

2 Corte el tallo grueso de la base de cada hoja de col con un cuchillo afilado. Ponga una porción de la mezcla de carne en el centro de cada hoja de col y después envuelva ésta sobre el relleno.

3 Vierta el caldo de pollo en la parte inferior de una vaporera grande. Acomode los rollos de col, con el último doblez hacia abajo, en una sola capa en la sección superior de la vaporera. Tape y cocine por 15 minutos o hasta que la col esté tierna y los rollos se sientan firmes al presionarlos. Retire la sección superior de la vaporera y mantenga los rollos de col calientes.

4 Mezcle la harina con 2 cdas. de agua, luego agregue la mezcla al caldo de la parte inferior de la vaporera. Póngala a hervir a fuego bajo, moviendo constantemente, hasta que espese ligeramente. Incorpore la salsa de chile si gusta.

5 Sirva los rollos de col bañados con la salsa y adorne con las tiras de cebollita.

(Sugerencias) En lugar de darle sabor al relleno de carne con salsa de soya, use 2 cdas. de salsa hoisin.

Puede sustituir la carne molida de cerdo con carne molida de pavo.

Otras ventajas

• Los champiñones, y en general todos los hongos, tienen pocas calorías y son rica fuente de potasio y oligoelementos.

• Si emplea hongos deshidratados, tendrá que hidratarlos, pero obtendrá un sabor más concentrado.

fotografía, p. 53

Equivalentes

verdura 2 carne (magra) 3

Cada porción aporta calorías 225, calorías de grasa 49, grasa 5 g, grasa saturada 2 g, colesterol 127 mg, sodio 739 mg, hidratos de carbono 15 g, fibra 4 g, azúcares 7 g, proteína 29 g. Excelente fuente de niacina, fósforo, potasio, riboflavina, tiamina, vitamina B_6, vitamina B_{12}, vitamina C. Buena fuente de folato, hierro, magnesio, cinc.

fideos con carne de cerdo al ajonjolí

Con sus típicos sabores orientales —jengibre, ajonjolí, salsa de soya y vinagre de arroz—, esta ensalada es un platillo delicioso para la comida o la cena. Es muy nutritivo, ya que la mayoría de las verduras van crudas. Para maximizar su potencial, corte el pimiento, la zanahoria y las cebollitas en tiras del mismo grosor que los fideos.

Preparación **unos 25 minutos**   Cocción **unos 10 minutos**   *4 porciones*

1/2 kg de lomo de cerdo

2 cditas. de jengibre fresco, rallado

1 diente de ajo grande, finamente picado

1 cdita. de aceite de ajonjolí tostado

3 cdas. de salsa de soya diluida en jugo de limón

2 cdas. de jerez seco

2 cditas. de vinagre de arroz

225 g de fideos de huevo chinos, delgados

1 pimiento rojo, sin semillas y cortado en tiras finas

1 zanahoria grande, cortada en tiras finas

6 cebollitas de Cambray cortadas en tiras finas

1 taza de chícharos en vaina (chícharos japoneses)

1/2 taza de germinado de frijol

1 cda. de semillas de ajonjolí

2 cditas. de aceite de canola

1 Quítele toda la grasa a la carne de cerdo. Córtela en rebanadas de unos 5 cm de grosor y, luego, en tiras delgadas.

2 En un tazón, mezcle el jengibre, el ajo, el aceite de ajonjolí, la salsa de soya, el jerez y el vinagre. Agregue las tiras de carne y revuelva, luego deje marinar mientras prepara los demás ingredientes.

3 Ponga los fideos en un tazón y cúbralos con agua hirviendo. Déjelos remojar hasta que estén tiernos, unos 4 minutos, o cuézalos de acuerdo con las instrucciones del paquete. Escúrralos bien y vuelva a ponerlos en el tazón. Añada el pimiento, la zanahoria, las cebollitas y el germinado.

4 Ponga a cocer los chícharos en una cacerola con agua hirviendo alrededor de 1 minuto o hasta que estén tiernos pero crujientes. Escúrralos y refrésquelos bajo el chorro de agua fría. Añádalos a la mezcla de fideos y verdura, revuelva y deje a un lado.

5 En una sartén grande, tueste el ajonjolí a fuego medio por 1 o 2 minutos, moviendo constantemente, o hasta que se dore. Retire el ajonjolí de la sartén y déjelo aparte. Caliente el aceite en la sartén, suba un poco la llama y agregue el cerdo con su marinada. Fría, sin dejar de mover, por 4 o 5 minutos o hasta que la carne pierda su color rosado.

6 Agregue las tiras de carne con su jugo a la mezcla de fideos con verduras y revuelva ligeramente. Distribuya en 4 tazones, espolvoree el ajonjolí tostado y sirva.

(Sugerencias) *Ensalada de cerdo con fideos de arroz al ajonjolí:* Use 225 g de fideos de arroz en lugar de fideos de huevo. Remójelos como en la receta principal, luego mézclelos con el pimiento, la zanahoria y las cebollitas.

Otras ventajas

• En el pasado, el cerdo tenía reputación de grasoso, pero no más. En años recientes, en respuesta a la demanda de los consumidores, se han criado cerdos con menos grasa. El cerdo ahora contiene considerablemente menos grasa y tiene niveles más altos de grasas poliinsaturadas "buenas". El contenido promedio de grasa de la carne de cerdo magra es de menos de 3%, lo cual la hace muy similar a la pechuga de pollo sin piel.

• Las verduras de este platillo van crudas para conservar el contenido de fibra y los nutrimentos que tienden a disminuir en la cocción.

• Las semillas y el aceite de ajonjolí tienen mucho sabor y se necesita poco de estos ingredientes para la ensalada.

fotografía, p. 57

Equivalentes

cereales 2 1/2 verdura 2
carne (magra) 3 grasa 1

Cada porción aporta calorías 443, calorías de grasa 101, grasa 11 g, grasa saturada 3 g, colesterol 119 mg, sodio 528 mg, hidratos de carbono 51 g, fibra 4 g, azúcares 8 g, proteína 34 g. Excelente fuente de hierro, magnesio, niacina, fósforo, potasio, riboflavina, tiamina, vitamina A, vitamina B$_6$, vitamina C. Buena fuente de folato.

cerdo agridulce

Esta versión moderna y ligera hace brillar la suculenta carne y los sabores frescos de una colorida variedad de verduras. En lugar de usar mucho aceite en la preparación del platillo, agregue un chorrito de aceite de ajonjolí poliinsaturado como toque final. Media taza de arroz integral al vapor puede complementar esta comida.

Preparación **35 minutos**   Cocción **15 minutos**   *4 porciones*

Cerdo

350 g de lomo de cerdo magro, cortado en tiras de 5 cm

1 cda. de salsa de soya diluida en jugo de limón

2 cditas. de harina

1 lata de piña en trozos, escurrida

1 taza de bebida de piña sin azúcar

225 g de fideos de huevo chinos

1 1/2 cditas. de aceite de canola, dividido

8 elotitos Cambray, en cuatro tiras

2 zanahorias cortadas en juliana

1 diente de ajo finamente picado

1 cda. de jengibre pelado y picado

1 taza de germinado de frijol

4 cebollitas de Cambray, en rebanadas diagonales

1/2 cdita. de aceite de ajonjolí tostado

Pimienta

Salsa

1 cda. de harina

1 sobre de endulzante

1 cda. de vinagre de arroz y vino

2 cdas. de vino de arroz

2 cdas. de salsa de tomate

3 cdas. de salsa de soya diluida en jugo de limón

Equivalentes

cereales 3 fruta 1 verdura 2
carne (magra) 2

1 Ponga las tiras de carne en un tazón, rocíelas con la salsa de soya y pimienta al gusto y revuelva para cubrir la carne. Espolvoree con la harina y revuelva de nuevo. Tápela y déjela a un lado.

2 Para preparar la salsa, mezcle la harina, el azúcar, el vinagre, el vino de arroz o el jerez, la salsa de tomate, la salsa de soya y la bebida de piña. Déjela aparte.

3 Cueza los fideos en agua hirviendo durante 3 minutos, o cuézalos o remójelos de acuerdo con las instrucciones del paquete. Escúrralos y déjelos a un lado.

4 Caliente un wok o una sartén de hierro, luego añada la mitad del aceite y agite para cubrir el wok. Añada la carne y déjela dorar 1 minuto, luego fríala sin dejar de mover, a fuego alto por 3 o 4 minutos. Retire la carne con una cuchara ranurada y resérvela.

5 Caliente el resto del aceite en el wok, luego agregue los elotitos y fría, sin dejar de mover, por 1 minuto. Agregue la zanahoria, el ajo y el jengibre y fría, moviendo por otro minuto. Rocíe con 5 cdas. de agua y deje cocer las verduras de 2 a 3 minutos.

6 Agregue la salsa, agite y espere a que hierva. Regrese la carne al wok y añada los fideos, la piña y el germinado. Deje que se caliente, luego incorpore las cebollitas de Cambray y el aceite de ajonjolí y sirva.

(**Sugerencias**) Para una salsa picante, agregue 1 chile rojo fresco, sin semillas y finamente picado.

Puede sustituir el lomo de cerdo con espaldilla deshuesada.

Otras ventajas

• En los últimos 20 años, los granjeros han criado cerdos con menos grasa, y su carne ahora tiene considerablemente menos grasa que en el pasado. El contenido de grasa promedio es tan sólo ligeramente más alto que el de la pechuga de pollo sin piel.

• El germinado de frijol es rico en vitamina C y varias vitaminas B; también aporta potasio. Agregarlo en el último minuto ayuda a conservar su contenido de vitamina C.

Cada porción aporta calorías 448, calorías de grasa 73, grasa 8 g, grasa saturada 2 g, colesterol 103 mg, sodio 764 mg, hidratos de carbono 66 g, fibra 5 g, azúcares 18 g, proteína 29 g. Excelente fuente de hierro, magnesio, niacina, fósforo, potasio, riboflavina, tiamina, vitamina A, vitamina B_6, vitamina C. Buena fuente de folato.

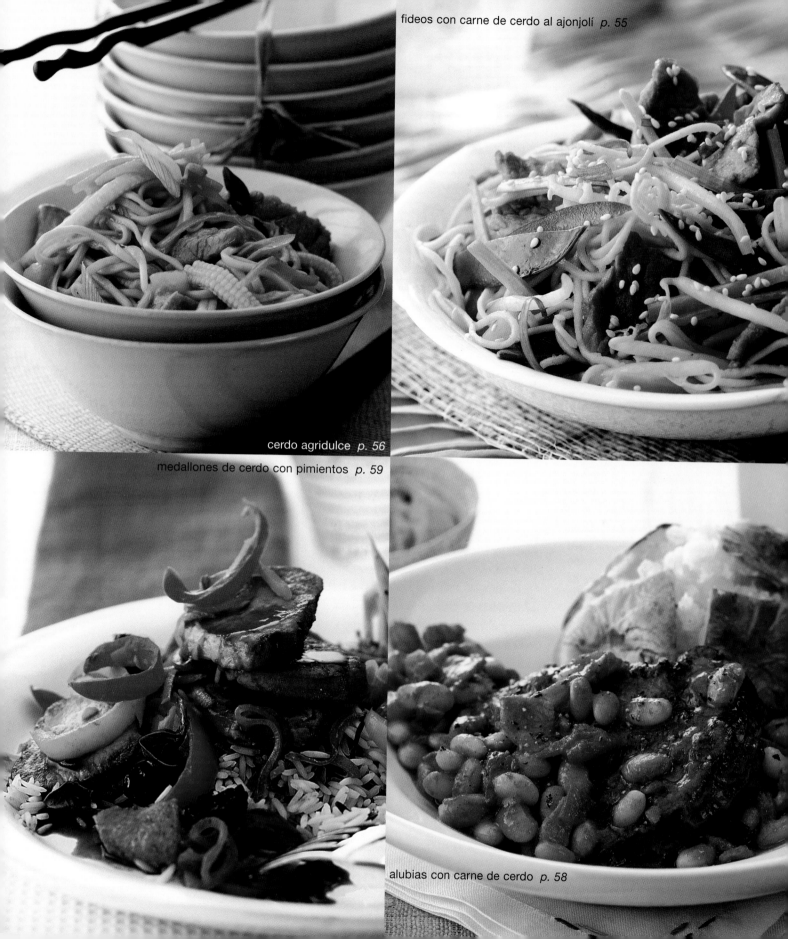

fideos con carne de cerdo al ajonjolí *p. 55*

cerdo agridulce *p. 56*

medallones de cerdo con pimientos *p. 59*

alubias con carne de cerdo *p. 58*

alubias con carne de cerdo

Este platillo es una especialidad de Nueva Inglaterra, donde el cerdo con alubias se cocina tradicionalmente a fuego bajo en una cazuela de barro. Aquí se les da sabor a las alubias con un poco de azúcar moreno y tocino bajo en grasa para hacerlas más saludables. Sirva las alubias como guarnición en una parrillada.

Preparación **25 minutos, más el remojo de toda la noche**   Cocción **2 horas**   *4 porciones*

1 taza de alubias secas, remojadas toda la noche en agua fría

1 cda. de aceite de canola

4 (110 g) chuletas de cerdo con hueso, sin grasa

1 cebolla mediana, picada

240 ml de cerveza oscura

2 tazas (400 g) de tomates rojos picados

2 cditas. de salsa inglesa, o al gusto

2 cdas. de azúcar moreno oscuro

3 granos de pimienta inglesa

2 cdas. de mostaza de Dijon

2 rebanadas de tocino de pavo con poca grasa, picado

1 cdita. de vinagre de manzana, o al gusto

1 Escurra y enjuague las alubias, luego póngalas en una cacerola grande y cúbralas con agua fría hasta el doble de su altura. Tape la cacerola y ponga a hervir. Retire la espuma, luego baje la llama y cueza las alubias a fuego bajo hasta que estén apenas tiernas, entre 45 y 60 minutos.

2 Mientras tanto, caliente el aceite en una cacerola honda, y fría en él la carne y la cebolla hasta que las chuletas estén doradas por ambos lados. Vierta la cerveza y los tomates con su jugo, luego agregue la salsa inglesa, el azúcar y la pimienta inglesa. Baje la llama, tape y cueza como por 1 hora o hasta que la carne esté muy tierna. Si es necesario, añada agua para mantener la humedad.

3 Escurra las alubias y agréguelas a las chuletas de cerdo. Añada la mostaza, el tocino y el vinagre y mezcle bien. Tape y cueza a fuego muy bajo hasta que la carne y los frijoles estén muy tiernos, como 1 hora.

4 Antes de servir, pruebe la sazón y vierta 1 o 2 chorritos más de salsa inglesa o de vinagre si lo desea.

(Sugerencias) Se puede usar cerveza clara o sidra en lugar de cerveza oscura.

Para reducir el contenido de grasa del tocino, cocínelo en el horno de microondas para que escurra la grasa.

Frijoles con salchicha a la toscana: Use 1/2 kg de salchichas de pavo con poca grasa, en trozos medianos, en lugar de chuletas de cerdo. Dórelas con la cebolla en una cacerola antiadherente honda y deje aparte. Escurra la grasa de la cacerola y agregue 1/2 taza de vino tinto seco, 1 taza de caldo de pollo o de verduras, 2 tazas de tomates picados con su jugo, 8 hojas de salvia picadas, 2 hojas de laurel, 2 dientes de ajo machacados y sal y pimienta al gusto. Cueza sin tapar a fuego bajo por 30 minutos. Añada las salchichas y la cebolla y 1 1/2 tazas de frijoles cocidos y cocine a fuego bajo por 15 minutos.

Otras ventajas

• Los tomates tienen licopeno, un compuesto carotenoide y valioso antioxidante que se cree protege contra cáncer de próstata, de vesícula y de páncreas. Y contienen muchas vitaminas A y C, que actúan como antioxidantes.

fotografía, p. 57

Equivalentes

legumbres 2 verdura 2
carne (magra) 2

Cada porción aporta calorías 381, calorías de grasa 84, grasa 9 g, grasa saturada 2 g, colesterol 52 mg, sodio 612 mg, hidratos de carbono 46 g, fibra 9 g, azúcares 19 g, proteína 30 g. Excelente fuente de folato, hierro, magnesio, niacina, fósforo, potasio, tiamina, vitamina B_6, vitamina C. Buena fuente de calcio, riboflavina, vitamina A.

medallones de cerdo con pimientos

Este salteado rápido es un platillo excelente para las fiestas, con sus bien balanceados elementos agridulces provenientes del vinagre balsámico, las naranjas y aceitunas. A fin de lograr una comida balanceada, una pequeña cantidad de carne se une a una generosa porción de verduras y luego se sirve sobre arroz. Acompañe con brócoli al vapor.

Preparación y cocción **unos 50 minutos**   *4 porciones*

1 taza de arroz basmati
mezclado con arroz silvestre

2 tazas de agua

2 naranjas

1 cda. de aceite de oliva

350 g de lomo de cerdo,
en medallones de 1 cm
de grosor

1 cebolla dulce (Vidalia)
o cebolla morada,
en rebanadas muy delgadas

1 pimiento rojo
sin semillas y en tiras

1 pimiento amarillo
sin semillas y en tiras

1 zanahoria grande, rallada

1 diente de ajo
finamente picado

1/2 taza de jugo de naranja

3 cdas. de vinagre balsámico

1/4 de taza de aceitunas
negras sin hueso

10 hojas de albahaca

Sal y pimienta

1 Ponga el arroz y el agua en una cacerola a fuego medio. Cuando suelte el hervor, baje la llama. Tape y cueza a fuego bajo como unos 15 minutos, o de acuerdo con las instrucciones del paquete, hasta que el arroz esté tierno y haya absorbido toda el agua.

2 Mientras tanto, pele las naranjas y córtelas a lo ancho en rodajas de 1 cm de grosor. Apile 3 o 4 rodajas, córtelas en cuartos y déjelas aparte.

3 Caliente el aceite en una sartén antiadherente grande a fuego medio-alto. Fría en él los medallones, por partes, de 2 a 3 minutos por cada lado. Retire la carne con una cuchara ranurada y déjela aparte.

4 Baje la llama a fuego medio y agregue a la sartén la cebolla, los pimientos, el ajo y la zanahoria. Tape y cocine, moviendo frecuentemente, por unos 5 o 6 minutos o hasta que las verduras empiecen a ablandarse. Añada 2 cdas. de agua, el jugo de naranja y el vinagre balsámico y revuelva bien. Tape y cocine hasta que las verduras estén tiernas, por unos 3 o 4 minutos.

5 Regrese la carne a la sartén. Incorpore las aceitunas, las naranjas con su jugo y las hojas de albahaca. Cocine otro minuto, para calentar la carne, y mezcle bien. Pruebe y añada sal y pimienta si es necesario.

6 Divida el arroz en 4 platos calientes y ponga los medallones con la verdura encima. Bañe los platos con el jugo que quede en la sartén y sirva de inmediato.

(Sugerencias) Para cordero con pimientos, use bistecs de cuello de cordero sin grasa o de pierna de cordero magra deshuesada, aplanados muy delgados, en lugar de lomo de cerdo. Omita la albahaca y añada sabor con 1/2 cdita. de romero fresco picado.

Otras ventajas

• El arroz silvestre proviene de América del Norte. No es un verdadero arroz, sino las semillas de una hierba acuática silvestre. No tiene gluten, como el arroz basmati con el que se mezcla aquí, y contiene buenas cantidades de vitaminas B, en particular niacina.

• Los pimientos contienen niveles altos de betacaroteno y bioflavonoides. Todos estos antioxidantes ayudan a prevenir cánceres, enfermedades cardiacas, embolias y cataratas.

fotografía, p. 57

Equivalentes
cereales 2 fruta 1 verdura 2
carne (magra) 2

Cada porción aporta calorías 415, calorías de grasa 74, grasa 8 g, grasa saturada 2 g, colesterol 49 mg, sodio 124 mg, hidratos de carbono 63 g, fibra 7 g, azúcares 19 g, proteína 25 g. Excelente fuente de folato, magnesio, niacina, fósforo, potasio, riboflavina, tiamina, vitamina A, vitamina B$_6$, vitamina C. Buena fuente de hierro.

cerdo a las cinco especias

La sencilla técnica oriental de sofreír a fuego alto sin dejar de mover es perfecta para preparar alimentos de prisa. También es un método saludable porque usa sólo una pequeña cantidad de aceite y cuece las verduras rápidamente, de modo que la mayoría de sus benéficas vitaminas y minerales se conservan.

Preparación y cocción **30 minutos**   *4 porciones*

1/2 kg de lomo de cerdo magro, cortado en tiras de unos 5 cm

225 g de fideos de huevo chinos, medianos

1 cdita. de aceite de canola

1 cebolla grande, finamente picada

1 diente de ajo grande, machacado

1 cda. de cinco especias

1 taza de chícharos en vaina (chícharos japoneses)

2 pimientos rojos grandes (o 1 rojo y 1 amarillo), sin semillas, en rebanadas muy delgadas

1/2 taza de caldo de verduras desgrasado y con poca sal, caliente

Sal y pimienta

Adorno

Hojas de cilantro fresco

1 Cueza los fideos en agua hirviendo por 4 minutos, o cuézalos o remójelos de acuerdo con las instrucciones del paquete. Escurra los fideos y déjelos aparte.

2 Mientras se cuecen los fideos, caliente un wok o una sartén de hierro grande. Agregue el aceite y agite para cubrir el wok, luego fría en él la cebolla y el ajo, sin dejar de mover, por 1 minuto. Añada el polvo de cinco especias y fría, moviendo, por otro minuto.

3 Agregue las tiras de carne y fría, sin dejar de mover, por 3 minutos. Añada los chícharos japoneses y los pimientos y fría, moviendo, durante 2 minutos más. Vierta el caldo, agite y espere a que suelte el hervor.

4 Agregue los fideos, revuelva para mezclar bien todos los ingredientes y cocine por unos 2 o 3 minutos. Sazone al gusto, adorne con las hojas de cilantro y sirva de inmediato.

(Sugerencias) Para reducir aún más el contenido de grasa de este platillo, use sólo 250 g de carne de cerdo y agregue 250 g de tofu firme. Escurra bien el tofu, córtelo en cubitos de 2 cm y agréguelo en el Paso 3 con los chícharos japoneses y los pimientos. Añada 2 cdas. de salsa de soya diluida en jugo de limón con el caldo.

Para un platillo vegetariano, sustituya la carne de cerdo con 1/2 kg de tofu firme, escurrido y cortado en cubitos, y agregue 1 taza de ramitos de brócoli. Añada el tofu y el brócoli con los chícharos japoneses y los pimientos en el Paso 3, y agregue 1/4 de taza de germinado de frijol con los fideos en el Paso 4.

Otras ventajas

• Los pimientos tienen una piel naturalmente cerosa que ayuda a protegerlos contra la oxidación y que evita la pérdida de vitamina C durante su almacenamiento. Como resultado, el contenido de vitamina C se conserva aún después de varias semanas.

• Calentar la sartén hasta que esté bien caliente antes de agregar el aceite no sólo evita que los ingredientes se peguen, sino que también se necesita menos aceite.

• Los fideos de huevo chinos son una fuente de hidratos de carbono con poca grasa. Cuando se combinan con ingredientes ricos en vitamina C, como los pimientos de esta receta, el organismo absorbe más fácilmente el hierro que contienen.

Equivalentes		
cereales 2 1/2	verdura 3	
carne (magra) 3		

Cada porción aporta calorías 427, calorías de grasa 73, grasa 8 g, grasa saturada 3 g, colesterol 119 mg, sodio 188 mg, hidratos de carbono 55 g, fibra 6 g, azúcares 9 g, proteína 34 g. Excelente fuente de hierro, magnesio, niacina, fósforo, potasio, riboflavina, tiamina, vitamina A, vitamina B$_6$, vitamina C. Buena fuente de folato.

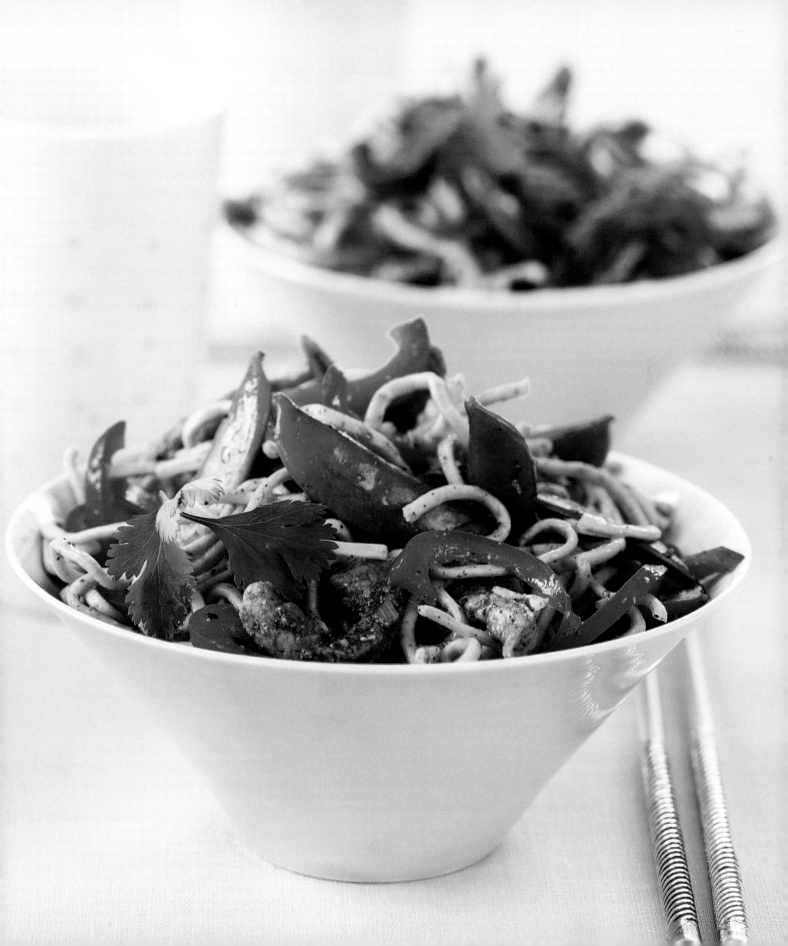

ensalada de pollo estilo japonés

En el estilo japonés auténtico, la presentación del jugoso pollo cocido al vapor y verduras frescas es una obra de arte. Este platillo es una buena elección para una reunión, porque la salsa se sirve aparte y los invitados pueden aderezar la comida a su gusto. Corte las verduras en diversos tamaños y formas para hacerlo más atractivo.

Preparación **45 minutos**   Cocción **10 minutos**   *8 porciones*

Ensalada

700 g de pechugas de pollo, sin piel y sin huesos

2 cdas. de vino de arroz (mirin o sake)

1/2 cdita. de pimienta blanca, recién molida

1 pepino grande, sin pelar

4 zanahorias grandes, peladas

2 pimientos rojos grandes

1 cabeza grande de lechuga orejona

1/2 taza de hojas de albahaca picadas

1/4 de taza de hojas de menta picadas

8 cebollitas de Cambray cortadas a la mitad, a lo largo

170 g de champiñones, en rebanadas delgadas

Aderezo

3 cdas. de jugo de limón

2 cdas. de vino de arroz (sake)

2 cdas. de salsa de soya diluida en jugo de limón

2 cdas. de tahini (pasta de ajonjolí)

1 diente de ajo, machacado

Una pizca de chile en polvo

1 En un tazón chico, bata todos los ingredientes del aderezo y déjelos aparte.

2 Para cocer el pollo al vapor, ponga las pechugas en una vaporera con agua hirviendo o sobre una parrilla en una sartén con tapa. Rocíe con el mirin y espolvoree la pimienta. Tape y deje cocer por unos 10 minutos o hasta que los jugos del pollo corran claros al pincharlo con un tenedor. Pase el pollo a un plato para que se enfríe.

3 Corte el pepino (sin pelar) y las zanahorias en tiras delgadas de 7 cm. Retire las semillas y las venas de los pimientos y córtelos en tiras delgadas de 7 cm. Separe las hojas de la lechuga y acomódelas en un lado de un platón. Esparza la albahaca y la menta picadas sobre la lechuga y todo el platón.

4 Corte el pollo en rebanadas delgadas y distribúyalo sobre la lechuga. Ponga el tazón con el aderezo en el centro del platón y a su alrededor ponga el pepino, la zanahoria, el pimiento, la cebolla y los champiñones, acomodando todo de manera atractiva.

(Sugerencias) *Ensalada de pollo oriental con aderezo de ciruela:* Sólo use 2 zanahorias. Agregue al platón 4 tazas de germinado de frijol fresco, 1 taza de champiñones reba-nados y 1 taza de elotitos Cambray de lata escurridos. Para el aderezo, sustituya el sake con 1 taza de salsa de ciruela embotellada y la pasta tahini con 2 cditas. de aceite de ajonjolí tostado. Espolvoree con 2 cdas. de semillas de ajonjolí tostadas.

Consejo sobre la pasta tahini: Popular en la cocina del Medio Oriente, esta espesa pasta aceitosa está hecha de semillas de ajonjolí machacadas. Si no la encuentra en el supermercado, tueste 1 taza de semillas de ajonjolí en una sartén chica a fuego alto por unos minutos, moviendo constantemente y cuidando que no se quemen. Luego muela las semillas con un poco de aceite de ajonjolí en un procesador (o en un molcajete) hasta formar una pasta.

Otras ventajas

• Como todas las verduras se comen crudas, esta ensalada ofrece excelentes cantidades de vitamina C, que ayuda al cuerpo a absorber el hierro del pollo.

• El vino de arroz se hace con arroz cocido al vapor y fermentado. Se usa mucho en la cocina japonesa para salsas y marinadas. Sólo un chorrito del vino da un sabor maravilloso y aromático a los platillos orientales.

fotografía, p. 65

Equivalentes

verdura 2 carne (muy magra) 3

Cada porción aporta calorías 179, calorías de grasa 33, grasa 4 g, grasa saturada 1 g, colesterol 48 mg, sodio 237 mg, hidratos de carbono 14 g, fibra 5 g, azúcares 7 g, proteína 23 g. Excelente fuente de niacina, fósforo, potasio, riboflavina, vitamina A, vitamina B$_6$, vitamina C. Buena fuente de folato, hierro, magnesio, tiamina.

ensalada de pollo asado con jengibre

Esta ligera y cremosa ensalada de pollo es ideal para una comida veraniega. El sabor ligeramente agrio del jugo de limón y las manzanas verdes se equilibra con trozos de chabacanos dulces. El aderezo con poca grasa se hace con crema agria y mayonesa. No omita el jengibre fresco: su sutil sabor hace la diferencia.

Preparación **25 minutos**   *8 porciones*

Ensalada

1 pollo tierno, asado (1 1/2 kg)
o 750 g de pechugas de pollo
cocidas, sin piel y sin huesos

3 cdas. de jugo de limón

2 manzanas verdes grandes,
como Granny Smith, sin pelar
y en cubitos de 1 cm

4 tallos de apio,
en rebanadas delgadas

1 taza de chabacanos secos,
en cuartos

Aderezo

1 taza de crema agria
baja en grasa

1/2 taza de mayonesa
baja en grasa

1 cda. de jengibre pelado rallado

1 cdita. de sal

1 cdita. de pimienta negra
molida

1/4 de taza de cebolla blanca,
finamente picada

Adorno

1/3 de taza de nueces
tostadas picadas

Ramitas de berros

1. Si usa un pollo entero, retire la carne de los huesos y deseche éstos junto con la piel. Corte el pollo en trozos medianos y póngalo en un tazón para servir.

2. Exprima el jugo de limón en un tazón mediano; añada las manzanas y revuelva hasta que todos los cubitos se cubran de jugo.

3. Vierta las manzanas con todo el jugo en el tazón del pollo y agregue el apio y los chabacanos. Revuelva para mezclar bien todo.

4. En un tazón chico, bata la crema, la mayonesa, el jengibre, la sal y la pimienta. Incorpore la cebolla. Vierta el aderezo sobre el pollo y revuelva para cubrir bien todo. Espolvoree las nueces sobre la ensalada y adorne con las ramitas de berros.

(Sugerencias) *Ensalada de pavo ahumado:* Sustituya el pollo con 750 g de pechuga de pavo ahumada cocida, sin piel y sin huesos, cortada en trozos medianos. Reemplace los chabacanos con 1 taza de cerezas secas sin hueso.

Ensalada de pollo con uvas: Agregue 1 taza de uvas blancas o rojas sin semilla, cortadas en mitades, con las manzanas, el apio y los chabacanos. Sustituya las nueces con 1/3 de taza de almendras tostadas en hojuelas.

Ensalada de pollo con piña: Agregue 2 tazas de trozos de piña fresca con las manzanas, el apio y los chabacanos.

Ensalada de pollo con melón: En vez de chabacanos use 2 tazas de melón valenciano.

Otras ventajas

• Las manzanas sin pelar, el apio y los chabacanos secos son una buena fuente de fibra dietética. La fibra es esencial para mantener un tracto digestivo saludable. La fibra soluble pectina, presente principalmente en las cáscaras de frutas y verduras, también ayuda a disminuir el colesterol.

• Los chabacanos secos son buena fuente de betacaroteno y una de las mejores fuentes de hierro.

• Las nueces ayudan a mantener la sensación de saciedad debido a su alto contenido de grasa.

fotografía, p. 65

Equivalentes
fruta 1 1/2 carne (muy magra) 4
grasa 2

Cada porción aporta calorías 336, calorías de grasa 125, grasa 14 g, grasa saturada 3 g, colesterol 87 mg, sodio 521 mg, hidratos de carbono 24 g, fibra 4 g, azúcares 15 g, proteína 30 g. Excelente fuente de niacina, fósforo, vitamina A, vitamina B_6. Buena fuente de hierro, magnesio, potasio, riboflavina, vitamina C.

ensalada de pollo frito y aguacate con aderezo balsámico picante

Jugosas tiras de pollo que se fríen rápidamente con trocitos de tocino de pavo y se revuelven con un aderezo caliente. Sirva sobre una ensalada de hojas verdes con rebanadas de aguacate, tomates cherry frescos y cebolla morada.

Preparación **20 minutos**   Cocción **7 minutos**   *8 porciones*

Pollo

1/2 kg de pechugas de pollo, sin piel y sin huesos

2 cditas. de aceite de oliva

2 dientes de ajo grandes, cortados en hojuelas

2 cdas. de miel

1 cda. de mostaza de Dijon de grano entero

1 cda. de vinagre balsámico

6 tiras de tocino de pavo con poca grasa, picado

Ensalada

2 cabezas de lechuga Boston, separadas en hojas

1 manojo de berros

2 aguacates maduros grandes

3 cdas. de jugo de limón

2 tazas de tomates cherry

1 cebolla morada chica

1 Primero, prepare la ensalada. En un tazón grande, ponga las hojas de lechuga. Corte las puntas a los berros y agréguelas a la lechuga (tendrá unas 9 tazas de hojas verdes). Pele los aguacates, córtelos en mitades y deseche los huesos. Parta las mitades en rebanadas de 1 cm de ancho, a lo largo, y revuélquelas en el jugo de limón. Parta los tomates en mitades y la cebolla, en rebanadas muy delgadas. Esparza los aguacates, los tomates y la cebolla encima de la ensalada y refrigere.

2 Corte el pollo en tiras de 8 a 10 cm de largo y de 2 cm de ancho. En un wok o una sartén grande caliente el aceite a fuego medio alto. Añada el pollo y el ajo y fría, sin dejar de mover, hasta que el pollo esté blanco, unos 3 minutos.

3 Agregue la miel, la mostaza y el vinagre y revuelva bien. Añada el tocino de pavo picado y fría, sin dejar de mover, hasta que el tocino y el pollo estén tiernos y jugosos (no fría demasiado), unos 3 minutos.

4 Vierta el pollo con tocino, y el jugo que haya en la sartén, sobre la ensalada. Sirva con rebanadas de pan caliente y crujiente.

(Sugerencias) *Ensalada Cobb con pollo frito:* Sustituya la cebolla morada con 1 taza de cebolla verde rebanada. Antes de servir, espolvoree la ensalada con 1/2 taza de queso Roquefort rallado.

Ensalada de pollo, espinaca y naranja: Reemplace la lechuga Boston y los tomates con 5 tazas de hojas de espinaca baby y 2 tazas de gajos de naranja.

Ensalada de pavo con alcachofas: Sustituya los aguacates con un frasco de 285 g de corazones de alcachofas, bien escurridos. En la ensalada, omita las 3 cdas. de jugo de limón, pero agréguelo a la sartén con la miel, el vinagre y la mostaza. Use 1/2 kg de pechuga de pavo sin piel y sin huesos en lugar de pollo.

Otras ventajas

• Gramo por gramo, el tocino de pavo contiene un tercio menos de grasa que el tocino de cerdo y un tercio menos de calorías.

• El vinagre balsámico está hecho de jugo de uva fermentado que se añeja en barriles durante varios años. Es un maravilloso ingrediente sin sodio para vinagretas y salsas.

Equivalentes

azúcares 1 verdura 1
carne (magra) 2 grasa 1

Cada porción aporta calorías 222, calorías de grasa 112, grasa 12 g, grasa saturada 3 g, colesterol 42 mg, sodio 220 mg, hidratos de carbono 14 g, fibra 4 g, azúcares 8 g, proteína 17 g. Excelente fuente de niacina, vitamina A, vitamina B$_6$, vitamina C. Buena fuente de folato, hierro, magnesio, fósforo, potasio, riboflavina, tiamina.

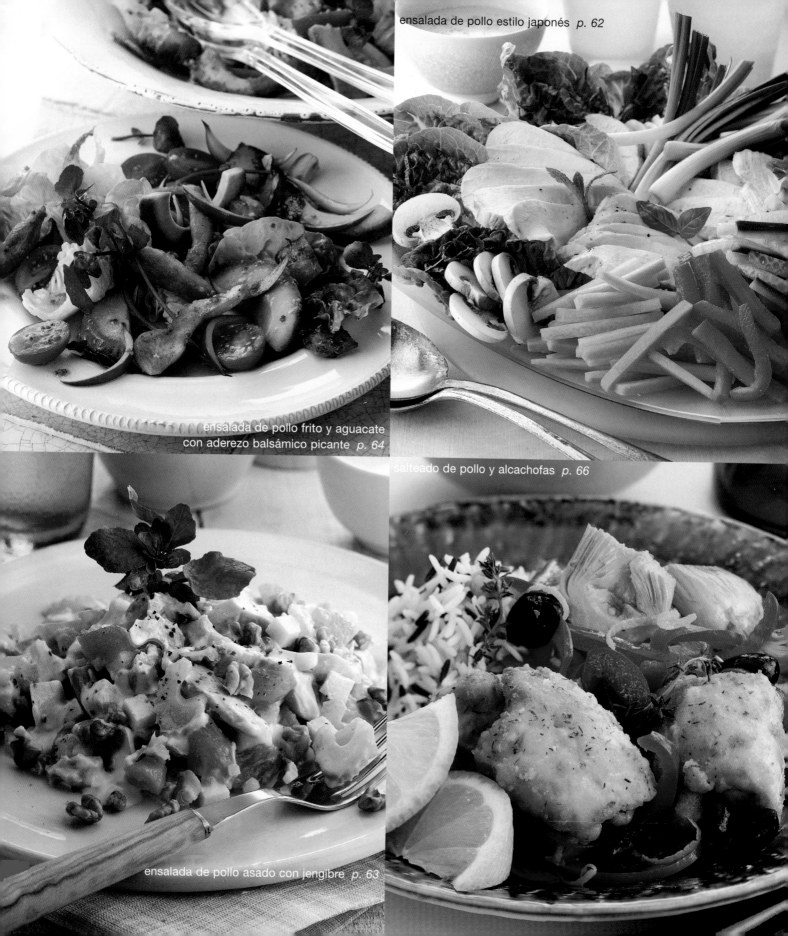

ensalada de pollo estilo japonés *p. 62*

ensalada de pollo frito y aguacate
con aderezo balsámico picante *p. 64*

salteado de pollo y alcachofas *p. 66*

ensalada de pollo asado con jengibre *p. 63*

salteado de pollo y alcachofas

En la costa mediterránea, las alcachofas, los pimientos y las aceitunas a menudo se unen en un platillo típico. Cuézalos a fuego bajo en una salsa de vino blanco y limón y úselos como guarnición para muslos de pollo salteados.

Preparación **20 minutos**   Cocción **25 minutos**   *6 porciones*

Pollo

1/4 de taza de harina

1 cda. de hojas de tomillo fresco picado

1 cdita. de sal

1 cdita. de pimienta negra recién molida

12 muslos de pollo sin piel

1 cda. de aceite de oliva

Salteado

1 1/2 tazas de corazones de alcachofa cocidos

2 pimientos rojos grandes

1 diente de ajo, machacado

1/2 taza de aceitunas negras sin hueso, cortadas en mitades

1/4 de taza de vino blanco seco

1 taza de caldo bajo en grasa y sal

2 cditas. de ralladura de limón

Adorno

Ramitas de tomillo fresco

2 limones grandes, partidos en cuartos

1 Precaliente el horno a 150°C. En una bolsa de plástico grande con cierre, agite la harina, el tomillo, la sal y la pimienta. Meta los muslos de pollo en la bolsa y agite hasta que estén ligeramente cubiertos. Pase el pollo a un plato y sacúdalo para eliminar el exceso de harina.

2 Caliente el aceite en una sartén grande a fuego medio. Agregue los muslos y saltéelos hasta que doren, unos 3 minutos por lado.

3 Baje la llama a fuego medio y cueza hasta que los jugos del pollo salgan claros al pincharlo con un tenedor, unos 12 minutos más. Pase los muslos a un molde refractario y métalos al horno para que se mantengan calientes.

4 Escurra las alcachofas muy bien y pártalas en mitades. Quíteles las semillas y las venas a los pimientos y córtelos en tiras delgadas. Añada el ajo a la misma sartén y acitrone a fuego medio-alto. Agregue las alcachofas y los pimientos y cocine hasta que estén tiernos pero crujientes, unos 5 minutos, e incorpore las aceitunas negras.

5 Vierta el vino y cocine a fuego bajo hasta que casi se haya evaporado. Agregue el caldo y la ralladura de limón. Espere a que suelte el hervor y deje hervir, sin tapar, hasta que el líquido se haya reducido a la mitad.

6 Pase los muslos a un platón y sirva con las verduras a un lado.

(Sugerencias) *Salteado de pechuga de pollo:* Sustituya los muslos con 1/2 kg de pechugas de pollo sin piel y sin huesos. Disminuya el tiempo de salteado a 6 u 8 minutos, dependiendo del grosor de las pechugas.

Salteado de pollo con calabazas: Omita las alcachofas. Saltee 2 tazas de champiñones rebanados con el ajo y agregue 2 tazas de rodajas de calabaza con las tiras de pimiento. Decore con 1/4 de taza de hojas de albahaca fresca en lugar de ramitas de tomillo fresco.

Salteado de pollo y espárragos: Use 2 tazas de puntas de espárragos en vez de alcachofas.

Otras ventajas

• Las alcachofas no sólo tienen pocas calorías y poca grasa, también son buena fuente de vitamina C y folato. Busque alcachofas que se sientan pesadas y que no tengan hojas marchitas. Las hojas deben rechinar al frotarlas.

• Aunque las aceitunas tienen mucha grasa, en su mayoría es monoinsaturada. Por eso es mejor usar aceite de oliva en lugar de mantequilla, margarina y otros aceites.

fotografía, p. 65

Equivalentes

cereales 2 verdura 2
carne (muy magra) 3 grasa 1

Cada porción aporta calorías 311, calorías de grasa 135, grasa 15 g, grasa saturada 3 g, colesterol 99 mg, sodio 387 mg, hidratos de carbono 13 g, fibra 2 g, azúcares 3 g, proteína 31 g. Excelente fuente de folato, niacina, fósforo, riboflavina, vitamina A, vitamina B_6, vitamina C. Buena fuente de hierro, magnesio, potasio, tiamina.

fajitas de pollo con salsa de tomate

Las fajitas, platillo típico mexicano, saben deliciosas si las tiras de pollo se marinan durante un día con diferentes especias. Si se acompañan con una salsa de tomate picosa, resultan exquisitas. Obviamente la tortilla de harina no puede faltar, pero lo bueno es que ya las hay integrales.

Preparación **45 minutos**   Marinado **30 minutos**   Cocción **20 minutos**   *8 porciones*

Fajitas

1 kg de pechugas de pollo aplanadas, sin piel

1 cdita. de jugo de limón

3 limones grandes

1/2 taza de cilantro fresco picado

2 dientes de ajo machacados

2 cditas. de chile piquín en polvo

1 cdita. de comino molido

1 cdita. de páprika

3 cdas. de aceite de canola, dividido en tres partes

3 pimientos verdes o rojos grandes

2 cebollas grandes

16 tortillas de harina integrales

1/2 taza de crema agria baja en grasa

Ramitas de cilantro fresco

Salsa

1 taza de tomate rojo picado

1/2 taza de cebollitas de Cambray picadas

4 chiles serranos, desvenados y picados finamente

2 cdas. de jugo de limón

2 cdas. de puré de tomate

1 cda. de hojas de cilantro picado

2 dientes de ajo machacados

1/2 cdita. de comino en polvo

Sal al gusto

Equivalentes

**almidón 2   verdura 2
carne (muy magra) 2   grasa 1/2**

1 En un platón hondo acomode el pollo en una sola capa. En un tazón pequeño mezcle bien 1 cdita. de jugo de limón, el jugo de 3 limones, el cilantro, el ajo, el chile en polvo, el comino, la páprika y la mitad del aceite. Vierta esta mezcla sobre el pollo, cúbralo con plástico y déjelo marinar en el refrigerador durante un tiempo mínimo de 30 minutos.

2 Prepare la salsa. En un tazón mediano, mezcle el tomate, la cebollita de Cambray, el chile, el jugo de limón, el cilantro, el ajo y el comino y luego pase la salsa a una cacerola pequeña para calentarla un poco.

3 Retire las semillas de los pimientos y pele las cebollas; pártalos en rebanadas delgadas. Caliente una sartén grande a fuego alto, agregue 1 cda. de aceite y añada las cebollas y los pimientos para saltearlos por unos 6 minutos o hasta que las cebollas estén un poco doradas. Retire la sartén del fuego.

4 En otra sartén grande, caliente el aceite restante, agregue el pollo y fríalo a fuego bajo hasta que esté cocido, unos 15 minutos. Parta el pollo en tiras a lo largo y luego por la mitad.

5 Mientras, precaliente el comal y caliente las tortillas. Divida el pollo en las tortillas y ponga encima la cebolla y el pimiento salteados, agregue un poco de la salsa de tomate picante y doble las tortillas. Adorne con ramitas de cilantro y sirva con 1 cdita. de crema agria encima de las tortillas.

(Sugerencias) En el Paso 3, añada tomate picado, para darle un poco más de sabor al platillo. Puede reemplazar los pimientos por rajas de chile poblano, pero si lo hace, recuerde que la salsa de tomate es picante, así que tal vez le convenga eliminar los chiles serranos. Puede utilizar tortilla de maíz en lugar de tortilla de harina.

Otras ventajas

• El ajo ha sido usado a través de la historia con fines medicinales. Investigaciones recientes han encontrado que puede ayudar a disminuir los niveles de lípidos en la sangre, y así, reducir el riesgo de una enfermedad cardiaca.

fotografía, p. 71

Cada porción aporta calorías 357, calorías de grasa 89, grasa 10 g, grasa saturada 2 g, colesterol 56 mg, sodio 304 mg, hidratos de carbono 42 g, fibra 5 g, azúcares 9 g, proteína 26 g. Excelente fuente de folato, niacina, fósforo, tiamina, vitamina A, vitamina B_6, vitamina C. Buena fuente de calcio, hierro, magnesio, potasio, riboflavina.

pollo a la jardinera

Este platillo es ideal para quienes están a dieta, ya que las verduras que contiene proveen, además de numerosas vitaminas, fibra suficiente para saciar el apetito. Combinado con un toque de picante, como chiles en vinagre, y acompañado de un poco de arroz blanco, resulta una comida completa para cualquiera que sea amante del pollo.

Preparación **15 minutos**   Cocción **35 minutos**   *4 porciones*

2 cdas. de aceite vegetal

4 muslos de pollo, sin piel

4 piernas de pollo, sin piel

400 g de papitas Cambray

5 zanahorias grandes

4 calabacitas italianas

3 cebollitas de Cambray

2 tazas de caldo de pollo desgrasado y con poca sal

1/2 cdita. de hojas de tomillo secas, machacadas

1 cdita. de pimienta negra molida

Una pizca de sal de grano

1 cdita. de ajo en polvo

3 cdas. de agua

2 cditas. de maicena

1 1/2 tazas de chícharos frescos o congelados ya descongelados

1 En una sartén grande, caliente el aceite a fuego moderado. Añada las piezas de pollo y dórelas durante unos 10 minutos o hasta que estén doradas por todos lados. Retire del fuego y pase el pollo a un platón y déjelo aparte.

2 Parta las papitas, sin pelar, en cuartos. Pele y parta las zanahorias en rodajas de 1 cm de grosor; rebane de igual modo las calabacitas y parta las cebollitas por la mitad.

3 Agregue las verduras a la sartén en la que frió el pollo y saltéelas durante unos 4 minutos a fuego medio-bajo.

4 Agregue el caldo de pollo, el tomillo y la pimienta a la sartén de las verduras; suba la llama a fuego alto y espere a que suelte el hervor. Incorpore las piezas de pollo; agregue una pizca de sal de grano y el ajo en polvo, revuelva y baje la llama a fuego bajo. Tape y deje hervir a fuego bajo durante unos 20 minutos o hasta que los jugos del pollo salgan claros al pincharlo con un tenedor. Pase el pollo y las verduras a un platón y manténgalos calientes.

5 En una taza, disuelva la maicena en el agua y viértala en el líquido de la olla en la que coció el pollo con las verduras. Suba la llama y agregue los chícharos; cocine durante unos 4 minutos o hasta que la mezcla se espese. Vierta esa salsa sobre el pollo y sirva.

(**Sugerencias**) Reemplace los chícharos por granos de elote. Puede agregar un poco de brócoli en el Paso 3.

Otras ventajas

• La carne de pollo ofrece proteína, y la colorida combinación de las verduras provee vitaminas, minerales y fibra suficientes para una comida tan completa como ésta.

fotografía, p. 71

Equivalentes	
cereales y tubérculos 1 verdura 3	
carne (magra) 3 grasa 1	

Cada porción aporta calorías 351, calorías de grasa 99, grasa 11 g, grasa saturada 3 g, colesterol 98 mg, sodio 339 mg, hidratos de carbono 35 g, fibra 5 g, azúcares 11 g, proteína 29 g. Excelente fuente de vitamina A, ácido fólico, potasio. Buena fuente de fósforo, magnesio.

chapatis de pollo con brócoli

Esta especie de tortillas, que hacen agua la boca, son de las más sencillas y saludables de la India. Las chapatis se hacen con harina de trigo integral y agua, luego se hornean en una charola sin grasa. Rellene las chapatis con esta mezcla de pollo, brócoli y nueces de acajú y báñelas con una salsa hindú de yogur y pepinos llamada "raita".

Preparación **30 minutos**   Cocción **18 minutos**   *4 porciones*

Chapatis

350 g de pechugas de pollo sin piel y sin huesos

2 cditas. de aceite de canola

3 tazas de ramitos de brócoli, picados en trozos medianos

1/3 de taza de nueces de la India sin sal, picadas

2 cditas. de jengibre rallado

1 diente de ajo, machacado

1/3 de taza de chutney de mango

1/2 cdita. de pimienta negra recién molida

4 chapatis de trigo integral (de unos 25 cm) o 4 panes pita de trigo integral (de unos 20 cm)

Raita

1 taza de yogur natural bajo en grasa

1 pepino, pelado y picado

2 tomates rojos, sin semillas y finamente picados

1/2 cdita. de cilantro seco

1/2 cdita. de comino

Una pizca de pimienta de Cayena

Sal y pimienta

1 Mezcle todos los ingredientes de la raita en un tazón para servir. Tape y refrigere.

2 Prepare el relleno de las chapatis. Corte el pollo en trozos medianos. Caliente el aceite en una sartén grande a fuego medio-alto. Fría, sin dejar de mover, el brócoli, las nueces de acajú, el jengibre y el ajo hasta que el brócoli esté tierno pero crujiente, unos 4 minutos.

3 Agregue el pollo, el chutney y la pimienta. Fría, moviendo, hasta que el pollo esté blanco, unos 3 minutos más.

4 Mientras tanto, rocíe con aceite en aerosol una plancha (o un comal), o una sartén antiadherente, y póngala a calentar. Rocíe las chapatis con un poco de agua y caliéntelas 2 minutos por cada lado hasta que estén calientes. Manténgalas así.

5 En cada chapati sirva, en un extremo, un cuarto de la mezcla de pollo con brócoli y enróllela. (O rellene las pitas.) Sírvalos calientes con la salsa raita a un lado.

(Sugerencias) *Burritos de pollo:* Sustituya el relleno de pollo con brócoli con pollo a la mexicana: precaliente el horno a 175°C. En una sartén antiadherente grande, caliente 1 cda. de aceite de canola y fría 750 g de tiras de pechuga de pollo sin piel crudas, 1 taza de cebolla rebanada, 2 o 3 chiles verdes frescos picados y 1 cdita. de comino y cilantro. Saltee hasta que el pollo se ponga blanco, unos 5 minutos. Agregue 2 tazas de tomate picado y saltee hasta que se cueza el tomate, unos 5 minutos más; retire del calor. Mientras, caliente 8 tortillas de harina en lugar de las chapatis, de acuerdo con las instrucciones del Paso 4. En cada tortilla ponga 1/8 de la mezcla de pollo y enróllela como en el Paso 5. Ponga los 8 burritos en un refractario, espolvoréelos con 1 taza de queso manchego bajo en grasa rallado y hornee por 15 minutos o hasta que se derrita el queso. Sirva con aguacate. Rinde 4 porciones.

Otras ventajas

• El brócoli contiene muchas vitaminas. Es una excelente fuente de los antioxidantes beta-caroteno y vitamina C. Tan sólo 1 taza de brócoli cocido aporta más del 100% del Valor Diario (VD) de vitamina C y 20% del VD de vitamina A, folato y fibra.

• Como otros miembros de la familia de las verduras crucíferas (como coliflor, coles de Bruselas, col y kale), el brócoli contiene diversos fitoquímicos. Uno de ellos, indoles, ayuda a proteger contra el cáncer de mama inhibiendo la acción de los estrógenos que disparan el crecimiento de tumores.

fotografía, p. 71

fotografía, p. 71

Equivalentes

carne (muy magra) 3   grasa con proteína 1
cereales 2 azúcares 1 verdura 3 grasa 1
leche descremada 1/3

Cada porción aporta calorías 525, calorías de grasa 123, grasa 14 g, grasa saturada 3 g, colesterol 77 mg, sodio 486 mg, hidratos de carbono 65 g, fibra 5 g, azúcares 23 g, proteína 40 g. Excelente fuente de folato, hierro, magnesio, niacina, fósforo, potasio, riboflavina, tiamina, vitamina A, vitamina B_6, vitamina C. Buena fuente de calcio, vitamina B_{12}.

rollos de pollo con verduras

Empiece con hojas delgadas de masa hecha con harina y agua, llamada pasta filo (palabra griega para hoja). Corte la pasta en tiras y rellénelas con una mezcla de pollo con verduras sazonada con hierbas y un poco de jamón ahumado. Los rollos de pasta filo se sirven sobre una cama de hojas verdes y se bañan con una colorida mostaza de moras.

Preparación **45 minutos**   Horneado **30 minutos**   *8 porciones*

Rollos de filo

2 zanahorias grandes, peladas y cortadas en juliana

2 tazas de col rizada, rallada

3 cebollas verdes, finamente picadas

250 g de pechuga de pollo molida cruda

1 taza de jamón ahumado de pavo, finamente picado

1 taza de cebolla amarilla, finamente picada

2 cdas. de pan molido

2 cdas. de hojas de salvia fresca picadas

2 cditas. de hojas de tomillo fresco picadas

1 cdita. de pimienta negra recién molida

1/2 cdita. de sal

8 hojas de pasta filo (45 x 35 cm)

Aceite en aerosol sabor mantequilla

2 cditas. de semillas de ajonjolí

2 tazas de hojas verdes mixtas

Mostaza de moras

1 taza de mermelada de moras sin azúcar

2 cdas. de vinagre de vino tinto

1 cda. de aceite de oliva

1 cdita. de mostaza de Dijon

Equivalentes

cereales y tubérculos 1 verdura 1 carne (magra) 1 azúcares 1/2

1 Haga el relleno. Hierva agua a fuego alto; agregue las zanahorias, la col y la cebolla verde y deje blanquear 1 minuto. Escurra las verduras y enjuáguelas. Séquelas un poco con toallas de papel y póngalas en un tazón grande. Añada el pollo, el jamón, la cebolla amarilla, el pan molido, la salvia, el tomillo, la pimienta y la sal, revuelva y aparte.

2 Precaliente el horno a 190°C y prepare una charola antiadherente para hornear. En una superficie plana, corte las 8 hojas de pasta filo en mitades, a lo largo, obteniendo 16 piezas, y cúbralas rápidamente, primero con película plástica y luego, con una toalla húmeda (la pasta se seca si no se cubre).

3 Para cada rollo use 2 tiras de pasta. Rocíe ligeramente una tira de pasta con el aceite en aerosol, luego apile una segunda tira y rocíe de nuevo. Ponga 1/8 del relleno en un extremo de la tira de pasta y enrolle, sellando bien los lados, para formar una empanada de 15 cm de largo y 5 cm de diámetro. Ponga las empanadas en una charola para hornear, con el doblez hacia abajo, y rocíe de nuevo con el aceite. Repita hasta completar 8 rollos.

4 Con un cuchillo de sierra, haga tres cortes superficiales en diagonal a cada rollo. Rocíe con el aerosol, espolvoree con semillas de ajonjolí y hornee hasta que se doren, unos 30 minutos.

5 Mientras, ponga en un frasco con tapa todos los ingredientes de la mostaza de moras y agítelo hasta que se mezclen. Ponga chorritos de la mostaza alrededor de las orillas de cada plato, acomode unas hojas de ensalada en el centro y sirva un rollo encima.

(Sugerencias) *Empanadas griegas de pollo con espinacas:* En vez de col use 2 tazas de hojas de espinaca picadas. Omita el jamón, el pan molido y la salvia. A las verduras agrégueles pollo, cebolla, tomillo, pimienta y sal, más 1 taza de arroz blanco cocido y 3 cdas. de jugo de limón. Corte las 8 hojas de filo en 16 cuadros. Rocíe cada empanada de filo con aceite en aerosol, tape con un segundo cuadro y rocíe de nuevo. Ponga 1/8 del relleno en forma triangular cerca de una esquina. Doble la masa sobre el relleno para hacer una empanada triangular, sellando bien los lados. Espolvoree con las semillas de ajonjolí. Hornee 30 minutos, como se indica, y sirva sobre hojas verdes. Omita la mostaza.

Otras ventajas

• A diferencia de la pasta hojaldrada, la pasta filo tiene poca grasa y menos calorías. Una hoja (45 x 35 cm, 30 g) contiene 2 g de grasa y sólo 85 calorías.

Cada porción (un rollo de filo) aporta calorías 178, calorías de grasa 29, grasa 3 g, grasa saturada 1 g, colesterol 26 mg, sodio 521 mg, hidratos de carbono 23 g, fibra 2 g, azúcares 10 g, proteína 14 g. Excelente fuente de niacina, vitamina A, vitamina C. Buena fuente de folato, fósforo, riboflavina, tiamina, vitamina B_6.

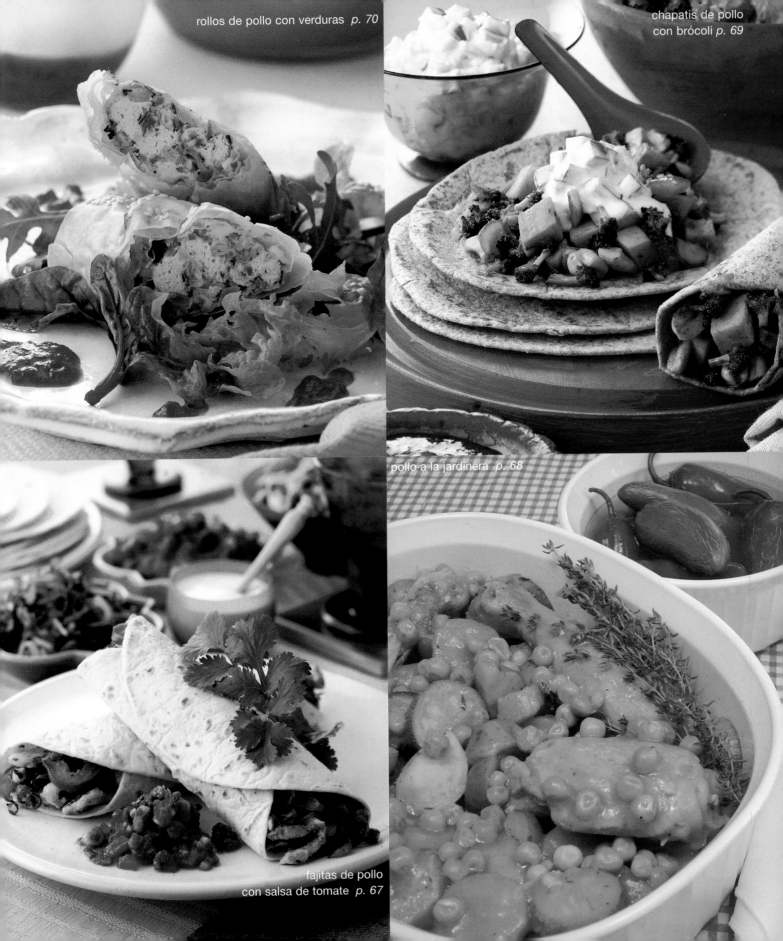

rollos de pollo con verduras *p. 70*

chapatis de pollo con brócoli *p. 69*

pollo a la jardinera *p. 68*

fajitas de pollo con salsa de tomate *p. 67*

hamburguesas de pollo con manzana

Esta receta hace más ligeras las hamburguesas y les brinda un nuevo sabor al mismo tiempo. Primero, use carne molida de pollo en lugar de res. Luego, para intensificar la fibra y el sabor, incorpore manzana rallada, salvia y tomillo frescos. Sirva las hamburguesas con bollos integrales con salsa de mostaza dulce.

Preparación **20 minutos**   Enfriamiento **1 hora**   Cocción **20 minutos**   *4 porciones*

Hamburguesas

1/2 kg de carne molida de pollo

1 cebolla morada grande, finamente picada

1/4 de taza de pan molido

2 manzanas verdes grandes, Granny Smith (sabor agrio) o Golden (sabor dulce), peladas y ralladas grueso

1 cda. de hojas de salvia fresca picadas

1 cda. de hojas de tomillo fresco

1/4 de cdita. de sal

1/4 de cdita. de pimienta negra recién molida

Para servir

2 cdas. de mostaza de Dijon

1 cda. de miel

4 bollos integrales

85 g de berros, sólo las hojas, sin tallos

1 En un tazón grande, ponga el pollo, la cebolla, el pan molido, la manzana rallada, la salvia, el tomillo, la sal y la pimienta. Con las manos, mezcle perfectamente todos los ingredientes. Mójese las manos, luego divida la mezcla en 4 partes iguales y forme las hamburguesas de unos 10 cm de diámetro y 3 cm de grosor. Refrigere las hamburguesas 1 hora para que la carne esté firme y mantenga su forma al cocinarla.

2 Precaliente el asador a temperatura alta. Ponga las hamburguesas en la rejilla a unos 15 cm de la fuente de calor. Ase las hamburguesas, volteándolas sólo una vez, hasta que estén doradas por ambos lados pero todavía jugosas.

3 Mientras se asan las hamburguesas, mezcle la miel y la mostaza en una taza. Abra los bollos y úntelos con un poco de la mostaza dulce. Ponga un cuarto de los berros en la parte inferior de cada bollo.

4 Cuando las hamburguesas estén listas, ponga una hamburguesa sobre los berros en cada bollo. Ponga la tapa a cada hamburguesa y sirva de inmediato.

(Sugerencias) *Hamburguesas de pollo a la parrilla:* Agregue 1/4 de taza de salsa barbecue (elija el picante que desee) a la mezcla de pollo (desde el Paso 1). Si la mezcla está muy húmeda para formarla, agregue 1 cda. más de pan molido. Omita la mostaza dulce (Paso 3) y unte los bollos con salsa barbecue.

Hamburguesas fritas: En lugar de asar las hamburguesas (Paso 2), caliente 1 cda. de aceite de canola en una sartén grande a fuego medio-alto. Fría las hamburguesas hasta que se doren, unos 3 o 4 minutos por cada lado, volteándolas una sola vez. Baje la llama a fuego medio y termine de cocer las hamburguesas, durante unos 12 o 14 minutos más.

Otras ventajas

• Las manzanas aportan buenas cantidades de vitamina C y pectina, una fibra soluble. Al comer manzanas con cáscara, uno obtiene aún más fibra: 1/3 más, para ser exactos.

• Gramo por gramo, la carne molida de pollo tiene 48% menos grasa que la de res magra.

fotografía, p. 77

Equivalentes

| cereales y tubérculos 2 | fruta 1 |
| verdura 1 | carne (muy magra) 4 |

Cada porción (una hamburguesa) aporta calorías 364, calorías de grasa 43, grasa 5 g, grasa saturada 1 g, colesterol 64 mg, sodio 632 mg, hidratos de carbono 49 g, fibra 6 g, azúcares 23 g, proteína 34 g. Excelente fuente de magnesio, niacina, fósforo, potasio, tiamina, vitamina B_6, vitamina C. Buena fuente de calcio, folato, hierro, riboflavina, vitamina A.

dedos de pollo con dip de mostaza picante

Los dedos de pollo fritos son típicos. Aquí, la pechuga de pollo se corta en tiras y se hornea en lugar de freírla. La cubierta de pan se hace crujiente en el horno. Sirva los dedos de pollo con un dip picante preparado con mostaza y crema agria baja en grasa. Puede preparar papas horneadas como guarnición, media taza por porción.

Preparación **30 minutos**   Refrigeración **30 minutos**   Cocción **15 minutos**   *6 porciones*

Dedos de pollo

750 g de pechugas de pollo, sin piel y sin huesos

1/2 cdita. de sal

1/4 de cdita. de pimienta negra recién molida

1/2 taza de harina

2 huevos grandes

2 cdas. de agua

2 tazas de pan molido

2 cdas. de mostaza de Dijon de grano entero

1 diente de ajo machacado

1 cda. de páprika

Dip

1 taza de crema agria baja en grasa

2 cdas. de mostaza de Dijon de grano entero

2 cdas. de cebollines picados

1 Prepare el dip. Licue la crema agria, la mostaza y los cebollines. Vierta la mezcla a un tazón chico, tape con cubierta plástica y refrigere.

2 Prepare el pollo: córtelo en tiras de 8 cm de largo y 2 cm de ancho y espolvoréelo con la sal y la mitad de la pimienta.

3 Ponga la harina en una bolsa de plástico con cierre. En un molde, bata los huevos con el agua hasta que estén a punto de espuma. En un recipiente bajo, mezcle el pan molido, la mostaza, el ajo, la páprika y el resto de la pimienta.

4 Meta unas tiras de pollo, pocas a la vez, en la bolsa con harina y agite para que se cubran. Sacuda el exceso de harina, sumerja las tiras en el huevo batido y, luego, en la mezcla de pan molido, presionando las tiras de pollo para que se adhiera el pan. Acomódelas en una charola antiadherente para hornear y refrigere por 30 minutos.

5 Mientras tanto, precaliente el horno a 200°C. Hornee las tiras de pollo hasta que estén doradas y crujientes, unos 15 minutos, volteándolas una o dos veces. Sirva calientes o a temperatura ambiente con el dip de mostaza frío.

(Sugerencias) *Dedos de pollo estilo hindú:* Para el dip picante, use sólo 1 cda. de mostaza de Dijon y 1 cdita. de curry en polvo (Paso 1). En la mezcla de pan molido, omita la mostaza (Paso 3). Agregue al pan molido 2 cditas. de cilantro molido, 1 cdita. de comino molido, 1/2 cdita. de cardamomo molido y 1/2 cdita. de canela molida.

Papas a la francesa al horno: Precaliente el horno a 190°C. Pele 1 kg de papas y córtelas a la francesa, unos 10 cm de largo por 2 cm de ancho. Remójelas en agua helada por 15 minutos, y séquelas bien con toallas de papel. Barnícelas con 2 cditas. de aceite de oliva. Hornéelas en una sola capa en una charola para hornear antiadherente 1 hora, volteándolas 2 o 3 veces. Sazone con sal al gusto.

Papas al horno: Siga las instrucciones para las papas a la francesa, pero corte las papas en rodajas de 1/2 cm de grosor. Hornee a 200°C de 25 a 30 minutos, moviendo con frecuencia.

Otras ventajas

• Una cucharada de crema agria baja en grasa tiene 2.2 g de grasa y 27 calorías, comparada con 5.5 g de grasa y 51 calorías de la crema regular.

fotografía, p. 77

Equivalentes

cereales y tubérculos 2 1/2 grasa 1 carne (muy magra) 4

Cada porción aporta calorías 394, calorías de grasa 85, grasa 9 g, grasa saturada 3 g, colesterol 148 mg, sodio 740 mg, hidratos de carbono 39 g, fibra 1 g, azúcares 5 g, proteína 38 g. Excelente fuente de hierro, niacina, fósforo, riboflavina, tiamina, vitamina B_6. Buena fuente de calcio, folato, magnesio, potasio, vitamina A, vitamina B_{12}.

ensalada de pollo y camote con salsa de piña

Esta ensalada es una maravillosa amalgama de sabores. Rebanadas de pollo y camote se sirven en una cama de hojas verdes y verduras, bañadas con una salsa con trozos de piña.

Preparación 40-45 minutos, más enfriamiento   *4 porciones*

Ensalada de camote

500 g de camotes lavados y cortados
en rebanadas de 2 cm

4 pechugas de pollo (de 110 g),
sin piel y sin huesos

Una pizca de canela molida
y de comino molido

4 tazas de hojas verdes mixtas

1 pepino, en rebanadas delgadas

4 tomates rojos en gajos

2 cdas. de cilantro fresco picado

1 cda. de semillas de girasol tostadas

2 cebollitas de Cambray,
en rebanadas muy delgadas

Salsa

1/2 piña mediana madura,
pelada y picada

1/2 cebolla morada chica, picada

1 pimiento rojo
sin semillas, en cuadritos

2 cdas. de menta fresca picada

1/2 cdita. de chile en polvo

Una pizca de canela molida
y de comino molido

Jugo de 1 lima

Aderezo

1 cdita. de azúcar

Jugo de 1/2 lima

1 cda. de aceite de canola

Un chorrito de salsa de soya

Equivalentes

**cereales y tubérculos 2 fruta 1
verdura 2 carne (muy magra) 4
grasa 1/2**

1 Hierva las rebanadas de camote en una cacerola hasta que estén apenas tiernas, unos 6 u 8 minutos. Escurra y deje enfriar.

2 Cueza las pechugas de pollo en agua a fuego bajo por unos 4 o 6 minutos (use el agua de los camotes si desea). Escúrralas, déjelas enfriar y luego córtelas en rebanadas de 1 cm de grosor.

3 Ponga las rebanadas de pollo y de camote en un tazón y espolvoréelas con la canela y el comino.

4 Para la salsa, mezcle la piña, la cebolla morada, el pimiento rojo, la menta, el chile en polvo, la canela, el comino y el jugo de lima en un tazón.

5 Bata los ingredientes del aderezo en un recipiente para ensalada grande y bajo. Agregue las hojas de ensalada y revuelva para cubrir. Acomode las rebanadas de pollo y de camote, el pepino y el tomate sobre las hojas y espolvoree con el cilantro picado, las semillas de girasol y las cebollitas de Cambray. Sirva con salsa de piña al gusto.

(Sugerencias) *Ensalada de pollo con papaya:* Use 4 pechugas de pollo (de 110 g) preparadas como se indicó anteriormente. Prepare el aderezo con 1 cda. de aceite de oliva, el jugo de 1 lima, un chorrito de vinagre de vino y 1 diente de ajo picado. Acomode el pollo, el camote y los tomates sobre las hojas de ensalada junto con 1 papaya y 1 aguacate, ambos pelados y en rebanadas, y 1/2 bulbo de hinojo, cortado en tiritas (omita el pepino y la salsa de piña). Espolvoree con el cilantro, las semillas de girasol y las cebollitas de Cambray y sirva.

Otras ventajas

• El camote es nativo de América Central; se cree que Colón lo llevó a Europa después de su primer viaje al Nuevo Mundo. El camote contiene un poco más de calorías que la papa blanca, pero aporta más vitamina E, así como buenas cantidades de vitamina C, potasio y fibra dietética. La variedad de color anaranjado es una excelente fuente de beta-caroteno.

fotografía, p. 77

Cada porción aporta calorías 432, calorías de grasa 80, grasa 9 g, grasa saturada 1 g, colesterol 67 mg, sodio 107 mg, hidratos de carbono 53 g, fibra 7 g, azúcares 23 g, proteína 32 g. Excelente fuente de folato, hierro, magnesio, niacina, fósforo, potasio, riboflavina, tiamina, vitamina A, vitamina B_6, vitamina C. Buena fuente de calcio, cobre.

pollo marinado a la parrilla

Asar a la parrilla es uno de los métodos de cocción más antiguos. Aquí, el pollo se marina en una salsa picante hecha con cebolla, ajo, chile fresco y especias. El jugo de limón añade un sabor fresco a la salsa y equilibra lo picante.

Preparación **1 hora**   Marinado **1 hora**   Cocción **20-25 minutos**   *8 porciones*

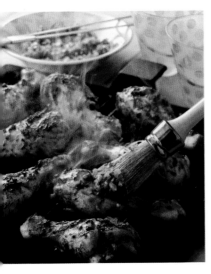

8 piernas o muslos
de pollo, sin piel

Salsa

2 cdas. de aceite de oliva
1 cebolla, finamente picada
2 dientes de ajo, picados
1 chile fresco, finamente picado
1/2 cdita. de sal
1/2 cdita. de pimienta inglesa molida
1/4 de cdita. de canela molida
Ralladura y jugo de 1 limón

Adorno

Rajitas de limón

Equivalentes
carne (magra) 2 grasa 1/2

1 Para hacer la salsa, caliente el aceite en una sartén chica a fuego bajo. Acitrone la cebolla, el ajo y el chile por unos 10 minutos, moviendo frecuentemente, o hasta que se doren. Agregue la sal.

2 Pase la mezcla de cebolla a un tazón grande poco profundo. Añada las especias y el jugo y la ralladura de limón y mezcle bien.

3 Prepare el pollo retirando la piel y haciendo cortes diagonales a cada pieza. Agregue el pollo al tazón con la salsa y revuelva para cubrir perfectamente. Unte la salsa en los cortes. Tape el tazón con película plástica y deje marinar en el refrigerador de 1 a 24 horas.

4 Precaliente el asador a temperatura alta. Ponga el pollo en la rejilla a 15 cm de la fuente de calor. Dependiendo del tamaño de las piezas, deje asar por unos 25 minutos o hasta que los jugos del pollo salgan claros cuando lo pinche con un tenedor. Barnice frecuentemente con la salsa, volteando el pollo una sola vez.

5 Sirva el pollo caliente directo del asador con rajitas de limón.

(Sugerencias) *Salsa barbecue americana:* Acitrone la cebolla y el ajo en el aceite, luego agregue las especias y la ralladura y el jugo de lima y mezcle bien (Paso 2). Mientras el pollo está en el asador, barnícelo (Paso 4) con la salsa americana: 3 tazas de salsa catsup, 1/2 taza de vinagre de manzana, 4 cdas. de fructosa, 1/4 de taza de melaza, más 2 cdas. de salsa inglesa.

Salsa Texas: 2 tazas de salsa catsup, 1/2 taza de salsa picante, 1/4 de taza de vinagre de manzana, 2 cdas. de salsa inglesa y 2 cdas. de chile en polvo.

Salsa Carolina: 1 1/2 tazas de vinagre de manzana, 1/2 taza de agua, 1 1/2 cdas. de chile en polvo y 1 cda. de mostaza seca.

Otras ventajas

• Las recetas tradicionales para salsa barbecue usan una base de mantequilla derretida. En esta receta, se usa aceite de oliva en lugar de mantequilla, reduciendo el contenido de grasa saturada y de colesterol.

• La salsa barbecue comercial a veces tiene mucho azúcar. Esta versión es de gran sabor gracias a la cebolla, el ajo y el jugo de limón, y tiene muchas menos calorías.

Cada porción aporta calorías 130, calorías de grasa 66, grasa 7 g, grasa saturada 2 g, colesterol 43 mg, sodio 185 mg, hidratos de carbono 3 g, fibra 1 g, azúcares 2 g, proteína 13 g. Excelente fuente de vitamina C. Buena fuente de niacina, riboflavina.

pollo con arroz criollo

Estas piernas de pollo, cubiertas con una mezcla de hierbas secas y especias, se cuecen en el asador casi de inmediato. Sirva las piernas de pollo con verduras verdes cocidas al vapor y una porción moderada de arroz criollo con frijoles bayos.

Preparación y cocción **30 minutos**   *4 porciones*

Piernas de pollo

1 cda. de harina

1 cdita. de páprika

1 cdita. de pimienta negra molida

1 cdita. de ajo en polvo

1 cdita. de pimiento rojo en polvo

1 cdita. de tomillo seco

8 piernas de pollo, sin piel (unos 500 g)

1 cda. de aceite de oliva

Sal y pimienta

Arroz

1 cdita. de aceite de oliva

1 cebolla, picada

1 pimiento rojo, sin semillas y en cubitos

2 tallos de apio, en cubitos

1 taza de arroz de grano largo

2 tazas de caldo de verduras con poca sal

1 taza de frijoles bayos de la olla, escurridos y enjuagados

2 cdas. de perejil picado

Adorno

Ramitas de perejil fresco

1 Precaliente el asador a temperatura media. Ponga la harina, la páprika, la pimienta, el ajo, el pimiento rojo, el tomillo y una pizca de sal en una bolsa de plástico con cierre y agítela. Hágales 2 cortes diagonales a cada pieza de pollo y úntelas con el aceite de oliva. Revuelque una a la vez en la bolsa para cubrirla con la mezcla de especias. Sacuda el exceso y ponga el pollo en el asador. Espere a que el pollo esté dorado y bien cocido, unos 20 a 25 minutos, volteando a menudo.

2 Mientras tanto, prepare el arroz criollo. Caliente el aceite en una cacerola grande y fría la cebolla, el pimiento y el apio hasta que estén tiernos, unos 2 minutos. Agregue el arroz, y luego, el caldo y los frijoles. Espere a que suelte el hervor, tape y cocine a fuego bajo por unos 15 a 20 minutos o hasta que el caldo se absorba y el arroz esté tierno.

3 Agregue el perejil picado al arroz y sazone con sal y pimienta al gusto. Distribuya el arroz en 4 platos y ponga 2 piernas de pollo encima de cada porción. Sirva caliente, adornado con el perejil.

(**Sugerencias**) *Piernas de pollo picositas:* Mezcle 2 cdas. de salsa catsup con 1 cda. de salsa de soya diluida en jugo de limón y 2 cdas. de salsa roja picante embotellada. Unte las piernas de pollo y áselas como en la receta principal. Mientras, ponga 1 taza de trigo bulgur en un tazón refractario y cúbralo con agua hirviendo. Déjelo remojar de 15 a 20 minutos, exprima el exceso de agua y mézclelo con 1 taza de frijoles bayos cocidos y escurridos, 1 pepino chico en cubitos, 2 tomates picados, 2 cdas. de menta fresca picada y 2 cdas. de perejil picado. Añada 1 cda. de jugo de limón y 1 cda. de aceite de oliva y sazone al gusto. Revuelva para mezclar. Sirva con las piernas de pollo picositas.

Otras ventajas

• Con diabetes, es importante mantener un nivel adecuado de la presión arterial. El apio contiene un compuesto llamado ftalida, que se cree que ayuda a bajar la presión arterial.

• Los frijoles, como todas las legumbres, tienen mucha fibra: hasta 8 g por porción de 1/2 taza. También son una fuente de proteína baja en grasa y hierro.

Equivalentes

legumbres 1/2 verdura 1 grasa 1
cereales y tubérculos 3
carne (magra) 2

Cada porción aporta calorías 444, calorías de grasa 88, grasa 10 g, grasa saturada 2 g, colesterol 69 mg, sodio 457 mg, hidratos de carbono 58 g, fibra 6 g, azúcares 6 g, proteína 29 g. Excelente fuente de folato, hierro, niacina, fósforo, potasio, riboflavina, tiamina, vitamina A, vitamina B_6, vitamina C. Buena fuente de magnesio, cinc.

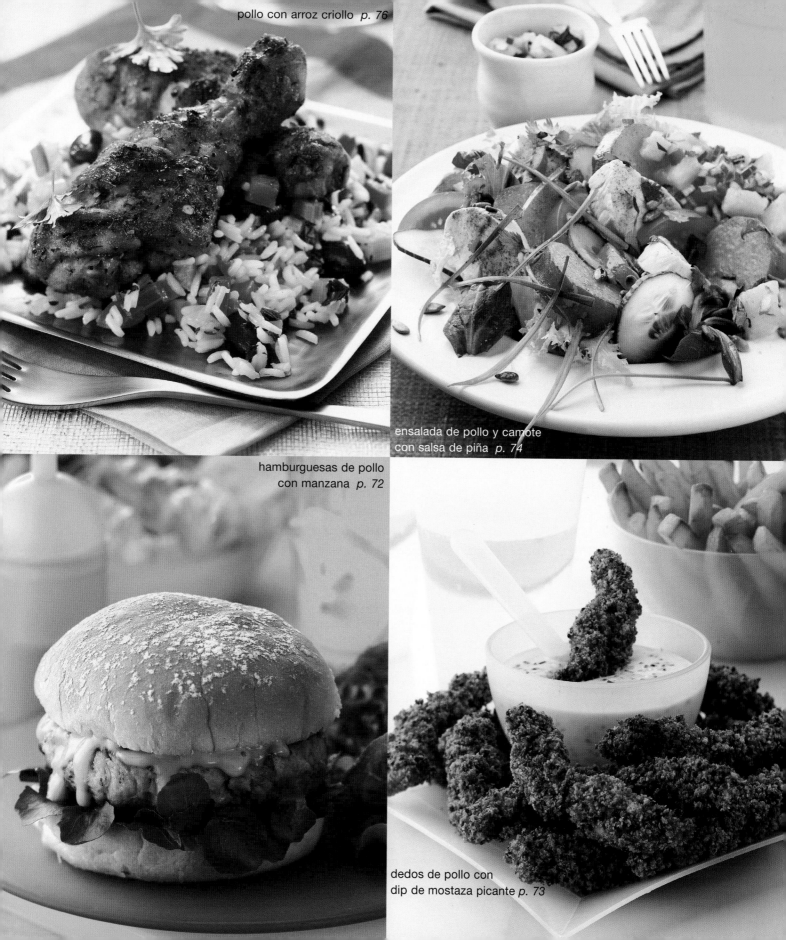

pollo con arroz criollo *p. 76*

ensalada de pollo y camote
con salsa de piña *p. 74*

hamburguesas de pollo
con manzana *p. 72*

dedos de pollo con
dip de mostaza picante *p. 73*

jambalaya de pollo y chorizo

El nombre del famoso platillo cajún-criollo quizá proviene de la palabra francesa *jambon* (jamón), que a menudo aparecía en los primeros jambalayas de fines del siglo XIX. Aquí, el jamón se sirve con pollo, chorizo, verduras y sazonadores cajún tradicionales. Se agrega arroz al platillo conforme se cuece para crear una comida completa.

Preparación **30 minutos**   Cocción **50 minutos**   *10 porciones*

1/2 kg de chorizo de pollo
o de pavo

350 g de jamón cocido
ahumado

1/2 kg de pechugas de pollo,
sin piel y sin hueso

4 cditas. de sazonador
estilo cajún

2 cebollas amarillas grandes

2 pimientos verdes grandes

3 tallos de apio

2 cdas. de aceite de canola

2 dientes de ajo, machacados

3 cdas. de harina

1 cda. de hojas de salvia fresca
picadas

1 cda. de hojas de tomillo
fresco picadas

2 hojas de laurel grandes

2 tazas de arroz blanco
de grano largo, seco

3 tazas de caldo de pollo
desgrasado y sin sal

1 1/2 tazas de tomates cherry
enteros

Salsa picante

6 cebollitas de Cambray, en
rebanadas

1/2 taza de perejil picado

1 Rebane el chorizo en rodajas de 0.5 cm de grosor y corte el jamón en cubitos. Corte el pollo en trozos medianos y úntelo con 2 cditas. de sazonador estilo Cajún. Pique las cebollas amarillas. Retire las semillas y las venas de los pimientos y píquelos grueso. Corte el apio en rebanadas delgadas.

2 En una cacerola con tapa, caliente 1 cda. de aceite a fuego medio-alto y saltee el chorizo y el jamón por 3 minutos. Agregue el pollo y saltee hasta que esté dorado, unos 5 minutos. Con una cuchara ranurada, pase la mezcla a un plato y mantenga caliente.

3 Vierta el resto del aceite y acitrone la cebolla, el pimiento, el apio y el ajo hasta que las verduras estén tiernas, unos 5 minutos. Agregue la harina, la salvia, el tomillo, las hojas de laurel y el resto del sazonador estilo cajún; deje cocer y mueva constantemente hasta que la harina se dore, unos 5 minutos. Añada el arroz y saltee 2 minutos más. Regrese la mezcla de pollo a la cacerola junto con los jugos que haya soltado.

4 Vierta el caldo y los tomates con su jugo. Suba la llama y espere a que suelte el hervor. Baje la llama, tape y cueza a fuego bajo hasta que el arroz haya absorbido casi todo el líquido. Deseche las hojas de laurel y sazone al gusto con la salsa picante. Adorne con el perejil y las cebollitas de Cambray.

(Sugerencias) Puede sustituir el chorizo de pollo o de pavo por uno vegetariano, reduciendo así el contenido de grasa.

Si no encuentra sazonador estilo cajún, use una mezcla de 1 cda. de páprika y 1 cdita. de pimienta de Cayena.

Jambalaya bayou: Omita el chorizo. Al principio, pele y limpie 700 g de camarones grandes; cuézalos en agua hirviendo hasta que se opaquen, unos 3 minutos. Cuele los camarones, enjuáguelos con agua fría y déjelos aparte. Agregue los camarones al jambalaya en los últimos 5 minutos de cocción.

Otras ventajas

• Esta receta de jambalaya incluye alimentos de los diferentes grupos. Al cocinar para diabéticos es importante observar los equivalentes para determinar si la comida está balanceada, así como los gramos de hidratos de carbono, que deben ser iguales en las tres comidas principales.

• Las cebollitas de Cambray son en realidad cebollas tiernas comúnmente llamadas "cebollas de rabo". Dan un sabor maravilloso a los alimentos y tienen poca grasa.

fotografía, p. 83

Equivalentes

cereales y tubérculos 2	verdura 2
carne (muy magra) 2	
grasa con proteína 1	

Cada porción aporta calorías 349, calorías de grasa 65, grasa 7 g, grasa saturada 2 g, colesterol 34 mg, sodio 921 mg, hidratos de carbono 43 g, fibra 3 g, azúcares 6 g, proteína 28 g. Excelente fuente de hierro, niacina, fósforo, potasio, riboflavina, tiamina, vitamina B_6, vitamina C. Buena fuente de folato, magnesio, vitamina B_{12}. Alerta: contiene mucho sodio.

pechugas de pollo asadas estilo hindú

En la India, el tandoor es un horno de adobe con forma de barril, calentado con carbón a temperaturas tan altas que cuece las carnes en segundos. En casa, un asador funciona bien. Aquí las pechugas de pollo se sazonan con especias hindúes de curry en polvo y garam masala. Sirva la raita, la cremosa ensalada de verdura con yogur, a un lado.

Preparación **30 minutos**   Marinado **30 minutos o toda la noche**   Cocción **15 minutos**   *8 porciones*

3 pechugas de pollo (300 g) sin piel, sin huesos y en mitades
aceite de canola para engrasar

Marinada

1 taza de yogur natural bajo en grasa
2 cdas. de puré de tomate
1 cda. de jengibre, pelado y rallado
1 cda. de curry en polvo
2 cditas. de garam masala
1 diente de ajo, machacado

Raita

1 pepino grande
1 1/2 tazas de yogur natural bajo en grasa
1 tomate rojo, grande y finamente picado
1 cdita. de cilantro molido
1 cdita. de comino molido
Una pizca de pimienta de Cayena
Una pizca de sal

Adorno

2 limones, en rajitas
Ramitas de cilantro fresco

Equivalentes

carne (muy magra) 4 verdura 1
leche descremada 1/2

1 Para preparar la marinada, muela todos sus ingredientes en un procesador de alimentos o en la licuadora, hasta obtener una mezcla uniforme. O sólo bátalos en un tazón chico. Vierta la marinada en un recipiente poco hondo de tamaño suficiente para poner las pechugas en una sola capa.

2 Haga 2 cortes diagonales en cada lado de las pechugas y revuélquelas en la marinada, untando en los cortes. Tape con película plástica y refrigere al menos 30 minutos (o, si puede, toda la noche).

3 Mientras tanto, prepare la raita. Corte el pepino en mitades a lo largo (sin pelar) y quítele las semillas con una cuchara. Rállelo en un tazón mediano y exprímalo con las manos tanto como le sea posible (deseche el jugo). Agregue el resto de los ingredientes de la raita y mezcle bien; pásela a un tazón para servir, y refrigere.

4 Para cocer el pollo, precaliente el asador a temperatura alta. Saque el pollo de la marinada y deséchela. Engrase con aceite la parrilla del asador y en seguida ponga las pechugas de pollo. Ponga la parrilla a 15 cm de la fuente de calor; voltee varias veces el pollo, y déjelo unos 12 minutos o hasta que los jugos salgan claros al pincharlo con un tenedor (la superficie de las pechugas puede verse un poco quemada).

5 Pase las pechugas a un platón para servir. Decore con las rajitas de limón y las ramitas de cilantro. Ponga el tazón de la raita junto al platón del pollo.

(Sugerencias) *Brochetas (kebabs) de pollo estilo hindú:* Primero, corte las pechugas de pollo en cubitos de 3 cm, luego póngalos a marinar. Remoje 8 brochetas de bambú en agua fría. Corte una calabaza italiana grande (sin pelar) en rodajas de 2 cm de grosor. Corte 1 pimiento rojo grande y 1 pimiento amarillo grande en cuadros de 3 cm. Hierva las verduras hasta que estén tiernas pero crujientes, unos 3 minutos. Ensarte alternadamente el pollo y las verduras en las brochetas. Póngalas a asar de 8 a 10 minutos.

Otras ventajas

• La marinada de esta receta no contiene aceite, lo que hace que tenga poca grasa. La acidez del yogur ablanda la carne de pollo en sólo 30 minutos.

• La raita con yogur también tiene muy poca grasa y pone el toque refrescante que contrasta con el condimentado pollo marinado.

• Usar ingredientes aromáticos como hierbas frescas, jengibre y ajo crea un platillo saludable y lleno de sabor.

fotografía, p. 83

Cada porción aporta calorías 236, calorías de grasa 46, grasa 5 g, grasa saturada 2 g, colesterol 92 mg, sodio 139 mg, hidratos de carbono 10 g, fibra 1 g, azúcares 8 g, proteína 37 g. Excelente fuente de niacina, fósforo, vitamina B_6. Buena fuente de calcio, magnesio, potasio, riboflavina, tiamina, vitamina B_{12}, vitamina C.

sopa de pollo con elote

Esta sopa es sustanciosa y cremosa, pero está preparada con leche descremada en lugar de crema. Use elotes tiernos e intensifique el sabor con estragón fresco y pimienta negra. Se puede usar tocino de pavo desmenuzado para adornar en lugar de incorporarlo en la sopa. Sirva con ensalada.

Preparación **30 minutos**   Cocción **25 minutos**   *6 porciones*

Sopa

4 elotes amarillos tiernos

2 cditas. de aceite de canola

1 cebolla, finamente picada

2 tazas de alubias cocidas

2 1/2 tazas de caldo de pollo desgrasado y con poca sal

2 tazas de leche descremada

1/2 kg de pechuga de pollo cocida, sin piel y cortada en trozos medianos

2 cditas. de estragón fresco picado, o 1/2 cdita. del seco

1/4 de cdita. de pimienta negra recién molida

Adorno

4 tiras de tocino de pavo

Hojas de estragón fresco

1 Limpie los elotes y retíreles todos los cabellos. Apoye cada elote en su base ancha sobre una tabla, en ángulo, y corte los granos con un cuchillo de sierra (necesita 2 tazas de granos). Déjelos aparte.

2 Caliente el aceite en una cacerola grande a fuego medio-alto. Acitrone la cebolla sin que se dore, unos 5 minutos. Agregue las alubias y los granos de elote y fría por 5 minutos, moviendo frecuentemente. Vierta el caldo de pollo y espere a que suelte el hervor. Cueza a fuego bajo hasta que los elotes estén tiernos y las alubias sin deshacerse, unos 5 minutos.

3 Agregue la leche, un tercio del pollo, el estragón picado y la pimienta. Espere a que se caliente, moviendo ligeramente, unos 3 minutos.

4 Vierta un tercio de la mezcla en un procesador de alimentos o una licuadora y muela ligeramente, sin que se haga puré. Regrese a la cacerola, agregue el resto del pollo y retire del fuego cuando esté caliente.

5 En una sartén mediana, dore el tocino a fuego medio-alto hasta que esté crujiente. Escúrralo sobre una toalla de papel, luego desmorónelo. Divida la sopa en 4 tazones. Espolvoree con el tocino y las hojas de estragón y sirva bien caliente.

(**Sugerencias**) *Sopa de pollo y champiñones:* Después de preparar el elote, corte en rebanadas 250 g de champiñones (necesita 3 tazas). En una sartén, saltee los champiñones en 2 cditas. de mantequilla sin sal a fuego medio-alto por 5 minutos; agregue 2 cdas. de vino Madeira y espere a que casi todo el líquido se evapore. Agregue los champiñones con las alubias y los granos de elote.

Sopa de invierno: Cuando no haya elotes tiernos en el mercado, sustituya con 300 g de granos de elote congelados. Omita el Paso 1. Después de saltear las alubias, añada los granos de elote con el caldo de pollo.

Otras ventajas

• El elote contiene proteína, pero ésta es incompleta porque carece de dos aminoácidos esenciales (triptofano y lisina). Combinados con frijoles u otras legumbres, como las alubias, aportan una proteína completa.

• El tocino de pavo tiene menos grasa que el de cerdo y lo puede sustituir en cualquier receta. Sin embargo, el contenido de sodio es alto de cualquier manera, por eso debe usarlo con moderación en su dieta.

fotografía, p. 83

Equivalentes

cereales y tubérculos 1	legumbre 1/2
leche (descremada) 1/2	
carne (muy magra) 3	grasa 1/2

Cada porción aporta calorías 313, calorías de grasa 68, grasa 8 g, grasa saturada 2 g, colesterol 74 mg, sodio 427 mg, hidratos de carbono 31 g, fibra 5 g, azúcares 9 g, proteína 33 g. Excelente fuente de magnesio, niacina, fósforo, potasio, riboflavina, tiamina, vitamina B_6, vitamina C. Buena fuente de calcio, folato, hierro, vitamina B_{12}.

sopa de pollo al limón estilo griego

Esta delicada y deliciosa sopa contiene sólo cosas buenas y constituye un cálido y sustancioso plato principal.
Las pechugas de pollo se cuecen con verduras, y así el arroz se cocina en un caldo lleno de sabor.
En el último minuto, la sopa se enriquece con huevos y jugo de limón al estilo tradicional griego.

Preparación **15 minutos**   Cocción **30 minutos**   *4 porciones*

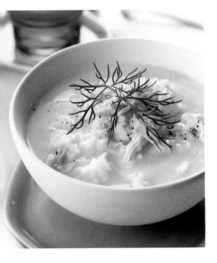

Sopa

350 g de pechuga de pollo,
sin piel y sin huesos

1 cebolla rebanada

2 tallos de apio picados

1 zanahoria en rodajas

6 granos de pimienta entera

Tiras de cáscara de limón

1 manojito de eneldo
fresco o de perejil

1/2 taza de arroz blanco
de grano largo

Jugo de 1 limón

2 huevos, batidos

Sal y pimienta

Adorno

Eneldo fresco o perejil

1 Ponga las pechugas de pollo, la cebolla, el apio, la zanahoria, la pimienta entera, las tiras de cáscara de limón y el eneldo o el perejil en una cacerola grande. Agregue 4 tazas y ponga a hervir a fuego alto, espumando la superficie. Baje la llama y tape la cacerola a la mitad con una tapa. Cueza a fuego bajo por unos 15 minutos o hasta que el pollo esté bien cocido.

2 Retire el pollo de la cacerola con una cuchara ranurada y déjelo aparte. Cuele el caldo en una cacerola limpia y deseche las verduras.

3 Vuelva a calentar el caldo hasta que suelte el hervor; luego, agregue el arroz. Cocine a fuego bajo hasta que el arroz esté casi cocido, unos 8 a 10 minutos. Mientras tanto, desmenuce el pollo en tiras delgadas y mezcle el jugo de limón con los huevos batidos.

4 Agregue el pollo desmenuzado a la sopa. Caliente a fuego medio hasta antes de soltar el hervor. Retire del fuego y vierta la mezcla de huevo, moviendo constantemente. Sazone ligeramente con sal y pimienta. Sirva de inmediato, adornando con el eneldo o el perejil.

(**Sugerencias**) Se puede agregar cualquier variedad de verduras a la sopa además de la zanahoria, la cebolla y el apio. Pruebe con rodajas de calabaza y chícharos.

Para aumentar el contenido de hierro de la sopa, agregue 2 tazas de hojas de espinaca, sin el tallo grueso, lavadas y desinfectadas, junto con el pollo, en el Paso 4.

Otras ventajas

• La combinación de arroz, carne de pollo magra y verduras hace que la sopa tenga poca grasa y aporte buenas cantidades de proteína e hidratos de carbono.

• Aunque los huevos contienen colesterol, ahora se sabe que, para la mayoría de las personas, comerlos con moderación tiene poco efecto sobre los niveles de colesterol en la sangre. Es más, es el consumo de grasa saturada, así como otros factores, lo que puede aumentar el nivel de colesterol en la sangre. Como los huevos son una excelente fuente de proteína, pueden ser valiosos para una dieta saludable. Pero, si usted tiene concentraciones altas de colesterol, ocupe sólo las claras.

Equivalentes

cereales y tubérculos 1
carne (muy magra) 3

Cada porción aporta calorías 225, calorías de grasa 42, grasa 5 g, grasa saturada 2 g, colesterol 157 mg, sodio 78 mg, hidratos de carbono 20 g, fibra 0 g, azúcares 1 g, proteína 24 g. Excelente fuente de niacina. Buena fuente de hierro, fósforo, riboflavina, tiamina, vitamina B_6, vitamina B_{12}.

pollo a la francesa

En la campiña francesa, las carnes braseadas se cuecen tradicionalmente en vino tinto Borgoña robusto, usualmente con champiñones, cebollas y tocino. Para esta versión más saludable, el pollo entero se sustituye con pechugas de pollo y se usa tocino de pavo, eliminando así grasa y calorías sin sacrificar el sabor. Sirva con papitas Cambray salteadas y brócoli al vapor.

Preparación **30 minutos** Cocción **aproximadamente 1 hora** *6 porciones*

Pollo

1 kg de cebollas blancas chicas

6 tiras de tocino de pavo

1 cda. de aceite de oliva al ajo

1 kg de pechugas de pollo, sin piel y sin huesos

1 cdita. de sal

1 cdita. de pimienta negra

1/2 kg de champiñones

12 ramitas de perejil de 12 cm de largo

8 ramitas de tomillo fresco de 12 cm largo

1 hoja de laurel grande

2 tazas de caldo de pollo desgrasado y con poca sal

1 1/2 tazas de vino tinto Borgoña de gran cuerpo

2 tazas de zanahorias, peladas y en trozos medianos

1 cdita. de azúcar

2 cdas. de fécula de maíz

1/4 de taza de agua fría

Adorno

1/2 taza de perejil fresco picado

1 Ponga las cebollas en un tazón refractario. Cubra con agua hirviendo y deje reposar 1 minuto. Páselas a un colador y enfríelas bajo el chorro del agua fría. Pele y corte las que estén más grandes en mitades, a lo largo, y déjelas aparte.

2 Pique el tocino en tiras de 1/2 cm de ancho. En una cacerola de 5 litros con tapa, caliente 1 cda. del aceite a fuego medio-alto. Fría la cebolla y el tocino por unos 5 minutos o hasta que la cebolla esté dorada y el tocino, crujiente. Con una cuchara ranurada, pase la mezcla a un platón cubierto con toallas de papel.

3 Corte las pechugas de pollo en filetes y sazone con la mitad de la sal y la pimienta. Agregue 1 cda. de aceite a la cacerola y saltee el pollo por unos 7 minutos o hasta que esté dorado de manera uniforme, volteándolo una sola vez. Con la cuchara ranurada, pase el pollo al platón con el tocino y las cebollas.

4 Lave los champiñones y córtelos en cuartos. Caliente el resto del aceite en la cacerola y agregue los champiñones y el resto de la sal y la pimienta. Saltee hasta que estén dorados, unos 5 minutos.

5 Regrese el pollo, las cebollas y el tocino a la cacerola con los champiñones y revuelva bien los ingredientes. Añada el perejil, el tomillo y la hoja de laurel. Vierta el caldo y el vino.

6 Suba la llama a fuego alto, espere a que suelte el hervor y agregue las zanahorias. Baje la llama, tape y cueza a fuego bajo por unos 35 minutos o hasta que las zanahorias estén tiernas y los jugos del pollo salgan claros al pincharlo con un tenedor. Deseche la hoja de laurel. Con una cuchara ranurada, pase todos los ingredientes a un platón.

7 Suba la llama a fuego alto, añada el azúcar a la cacerola y deje hervir, destapada, hasta que el líquido se reduzca a 2 tazas. En una taza, disuelva la fécula de maíz en el agua y agregue, agitando, al líquido de la cacerola. Espere a que hierva de nuevo y deje cocer hasta que la salsa se espese, 2 minutos. Bañe el pollo y las verduras con la salsa y espolvoree con el perejil.

Otras ventajas

• Gramo por gramo, la pechuga de pollo cocida sin piel tiene 16% menos calorías y 54% menos grasa que si se cuece con ella. Cocer el pollo con la piel ayuda a conservar la humedad y puede retirarse con facilidad antes de prepararse.

Equivalentes		
verdura 5	carne (muy magra) 4	
	grasa 1	

Cada porción aporta calorías 341, calorías de grasa 82, grasa 9 g, grasa saturada 2 g, colesterol 102 mg, sodio 830 mg, hidratos de carbono 22 g, fibra 5 g, azúcares 13 g, proteína 39 g. Excelente fuente de niacina, fósforo, potasio, riboflavina, vitamina A, vitamina B_6, vitamina C. Buena fuente de folato, hierro, magnesio, tiamina.

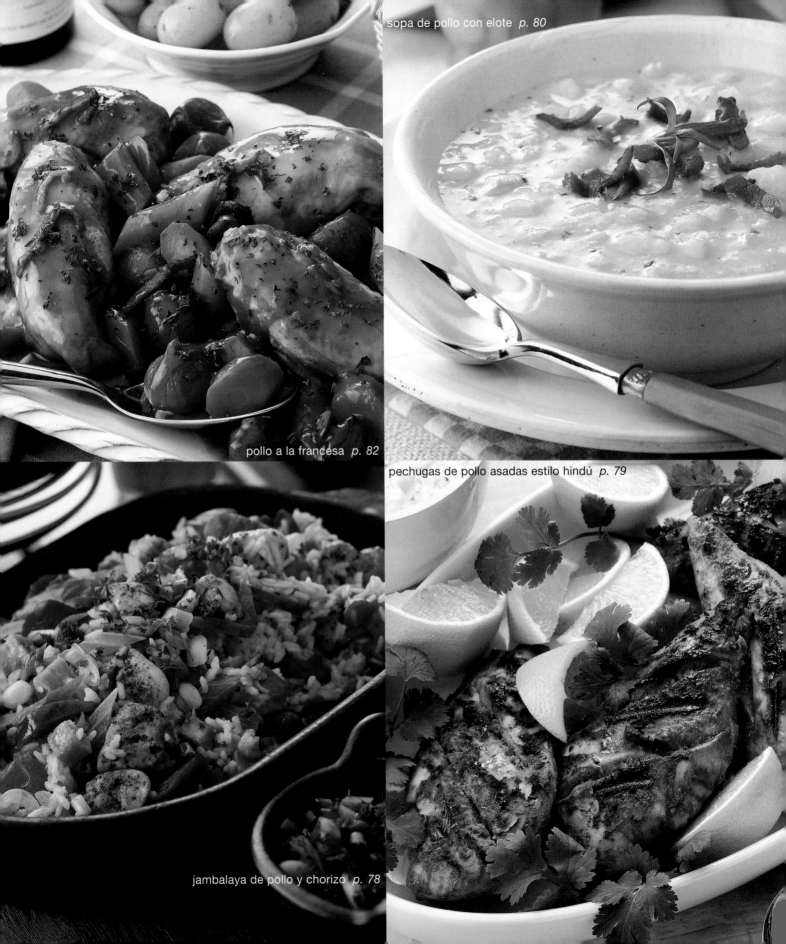

sopa de pollo con elote *p. 80*

pollo a la francesa *p. 82*

pechugas de pollo asadas estilo hindú *p. 79*

jambalaya de pollo y chorizo *p. 78*

pollo al queso

Además de rápida y fácil de hacer, esta receta es exquisita. Su familia le pedirá que haga a menudo este platillo, el cual combina el característico sabor del queso amarillo con la crema y el peculiar sabor picante de los chiles chipotles.

Preparación **10 minutos**   Cocción **10 minutos**   *4 porciones*

4 mitades de pechuga de pollo cocidas, sin piel y sin huesos

200 g de queso amarillo bajo en grasa

1/2 taza de leche descremada

1 taza de crema agria baja en grasa

2 chiles chipotles

1 cdita. de ajo en polvo

1 cdita. de sal

1/4 de cdita. de pimienta negra recién molida

Una pizca de páprika

Aceite vegetal en aerosol

1 En la licuadora, muela el queso junto con la leche, la crema, los chiles chipotles, el ajo en polvo, la sal, la pimienta y la páprika hasta que se forme una mezcla uniforme.

2 Mientras tanto, en una cacerola un poco honda, rocíe un poquito de aceite en aerosol; agregue las pechugas y dórelas ligeramente unos 2 minutos de cada lado a fuego medio.

3 Pase la mezcla de queso al chipotle a la cacerola donde están las pechugas; revuelva, caliente de 4 a 5 minutos más y sirva.

(Sugerencias) *Pollo al queso con champiñones:* Agregue 1 taza de champiñones rebanados cocidos en el Paso 3 y caliente el pollo durante unos minutos más.

Pollo al queso con pimiento morrón: Añada a la mezcla del Paso 1 una lata pequeña de pimientos morrones rojos enlatados.

Otras ventajas

• El pollo magro, como lo es la pechuga sin piel, es una excelente opción para ingerir proteínas sin consumir la grasa que algunas piezas, sobre todo con piel, ofrecen.

• Consumir productos lácteos es de suma importancia, sobre todo para prevenir la descalcificación de los huesos que muchas mujeres padecen a partir de la menopausia. El queso, la crema y la leche ofrecen importantes cantidades de calcio.

fotografía, p. 87

Equivalentes

carne (magra) 2
carne (muy magra) 4   grasa 2

Cada porción aporta calorías 405, calorías de grasa 189, grasa 21 g, grasa saturada 11 g, colesterol 144 mg, sodio 327 mg, hidratos de carbono 4 g, fibra 0 g, azúcares 1 g, proteína 49 g. Excelente fuente de calcio, fósforo. Buena fuente de vitaminas del grupo B.

pollo con hinojo al Marsala

De la ciudad siciliana de Marsala proviene este famoso vino fortificado de color ámbar profundo; elija el tipo seco superior para este platillo. Empiece con sus piezas de pollo favoritas, luego saltee con poro, hinojo chícharos y Marsala. Otro día haga la prueba sustituyendo el hinojo por tomates y pimiento rojo.

Preparación **30 minutos**   Cocción **1 hora**   *10 porciones*

2 kg de piezas de pollo con hueso (pechugas, piernas y muslos)

1/4 de taza de harina

1/2 cdita. de pimienta negra recién molida

1/4 de cdita. de sal

2 cdas. de aceite de oliva

1 poro grande o 2 cebollas amarillas muy grandes

2 cdas. de hojas de albahaca

1 cdita. de semillas de hinojo

1 taza de vino Marsala seco

2 tazas de caldo de pollo desgrasado y con poca sal

2 bulbos de hinojo grandes, limpios y en trozos medianos

2 tazas de chícharos, frescos o congelados

1 limón grande

1 cda. de maicena

1/4 de taza de perejil, finamente picado

1 Quítele la piel al pollo. Ponga la harina y la mitad de la sal y la pimienta en una bolsa de plástico, ciérrela y agítela. Luego, meta varias piezas de pollo a la vez, selle la bolsa y agítela de nuevo para cubrir con la mezcla de harina el pollo.

2 En una sartén, caliente 1 cda. del aceite a fuego medio-alto. Saltee el poro, el hinojo y la albahaca por unos 5 minutos o hasta que el poro esté blando. Con una cuchara ranurada, pase la mezla a un platón y deje aparte.

3 Vierta el resto del aceite en la sartén y saltee el pollo por 7 minutos o hasta que esté dorado de manera uniforme. Pase el pollo al platón con el poro y manténgalo caliente.

4 Vierta 1/2 taza del vino Marsala en la sartén caliente y cocine a fuego bajo hasta que el vino se reduzca a la mitad. Agregue el caldo y espere a que hierva. Regrese a la sartén la mezcla de poro y las piernas y los muslos (espere para agregar las pechugas, pues podrían cocerse demasiado). Añada el hinojo y revuelva.

5 Baje la llama, tape y cocine a fuego bajo por 15 minutos. Agregue las pechugas de pollo, tape y cocine 10 minutos más. Luego, añada los chícharos, revuelva y deje cocer por unos 5 minutos más o hasta que los jugos del pollo salgan claros al pincharlo con un tenedor.

Con una cuchara ranurada, pase el pollo y las verduras a un platón y manténgalos calientes.

6 Corte varias tiras de cáscara de limón y aparte. Exprima el jugo en una sartén. En una taza, disuelva la maicena en la 1/2 taza restante de Marsala, mézclela con el líquido de la cacerola y deje hervir hasta que la salsa se espese, unos 2 minutos. Bañe el pollo y las verduras con la salsa. Espolvoree con el limón y el perejil y sirva de inmediato.

(Sugerencias) *Pollo italiano:* Saltee 2 tazas de tiras de pimiento rojo, de 1 cm de grosor, con el poro y la albahaca; omita las semillas de hinojo. Agregue 2 tazas de tajadas de tomate con los chícharos. Sustituya el perejil con 1/2 taza adicional de hojas de albahaca picadas.

Pechugas Marsala: Sustituya las piernas y los muslos por pechugas de pollo sin piel ni huesos. Cueza las pechugas sólo 10 minutos, luego agregue los chícharos y cueza 5 minutos más.

Otras ventajas

• El hinojo, un miembro de la familia del perejil, tiene mucha fibra y pocas calorías. También es una buena fuente de vitamina C y de potasio.

• La carne oscura de pollo contiene 80% más vitamina A y casi 50% más cinc que la blanca.

fotografía, p. 87

Equivalentes

verdura 4 carne (magra) 4

Cada porción aporta calorías 311, calorías de grasa 87, grasa 10 g, grasa saturada 2 g, colesterol 90 mg, sodio 311 mg, hidratos de carbono 18 g, fibra 5 g, azúcares 5 g, proteína 33 g. Excelente fuente de niacina, fósforo, potasio, riboflavina, vitamina B$_6$, vitamina C. Buena fuente de folato, hierro, magnesio, tiamina.

pollo rostizado con hierbas y ajo

En esta receta, una mezcla de queso crema bajo en grasa y hierbas frescas se mete por debajo de la piel para conservar la humedad de la carne. Para dar más sabor, se inserta un limón grande en la cavidad del ave y se usa vino blanco seco para bañarla. La piel se retira y la jugosa carne se sirve en rebanadas con un delicado gravy preparado con los jugos de la charola.

Preparación **30 minutos**　Rostizado **2 horas**　*8 porciones*

Pollo

1 pollo tierno entero (unos 2 kg)

1 cdita. de pimienta negra recién molida

1 cdita. de sal

2 cditas. de ralladura de limón

1 limón grande

1 taza de hojas de cilantro fresco

1 taza de perejil fresco

2 dientes de ajo, pelados

1/2 taza de queso crema bajo en grasa (Neufchâtel)

3 cdas. de crema agria baja en grasa

1 taza de vino blanco seco

1 taza de caldo de pollo desgrasado y con poca sal

2 cdas. de maicena

1/4 de taza de agua fría

Adorno

Rodajas de limón

Ramitas de cilantro y perejil frescos

1 Precaliente el horno a 220°C y prepare una charola para hornear con rejilla. Lave bien el pollo con agua fría; deseche las vísceras y la cabeza. Espolvoree la cavidad del ave con la mitad de la sal y la pimienta. Ralle la cáscara del limón y espolvoree 1 cdita. en la cavidad. Corte el limón en mitades. Sosteniendo el pollo inclinado, exprima el jugo de limón dentro de la cavidad y meta las dos mitades.

2 Coloque el pollo con la pechuga hacia arriba. Desde el cuello, meta los dedos con cuidado debajo de la piel para aflojarla sobre la pechuga y los muslos (sin rasgarla).

3 En un procesador pique finamente el cilantro, el perejil y el ajo. Agregue el queso crema, la crema agria, el resto de la sal, la pimienta y la ralladura de limón; procese unos segundos más para mezclar. Meta la mezcla por debajo de la piel; extiéndala para que cubra la pechuga y los muslos en una capa uniforme.

4 Ate el pollo e inserte un termómetro de asar en un muslo, luego coloque el ave en la rejilla de la charola. Vierta el vino sobre el pollo y horréelo a 220°C por 30 minutos. Baje la temperatura del horno a 175°C, bañe el pollo a menudo con los jugos de la charola y deje que se cocine 1 1/2 horas o hasta que el termómetro registre 80°C y los jugos del pollo salgan claros cuando lo pinche con un tenedor.

5 Con cuidado, levante el pollo de la rejilla, inclinándolo para que los jugos de la cavidad escurran en la charola, y déjelo reposar 10 minutos sobre una tabla.

6 Mientras, vierta el líquido de la charola en una taza de medir refractaria y elimine la grasa. Agregue caldo de pollo suficiente para obtener 2 tazas de líquido y viértalo en la charola para asar. Mientras, disuelva la maicena en el agua y viértala en la charola agitando bien. Ponga la mezcla a hervir a fuego alto, raspando el fondo de la charola, hasta que el gravy se espese, unos 2 minutos.

7 Trinche el pollo. Sirva rebanadas sin piel y decore con las rodajas de limón y las ramitas de cilantro y perejil. Sirva con el gravy.

(Sugerencias) *Pollo rostizado con relleno de arroz silvestre:* Cueza 170 g de arroz blanco de grano largo mezclado con arroz silvestre de acuerdo con las instrucciones del paquete; añada 1/2 taza de nueces picadas tostadas. Luego, prepare el pollo, sustituyendo la ralladura y el jugo de limón con ralladura y jugo de naranja; deseche las mitades de naranja. Rellene la cavidad con la mezcla de arroz cocido. Prepare y hornee el pollo como en los Pasos 2 a 7.

Equivalentes

carne (grasa media)	4
carne (magra)	1

Cada porción aporta calorías 354, calorías de grasa 191, grasa 21 g, grasa saturada 7 g, colesterol 112 mg, sodio 521 mg, hidratos de carbono 4 g, fibra 0 g, azúcares 1 g, proteína 34 g. Excelente fuente de niacina, fósforo, vitamina B_6, vitamina C. Buena fuente de hierro, potasio, riboflavina, vitamina A, cinc.

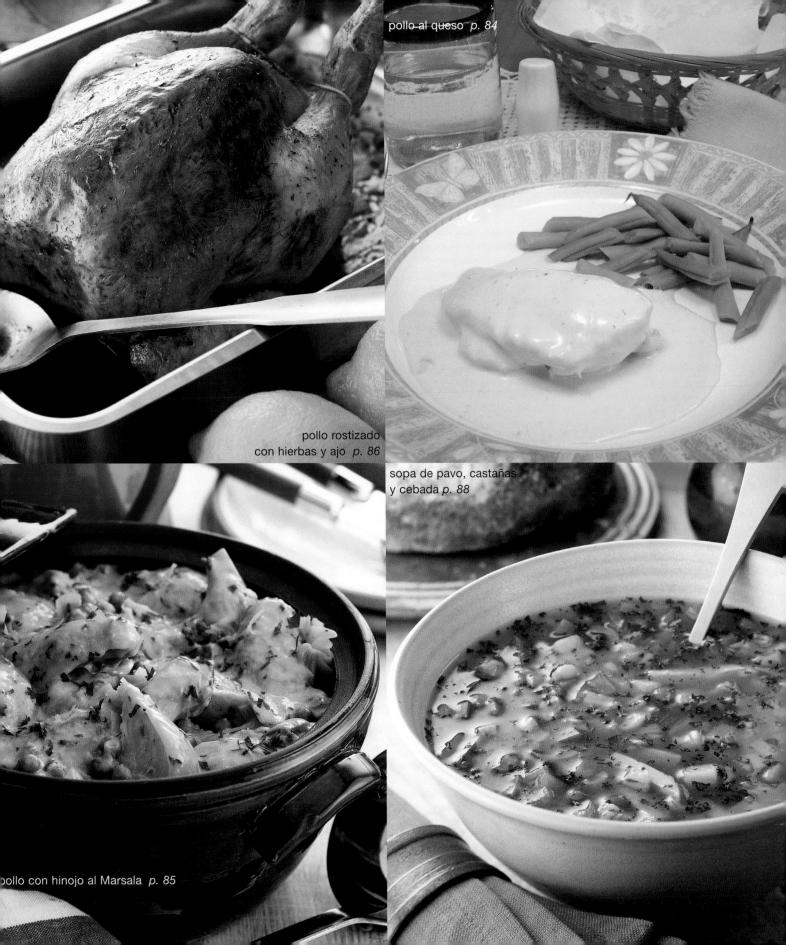

pollo al queso *p. 84*

pollo rostizado
con hierbas y ajo *p. 86*

sopa de pavo, castañas
y cebada *p. 88*

pollo con hinojo al Marsala *p. 85*

sopa de pavo, castañas y cebada

Una de las mejores partes de rostizar un pavo es hacer una olla grande de sopa con el resto del ave.
Si no va a rostizar un ave, use caldo de pollo casero y desgrasado.
Agregue verduras de invierno y castañas para lograr una comida completa y saludable.

Preparación **45 minutos**   Cocción **2 horas**   *8 porciones*

Sopa

1 kg de pechuga de pavo cocida, sin hueso

3 zanahorias grandes, peladas y picadas

4 nabos grandes, pelados y picados

4 tallos de apio, picados

170 g de cebollitas de Cambray sin rabo

1 taza de cebada perla

225 g de coles de Bruselas, en mitades o picadas

1/2 taza de castañas picadas grueso

1/4 de taza de perejil picado

Caldo

Retazo de pavo (de un ave de por lo menos 6 kg) o 2 1/2 kg de piezas de pavo con hueso

1 cebolla amarilla grande, pelada y en cuartos

2 tallos de apio grandes, picados grueso

10 ramitas de perejil y 10 de tomillo

1 hoja de laurel grande

12 granos de pimienta entera

1 cdita. de sal

1. Empiece por el caldo. Parta el retazo de pavo, desechando la piel, y póngalo en una olla de 8 litros. Cubra con agua fría (unas 12 tazas) y ponga a hervir a fuego alto, retirando la espuma de la superficie con una cuchara ranurada. Agregue el resto de los ingredientes del caldo y espere a que vuelva a hervir.

2. Baje la llama y cueza a fuego bajo, sin tapar, por 1 1/2 horas. Cuele y deseche los huesos y las verduras (necesita 9 tazas de caldo). Elimine la grasa y regrese a la olla.

3. Para hacer la sopa, ponga a hervir de nuevo el caldo. Quítele la piel a la pechuga de pavo y córtela en trozos medianos (necesita 6 tazas). Agregue el pavo al caldo junto con las zanahorias, los nabos, los apios, las cebollas y la cebada. Cueza a fuego bajo la sopa, sin tapar, hasta que la cebada esté tierna, unos 30 minutos.

4. Agregue las coles y las castañas y cueza a fuego bajo hasta que las coles estén tiernas pero crujientes, unos 5 minutos. Espolvoree con el perejil y sirva bien caliente.

(Sugerencias) *Sopa rápida de pavo:* Sustituya el caldo de pavo por 9 tazas de caldo de pollo de la víspera. Vierta el caldo en la olla y ponga a hervir a fuego alto. Proceda a agregar y cocer las verduras.

Sopa de pavo con hortalizas: Sustituya la cebada con 1 taza de arroz blanco seco. Omita las coles y las castañas; agregue 2 tazas de chícharos frescos y 1 taza de tomates picados. Cueza a fuego bajo 10 minutos más si usa chícharos frescos (sólo 5 minutos más para los congelados).

Sopa de pavo y fideos: Omita la cebada, las coles y las castañas. Reduzca el tiempo de cocción de 30 a 15 minutos. Añada 1 taza de pasta cabello de ángel y 1 taza de pimiento rojo picado. Espere a que hierva de nuevo y cueza a fuego bajo hasta que la pasta esté tierna, unos 3 a 5 minutos. Espolvoree con el perejil y 1/4 de taza de cacahuates tostados picados.

Otras ventajas

• La cebada tiene poca grasa y es rica en hidratos de carbono. Como muchos otros cereales, es buena fuente de vitaminas B, esenciales para un sistema nervioso saludable y que ayuda al cuerpo a transformar los alimentos en energía. La cebada perla no tiene cascarilla ni salvado y ha sido pasada por vapor y pulida.

fotografía, p. 87

Equivalentes

cereales y tubérculos 1	verdura 2
carne (muy magra) 3	
grasa con proteína 1	

Cada porción aporta calorías 302, calorías de grasa 16, grasa 2 g, grasa saturada 0 g, colesterol 95 mg, sodio 347 mg, hidratos de carbono 33 g, fibra 6 g, azúcares 8 g, proteína 39 g. Excelente fuente de niacina, fósforo, potasio, vitamina A, vitamina B_6, vitamina C. Buena fuente de folato, hierro, magnesio, riboflavina, tiamina.

cuscús con pavo y limón

Hay pavos congelados, y a menudo también frescos, todo el año. Los pavos más chicos, 4 1/2 kg a 5 1/5 kg, son excepcionalmente jugosos y tiernos, ideales para una reunión familiar. Para esta comida, el condimentado cuscús se sirve con mitades de limón para una mejor presentación.

Preparación **30 minutos**   Rostizado **3 1/2 horas**   *20 porciones*

Pavo

1 pavo entero (4 a 5 kg), fresco o congelado ya descongelado

1 cdita. de sal

1 cdita. de pimienta negra recién molida

1/2 taza de vino blanco seco

3 cdas. de maicena

1/4 de taza de agua fría

Relleno

5 limones grandes

2 1/2 tazas de caldo de pollo o de pavo, desgrasado y con poca sal

1 taza de agua hirviendo

1 taza de chabacanos picados

1/2 taza de hojas de menta fresca picadas, y sus ramas

1 cdita. de canela molida

1 cdita. de comino molido

1 cdita. de cúrcuma molida

2 paquetes (280 g c/u) de cuscús

1 Precaliente el horno a 160°C y prepare una charola para hornear con rejilla. Corte los limones en mitades. Exprima el jugo en una taza de medir; deseche las semillas y las membranas. Corte una rodaja delgada de la base de cada cáscara de limón de manera que se pare firmemente. Aparte las 10 mitades.

2 En una cacerola mediana, ponga 1 1/2 tazas de caldo, el agua hirviendo, 1/4 de taza de jugo de limón, los chabacanos, las hojas de menta (reserve las ramas para adorno), la canela, el comino y la cúrcuma y ponga a hervir a fuego alto. Agregue el cuscús y revuelva. Retire del fuego, tape y deje reposar hasta que el cuscús absorba todo el líquido, unos 5 minutos.

3 Lave el pavo por dentro y por fuera bajo el chorro del agua; deseche las vísceras y el pescuezo. Espolvoree las dos cavidades con la sal y la pimienta. Rellene ambas cavidades con el cuscús y ate el pavo.

4 Inserte un termómetro para rostizar en un muslo del pavo, luego póngalo sobre la rejilla en la charola. Vierta el vino y el resto del jugo de limón, tape con la tapa de la charola o con papel aluminio. Hornee el ave, bañándola frecuentemente con sus

jugos, por 3 horas. Destape la charola y deje asar el pavo por unos 30 minutos más, hasta que esté dorado o el termómetro indique 80°C y los jugos salgan claros cuando pinche el muslo con un tenedor. Pase el ave a una tabla y déjela reposar 10 minutos.

5 Mientras tanto, vierta el fondo de la charola en una taza de medir refractaria y elimine la grasa. Agregue la taza de caldo de pollo restante, además del agua necesaria para obtener 3 tazas de líquido, luego reincorpore la mezcla a la charola. En una taza, disuelva la fécula de maíz en 1/4 de taza de agua fría, agregue a la charola y agite. Ponga a hervir a fuego alto, raspando el fondo de la charola, hasta que el gravy se espese, unos 2 minutos.

6 Rellene las mitades de limón con cuscús. Trinche el pavo, desechando la piel. Adorne con las mitades de limón, cuscús y las ramitas de menta. Sirva con el gravy.

Otras ventajas

• El cuscús tiene poca grasa; tiene un Índice glicémico bajo, lo que significa que se descompone lentamente en el organismo, liberando energía gradualmente en el torrente sanguíneo y manteniendo uniformes los niveles de azúcar.

fotografía, p. 93

Equivalentes

cereales y tubérculos 2
carne (muy magra) 4

Cada porción aporta calorías 327, calorías de grasa 54, grasa 6 g, grasa saturada 2 g, colesterol 87 mg, sodio 265 mg, hidratos de carbono 29 g, fibra 3 g, azúcares 4 g, proteína 38 g. Excelente fuente de hierro, magnesio, niacina, fósforo, potasio, riboflavina, vitamina B_6, cinc. Buena fuente de cobre, tiamina, vitamina A, vitamina B_{12}, vitamina C.

brochetas de pavo con salsa de hinojo y pimiento rojo

Marine trocitos de pechuga de pavo en vino blanco con hierbas frescas. Luego ensártelos con cebollitas y ase las brochetas hasta que se doren. Sirva con una salsa de hinojo y pimiento rojo y una guarnición de pasta o arroz silvestre.

Preparación 20 minutos   **Marinado 30 minutos**   **Cocción 15 minutos**   *4 porciones*

Brochetas

8 tallos de romero fresco u 8 brochetas de madera

1/2 kg de pechuga de pavo, sin piel y sin huesos, en filetes

1/2 cdita. de sal

1/4 de cdita. de pimienta negra recién molida

1/2 taza de vino blanco seco

3 cdas. de jugo de limón

2 dientes de ajo, machacados

1 cda. de hojas de romero fresco picadas

1 cda. de hojas de salvia fresca picadas

1 cda. de hojas de tomillo fresco

1 cdita. de semillas de hinojo ligeramente machacadas

1 cda. de aceite de oliva extra virgen

16 cebollitas de Cambray peladas

Salsa

2 pimientos rojos grandes

1 bulbo de hinojo, limpio

1/4 de taza de aceitunas sin hueso

1 cda. de jugo de limón

1 cda. de aceite de oliva extra virgen

1 diente de ajo machacado

1/2 cdita. de pimienta negra recién molida

Equivalentes

verdura 4 carne (muy magra) 3 grasa 1

1 Si usa los tallos de romero, desprenda y reserve las hojas de la parte inferior de cada tallo, dejando unos 5 cm de hojas arriba. Remoje en agua los tallos (o las brochetas de madera) mientras marina el pavo.

2 Corte el pavo en 24 cubitos, de 3 cm cada uno. Espolvoree el pavo con la sal y la pimienta y extiéndalo en una sola capa sobre una charola para hornear. En un tazón chico, bata el vino, el jugo de limón, el ajo, el romero, la salvia, el tomillo, las semillas de hinojo y el aceite. Rocíe el pavo con la marinada y revuelva hasta que los trozos estén bien cubiertos. Tape con película plástica y deje marinar en el refrigerador 30 minutos, volteando una vez.

3 Mientras tanto, prepare la salsa. Quite las semillas a los pimientos y córtelos en cubitos de 1 cm. Limpie el bulbo de hinojo y córtelo en cubitos de 1 cm. En un tazón mediano, mezcle los pimientos, el hinojo y las aceitunas con el jugo de limón, el ajo y la pimienta.

4 Precaliente el horno o el asador. Ensarte los trocitos de pavo marinados y las cebollitas en los tallos de romero, o las brochetas, remojados. En una cacerola chica, hierva el resto de la marinada a fuego alto.

5 Ase las brochetas hasta que el pavo esté dorado, unos 12 minutos, bañándolas a menudo con la marinada.

(Sugerencias) *Brochetas de pavo con verduras:* Aumente los tallos de romero o las brochetas a 12 (Paso 1). Aumente la cantidad de pavo a 700 g y córtelo en 36 cubitos (Paso 2). Ensarte en las brochetas otras verduras con el pavo y las cebollas: 2 tazas de rodajas de calabaza (2 cm de grosor), 2 tazas de elotitos Cambray, 2 tazas de tomates cherry (Paso 4). Ase como se indica en el Paso 5 por unos 12 a 14 minutos o hasta que el pavo esté bien cocido y las calabazas, tiernas. Esta receta rinde 6 porciones, 2 brochetas por persona.

Salsa de tomates y pimiento asado: Use pimientos rojos asados en lugar de frescos y 1 taza de tomates picados en lugar de hinojo (Paso 3). Para asar los pimientos, córtelos en cuartos, áselos por 6 minutos o hasta que la piel esté ennegrecida. Déjelos enfriar en una bolsa de plástico cerrada y luego quíteles la piel. Píquelos finamente y añádalos a la salsa.

Otras ventajas

• Esta salsa es un condimento con poca grasa y mucha vitamina C (pimiento rojo).

• Si usa tallos de romero en lugar de brochetas, la carne de pavo absorberá un maravilloso sabor mientras se dora.

fotografía, p. 93

Cada porción (dos brochetas) aporta calorías 290, calorías de grasa 80, grasa 9 g, grasa saturada 1 g, colesterol 73 mg, sodio 452 mg, hidratos de carbono 22 g, fibra 6 g, azúcares 11 g, proteína 30 g. Excelente fuente de niacina, fósforo, potasio, vitamina A, vitamina B$_6$, vitamina C. Buena fuente de folato, hierro, magnesio, riboflavina, tiamina.

paté de pavo y lentejas

Este paté de textura gruesa, deliciosamente aromatizado con ajo y cilantro fresco, combina carne de pavo molida e hígados de pavo con lentejas para un entremés que tiene mucha menos grasa que el paté tradicional. Sirva con rebanadas de pan baguette tostado y palitos de verduras crujientes y rábanos.

Preparación **1 hora**   Enfriamiento **2 horas**   *6 porciones*

Paté

50 g de lentejas verdes

2 cditas. de aceite de canola

4 chalotes, finamente picados

1 diente de ajo, machacado

1/2 kg de carne de pavo molida

110 g de hígados de pavo, picados

3 cdas. de vino Marsala seco

1/4 de taza de cilantro fresco

Sal y pimienta

Adorno

Ramitas de cilantro fresco

1 Ponga las lentejas en una cacerola, cúbralas con agua suficiente y póngalas a hervir. Cueza a fuego bajo hasta que estén cocidas, unos 45 minutos. Escúrralas bien y déjelas aparte para que se enfríen.

2 Caliente el aceite en una sartén grande y saltee los chalotes y el ajo a fuego medio-alto hasta que estén blandos, unos 2 minutos. Baje la llama a fuego medio y agregue el pavo y los hígados. Fría, moviendo frecuentemente, de 8 a 10 minutos.

3 Vierta el Marsala, espere a que suelte el hervor y deje hervir 1 o 2 minutos. Sazone ligeramente con sal y pimienta.

4 Pase la mezcla a un procesador de alimentos. Agregue el cilantro y las lentejas cocidas y procese por unos segundos hasta obtener una pasta de consistencia gruesa.

5 Divida en 6 moldes chicos, comprimiendo bien con el dorso de una cuchara. Tape con cubierta plástica y refrigere 2 horas antes de servir, adornado con ramitas de cilantro fresco.

(Sugerencias) Puede usar hígados de pollo en lugar de hígados de pavo, o una mezcla de ambos.

Pruebe cambiando el Marsala por jerez seco.

Otras ventajas

• Los hígados de pavo son una rica fuente de hierro, cinc, vitamina A y muchas vitaminas B, en especial B_{12}. El hierro, presente en los hígados, está en una forma que el cuerpo humano absorbe con facilidad.

• Las lentejas se pueden usar como sustituto de carne en muchas recetas, como hamburguesas y pastel de carne. Simplemente reemplace la mitad de la carne con lentejas cocidas y proceda con la receta. Esto reduce la cantidad de grasa y colesterol de los platillos y aumenta el contenido de fibra.

fotografía, p. 93

Equivalentes

legumbres 1/2
carne (muy magra) 3

Cada porción aporta calorías 167, calorías de grasa 25, grasa 3 g, grasa saturada 0 g, colesterol 123 mg, sodio 47 mg, hidratos de carbono 9 g, fibra 3 g, azúcares 2 g, proteína 24 g. Excelente fuente de folato, niacina, fósforo, vitamina A, vitamina B_6, vitamina B_{12}. Buena fuente de hierro, potasio, riboflavina.

cacerola de chorizo de pavo y frijoles

Comer de forma saludable no significa renunciar a los platillos favoritos. Sencillas sustituciones de ingredientes a menudo son indetectables en el producto final y pueden hacer una comida mucho más nutritiva. Aquí, el chorizo de pavo magro sustituye al tradicional de cerdo en un guisado sustancioso, con una salsa de frijol y una cubierta de tubérculos.

Preparación **aproximadamente 1 hora**   Cocción **30-35 minutos**   *6 porciones*

700 g de papas, peladas y en rebanadas muy delgadas

1 zanahoria grande, en rodajas en diagonal

1 chirivía grande, en rebanadas en diagonal

Aceite en aerosol

8 chorizos de pavo con poca grasa (unos 500 g)

1 cebolla, finamente picada

2 cditas. de páprika

2 cdas. de harina

1 3/4 tazas de caldo de pollo desgrasado y con poca sal

1 cda. de salsa inglesa

3 cditas. de granos de mostaza

1 cdita. de azúcar moreno claro

1 1/2 tazas de frijoles bayos de la olla

1 cda. de mantequilla derretida

Sal y pimienta

1 Precaliente el horno a 190ºC. Cueza la papa, la zanahoria y la chirivía en agua hirviendo unos 3 o 4 minutos o hasta que estén tiernas. Escúrralas y déjelas aparte.

2 Rocíe una sartén antiadherente grande con aceite en aerosol. Agregue el chorizo y fría a fuego medio 10 minutos, volteando para que se dore de manera uniforme. Retire el chorizo de la sartén y reserve.

3 Saltee la cebolla en la misma sartén hasta que se dore, unos 5 minutos. Agregue la páprika y la harina y vierta el caldo gradualmente mientras agita. Espere a que suelte el hervor, sin dejar de mover, baje la llama y cueza a fuego bajo hasta que se espese. Añada la salsa inglesa, 2 cditas. de la mostaza y el azúcar. Sazone ligeramente con sal y pimienta. Agregue los frijoles. Corte el chorizo en rodajas y reincorpórelo a la sartén. Espere a que suelte el hervor.

4 Vierta la mezcla de chorizo y frijoles en un recipiente para hornear poco hondo, de 4 tazas. Acomode encima los tubérculos rebanados, del centro hacia afuera formando círculos encimados para cubrir la superficie por completo. Mezcle la cucharadita de mostaza restante con la mantequilla derretida y barnice las verduras.

5 Hornee hasta que la salsa hierva y las verduras se doren, unos 30 a 35 minutos. Sirva caliente.

(Sugerencias) El platillo se puede preparar con anticipación y refrigerarlo hasta que vaya a hornearlo. Hornee de 40 a 45 minutos, pero cubra el platillo con papel de aluminio después de 20 minutos.

Versión vegetariana: Use chorizo sin carne y caldo de verduras. Sustituya la salsa inglesa con una salsa ligeramente picante.

Use 2 poros en rebanadas en lugar de la cebolla y omita la páprika. Use alubias y 1/2 taza de ciruelas sin hueso en mitades.

Otras ventajas

• Los frijoles bayos son una buena fuente de fibra dietética, en particular de fibra soluble, que ayuda a reducir los niveles de colesterol en la sangre. Usar enlatados facilita y hace más rápida la preparación de la comida.

• Tanto las chirivías como las papas aportan buenas cantidades de potasio. Las chirivías también contienen algunas vitaminas B, en particular, folato y tiamina.

Equivalentes

cereales y tubérculos 1 1/2
verdura 1 legumbres 1/2
carne (magra) 2 grasa 1/2

Cada porción aporta calorías 327, calorías de grasa 83, grasa 9 g, grasa saturada 3 g, colesterol 53 mg, sodio 1,338 mg, hidratos de carbono 42 g, fibra 6 g, azúcares 10 g, proteína 18 g. Excelente fuente de folato, hierro, niacina, fósforo, potasio, riboflavina, vitamina A, vitamina B_6, vitamina C. Buena fuente de magnesio, tiamina. Alerta: rico en sodio

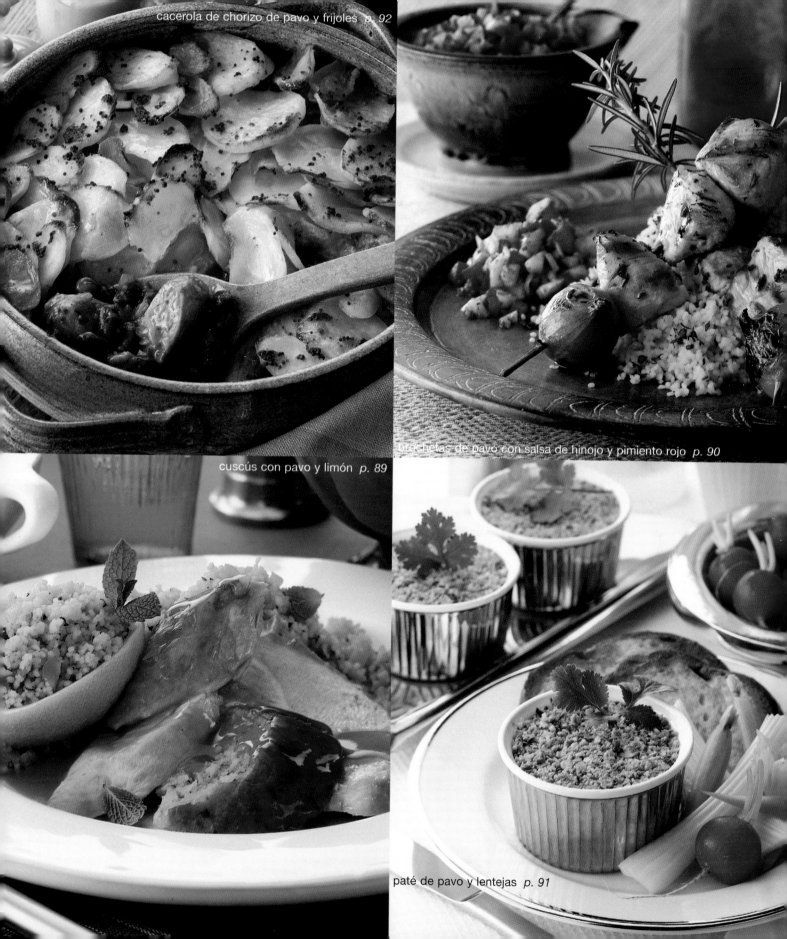

cacerola de chorizo de pavo y frijoles *p. 92*

brochetas de pavo con salsa de hinojo y pimiento rojo *p. 90*

cuscús con pavo y limón *p. 89*

paté de pavo y lentejas *p. 91*

pavo braseado con verduras tiernas

En esta receta, las piernas de pavo se doran ligeramente, luego se les agrega un caldo sazonado con hierbas y se hornean. La cocción lenta y prolongada ayuda a desarrollar el sabor del platillo y ablandar la carne. Diminutas verduras se agregan hacia el final del tiempo de cocción y se doran hasta que están tiernas.

Preparación **15 minutos**   Cocción **1 1/2 horas**   *4 porciones*

Piernas de pavo

2 piernas de pavo grandes, con hueso

1 cdita. de pimienta negra recién molida

1/2 cdita. de sal

2 cditas. de aceite de canola

1 1/2 tazas de caldo de pavo o caldo de pollo desgrasado y con poca sal

2 ramitas de romero y 2 de tomillo frescos

1 hoja de laurel

Verduras

1 kg de cebollas amarillas, en rebanadas de 1 cm

2 tazas de calabacitas pequeñas sin puntas

2 tazas de zanahorias Cambray peladas

2 tazas de elotitos Cambray escurridos

1 Precaliente el horno a 175°C. Sazone las piernas de pavo con sal y pimienta. En una cacerola grande con tapa que pueda meter al horno, caliente el aceite a fuego medio-alto y fría las piernas de pavo hasta que se doren, volteándolas frecuentemente. Vierta el caldo sobre las piernas; agregue el romero, el tomillo y la hoja de laurel.

2 Tape la cacerola y hornee las piernas de pavo durante 1 hora.

3 Distribuya las verduras alrededor de las piernas y continúe con el horneado, con la cacerola tapada, hasta que las verduras estén tiernas, unos 30 minutos. Las piernas de pavo estarán listas para servirse cuando estén doradas y los jugos salgan claros al pincharlas con un tenedor; las verduras deben estar tiernas, pero no demasiado cocidas. Deseche la hoja de laurel.

4 Para servir, rebane la carne de las piernas y sírvala con las verduras. Bañe la carne y las verduras con un poco del líquido de la cocción.

(Sugerencias) *Piernas de pollo braseadas:* Sustituya las piernas de pavo con 10 piernas de pollo (un total de 1 kg).

Continúe con el Paso 2, pero hornee sólo por 30 minutos en lugar de 1 hora, antes de agregar las verduras.

Pechuga de pavo asada: Sustituya las piernas de pavo con 1 pechuga de pavo entera con hueso (aproximadamente 2 kg). Continúe con el Paso 2, horneando la pechuga de pavo 1 1/2 horas en lugar de 1 hora, antes de agregar el doble de verduras. Si gusta, use trozos de zanahoria pelada y de calabaza en lugar de las versiones miniatura.

Sustituya el caldo de pavo con 1 1/2 tazas de vino blanco seco.

Otras ventajas

• Preparar una selección de verduras puede ser laborioso debido a que hay que pelar y picar. Por suerte, ahora existe una amplia gama de productos que facilitan la preparación. Las verduras en versión miniatura frescas o las congeladas son útiles cuando se tiene poco tiempo y se pueden agregar enteras en lugar de picadas.

• Los elotitos Cambray de esta receta aportan algo de vitamina A (betacaroteno) y fibra. Además, las verduras diminutas mejoran la apariencia del platillo.

fotografía, p. 97

Equivalentes	
cereales y tubérculos 1	verdura 3
carne (magra) 3	

Cada porción aporta calorías 327, calorías de grasa 96, grasa 11 g, grasa saturada 3 g, colesterol 83 mg, sodio 604 mg, hidratos de carbono 31 g, fibra 8 g, azúcares 20 g, proteína 29 g. Excelente fuente de folato, hierro, magnesio, niacina, fósforo, potasio, riboflavina, tiamina, vitamina A, vitamina B_6, vitamina C, cinc.

medallones de pavo con salsa de cítricos y cebolla blanca

Aquí, los filetes de pechuga de pavo se aplanan formando escalopas y luego se saltean rápidamente por ambos lados. Sirva el pavo con ejotes relucientes y una salsa de cítricos.

Preparación **15 minutos**   Cocción **13 minutos**   *4 porciones*

Escalopas

4 filetes de pechuga de pavo (110 g cada uno)
1 cdita. de sal
1/2 kg de ejotes

Salsa

2 cdas. de ralladura de naranja
1 taza de jugo de naranja
2 cditas. de ralladura de limón
1/4 de taza de jugo de limón
3 cdas. de miel
1/4 de cdita. de pimienta negra recién molida
1 cda. de mantequilla sin sal
1 cebolla amarilla grande, en rebanadas delgadas
2 chalotes grandes, en rebanadas
2 dientes de ajo, machacados

1 En un tazón chico, bata el jugo de naranja, el jugo de limón, la miel y la pimienta. Deje aparte.

2 En una sartén antiadherente mediana, derrita la mantequilla a fuego medio-alto y saltee las cebollas, los chalotes y el ajo por unos 2 minutos o hasta que la cebolla esté transparente pero no dorada. Vierta la salsa de cítricos en la sartén y hierva 2 minutos. Retire del fuego, tape la sartén y manténgala caliente.

3 Ponga los filetes de pavo entre dos hojas de película plástica y aplánelas con un mazo hasta que tengan un grosor de aproximadamente 1/2 cm. Espolvoree los filetes con 1/2 cdita. de la sal.

4 Para cocer los ejotes, ponga agua en una cacerola mediana junto con el resto de la sal y espere a que hierva. Agregue los ejotes y déjelos cocer hasta que adquieran un color verde brillante, unos 3 minutos. Escúrralos, póngalos en un platón y consérvelos calientes.

5 Rocíe una sartén antiadherente grande con aceite en aerosol y caliente 1 minuto a fuego alto. Saltee los filetes de pavo durante 3 minutos por cada lado y luego póngalos sobre los ejotes. Caliente de nuevo la salsa hasta que suelte el hervor y bañe los filetes.

(Sugerencias) *Pechugas de pato salteadas con salsa de frambuesa y cítricos:* Prepare la salsa como se indica. Use 4 pechugas de pato sin piel y sin hueso, pero no las aplane. Para pato término rojo, saltee 3 minutos por cada lado; para pato bien cocido, 1 o 2 minutos más por lado. Acomode las pechugas sobre los ejotes. Agregue 1 taza de frambuesas frescas a la salsa preparada. Vuelva a calentar la salsa hasta que suelte el hervor y bañe con ella las pechugas de pato.

Escalopas de pavo con verduras caramelizadas: En el Paso 4, cueza 1 taza de zanahorias Cambray peladas (en mitades, a lo largo) con los ejotes y escúrralos. Cubra con 2 cdas. de miel, jugo de limón y 1 cda. de mantequilla.

Otras ventajas

• El pavo tiene menos grasa que el pollo, siendo una de las carnes más magras.

• En esta receta, sólo se usa un toque de mantequilla en la salsa, dándole una consistencia sedosa. Las frutas cítricas contribuyen al sabor en esta salsa baja en grasa.

• Todas las frutas cítricas son una excelente fuente de vitamina C. Esta vitamina ayuda en la cicatrización y es esencial para tener dientes y encías saludables.

fotografía, p. 97

Equivalentes

fruta 1/2 verdura 3
carne (magra) 3 azúcar 1

Cada porción aporta calorías 327, calorías de grasa 96, grasa 11 g, grasa saturada 3 g, colesterol 83 mg, sodio 604 mg, hidratos de carbono 31 g, fibra 8 g, azúcares 20 g, proteína 29 g. Excelente fuente de folato, hierro, magnesio, niacina, fósforo, potasio, riboflavina, tiamina, vitamina A, vitamina B$_6$, vitamina C, cinc.

pavo a la diabla

El tan famoso término "a la diabla" es característico para calificar a un platillo como picante. En esta receta, los deliciosos chiles chipotles le dan ese toque al pavo. Acompañado de ensalada y arroz blanco o pasta cocida, como tornillos (fusilli) o espagueti, con un toque de aceite de oliva, tendrá un plato completo ideal para una comida especial.

Preparación **40 minutos**   Cocción **50 minutos**   *4 porciones*

4 chiles chipotles secos

4 dientes de ajo, con cáscara

1/4 de taza de cebolla picada

300 g de tomate rojo picado

1 1/3 tazas de caldo de pollo o de verduras, desgrasado y con poca sal

4 filetes de pavo (125 g cada uno)

Sal y pimienta negra

Adorno

Ramitas de tomillo fresco

1 Caliente el horno a 200°C. Ponga a hervir agua en una cacerola mediana. Ponga los chiles secos en un molde refractario pequeño, cúbralos con 1/2 taza de agua hirviendo y déjelos remojar durante unos 30 minutos

2 Mientras tanto, en una charola para hornear ponga los ajos, sin pelar, y áselos de 10 a 15 minutos o hasta que estén blandos. Sáquelos del horno, sin apagarlo, y deje que se enfríen; cuando estén lo suficientemente fríos para manipularlos, pélelos y píquelos.

3 Forre un colador con manta de cielo o con toallas de papel, y cuele sobre un tazón el agua en la que se remojaron los chiles. Parta los chiles, quíteles las semillas y píquelos grueso. Muela en la licuadora los chiles junto con el agua de remojo.

4 En una cacerola grande con tapa hermética que se pueda meter en el horno, ponga el chile molido, el ajo, el tomate y el caldo, y revuelva bien. Incorpore los filetes de pavo y sumérjalos en el líquido. Tape la cacerola y hornee de 20 a 25 minutos o hasta que el pavo esté cocido.

5 Retire los filetes de pavo de la cacerola y manténgalos calientes. Pase la cacerola a la hornilla de la estufa a fuego bajo, espere a que suelte el hervor y cocine a fuego bajo por 10 minutos o hasta que la

salsa se haya reducido y esté espesa. Sazone con sal y pimienta al gusto. Vierta abundante salsa sobre los filetes de pavo y sírvalos con unas ramitas de tomillo encima.

(Sugerencias) Si no consigue chile chipotle seco, puede obtener un sabor similar si asa un chile rojo fresco grande en un comal, o en el horno a 200°C, hasta que la piel se queme. Póngalo en un tazón, cúbralo y espere a que se enfríe lo suficiente para manipularlo. Pélelo, quítele las semillas y continúe a partir del Paso 3. También puede usar chile chipotle enlatado, pero éste tiene más sodio.

Otras ventajas

• El pavo es una excelente fuente de proteínas y provee muchas vitaminas B, en particular, niacina.

• La carne oscura contiene el doble de hierro y cinc que la carne blanca. Si se come sin piel, el pavo es bajo en grasa, y la grasa que la carne contiene en sí es, en su mayor parte, insaturada.

Equivalentes

verdura 1

carne (muy magra) 3

Cada porción aporta calorías 157, calorías de grasa 18, grasa 2 g, grasa saturada 1 g, colesterol 51 mg, sodio 282 mg, hidratos de carbono 6 g, fibra 1 g, azúcares 0 g, proteína 28 g. Excelente fuente de niacina, vitamina A. Buena fuente de potasio.

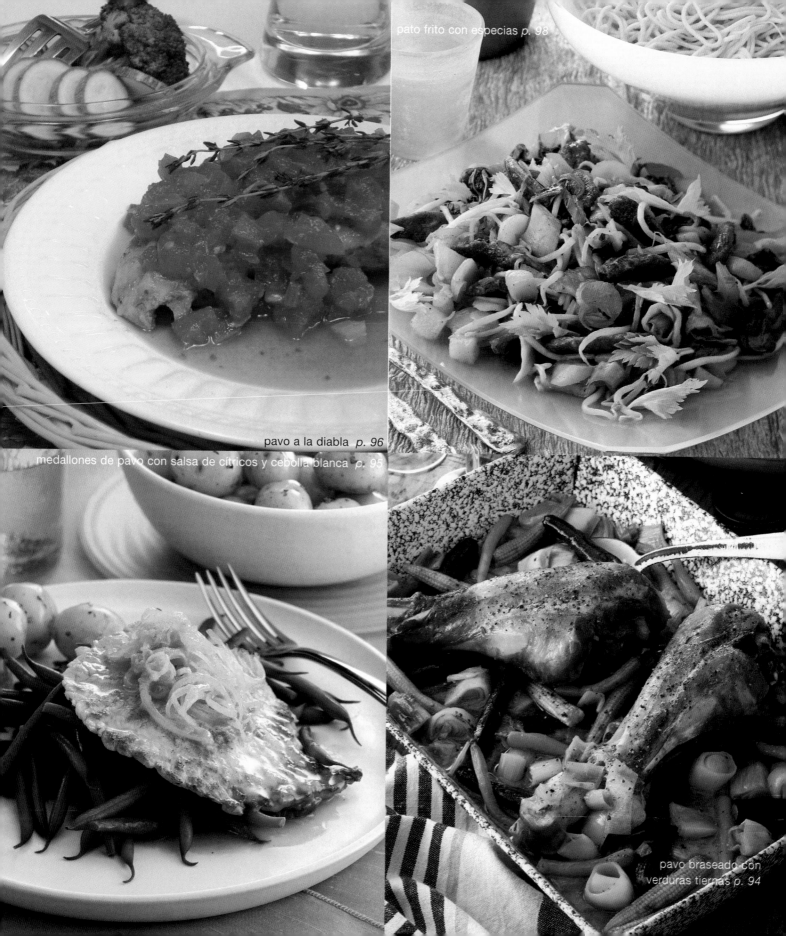

pato frito con especias p. 98

pavo a la diabla p. 96

medallones de pavo con salsa de cítricos y cebolla blanca p. 95

pavo braseado con
verduras tiernas p. 94

pato frito con especias

En este platillo, tiras de carne de pato se fríen rápidamente, según la tradición china, con cebollas, champiñones, apio y germinado de frijol. Para un toque dulce inusual, se agregan trozos de jugosa pera fresca. El polvo de cinco especias —que contiene partes iguales de canela, clavo, semillas de hinojo, anís estrella y pimienta entera— sirve como sazonador.

Preparación **30 minutos**   Cocción **10 minutos**   *6 porciones*

700 g de pechugas de pato sin hueso

2 cditas. de polvo de cinco especias

4 tallos de apio, con algunas hojas para adornar

225 g de cebollas blancas chicas

2 peras jugosas grandes

1 taza de champiñones rebanados

250 g de bok choy

1 1/2 tazas de germinado de frijol

2 cdas. de aceite de canola

3 cdas. de vinagre de arroz o jerez

3 cdas. de salsa de soya diluida en jugo de limón

2 cdas. de miel

3 tazas de fideo chino cocido o de espagueti

1 Deseche la piel y toda la grasa de las pechugas de pato, luego córtelas a contrahílo en tiras largas de unos 2 cm de ancho. Espolvoréelas con el polvo de cinco especias y déjelas aparte.

2 Corte el apio en rebanadas delgadas. Pele y rebane las cebollas. Pele, descorazone y corte las peras en trozos medianos. Ralle el bok choy. Lave y escurra el germinado de frijol.

3 Caliente un wok o una sartén de hierro hasta que esté bien caliente. Agregue el aceite y agite para cubrir el fondo y las paredes. Fría las pechugas de pato, sin dejar de mover, por 2 minutos. Luego añada el apio y las cebollas y fría, moviendo, por unos 3 minutos o hasta que el apio y las cebollas estén blandos. Agregue las peras y los champiñones y agite sólo para mezclar.

4 En una taza, bata el vinagre, la salsa de soya y la miel y vierta en el wok. Caliente hasta que el líquido suelte el hervor y fría, sin dejar de mover, 2 minutos más. Agregue el bok choy y el germinado y fría, revolviendo, por 1 minuto más o hasta que el bok choy y el germinado se hayan reducido. Adorne con las hojas de apio y sirva con los fideos chinos, si gusta.

(Sugerencias) *Pato frito a la naranja:* Use 1 cdita. de anís molido en lugar del polvo de cinco especias. Sustituya las peras con gajos de naranja fresca. Agregue a la salsa 2 cdas. de jugo de naranja fresco. Utilice brócoli en lugar de bok choy.

Pato en salsa de ciruelas: Sustituya las peras con 2 tazas ciruelas maduras peladas. Añada a la salsa 2 cdas. de salsa de ciruela de botella junto con el vinagre.

Pollo frito con especias: Sustituya las pechugas de pato con 700 g de pechugas de pollo sin piel y sin huesos, cortadas en tiras.

Otras ventajas

• Quitarle la piel y la grasa al pato disminuye mucho el contenido de grasa. Gramo por gramo, una pechuga de pato sin piel contiene 77% menos grasa que una con piel y grasa. En esta receta, el pato se combina con muchas verduras, así el sabor se conserva y se necesita menos carne para el platillo.

• Las verduras de hojas verde oscuro, como el bok choy, son una buena fuente de vitamina C, así como vitamina B_6, folato y niacina.

• El germinado de frijol es buena fuente de vitamina C y también contiene vitaminas B.

fotografía, p. 97

Equivalentes

fruta 1/2 verdura 1
carne (magra) 3

Cada porción aporta calorías 251, calorías de grasa 62, grasa 7 g, grasa saturada 1 g, colesterol 108 mg, sodio 441 mg, hidratos de carbono 26 g, fibra 4 g, azúcares 18 g, proteína 23 g. Excelente fuente de hierro, niacina, vitamina C. Buena fuente de folato, potasio, vitamina A, vitamina B_6.

ensalada picante de pasta y atún

Esta ensalada es una gran alternativa para la de atún tradicional. Usar atún enlatado reduce el costo y facilita su preparación. El aderezo es agridulce, lo cual complementa las calabacitas ligeramente cocidas, el atún, los tomates y la pasta al dente. Sirva la ensalada fría o caliente, acompañada de rebanadas de melón.

Preparación **20-25 minutos, más enfriamiento** *6 porciones*

Ensalada

225 g de pasta de tornillo, como cavatappi, fusilli o rotini

2 cdas. de aceite de oliva

1 cebolla, picada

1 diente de ajo, picado

2 calabazas italianas, en rodajas delgadas

2 cditas. de azúcar

2 cdas. de salsa pesto verde o roja, de marca comercial

1 cda. de vinagre de vino tinto o blanco

1 cda. de alcaparras

6 tomates rojos, en mitades y en rajas delgadas

1 lata (200 g) de atún en agua, escurrido y desmenuzado

6 aceitunas negras, sin hueso y en mitades

Adorno

Perejil

1 Cueza la pasta en agua hirviendo durante 10 a 12 minutos, o de acuerdo con las instrucciones del paquete, hasta que esté al dente. Escurra, enjuague con agua fría y escurra de nuevo.

2 Mientras se cuece la pasta, caliente 1 cda. del aceite en una cacerola. Saltee la cebolla y el ajo por 3 minutos, moviendo con frecuencia. Agregue el resto del aceite y las calabacitas y fría, moviendo ocasionalmente, por 3 minutos.

3 Añada el azúcar, el pesto, el vinagre y las alcaparras. Deje calentar unos segundos, moviendo hasta formar un aderezo. Agregue los tomates y mezcle, luego pase la mezcla a un tazón grande y deje enfriar.

4 Agregue la pasta escurrida, luego incorpore con cuidado el atún y las aceitunas. Divida en 4 platos o pásela a un tazón para servir. Sirva adornada con hojas de perejil, si lo desea.

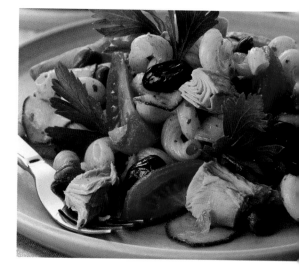

(Sugerencias) Para aumentar el contenido de fibra y crear una comida más sustanciosa, agregue 2 tazas de frijoles bayos, cocidos, con la pasta. Omita el atún para obtener un platillo vegetariano.

Use calabazas redondas en lugar de largas. Córteles el tronquito y la base, luego córtelas en mitades y en medias rodajas.

Otras ventajas

• Usar atún enlatado en agua, y no en aceite, reduce el contenido de grasa del platillo.

• Tanto los tomates como las calabazas aseguran que esta sencilla ensalada aporte un excelente suministro de vitamina C.

Equivalentes

cereales y tubérculos 2 verdura 3
carne (muy magra) 1 grasa 1

Cada porción aporta calorías 290, calorías de grasa 71, grasa 8 g, grasa saturada 1 g, colesterol 9 mg, sodio 226 mg, hidratos de carbono 41 g, fibra 4 g, azúcares 9 g, proteína 15 g. Excelente fuente de folato, hierro, magnesio, niacina, fósforo, potasio, riboflavina, tiamina, vitamina A, vitamina B$_6$, vitamina B$_{12}$, vitamina C.

ensalada de atún y pimientos

Trozos de atún, rebanadas de papa, ejotes crujientes y deliciosos tomates se combinan con coloridos pimientos para crear una ensalada que lo hará sentir como si estuviera cenando en Provenza. Huevos y atún son buena fuente de proteína magra y el resto de la ensalada cuenta con varias porciones de verduras.

Preparación **45 minutos**   *6 porciones*

Ensalada

1/2 kg de papitas Cambray

1 taza de ejotes

6 huevos

3 tazas de hojas de ensalada mixtas

1 cda. de perejil picado

1 cda. de cebollines picados

1 cebolla morada, en rebanadas delgadas

1 cda. de tapenade (pasta de aceitunas negras)

2 dientes de ajo, picados

2 cdas. de aceite de oliva

1 cda. de vinagre de vino tinto

1 cdita. de vinagre balsámico

10 a 15 rábanos, en rodajas delgadas

2 latas de atún en agua, escurrido

1/2 taza de tomates cherry

1 pimiento rojo, sin semillas y en rebanadas delgadas

1 pimiento amarillo, sin semillas y en rebanadas delgadas

1 pimiento verde, sin semillas y en rebanadas delgadas

8 aceitunas negras

Adorno

Hojas de albahaca fresca

1 Ponga las papas en una cacerola y cúbralas con agua hirviendo. Ponga a cocer a fuego medio 10 minutos. Agregue los ejotes y cueza hasta que las papas estén tiernas y aquéllos, cocidos, unos 5 minutos. Escurra y deje enfriar.

2 Ponga los huevos en una cacerola chica y cúbralos de agua. Ponga a hervir y cuando suelte el hervor, baje la llama y cueza a fuego bajo 3 minutos. Enjuague, pele los huevos y póngalos en agua fría.

3 Revuelva las hojas de ensalada con el perejil, los cebollines y la cebolla morada en un tazón grande.

4 Para hacer el aderezo, mezcle la tapenade con el ajo, el aceite de oliva, el vinagre de vino tinto y el vinagre balsámico, y sazone ligeramente con sal y pimienta. Vierta 2/3 del aderezo sobre la ensalada y revuelva para mezclar.

5 Parta las papas en mitades y acomódelas sobre las hojas junto con los ejotes, los rábanos, los trozos de atún, los tomates, los pimientos y las aceitunas. Corte los huevos en mitades y agréguelos a la ensalada. Vierta el resto del aderezo, adorne con las hojas de albahaca y sirva.

(Sugerencias) *Ensalada clásica italiana:* Omita las papas y los huevos y agregue 1 lata (425 g) de frijoles cannellini, escurridos, a las hojas de ensalada. Use el jugo de 1 limón en el aderezo en lugar de vinagre balsámico.

Pruebe esta ensalada usando diferentes variedades de tomates, como yellow cherry, baby plum o tomates cherry en cuartos.

Otras ventajas

- El atún en lata retiene muchas vitaminas, en particular vitaminas B_{12} y D.
- En común con muchos otros ingredientes de ensalada, los rábanos son una buena fuente de vitamina C y con pocas calorías. El rábano casi no tiene sabor, debido a una enzima en su piel que reacciona con otra sustancia para formar un aceite estilo mostaza.
- Los ejotes son una buena fuente de fibra dietética y de folato.

fotografía, p. 103

Equivalentes

cereales y tubérculos 1 verdura 2
carne (grasa media) 1 grasa 1
carne (muy magra) 1

Cada porción aporta calorías 270, calorías de grasa 101, grasa 11 g, grasa saturada 3 g, colesterol 221 mg, sodio 284 mg, hidratos de carbono 26 g, fibra 5 g, azúcares 7 g, proteína 17 g. Excelente fuente de folato, niacina, fósforo, potasio, riboflavina, vitamina A, vitamina B_6, vitamina B_{12}, vitamina C. Buena fuente de hierro, magnesio, tiamina.

ensalada de salmón a la parrilla

Conjure los sabores de una excursión a una isla tropical con esta inusual ensalada caliente. El rico sabor del salmón se equilibra con la suave acidez de la naranja y la dulzura del mango y la papaya. Sirva con una guarnición de arroz blanco de grano largo y una rebanada de pan tipo baguette.

Preparación y cocción **30 minutos, más 30 minutos de marinado**   *4 porciones*

8 vainas de cardamomo, machacadas

1 cdita. de semillas de comino

Ralladura y jugo de 1 limón

El jugo de 1 naranja grande

1 cda. de salsa de soya light

1 cda. de miel

4 filetes de salmón (de unos 110 g cada uno)

4 tazas de hojas de ensalada mixtas

1 mango, pelado y cortado en cubitos de 2 cm

1 papaya, pelada y cortada en cubitos de 2 cm

1 naranja, pelada y partida en gajos

Sal y pimienta

1 Caliente una sartén antiadherente chica a fuego medio. Retire las semillas de las vainas de cardamomo y tuéstelas por unos segundos en la sartén junto con las semillas de comino, para liberar su aroma. Pase las semillas a un refractario poco hondo.

2 Agregue la ralladura y el jugo de limón, el jugo de naranja, la salsa de soya y la miel y sazone ligeramente con sal y pimienta. Ponga los filetes de salmón en el refractario y voltéelos para bañar ambos lados. Tape y deje marinar por unos 30 minutos.

3 Precaliente la parrilla o el horno asador. Pase los filetes del refractario a la parrilla y áselos 4 o 5 minutos de un solo lado; los filetes deben estar ligeramente transparentes en el centro. Mientras tanto, vierta la marinada en una cacerola chica y póngala a hervir.

4 Acomode las hojas de ensalada en el centro de 4 platos. Distribuya el mango y la papaya y los gajos de naranja sobre las hojas. Ponga un filete de salmón en cada plato y rocíe con la marinada caliente. Sirva de inmediato.

(Sugerencias) *Ensalada de hipogloso estilo oriental:* Use 4 filetes de hipogloso en lugar de salmón. Haga la marinada con 2 dientes de ajo machacados, 1 cdita. de jengibre rallado, 1 cdita. de comino molido, 1 cdita. de cilantro molido, 2 cdas. de vino de arroz o de jerez seco, 1 cda. de salsa de pescado, la ralladura de 1 limón, el jugo de 2 limones y sal al gusto. Marine el hipogloso por lo menos por 30 minutos, luego áselo 5 o 6 minutos. Cuele la marinada y póngala a calentar; cuando suelte el hervor, retírela del fuego. Sirva el pescado sobre una ensalada crujiente de germinado, col china rallada, zanahorias, pimiento rojo y champiñones en rebanadas delgadas y rocíe con la marinada. Sirva el salmón en una cama de calabacitas y zanahorias fritas o al vapor.

Otras ventajas

• El salmón es una buena fuente de ácidos grasos omega 3, que fortalecen el sistema inmunitario, entre otras funciones.

• La papaya es una buena fuente de vitamina A en forma de betacaroteno, que ayuda a mantener una buena visión. La papaya es vital en la prevención de la ceguera en muchas partes del mundo donde se consumen pocos alimentos ricos en vitamina A.

fotografía, p. 103

Equivalentes

fruta 2   verdura 1
carne (magra) 3

Cada porción aporta calorías 313, calorías de grasa 93, grasa 10 g, grasa saturada 2 g, colesterol 77 mg, sodio 223 mg, hidratos de carbono 30 g, fibra 4 g, azúcares 24 g, proteína 26 g. Excelente fuente de folato, niacina, fósforo, potasio, riboflavina, tiamina, vitamina A, vitamina B_{12}, vitamina C. Buena fuente de magnesio, vitamina B_6.

ensalada de cangrejo y aguacate

El cangrejo fresco es una verdadera delicia de verano. Tiene mucho sabor y combina bien en una ensalada con manzanas crujientes y germinado de frijol de soya, trozos de aguacate maduro y trigo bulgur. Los aguacates son ricos y suculentos debido a su alto y saludable contenido de grasa monoinsaturada.

Preparación **40 minutos, más enfriamiento**   *6 porciones*

Ensalada

350 g de carne blanca
de cangrejo, fresca

2 aguacates

2 manzanas verdes crujientes

1/2 taza de germinado de frijol
de soya

3 cdas. de mayonesa
baja en grasa

3 cdas. de yogur natural
bajo en grasa

1 cda. de jugo de limón

Una pizca de pimienta
de Cayena

1 cabeza de lechuga Bibb
o Boston, separada en hojas

1/4 de taza de nueces,
tostadas y picadas

Trigo bulgur

1 taza de trigo bulgur

2 1/2 tazas de agua hirviendo

1 cda. de aceite de oliva

3 cdas. de jugo de limón

3 cdas. de perejil picado

1 cda. de cebollines picados

2 tomates rojos medianos,
en cubitos

Sal y pimienta

1 Ponga a hervir el trigo bulgur en una cacerola grande con agua; cuando suelte el hervor, baje la llama y cueza a fuego bajo 10 a 15 minutos o hasta que esté tierno. Escúrralo en un colador haciendo presión para eliminar el exceso de agua y déjelo enfriar.

2 Mezcle el aceite, el jugo de limón, el perejil, los cebollines y los tomates en un tazón grande. Agregue el trigo bulgur y mezcle, luego sazone con sal y pimienta al gusto. Deje reposar a temperatura ambiente mientras prepara la ensalada de cangrejo.

3 Desmenuce la carne de cangrejo en un tazón, desechando los fragmentos de caparazón. Corte los aguacates en mitades, deseche el hueso y pique la carne. Agregue el cangrejo. Corte las manzanas en cuartos, retire el corazón y córtelas en rebanadas delgadas. Añada al cangrejo con el germinado.

4 Mezcle la mayonesa con el yogur hasta que se incorporen. Agregue el jugo de limón y la pimienta de Cayena. Vierta sobre la mezcla de cangrejo y revuelva con cuidado para incorporar los ingredientes.

5 Pase el trigo a un platón para servir y acomode las hojas de lechuga encima. Ponga la ensalada de cangrejo sobre las hojas, espolvoree las nueces y sirva.

(Sugerencias) La carne de cangrejo enlatada es menos costosa que la fresca y en esta receta puede usar 2 latas de 200 g, cada una, bien escurridas, en lugar de la carne de cangrejo fresca.

Use 1 taza de arroz basmati en lugar de trigo bulgur. Cueza el arroz en agua hirviendo de acuerdo con las instrucciones del paquete. Escurra, enjuague con agua fría y escurra de nuevo. Deje secar antes de mezclar con el aderezo y los tomates.

Otras ventajas

• Aunque el yogur se ha usado por sus propiedades nutritivas y medicinales durante cientos de años en el Medio y el Lejano Oriente y en Europa Oriental, se hizo popular en América hace apenas unas décadas. Como otros productos lácteos, el yogur es una buena fuente de calcio. Este mineral es reconocido principalmente porque ayuda a mantener huesos sanos, pero también es vital para el correcto funcionamiento de músculos y nervios y para la coagulación de la sangre.

• Las nueces son una buena fuente de los antioxidantes selenio, cinc, cobre y vitamina E. Las nueces pueden usarse, con moderación, en la cocina del diabético por su benéfica grasa monoinsaturada.

Equivalentes

cereales y tubérculos 1 fruta 1
verdura 1 carne (muy magra) 2
grasa 2 grasa con proteína 1/2

Cada porción aporta calorías 341, calorías de grasa 133, grasa 15 g, grasa saturada 2 g, colesterol 57 mg, sodio 254 mg, hidratos de carbono 39 g, fibra 10 g, azúcares 12 g, proteína 18 g. Excelente fuente de folato, magnesio, niacina, fósforo, potasio, vitamina B_6, vitamina B_{12}, vitamina C. Buena fuente de calcio, cobre, hierro, riboflavina, tiamina, vitamina A.

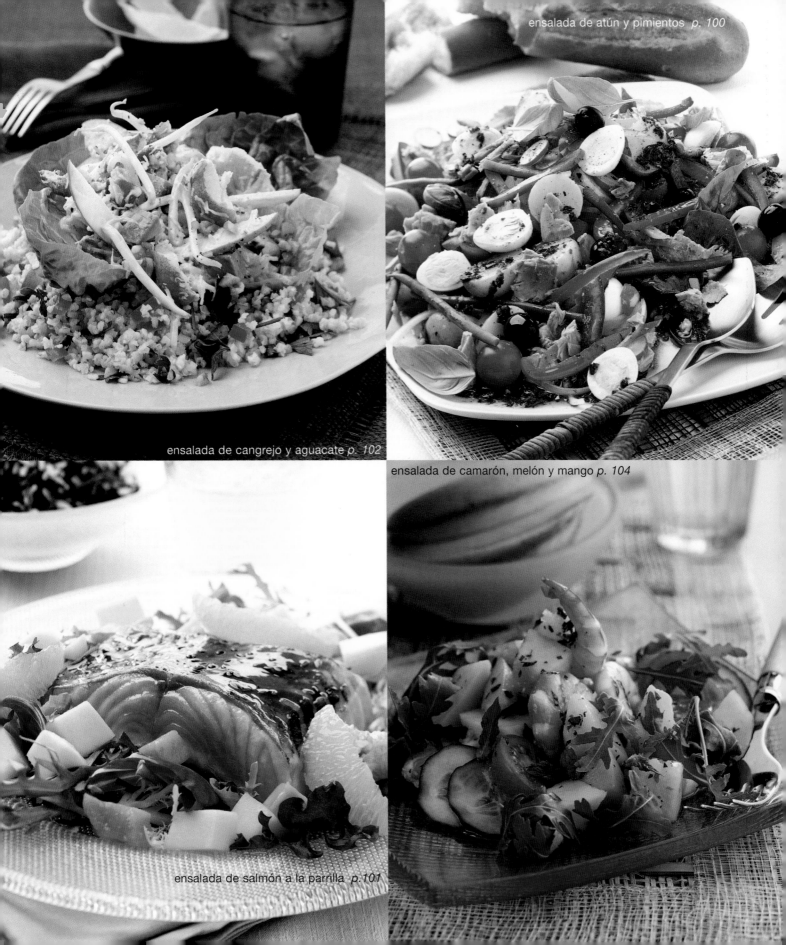

ensalada de atún y pimientos *p. 100*

ensalada de cangrejo y aguacate *p. 102*

ensalada de camarón, melón y mango *p. 104*

ensalada de salmón a la parrilla *p.101*

ensalada de camarón, melón y mango

Una bella ensalada es esta combinación de camarón con coloridas frutas jugosas bañadas con un aderezo de miel y menta fresca. Los camarones se dejan marinar en el aderezo para desarrollar e infundir el sabor. Este platillo es perfecto para una comida veraniega ligera con un vaso de refrescante limonada.

Preparación **20 minutos, más 30 minutos de marinado**   *6 porciones*

Ensalada

1/2 kg de camarones grandes,
cocidos y pelados

1 mango

1 melón de pulpa verde,
pelado y en cubitos

8 tomates cherry, en mitades

3 tazas de hojas de arúgula

1 pepino mediano, en rodajas

Sal y pimienta

Aderezo

2 cdas. de aceite de oliva

El jugo de 1 limón

1 cda. de miel

2 cdas. de menta fresca picada

Adorno

Hojas de menta fresca

1 Bata los ingredientes del aderezo en un tazón grande y sazone ligeramente con sal y pimienta. Agregue los camarones, revuelva, tape y deje marinar en el refrigerador de 30 minutos a 1 hora.

2 Corte el mango en mitades, a lo largo, y deseche el hueso. Corte la carne en cubitos y quítele la cáscara.

3 Saque los camarones del refrigerador. Agregue el mango, el melón y los tomates y revuelva con cuidado. Acomode las hojas de arúgula y las rodajas de pepino alrededor de un platón para servir, y ponga los camarones en el centro. Adorne con ramitas de menta y sirva.

(Sugerencias) Use mariscos selectos en lugar de camarones.

Para darle una nota picante a la ensalada, agregue al aderezo 1 rebanada (2.5 cm) de jengibre fresco cortada en tiras delgadas.

Puede usar otras frutas en lugar de melón y mango. Buenas combinaciones incluyen nectarinas picadas y uvas peladas y en mitades, o kiwis en rodajas con trozos de piña fresca.

Para variar el aderezo, use el jugo de 1 naranja en lugar del jugo de limón y 2 cdas. de cilantro fresco picado en lugar de menta.

Presentación: Sirva la ensalada en medias cáscaras de melón de pulpa verde o naranja.

Otras ventajas

• Los melones tienen aproximadamente 90% agua, lo cual los hace muy refrescantes. Las variedades de pulpa naranja, como el cantaloupe, también contienen betacaroteno.

• El jugo de limón es un saborizante fabuloso para pescados y aves. Rociarlos con él antes de asarlos u hornearlos añade sabor a la comida sin usar sal u otros condimentos que tienen mucha grasa.

fotografía, p. 103

Equivalentes		
fruta 2	verdura 1	
carne (muy magra) 2	grasa 1/2	

Cada porción aporta calorías 242, calorías de grasa 53, grasa 6 g, grasa saturada 1 g, colesterol 147 mg, sodio 198 mg, hidratos de carbono 33 g, fibra 3 g, azúcares 29 g, proteína 18 g. Excelente fuente de potasio, vitamina A, vitamina C. Buena fuente de hierro, magnesio, niacina, fósforo, tiamina, vitamina B_6.

ensalada de langosta con aderezo de limón

La langosta cocida, firme y de sabor dulce, se sirve sobre una cama de hojas de ensalada con chícharos en vaina, uvas y papitas Cambray diminutas para una lujosa ensalada. La ensalada se baña con un aderezo cremoso acentuado con ralladura de limón. Sirva la ensalada con pan integral para una comida balanceada.

Preparación **1 hora**   *4 porciones*

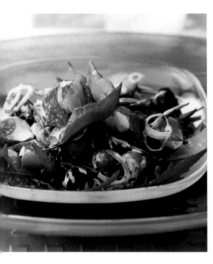

250 g de papitas Cambray rojas

2 cdas. de mayonesa baja en grasa

2 cdas. de yogur bajo en grasa

La ralladura de 1 limón

2 chalotes chicos, rebanados

1/2 taza de chícharos japoneses en rebanadas

1/2 taza de uvas rojas sin semillas, en mitades

1/2 taza de uvas verdes sin semillas, en mitades

1 taza de berros desinfectados

2 tazas de arúgula desinfectada

Sal y pimienta

1/2 kg de carne de langosta cocida

Equivalentes

cereales y tubérculos 1/2 fruta 1
verdura 1 carne (muy magra) 3

1 Ponga las papas a cocer en una cacerola con agua hirviendo hasta que estén tiernas, unos 15 minutos. Escurra y deje enfriar, luego córtelas en mitades.

2 Mientras las papas se enfrían, mezcle la mayonesa, el yogur y la ralladura de limón y sazone con sal y pimienta al gusto. Deje aparte.

3 Revuelque las papas con los chalotes, las uvas y los chícharos en el aderezo de limón. Acomode las hojas de arúgula en platos grandes y agregue los berros y la ensalada de papa. Desmenuce la carne de langosta encima y sirva.

(Sugerencias) *Aderezo de curry, limón y miel:* Mezcle 2 cdas. de aceite de canola con 1 cda. de jugo de limón, 1 cdita. de pasta de curry y 1 cdita. de miel.

Ensalada de langosta y papaya: En lugar de los chícharos y las uvas, agregue 1 papaya madura, sin semillas y en rebanadas, y 1 aguacate picado con las papas, los berros y los chalotes. Sirva la ensalada de papaya sobre hojas de ensalada (combine lechuga romana y orejona) en lugar de arúgula. Rocíe con el aderezo de curry, limón y miel y desmenuce la carne de langosta encima.

Otras ventajas

• La langosta es una excelente fuente de selenio, un antioxidante que ayuda a proteger las células de los radicales libres del medio ambiente.

• Algunas variedades de uvas se cultivan para hacer vino; otras más, para deshidratarse y convertirse en pasas y otras, sólo para comer. El contenido de nutrimentos de las uvas de diferentes colores es muy similar y son una buena fuente de potasio. Éstas se pueden incorporar a la dieta de las personas con diabetes como equivalentes de fruta.

Cada porción aporta calorías 219, calorías de grasa 16, grasa 2 g, grasa saturada 0 g, colesterol 81 mg, sodio 518 mg, hidratos de carbono 25 g, fibra 2 g, azúcares 11 g, proteína 26 g. Excelente fuente de fósforo, potasio, vitamina A, vitamina B_{12}, vitamina C. Buena fuente de calcio, magnesio, niacina, riboflavina, vitamina B_6.

guisado de mariscos a la italiana

Cualquier pescado o marisco es delicioso en este guisado italiano de pescadores: prepare la salsa de tomate y agregue cualquier marisco de temporada. Además, contiene una selección de verduras frescas como chícharos, pimientos, calabacitas y hojas verdes que son una excelente fuente de vitaminas, fibra y antioxidantes. Sírvalo con tostadas horneadas.

Preparación **20 minutos**   Cocción **1 hora**   *4 porciones*

Guisado

1 cda. de aceite de oliva

1 poro mediano, picado

1 cebolla, picada

4 dientes de ajo, picados

1 pimiento verde,
sin semillas y picado

1 bulbo de hinojo, picado

1 1/2 tazas de vino blanco seco

1 1/4 tazas de caldo de pescado,
de pollo o de verduras

2 tazas de tomates rojos, picados

2 cdas. de puré de tomate

1 cdita. de hierbas de Provenza

1 calabacita mediana, en rodajas

3 cdas. de perejil picado

1/2 taza de chícharos,
frescos o congelados

1/2 taza de hojas de acelga baby
o de espinaca baby

250 g de filete de bacalao sin piel,
cortado en trozos medianos

1/2 kg de mariscos mixtos sin
concha o limpios, como camarones, vieiras, tentáculos de calamar
y mejillones

8 tostadas de maíz horneadas

1 Caliente el aceite en una cacerola grande y acitrone el poro y la cebolla hasta que empiecen a ablandarse, unos 2 minutos. Agregue el ajo, el pimiento y el hinojo y fría hasta que estén tiernos, unos 5 a 10 minutos.

2 Agregue el vino, el caldo y los tomates con su jugo y sazone ligeramente con sal y pimienta. Cueza a fuego bajo por unos 30 minutos o hasta que la mezcla se espese ligeramente. Añada el puré de tomate, las hierbas de Provenza y las calabacitas y deje cocer a fuego bajo 10 minutos, agregando poca agua si la mezcla se espesa demasiado.

3 Agregue el perejil, los chícharos, las acelgas o espinacas, el pescado y los mariscos a la mezcla de tomate. Tape y deje cocer a fuego bajo hasta que los mariscos estén apenas cocidos, unos 5 minutos.

4 Sirva el guisado en tazones y acompañe con las tostadas.

(**Sugerencias**) *Guisado italiano de almejas con espárragos:* Use 3 cebollas medianas picadas y omita el poro y el pimiento verde. En el Paso 2, omita el caldo. Sustituya el pescado y los mariscos con 1 kg de almejas en su concha. Después de agregarlas a la mezcla de tomate, tape y ponga a hervir, luego disminuya la llama y cocine a fuego bajo por 2 minutos o hasta que las conchas se abran. Agregue 250 g de puntas de espárragos cortadas en trozos medianos, tape de nuevo y deje cocer por unos 5 minutos o hasta que las almejas se abran por completo (deseche las que estén cerradas) y los espárragos estén apenas tiernos. Sirva con tostadas de maíz o con arroz al vapor.

Otras ventajas

• El bacalao aporta buenas cantidades de yodo. El pescado es fuente confiable de este mineral esencial debido al contenido constante de yodo del agua de mar.

• Las tostadas horneadas comerciales son una mejor opción que las tradicionales con grasa.

• Los chícharos frescos son de temporada, pero los hay congelados todo el año. El contenido nutricional de los chícharos congelados es muy similar al de los frescos si se siguen las instrucciones de cocción. Hervirlos demasiado puede reducir su contenido de vitaminas.

fotografía, p. 109

Equivalentes

**cereales y tubérculos 2   verdura 5
carne (muy magra) 4   grasa 1/2**

Cada porción aporta calorías 469, calorías de grasa 72, grasa 8 g, grasa saturada 1 g, colesterol 111 mg, sodio 760 mg, hidratos de carbono 58 g, fibra 11 g, azúcares 16 g, proteína 39 g. Excelente fuente de folato, hierro, magnesio, niacina, fósforo, potasio, riboflavina, tiamina, vitamina A, vitamina B_6, vitamina B_{12}, vitamina C. Buena fuente de calcio.

sopa de pescado

Aunque esta sopa contiene almidón de los tubérculos, como papas y nabos, puede incluirse en la dieta del diabético. La sopa de pescado es un atractivo primer plato en cualquier época del año, pero en especial en un frío día de invierno. Rico en vitaminas del complejo B, tiene poca grasa y una buena cantidad de fibra.

Preparación **15 minutos**   Cocción **unos 20 minutos**   *4 porciones*

Sopa

Una pizca de hebras de azafrán

2 cditas. de aceite de oliva

2 rebanadas de tocino
con poca grasa, picado

100 g de papas rojas,
lavadas y finamente picadas

2 chirivías, peladas
y finamente picadas

2 tallos de apio,
finamente picados

1/2 taza de cebolla,
finamente picada

1 hoja de laurel

1 tira de ralladura de limón

4 tazas de caldo de verduras
bajo en sal

250 g de filete de robalo,
cortado en trozos medianos

Sal y pimienta

Adorno

4 cebollitas de Cambray,
finamente picadas

1 Ponga a calentar las hebras de azafrán en una sartén antiadherente chica a fuego medio hasta que empiecen a soltar su aroma. Pase el azafrán a un plato y déjelo aparte.

2 Caliente el aceite en una cacerola antiadherente grande y fría el tocino a fuego medio, sin dejar de mover, por unos 2 minutos. Agregue las papas, las chirivías, el apio y la cebolla y deje freír por 1 minuto, moviendo frecuentemente.

3 Añada las hebras de azafrán, la hoja de laurel y la ralladura de limón y sazone con sal y pimienta al gusto. Vierta el caldo y ponga a hervir. Baje la llama, tape y cueza a fuego medio, moviendo de vez en cuando, por unos 8 minutos o hasta que las verduras estén casi tiernas al pincharlas con la punta de un cuchillo.

4 Acomode los filetes de robalo sobre las verduras. Baje la llama, tape y cueza a fuego bajo hasta que el pescado se desmenuce fácilmente y todas las verduras estén tiernas, unos 7 o 8 minutos. Retire y deseche la ralladura de limón y la hoja de laurel.

5 Vierta la sopa en tazones, espolvoree con las cebollitas de Cambray picadas y sirva de inmediato.

(**Sugerencias**) Varíe las verduras de acuerdo con la temporada. Los ejotes pueden sustituir al apio, y las chirivías, a los nabos. Otras verduras adecuadas son zanahorias, calabacitas, hinojo y pimiento.

El mero y la sierra también son adecuados para esta receta.

Sopa como plato principal: Aumente o duplique la cantidad de verduras, y use 6 tazas de caldo y 1/2 kg de pescado.

Otras ventajas
• Gramo por gramo, el pescado blanco aporta cantidades de proteína similares a las de la carne magra.
• El apio se cultivó originalmente como una planta medicinal y no fue sino hasta fines del siglo XVII que se empezó a usar en la cocina. El apio contiene betacaroteno, el cual el organismo convierte en vitamina A.

fotografía, p. 109

Equivalentes

cereales y tubérculos 1/2
verdura 1 carne (muy magra) 2
grasa 1

Cada porción aporta calorías 178, calorías de grasa 42, grasa 5 g, grasa saturada 1 g, colesterol 38 mg, sodio 1,127 mg, hidratos de carbono 20 g, fibra 4 g, azúcares 7 g, proteína 14 g. Excelente fuente de folato, hierro, niacina, fósforo, potasio, vitamina B$_6$, vitamina C. Buena fuente de calcio, magnesio, riboflavina, tiamina, vitamina B$_{12}$. Alerta: tiene mucho sodio.

caldo de fideos y mariscos

Caldo de pollo bajo en sal y salsa de soya light se usan para disminuir el contenido de sodio de la sopa. El jengibre fresco y el jerez añaden un sabor increíble. Puede preparar parte de esta sopa con anticipación y agregar las vieiras, las verduras y los fideos justo antes de servir.

Preparación y cocción **25 minutos**   *6 porciones*

Caldo

50 g de fideos de arroz para freír, partidos en trozos de 10 cm

2 cditas. de aceite de ajonjolí oscuro

1 pieza (2 cm) de jengibre fresco, pelado y finamente picado

1 taza de hongos shiitake, sin tallo y en rebanadas delgadas

4 tazas de caldo de pollo desgrasado y con poca sal

1 cda. de jerez seco

2 cdas. de salsa de soya diluida en jugo de limón

250 g de mariscos mixtos cocidos, como camarón, calamar y vieiras (cualquier combinación)

1 taza de bok choy rallado

4 cebollitas de Cambray, en rebanadas delgadas

1/2 taza de germinado de frijol de soya fresco

Adorno

Ramitas de cilantro

Salsa picante (opcional)

1 Ponga los fideos en un tazón y cúbralos con agua hirviendo. Déjelos remojar 4 minutos.

2 Mientras tanto, caliente el aceite de ajonjolí en una cacerola grande y fría el jengibre y los hongos 2 minutos para ablandarlos ligeramente. Añada el caldo, el jerez y la salsa de soya y ponga a hervir.

3 Corte las vieiras en mitades si son muy grandes. Agregue la mezcla de mariscos al caldo hirviendo junto con el bok choy, las cebollitas de Cambray y el germinado de frijol. Espere a que vuelva a hervir y se calienten los mariscos, como 1 minuto.

4 Escurra los fideos y agréguelos a la sopa. Cuando suelte el hervor, vierta en tazones grandes. Adorne con ramitas de cilantro y sirva con salsa picante si lo desea.

(Sugerencias) *Caldo de fideos y cangrejo:* Use 1 lata (350 g) de carne blanca de cangrejo, escurrida, en lugar de mariscos mixtos. Sustituya los hongos con 1/2 taza de elotitos de Cambray en rodajas y 1 calabacita picada, friéndolos con el jengibre por 1 minuto. En el Paso 3, omita el bok choy. Después de añadir los fideos de arroz en el Paso 4, ponga a hervir y sazone con 1 cda. de salsa de pescado.

Otras ventajas

• Las vieiras son una excelente fuente de selenio y B_{12} y una buena fuente de fósforo y potasio. Los camarones aportan calcio, mientras que el calamar es una excelente fuente de vitamina B_{12}.

• Los hongos shiitake contienen vitaminas B_2, niacina y ácido pantoténico. También aportan potasio y cobre.

• Los fideos de arroz no tienen gluten ni trigo, por lo que son ideales para personas con intolerancia al gluten o alergia al trigo.

Equivalentes

cereales y tubérculos 1/2
verdura 1 1/2 carne (muy magra) 1

Cada porción aporta calorías 120, calorías de grasa 22, grasa 2 g, grasa saturada 0 g, colesterol 43 mg, sodio 640 mg, hidratos de carbono 14 g, fibra 1 g, azúcares 3 g, proteína 10 g. Buena fuente de niacina, fósforo, vitamina C.

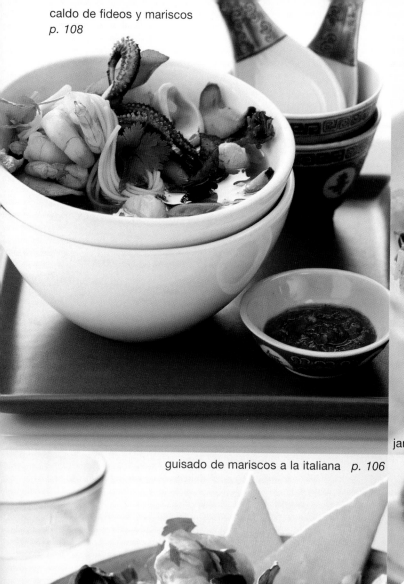

caldo de fideos y mariscos
p. 108

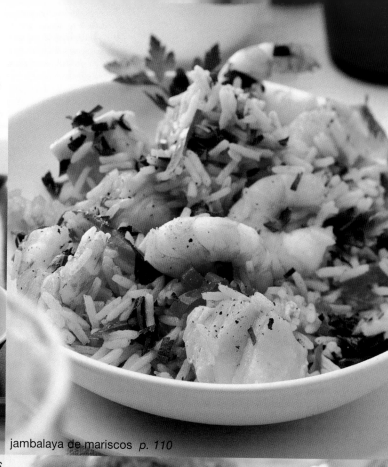

jambalaya de mariscos *p. 110*

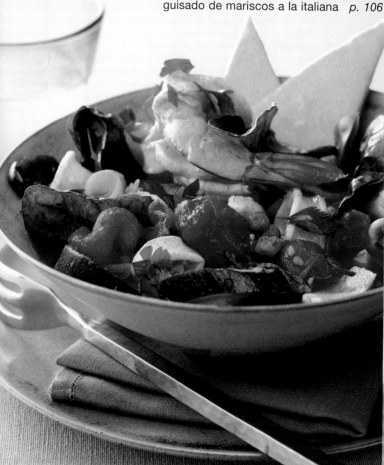

guisado de mariscos a la italiana *p. 106*

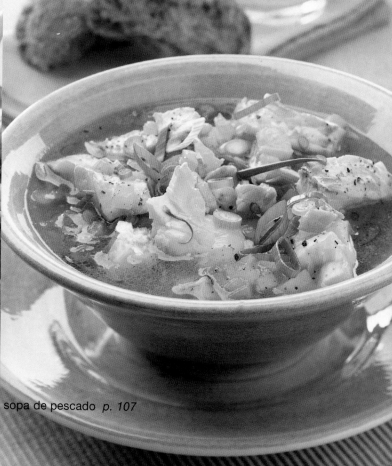

sopa de pescado *p. 107*

jambalaya de mariscos

Mezclados con arroz y muchas verduras, una pequeña cantidad de salmón y camarones suculentos constituyen un buen balance de proteína e hidratos de carbono en este tentador platillo estilo Louisiana. Como bono especial para un cocinero ocupado, se prepara en una sola cacerola y constituye una comida completa.

Preparación y cocción **30 minutos**   *4 porciones*

1 cda. de aceite de oliva

1 cebolla, picada

2 tallos de apio, en rebanadas

1 pimiento rojo o verde, sin semillas y en tiras

2 dientes de ajo, machacados

1 cdita. de jengibre molido

1/2 cdita. de pimienta de Cayena

1 cdita. de chile en polvo

1 taza de arroz blanco de grano largo

2 tazas de caldo de verduras o de pollo desgrasado y con poca sal, caliente

2 tazas de tomates rojos, picados

3 cdas. de perejil picado

250 g de camarones grandes crudos, pelados y desvenados

250 g de filete de salmón sin piel, en cubitos de 2 cm

Un chorrito de salsa roja picante (opcional)

Sal y pimienta

1 Caliente el aceite en una sartén grande a fuego medio. Acitrone la cebolla, sin dejar de mover, unos 3 minutos. Agregue el apio, el pimiento, el ajo, el jengibre, el chile en polvo, la pimienta de Cayena y el arroz y deje cocer, sin dejar de mover, por 2 minutos.

2 Vierta el caldo y agite, luego baje la llama de forma que el caldo hierva ligeramente. Tape la sartén con una tapa hermética y cueza a fuego bajo durante 15 minutos.

3 Agregue los tomates picados con su jugo y 2 cdas. del perejil, luego añada los camarones y el salmón. Tape de nuevo y cueza a fuego bajo por 3 o 4 minutos o hasta que los mariscos estén cocidos y el arroz haya absorbido casi todo el líquido y esté blando.

4 Agregue la salsa picante si lo desea, y sazone ligeramente con sal y pimienta. Espolvoree con 1 cda. del perejil restante y sirva caliente.

(Sugerencias) El arroz blanco se puede sustituir con arroz integral. Necesitará de 30 a 40 minutos de cocción y 1/2 taza más de caldo.

Jambalaya de chorizo de cerdo y de pavo: Corte 250 g de lomo de cerdo en tiras y dórelas en 2 cditas. de aceite de oliva, retire de la sartén y reserve. Agregue 1 cebolla morada picada y fría hasta que esté casi blanda, unos 5 minutos. Añada el arroz y deje freír por 2 o 3 minutos, luego vierta 2 tazas de caldo de verduras bajo en sal. Tape y cueza a fuego bajo por 10 minutos. Agregue 1 lata (400 g) de tomates con su jugo y 2 calabacitas en rodajas. Tape y cueza durante 5 minutos. Regrese el cerdo a la sartén junto con 110 g de chorizo de pavo bajo en grasa, tape y cocine hasta que todo el líquido se haya absorbido y el arroz esté blando, unos 5 minutos. Sirva espolvoreado con 2 cdas. de perejil picado.

Otras ventajas

• El salmón es rico en vitaminas B_6 y B_{12} y en los minerales selenio y potasio.

• El arroz necesita más agua para inflarse que cualquier otro cereal.

fotografía, p. 109

Equivalentes

cereales y tubérculos 2 1/2
verdura 2 carne (muy magra) 2
carne magra 2

Cada porción aporta calorías 416, calorías de grasa 91, grasa 10 g, grasa saturada 1 g, colesterol 121 mg, sodio 298 mg, hidratos de carbono 50 g, fibra 4 g, azúcares 8 g, proteína 30 g. Excelente fuente de hierro, niacina, fósforo, potasio, tiamina, vitamina A, vitamina B_6, vitamina B_{12}, vitamina C. Buena fuente de calcio, folato, magnesio, riboflavina.

bacalao con gremolata

Esta receta es deliciosa para filete de bacalao. La gremolata es una mezcla italiana de perejil, ralladura de limón y ajo (algunas veces lleva anchoas picadas). Esta receta usa la gremolata con pan molido para cubrir el pescado, el cual se hornea con una mezcla de tomates jugosos y calabacitas y se sirve con puré de papa al azafrán.

Preparación **20 minutos**   Cocción **25 minutos**   *4 porciones*

2 limones
1/2 taza de pan blanco molido
3 cdas. de perejil picado
2 dientes de ajo, machacados
4 filetes de bacalao
(de 110 g cada uno) sin piel
Aceite en aerosol
2 cditas. de mostaza en grano
3 tomates cherry, en cuartos
1 calabaza italiana grande,
en rodajas diagonales delgadas
1 cda. de aceite de oliva
1/2 kg de papas,
peladas y en trozos
1 cdita. de hebras de azafrán
3 cdas. de leche descremada
Sal y pimienta

1 Precaliente el horno a 200°C. Ralle la cáscara de un limón y exprima su jugo. Mezcle la ralladura con el pan molido, el perejil y el ajo y sazone ligeramente con sal y pimienta.

2 Ponga los filetes de pescado en una charola para hornear rociada con aceite en aerosol. Unte el pescado con la mostaza, luego rocíe con el jugo de limón. Acomode los tomates, la calabaza y el otro limón cortado en 4 rajitas alrededor del pescado.

3 Con una cuchara, cubra el pescado con la mezcla de pan molido y presione ligeramente. Rocíe con el aceite de oliva. Hornee el pescado hasta que se desmenuce con facilidad y el pan esté crujiente, unos 25 minutos.

4 Mientras tanto, hierva las papas con el azafrán en una cacerola hasta que estén bien cocidas, unos 15 a 20 minutos. Escurra las papas y hágalas puré junto con la leche. Sazone ligeramente con sal y pimienta. Sirva el pescado con el puré de papa, los tomates y las calabacitas.

(Sugerencias) *Ocasiones especiales:*
Hornee el bacalao en platos refractarios individuales. Corte los tomates en rebanadas y sustituya la calabaza italiana con 1 pimiento rojo o amarillo, sin semillas y picado. Ponga un filete en cada plato y acomode encima las rebanadas de tomate y el pimiento picado. Espolvoree con el pan molido y hornee por 20 minutos. Adorne con rajitas de limón.

Puede usar filete de salmón sin piel en lugar de bacalao. Sustituya la ralladura de limón con ralladura de naranja y agregue cebollines frescos picados a la mezcla de pan molido.

Otras ventajas

• Al ajo se le ha acreditado desde hace mucho que prolonga la fortaleza física. Se administraba a los esclavos egipcios que construyeron las pirámides.
• Machacar el ajo libera más de sus aceites esenciales y acentúa más su sabor que rebanado o entero.
• El azafrán es la especia más cara del mundo. Por fortuna, se necesita muy poca. Hace miles de años, el azafrán se usaba como saborizante, colorante de telas y para preparar medicinas. Hoy es esencial en muchos platillos de España y Francia.

fotografía, p. 113

fotografía, p. 113

Equivalentes

cereales y tubérculos 1	verdura 1
carne (muy magra) 2	grasa 1/2

Cada porción aporta calorías 251, calorías de grasa 45, grasa 5 g, grasa saturada 1 g, colesterol 49 mg, sodio 174 mg, hidratos de carbono 28 g, fibra 4 g, azúcares 6 g, proteína 24 g. Excelente fuente de magnesio, niacina, fósforo, potasio, tiamina, vitamina B$_6$, vitamina B$_{12}$, vitamina C. Buena fuente de folato, hierro, riboflavina, vitamina A.

bacalao con lentejas

Las lentejas verdes, cultivadas en el sur de Francia, tienen un sabor único y fuerte que se intensifica con el chile. Mantienen su forma durante la cocción y su textura es el complemento perfecto para la carne de bacalao fresco. La delgada piel de las lentejas también aporta mucha fibra. Sirva este satisfactorio platillo con ensalada mixta.

Preparación y cocción **unos 35 minutos**   *4 porciones*

1 cda. de aceite de oliva, dividido

1 cebolla, picada

2 tallos de apio, picados

2 poros medianos, picados

1 o 2 chiles rojos frescos, sin semillas y finamente picados

1 taza de lentejas chicas, enjuagadas y escurridas

4 tazas de caldo de verduras bajo en sal

1 ramita de tomillo fresco

1 hoja de laurel

El jugo de 1 limón

Una pizca de pimienta de Cayena

4 filetes de bacalao (de 110 g cada uno) sin piel

Sal y pimienta

Rajitas de limón para servir

1 Precaliente el asador a temperatura alta. Caliente la mitad del aceite de oliva en una cacerola y acitrone en él la cebolla, el apio, el poro y el chile por 2 minutos. Agregue las lentejas, el caldo de verduras, el tomillo y la hoja de laurel y espere a que hierva. Baje la llama y cueza a fuego bajo por unos 20 minutos o hasta que las lentejas estén blandas. Si después de este tiempo las lentejas no han absorbido todo el caldo, escúrralas (puede usar el caldo para hacer una sopa).

2 Mientras se cuecen las lentejas, mezcle el aceite restante, el jugo de limón y la pimienta de Cayena. Ponga el bacalao en la parrilla, sazone ligeramente con sal y pimienta y barnice con la mezcla de aceite. Ase a temperatura alta por unos 7 minutos o hasta que el pescado se desmenuce con facilidad. No es necesario voltear el pescado.

3 Extienda las lentejas en un platón para servir y acomode los filetes de bacalao encima. Sirva de inmediato con las rajitas de limón.

(**Sugerencias**) Hipogloso o salmón pueden sustituir al bacalao.

Otras ventajas

• Freír el bacalao con manteca duplica el contenido de calorías, mientras que barnizarlo y asarlo mantiene la grasa y, por lo tanto, las calorías, en niveles saludables.

• Las lentejas, semillas pequeñas de una planta leguminosa, no necesitan remojarse antes de cocerse. Las lentejas son una buena fuente de hierro. La absorción del hierro de las lentejas es deficiente; sin embargo, alimentos ricos en vitamina C, como el jugo de limón de esta receta, pueden mejorar este proceso considerablemente.

• El tomillo se ha usado como antiséptico desde la época de los griegos y los romanos.

Equivalentes

legumbres 1 verdura 2
carne (muy magra) 3

Cada porción aporta calorías 328, calorías de grasa 47, grasa 5 g, grasa saturada 0 g, colesterol 50 mg, sodio 1,074 mg, hidratos de carbono 38 g, fibra 12 g, azúcares 9 g, proteína 33 g. Excelente fuente de folato, hierro, magnesio, niacina, fósforo

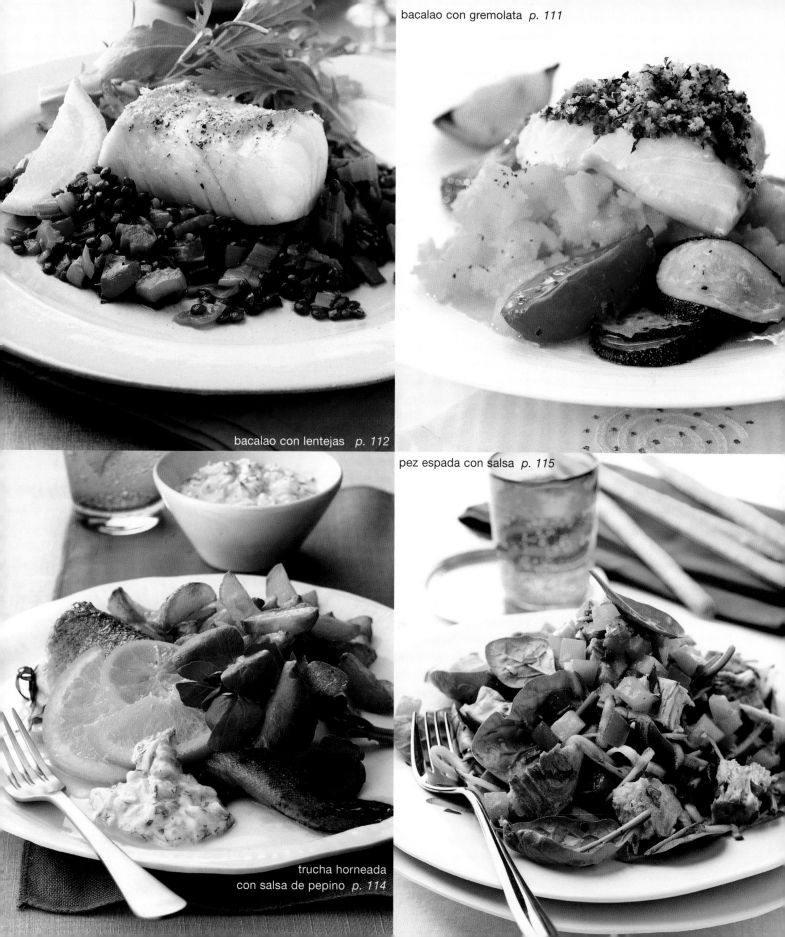

bacalao con gremolata *p. 111*

bacalao con lentejas *p. 112*

pez espada con salsa *p. 115*

trucha horneada
con salsa de pepino *p. 114*

trucha horneada con salsa de pepino

La naranja y el limón añaden un gran sabor cítrico a esta receta para pescado al horno, y una salsa de pepino y yogur aporta un refrescante contraste. Papitas nuevas se asan con el pescado ahorrando tiempo de preparación. Servir el plato con las papitas como almidones y eliminar una cubierta crujiente en el pescado, reduce el contenido de hidratos de carbono.

Preparación y cocción **40 minutos**   *4 porciones*

Trucha

1/2 kg de papitas Cambray,
en cuartos, a lo largo

2 cditas. de aceite de oliva

4 truchas chicas
(de 250 g cada una), limpias

4 ramitas de estragón fresco

1 naranja, cortada en 8 rodajas

1 limón, cortado en 8 rodajas

4 cdas. de jugo de naranja

Salsa

1 pepino grande,
pelado y sin semillas

2/3 de taza de yogur natural
bajo en grasa

2 cdas. de menta fresca picada

Sal y pimienta

Adorno

1 taza de berros

1 Precaliente el horno a 200°C y ponga 2 charolas para hornear en el horno para que se calienten. Hierva las papas en una cacerola durante 5 minutos. Escúrralas y regréselas a la cacerola.

2 Rocíe las papas con el aceite y revuelva. Extiéndalas en una de las charolas para hornear y hornee por 10 minutos. Voltee las papas y hornee otros 10 minutos, luego voltéelas de nuevo y hornee otros 5 minutos o hasta que estén blandas y crujientes.

3 Mientras, sazone el interior de los pescados e inserte las ramitas de estragón. Corte 4 cuadros grandes de papel de aluminio para envolver los pescados de forma individual. Corte las rodajas de naranja y de limón en mitades. Divida la mitad de las rodajas de naranja y de limón entre los cuadros de aluminio, acomode el pescado encima y cubra con el resto de las rodajas. Rocíe cada pescado con 1 cda. de jugo de naranja.

4 Envuelva el pescado y doble las orillas del papel para sellarlo. Ponga los paquetes en la segunda charola para hornear y hornee durante 20 minutos.

5 Mientras el pescado y las papas se hornean, prepare la salsa. Ralle el pepino, póngalo en un colador y presione para exprimirle el jugo. Mezcle el pepino, el yogur y la menta y sazone ligeramente con sal y pimienta. Acomode un pescado, sus rodajas de naranja y de limón y unas papas asadas en platos calientes. Adorne con berros y sirva con la salsa de pepino.

(Sugerencias) *Un platillo rápido de trucha:* Compre filetes de trucha, 2 por persona. Rocíe con un poco de aceite de oliva extra virgen y ase, con el lado de la piel hacia abajo, de 2 a 4 minutos, dependiendo del grosor. Sirva con papitas Cambray cocidas.

Varíe el sabor de la salsa agregando 1 cdita. de rábano picante preparado. O, en lugar de la menta, use 1 cda. de cebollines frescos o de aceitunas.

Puede usar macarela en lugar de trucha.

Otras ventajas

• Como otros pescados oleosos, la trucha contiene grasas de la familia omega-3 de ácidos grasos esenciales, que protegen al cuerpo de enfermedades cardíacas.

• El yogur natural se usa a menudo en recetas como sustituto de crema. Esto tiene la ventaja de reducir el contenido de grasa. Además, gramo por gramo, el yogur aporta más proteína y calcio que la crema.

fotografía, p. 113

Equivalentes

cereales y tubérculos 1 fruta 1/2
verdura 1 carne (magra) 3
grasa 1 leche 1/2

Cada porción aporta calorías 320, calorías de grasa 79, grasa 9 g, grasa saturada 2 g, colesterol 65 mg, sodio 73 mg, hidratos de carbono 34 g, fibra 4 g, azúcares 11 g, proteína 27 g. Excelente fuente de niacina, fósforo, potasio, tiamina, vitamina B$_6$, vitamina B$_{12}$, vitamina C. Buena fuente de calcio, cobre, folato, magnesio, riboflavina, vitamina A.

pez espada con salsa

El jugo de naranja añade una nota refrescante a la salsa de tomate y pimiento para esta vibrante ensalada. Como la salsa se puede preparar con anticipación y los filetes de pez espada se cuecen en minutos, éste es un platillo rápido de preparar, ideal para reuniones. Sirva con palitos de pan con ajonjolí a un lado.

Preparación 30 minutos　　**Marinado 20 minutos**　　**Cocción 5-6 minutos**　　*4 porciones*

Pez espada

4 filetes de pez espada
(de 150 g cada uno),
de 2 cm de grosor

1 cdita. de aceite de oliva

2 tazas de hojas de espinaca
baby

2 calabazas italianas,
ralladas

1 cda. de perejil picado

Salsa

1 naranja grande

1/2 kg de tomates rojos, maduros, sin semillas y en cubitos de 0.5 cm

4 cebollitas de Cambray grandes, sólo los tallos, finamente picados

1 pimiento naranja, sin semillas y en cubitos de 0.5 cm

1 pimiento amarillo, sin semillas y en cubitos de 0.5 cm

1 cdita. de comino molido, o al gusto

2 cditas. de aceite de oliva

1 chile verde fresco, sin semillas y finamente picado

Sal y pimienta

2 cdas. de cilantro fresco picado

1 Prepare la salsa por lo menos 20 minutos (o hasta 8 horas) antes de servir. Ralle finamente la cáscara de la naranja y exprima 4 cdas. de jugo. Ponga la ralladura y el jugo en un tazón grande y agregue los tomates, las cebollitas de Cambray, los pimientos, el comino, el aceite de oliva y el chile. Sazone ligeramente con sal y pimienta. Revuelva, tape y refrigere.

2 Precaliente el asador a temperatura alta. Barnice los filetes con parte del aceite y póngalos en la parrilla, a unos 8 cm de la fuente de calor, durante 2 1/2 minutos. Voltee los filetes de pescado y barnícelos con el resto del aceite de oliva y áselos hasta que las orillas estén ligeramente quemadas y la carne esté apenas firme, de 2 a 3 minutos más. No los cueza demasiado o se harán duros y secos. Retírelos del fuego y deje que se enfríen.

3 Mientras tanto, ponga las hojas de espinaca, la calabaza y el perejil en un tazón y mezcle bien. Divida en 4 platos.

4 Agregue el cilantro a la salsa. Parta el pescado en trozos y añádalo a la salsa, teniendo cuidado de no romperlo. Sirva el pescado sobre la ensalada de espinacas.

(Sugerencias) En lugar de pez espada, puede usar filetes de salmón sin piel.

Ensalada de atún estilo mediterráneo, caliente: Use 4 filetes de atún (de 150 g cada uno) de 2 cm de grosor. Ase los filetes barnizándolos con una mezcla de 1 cdita. de aceite de oliva extra virgen y 1 cda. de jugo de naranja, de 2 a 3 minutos por cada lado, o de acuerdo con el término que desee para su ensalada. En lugar de usar los tomates en la salsa, rebánelos. Prepare la salsa sin el comino, el chile y el cilantro, y agregue 2 tazas de radicchio rallado y 1 taza de arúgula. Acomode las rebanadas de tomate y la salsa en 4 platos, ponga el atún encima partido en trozos y espolvoree con albahaca fresca picada.

Otras ventajas

• El pez espada es una buena fuente de proteína con poca grasa y es muy nutritivo; aporta excelentes cantidades de vitamina B_{12}, niacina y selenio, así como potasio.

• La calabaza italiana aporta las vitaminas B: B_6, folato y niacina. La mayor concentración de estos nutrimentos está en la piel, que también es rica en el antioxidante betacaroteno.

fotografía, p. 113

Equivalentes

verdura 3　carne (magra) 4

Cada porción aporta calorías 280, calorías de grasa 90, grasa 10 g, grasa saturada 0 g, colesterol 54 mg, sodio 158 mg, hidratos de carbono 18 g, fibra 5 g, azúcares 9 g, proteína 32 g. Excelente fuente de folato, magnesio, niacina, fósforo, potasio, vitamina A, vitamina B_6, vitamina B_{12}, vitamina C. Buena fuente de hierro, riboflavina, tiamina.

salmón con mayonesa al estragón

El salmón no tiene un sabor suave, por eso una salsa cremosa hecha con yogur bajo en grasa, mayonesa y hierbas lo equilibra y hace refrescante este platillo. Aquí, el pescado se sirve sobre una cama de cuscús aderezado con el vino del líquido de cocción del pescado para no usar caldo, el cual, por lo regular, tiene mucho sodio.

Preparación y cocción **35 minutos**   *4 porciones*

Salmón

4 filetes de salmón
(de 110 g cada uno)

1/2 taza de vino blanco seco

1 o 2 hojas de laurel

1 tira de cáscara de limón

Mayonesa

4 cdas. de mayonesa
baja en grasa

1/2 taza de yogur natural
bajo en grasa

La ralladura de 1 limón

2 cdas. de estragón fresco
picado

Cuscús

1 taza de cuscús

4 tomates rojos, picados

3 cebollitas de Cambray,
picadas

2 tazas de berros, picados

1 cda. de aceite de oliva

El jugo de 1 limón

Sal y pimienta

1 Ponga el salmón en una sartén antiadherente honda. Vierta el vino encima y agregue las hojas de laurel, la cáscara de limón y sazone al gusto. Ponga a hervir, baje la llama, tape y cueza el salmón hasta que esté apenas cocido, unos 6 minutos. Debe estar ligeramente transparente en el centro.

2 Mientras tanto, mezcle la mayonesa, el yogur, la ralladura de limón y el estragón. Sazone ligeramente con sal y pimienta y ponga la mezcla en un platón.

3 Cuando el pescado esté cocido, escurra la mayor parte del líquido de cocción en una taza de medir y agregue suficiente agua para obtener 1 1/2 tazas. Cubra el salmón con una tapa para mantenerlo caliente fuera del fuego.

4 Vierta el caldo de pescado diluido sobre el cuscús en un tazón y déjelo reposar de 3 a 4 minutos para que absorba el líquido. Esponje el cuscús con un tenedor y agregue los tomates, las cebollitas de Cambray y los berros. Rocíe con aceite de oliva y jugo de limón y revuelva para incorporar los ingredientes. Sazone con sal y pimienta.

5 Sirva el salmón caliente con 1 taza de cuscús y la mayonesa al estragón.

(Sugerencias) Puede usar crema agria baja en grasa para preparar la salsa, en lugar del yogur y la mayonesa.

Para una salsa de berros, sustituya el estragón con 1/4 de taza de berros picados.

Si no consigue cuscús, prepare un arroz con azafrán.

Ocasiones especiales: Cueza un salmón entero y sírvalo adornado con tiras de cáscara de limón y ramitas de estragón fresco. Para cocer el salmón, sazónelo y envuélvalo en papel de aluminio rociado con aceite en aerosol y hornee a 175°C hasta que se desmenuce con facilidad, unos 20 minutos por kilo.

Otras ventajas

• Combinar la mayonesa con yogur natural bajo en grasa hace la salsa más ligera y con menos calorías y grasa que la mayonesa sola.
• Incorporar productos lácteos bajos en grasa en salsas y sopas es una buena forma de aumentar la ingesta de calcio y de proteína.

fotografía, p. 119

Equivalentes

cerales y tubérculos 2   verdura 2
carne (magra) 3   grasa 1

Cada porción aporta calorías 431, calorías de grasa 138, grasa 15 g, grasa saturada 3 g, colesterol 73 mg, sodio 247 mg, hidratos de carbono 38 g, fibra 4 g, azúcares 8 g, proteína 33 g. Excelente fuente de niacina, fósforo, potasio, riboflavina, tiamina, vitamina A, vitamina B_6, vitamina B_{12}, vitamina C.

filetes de hipogloso a la parrilla con salsa de tomate y pimiento rojo

El hipogloso es un pescado blanco y de sabor suave y es ideal para asarlo a la parrilla o en una sartén gruesa. Una salsa vibrante transforma este pescado en un platillo excitante. Sirva con arroz integral y ensalada mixta.

Preparación **15 minutos**   Cocción **4-6 minutos**   *4 porciones*

Filetes

4 filetes de hipogloso
(de 110 g cada uno)

1 cda. de aceite de oliva
extra virgen

El jugo de 1 naranja chica

1 diente de ajo, machacado

Aceite en aerosol

Salsa

1/2 kg de tomates cherry
maduros, en cubitos

1 pimiento rojo,
sin semillas y en cubitos

1 cebolla morada chica,
finamente picada

El jugo de 1 naranja chica

2 cdas. de albahaca fresca
picada

1 cda. de vinagre balsámico

1 cdita. de azúcar

Sal y pimienta

Adorno

1 naranja, en rajitas

1 Ponga los filetes de hipogloso en un molde refractario poco profundo. Mezcle el aceite, el jugo de naranja y el ajo y sazone ligeramente con sal y pimienta. Vierta la mezcla sobre los filetes.

2 En un tazón para servir, combine los ingredientes de la salsa y sazone con un poco de sal y pimienta.

3 Caliente a fuego alto una sartén para asar o una sartén de fondo grueso rociada con aceite en aerosol. Ase los filetes de pescado hasta que se desmenucen con facilidad, unos 2 o 3 minutos por lado, bañándolos con la mezcla de aceite y jugo.

4 Ponga los filetes de pescado en platos calientes y espolvoree con pimienta negra recién molida. Adorne con rajitas de naranja y sirva con la salsa.

(Sugerencias) Otros pescados de carne blanca, como el robalo, el huachinango, el pez espada y el mero, se pueden preparar de la misma manera.

Salsa de tomate y aceitunas: Combine los tomates en cubitos con 1 pepino en cubitos, 4 cebollitas de Cambray picadas, 2 cdas. de aceitunas negras o verdes sin hueso picadas y 2 cdas. de albahaca fresca picada. O use 1 cda. de alcaparras escurridas y enjuagadas en lugar de aceitunas.

En verano, prepare el pescado a la parrilla en el jardín o el patio. Ponga los filetes sobre papel de aluminio para evitar que la delicada carne se deslice por la parrilla.

Otras ventajas

• El hipogloso es una buena fuente de niacina, que es muy importante en la liberación de energía dentro de las células. La niacina es una de las vitaminas más estables y casi no hay pérdida durante la preparación o cocción.

• En restaurantes, el pescado a menudo se fríe en mucho aceite. Esto agrega grasa al platillo. Cuando ase pescado en casa, limite la grasa para una comida más saludable.

fotografía, p. 119

Equivalentes

fruta 1/2 verdura 2
carne (muy magra) 3   grasa 1/2

Cada porción aporta calorías 225, calorías de grasa 56, grasa 6 g, grasa saturada 0 g, colesterol 37 mg, sodio 69 mg, hidratos de carbono 17 g, fibra 3 g, azúcares 12 g, proteína 25 g. Excelente fuente de magnesio, niacina, fósforo, potasio, vitamina A, vitamina B_6, vitamina C. Buena fuente de folato, riboflavina, tiamina.

huachinango con salsa de perejil

El huachinango, de sabor suave, se sirve con puré de papa mezclado con poro y calabaza italiana. El pescado se hierve en leche aromatizada con perejil, cebolla, zanahoria y pimiento. Para el toque final, el líquido de cocción crea una deliciosa salsa cremosa con la que se baña el pescado y el puré de papa.

Preparación y cocción **45-50 minutos**   *4 porciones*

Huachinango

4 filetes de huachinango
(de 110 g cada uno)

Aceite en aerosol

1 manojo de perejil

1 cebolla chica, en rebanadas

1 zanahoria, en rodajas

6 granos de pimienta

1 1/4 tazas de leche
descremada

1/2 kg de papas,
peladas y en trozos

1 poro, en rebanadas delgadas

2 calabazas italianas,
en palitos delgados

1 cda. de mantequilla

1 cda. de harina

Ralladura y jugo de 1/2 limón

Sal y pimienta

Adorno

Perejil fresco, picado

Rajitas de limón para servir

1 Ponga el pescado en una sartén antiadherente grande rociada con aceite en aerosol. Retire las hojas de los tallos del perejil y agregue a la sartén los tallos, la cebolla, la zanahoria, los granos de pimienta y la leche. Cueza a fuego bajo, tapado, durante 5 minutos. Retire del fuego y deje reposar por 5 minutos para completar la cocción.

2 Mientras tanto, ponga las papas en una cacerola, cúbralas de agua hirviendo y cueza a fuego bajo hasta que estén tiernas, unos 15 minutos. Unos 5 minutos antes de terminar la cocción, agregue la parte blanca del poro a las papas. Coloque un colador encima y cueza las calabazas al vapor junto con la parte verde del poro.

3 Pase el pescado a un plato, quítele la piel y manténgalo caliente. Cuele el líquido de cocción y reserve.

4 Derrita la mantequilla en una cacerola mediana y fría la harina durante 1 minuto. Gradualmente, agregue el líquido de cocción y espere a que hierva, moviendo hasta que la salsa esté espesa y tersa. Pique finamente las hojas de perejil y añádalo a la salsa junto con la ralladura de limón. Sazone al gusto y mantenga caliente.

5 Escurra las papas y el poro y hágalos puré junto con el jugo de limón y sazo-

ne. Agregue la parte verde del poro y las calabazas. Sirva los filetes bañados con la salsa y con puré de papa a un lado. Adorne con el perejil y las rajitas de limón.

(Sugerencias) *Huachinango con espinacas al gratín:* Cueza el pescado y las papas como se indica. Rebane 3 tomates y extiéndalos en un refractario de 1 1/2 litros. Cueza al vapor 3 tazas de espinacas hasta que se reduzcan, exprímalas y rocíe con 1 cda. de jugo de limón. Acomódelas sobre los tomates y, luego, el pescado. Bañe con la salsa de perejil y extienda el puré de papa encima. Espolvoree 3 cdas. de queso manchego bajo en grasa rallado y hornee por unos 5 minutos o hasta que el queso esté dorado.

Otras ventajas

• La calabaza italiana aporta niacina y vitamina B_6. Es la tierna piel la que contiene la mayor concentración de estos nutrimentos.

• El perejil ya era usado por los griegos con propósitos medicinales, pero fueron los romanos quienes lo usaron como una hierba. El perejil es rico en nutrimentos, en particular vitamina C. Tan sólo una cucharadita de perejil picado contribuye de manera significativa al requerimiento diario de vitamina C.

Equivalentes

cereales y tubérculos 1 1/2
verdura 2 carne (muy magra) 3
grasa 1/2

Cada porción aporta calorías 290, calorías de grasa 45, grasa 5 g, grasa saturada 3 g, colesterol 75 mg, sodio 173 mg, hidratos de carbono 34 g, fibra 5 g, azúcares 9 g, proteína 28 g. Excelente fuente de folato, magnesio, niacina, fósforo, potasio, tiamina, vitamina A, vitamina B_6, vitamina B_{12}, vitamina C. Buena fuente de calcio, hierro, riboflavina.

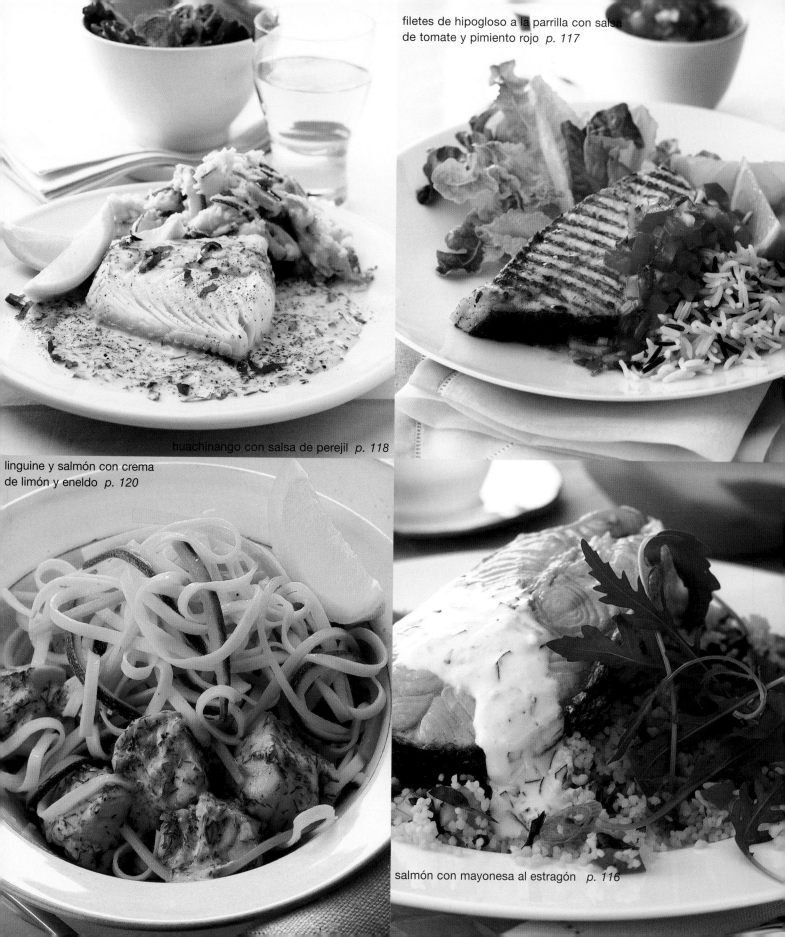

filetes de hipogloso a la parrilla con salsa
de tomate y pimiento rojo *p. 117*

huachinango con salsa de perejil *p. 118*

linguine y salmón con crema
de limón y eneldo *p. 120*

salmón con mayonesa al estragón *p. 116*

linguine y salmón con crema de limón y eneldo

Para este platillo, los ingredientes se combinan y cuecen con rapidez, y el resultado es, en verdad, delicioso así como impresionante a la vista. Simplemente corte las verduras y marine el salmón con anticipación. Sirva este platillo ligero y aromático con pan y ensalada para una comida refrescante y saludable.

Preparación **10 minutos, más el marinado opcional**   Cocción **15 minutos**   *4 porciones*

Salmón

1/2 kg de filete de salmón sin piel

La ralladura y el jugo de 1 limón

2 cdas. de eneldo fresco picado

200 g de linguine

2 zanahorias grandes, peladas y en juliana

2 calabazas italianas grandes, sin pelar y en juliana

1 cdita. de aceite de canola

1/3 de taza de crema fresca o de crema agria baja en grasa

Sal y pimienta

Adorno

Ramitas de eneldo fresco

1 limón, en rajitas

1 Corte el salmón en trozos y póngalo en un platón. Agregue la ralladura y el jugo de limón y el eneldo y revuelva para cubrir bien el pescado. Si el tiempo lo permite, tape y marine en el refrigerador por lo menos durante 10 minutos.

2 Cueza la pasta en agua hirviendo por 10 minutos, o de acuerdo con las instrucciones del paquete, o hasta que esté al dente. Agregue las zanahorias a la pasta después de 8 minutos de cocción y añada las calabazas 1 minuto después.

3 Mientras tanto, barnice una sartén antiadherente gruesa con el aceite y caliente. Escurra el salmón, reservando la marinada. Ase el salmón en la sartén, volteando los trozos ocasionalmente, hasta que el pescado esté cocido pero firme, de 3 a 4 minutos.

4 Agregue la marinada y la crema fresca, o la crema agria, al pescado y espere unos segundos. Retire del fuego y sazone ligeramente con sal y pimienta.

5 Escurra la pasta y las verduras y transfiera a un platón para servir o a 4 platos individuales. Agregue la mezcla de salmón, adorne con el eneldo fresco y las rajitas de limón y sirva.

(Sugerencias) Filetes de trucha, espárragos y habas son una excelente alternativa a la combinación de salmón, zanahoria y calabaza. Agregue las puntas de espárragos y los frijoles a la pasta en los últimos 4 o 5 minutos de cocción.

Un platillo rápido y saludable: Añada ejotes congelados y elote a la pasta, y use una lata de salmón bien escurrido en lugar de pescado fresco. No es necesario marinar ni cocer el salmón enlatado: el calor de la pasta hará surgir su sabor.

Otras ventajas

• Usar crema fresca o crema agria baja en grasa logra una salsa de limón cremosa que es, simplemente, pecaminosa.

• Cortar las zanahorias y las calabazas en juliana y mezclarlas con la pasta crea una base colorida y una presentación atractiva para el salmón.

fotografía, p. 119

Equivalentes	
cereales y tubérculos 2 1/2	
verdura 2 carne (magra) 3	
grasa 1	

Cada porción aporta calorías 459, calorías de grasa 125, grasa 14 g, grasa saturada 3 g, colesterol 84 mg, sodio 99 mg, hidratos de carbono 49 g, fibra 6 g, azúcares 3 g, proteína 35 g. Excelente fuente de folato, magnesio, niacina, fósforo, potasio, riboflavina, tiamina, vitamina A, vitamina B_6, vitamina B_{12}, vitamina C. Buena fuente de cobre, hierro.

espagueti con almejas

Este popular platillo de Italia se prepara en casa con facilidad. Una salsa de tomate clásica, con chile y hierbas frescas, al verdadero estilo italiano, es deliciosa con almejas, en especial si se revuelven con espagueti perfectamente cocido. Sirva con una ensalada verde y acompañe con una copa de vino tinto.

Preparación **15 minutos**   Cocción **20 minutos**   *4 porciones*

1 cda. de aceite de oliva

1 cebolla, picada

2 dientes de ajo, picados

1 chile rojo fresco,
sin semillas y picado

1/2 taza de hongos cremini
o champiñones, picados

4 tazas de tomates rojos,
cocidos y sin piel

1 cda. de albahaca fresca
picada

1 cda. de perejil picado

1 cdita. de azúcar

175 g de espagueti

48 almejas (como 1 kg)
en su concha

4 cdas. de vino tinto o blanco

1 Caliente el aceite en una cacerola y acitrone la cebolla, el ajo y el chile, unos 5 minutos. Agregue los hongos y espere 2 minutos, luego añada los tomates con su jugo, apachurrándolos con una cuchara de palo. Espolvoree la albahaca, el perejil y el azúcar y revuelva. Tape y cocine a fuego bajo durante 10 minutos.

2 Mientras tanto, cueza el espagueti en agua hirviendo unos 10 minutos, o de acuerdo con las instrucciones del paquete o hasta que esté al dente. Escurra la pasta en un colador.

3 Recaliente la cacerola en la que coció la pasta y agregue el vino y las almejas. Reincorpore la pasta. Tape y deje cocer por 3 minutos, moviendo ocasionalmente. Las conchas deben abrirse; deseche las que estén cerradas.

4 Vierta la salsa de tomate sobre el espagueti con las almejas. Revuelva con cuidado y cocine de 1 a 2 minutos o hasta que empiece a burbujear. Sazone con sal y pimienta, y sirva.

(**Sugerencias**) Si no tiene almejas frescas, haga una salsa de tomate con aceitunas, alcaparras y almejas enlatadas. Caliente 2 cditas. de aceite de oliva extra virgen en una cacerola. Fría 1 cebolla picada, 1 pimiento rojo chico, sin semillas y picado, y 1 diente de ajo picado por 5 minutos. Luego, añada 1 lata (700 g) de tomates picados con su jugo, machacándolos. Tape y

deje cocer por 10 minutos. Agregue una lata (280 g) de almejas baby y 8 aceitunas negras picadas, 1 cda. de alcaparras y un puñado de hojas de albahaca fresca. Pruebe y sazone con pimienta negra. Cueza a fuego bajo por 2 minutos, luego sirva la salsa sobre el espagueti.

Use espinacas o pasta integral en lugar del espagueti tradicional delgado.

Otras ventajas

• Tomar una copa de vino tinto al día ha demostrado que disminuye la incidencia de enfermedades cardiacas. Las personas con diabetes deben limitar su consumo y contarlo como equivalente de hidratos de carbono.

• Las almejas son una excelente fuente de fósforo.

• Contrario a la creencia popular, la pasta, consumida con moderación, no engorda. Son las cantidades excesivas de aceite, crema o mantequilla que se agregan a las salsas de las pastas las que aumentan las calorías de manera considerable.

• Todos los hongos son una buena fuente de cobre, que tiene muchas funciones importantes: mantiene los huesos saludables y ayuda a prevenir la anemia al mejorar la absorción de hierro.

fotografía, p. 125

Equivalentes	
cereales y tubérculos 2 1/2	
verdura 2 carne (muy magra) 3	
grasa 1/2	

Cada porción aporta calorías 399, calorías de grasa 61, grasa 7 g, grasa saturada 1 g, colesterol 64 mg, sodio 369 mg, hidratos de carbono 49 g, fibra 4 g, azúcares 6 g, proteína 34 g. Excelente fuente de hierro, niacina, fósforo, potasio, riboflavina, tiamina, vitamina A, vitamina B_6, vitamina B_{12}, vitamina C. Buena fuente de calcio, folato, magnesio.

mejillones con queso parmesano

Prepare este platillo cuando pueda comprar mejillones grandes, y compre unos adicionales porque quizá deseche algunos. Después de cocer los mejillones en un caldo con vino, se cubren con queso y pan molido y se asan a la perfección.

Preparación y cocción **30 minutos**   *4 porciones*

1/2 taza de vino blanco o caldo de verduras con poca sal

1 cebolla grande, finamente picada

3 dientes de ajo, machacados

Unos 30 mejillones grandes, lavados y limpios

1 rebanada (30 g) de pan integral fresco

1/4 de taza de perejil, picado

1/4 de taza de queso parmesano rallado

1 cda. de ralladura de limón

Una pizca de pimienta de Cayena

2 cditas. de aceite de oliva

Rajitas de limón para servir

1 Vierta el vino o el caldo en una cacerola grande, agregue la cebolla y el ajo y ponga a hervir a fuego alto. Hierva 1 minuto. Añada los mejillones, tape la cacerola y deje cocer 2 o 3 minutos, agitando la cacerola ocasionalmente. Destape y mueva los mejillones vigorosamente. Con unas pinzas, retírelos de la cacerola tan pronto como se abran y déjelos aparte. Deseche los que queden cerrados.

2 Cuando los mejillones se enfríen un poco, retire y deseche la concha superior. Ponga 24 mejillones en una sola capa en un refractario aflojando las conchas, pero dejándolas en su lugar. Reserve.

3 Precaliente el asador del horno. Muela el pan en un procesador. Agregue el perejil, el queso parmesano, la ralladura de limón, la pimienta de Cayena y procese hasta que todo esté bien molido.

4 Con los dedos, ponga una bolita de la mezcla de queso con pan sobre cada mejillón y presione para cubrirlo completamente. Meta el refractario en el asador y hornee hasta que la cubierta esté dorada y crujiente, unos 2 o 3 minutos. Divida los mejillones en platos individuales y sirva con rajitas de limón.

(Sugerencias) Puede usar ostiones en lugar de mejillones.

Para usar camarones grandes pelados en lugar de mejillones: cueza los camarones en el caldo y retírelos de la cacerola con una cuchara ranurada. Coloque los camarones en una charola para hornear forrada con papel de aluminio. Ponga una cucharada de la mezcla sobre cada camarón y hornee. Acompañe con ensalada.

Otras ventajas
• Hay mejillones durante todo el año, pero son menos comunes que las almejas y los ostiones. Tienen un delicioso sabor un poco dulce que a menudo no es reconocido.
• La pimienta de Cayena, hecha de uno de los chiles más pequeños y picantes, se usa a menudo para estimular la circulación.

fotografía, p. 125

Equivalentes

cereales y tubérculos 1/2	
verdura 1 carne (grasa media) 1/2	
carne (muy magra) 2 grasa 1/2	

Cada porción aporta calorías 190, calorías de grasa 69, grasa 8 g, grasa saturada 2 g, colesterol 41 mg, sodio 408 mg, hidratos de carbono 12 g, fibra 1 g, azúcares 9 g, proteína 19 g. Excelente fuente de hierro, fósforo, vitamina B$_{12}$, vitamina C. Buena fuente de calcio, folato, niacina, riboflavina, tiamina, vitamina A.

camarones con salsa de pimiento

Una salsa es una mezcla mexicana de verduras o frutas con un sabor fresco y fuerte. Tomate, pimiento y chile son un acompañamiento maravilloso para brochetas de camarón combinadas con melón dulce. Sirva las brochetas con arroz integral o una pieza de pan de costra.

Preparación y cocción **30 minutos**   *4 porciones*

Camarones

32 camarones grandes, pelados, desvenados y con cola

1 melón mediano, sin semillas y en cubos de 2 cm

Marinada

2 cdas. de jugo de limón

1 cdita. de ajo picado

1 cdita. de jengibre, pelado y picado

Salsa

6 tomates rojos, medianos, picados

1 cebolla morada chica, finamente picada

1 pimiento rojo, sin semillas y picado

1 cdita. de ajo picado

1 chile verde, sin semillas y finamente picado

2 cdas. de jugo de limón

2 cdas. de cilantro fresco picado

Sal y pimienta

Cebollitas de Cambray picadas, para servir

1 Remoje 8 brochetas de bambú en agua fría por 30 minutos (esto evita que se quemen en la parrilla). Combine todos los ingredientes de la marinada en un recipiente bajo. Agregue los camarones y revuelva para bañarlos. Tape y refrigere mientras prepara la salsa.

2 En un tazón para servir, mezcle los ingredientes de la salsa y sazone con sal y pimienta al gusto. Ensarte los cubos de melón en 8 brochetas de madera secas, póngalas en un platón y déjelas aparte.

3 Ensarte 4 camarones en cada brocheta, atravesándolos de un extremo a otro (esto ayudará a que se mantengan planos). Ponga las brochetas en la parrilla o el asador y espere a que los camarones estén opacos, unos 3 o 4 minutos, volteándolos una vez. No los cueza demasiado o se harán duros.

4 Espolvoree la salsa con las cebollitas de Cambray picadas. Ponga las brochetas de camarón en el platón con las brochetas de melón y sirva de inmediato con la salsa a un lado.

(Sugerencias) *Brochetas de pollo a la parrilla con salsa de cítricos:* Corte en cubos 2 pechugas de pollo sin hueso y sin piel, y marine como se indica. Ase las brochetas de pollo unos 10 minutos o hasta que estén blandas y bien cocidas. Para la salsa, pique la pulpa de 1 toronja sangría, 1 naranja y 1 manzana crujiente, y mezcle con 2 cebollitas de Cambray picadas, 1 chile verde picado y 1 cda. de menta fresca picada.

Otras frutas pueden sustituir al melón de esta receta. Pruebe con cubos de piña fresca o con mitades de chabacanos o de duraznos.

Otras ventajas

• Las frutas y verduras frescas de la salsa están llenas de vitaminas. Los tomates y pimientos rojos son una excelente fuente de los antioxidantes betacaroteno y vitamina C.

• Los camarones tienen mucha proteína y poca grasa.

fotografía, p. 125

Equivalentes

fruta 1 verdura 2
carne (muy magra) 2

Cada porción aporta calorías 172, calorías de grasa 16, grasa 2 g, grasa saturada 0 g, colesterol 94 mg, sodio 144 mg, hidratos de carbono 30 g, fibra 6 g, azúcares 20 g, proteína 14 g. Excelente fuente de vitamina A, vitamina C. Buena fuente de potasio, vitamina B_6.

gumbo de camarones

Un humeante tazón de gumbo —un espeso y picante platillo entre sopa y guisado, lleno de pimientos, tomates, okra, hierbas y camarones— le brinda todo el buen sabor del bayou de Louisiana. Esta versión elimina la mantequilla y la sopa se espesa con una mezcla de harina y caldo. Sirva el gumbo sobre arroz integral al vapor para que absorba la salsa.

Preparación **25 minutos**   Cocción **40 minutos**   *4 porciones*

Gumbo

1 cda. de aceite de oliva

2 cebollas, picadas

1 pimiento rojo,
sin semillas y picado

2 tallos de apio, picados

3 dientes de ajo, picados

2 rebanadas de tocino
con poca grasa, picadas

1 cda. de harina

1 cda. de páprika

3 tazas de caldo de pollo o
de verduras, desgrasado
y con poca sal

1 cdita. de tomillo fresco picado

1 1/2 tazas de tomates rojos,
picados

2 cdas. de perejil picado

2 hojas de laurel

2 cditas. de salsa inglesa

Salsa picante al gusto

1/2 taza de okra, en rebanadas

350 g de camarones grandes,
pelados y desvenados

1 taza de ejotes,
en trozos medianos

Sal y pimienta

Adorno

Cebollines en rebanadas
muy delgadas

Equivalentes

**verdura 4 carne (muy magra) 3
grasa 1**

1 Caliente el aceite en una cacerola grande y acitrone la cebolla, el pimiento y el apio hasta que estén dorados, unos 5 o 6 minutos. Agregue el ajo y el tocino y fría de 3 a 4 minutos. Añada la harina, suba un poco la llama y fría por 2 minutos, sin dejar de mover. Agregue la páprika y fría 2 minutos más. Gradualmente, vierta el caldo, moviendo frecuentemente para disolver la mezcla.

2 Agregue el tomillo, los tomates con su jugo, el perejil, las hojas de laurel y la salsa inglesa. Espere a que suelte el hervor y añada salsa picante al gusto y la okra. Baje la llama y cueza a fuego bajo por unos 15 minutos o hasta que la okra esté blanda y la mezcla del gumbo se haya espesado.

3 Agregue los camarones y los ejotes y deje cocer hasta que los camarones se tornen color de rosa y los ejotes estén blandos, unos 3 minutos. Retire las hojas de laurel y sazone el gumbo ligeramente con sal y pimienta. Sirva en tazones con el cebollín rebanado.

(**Sugerencias**) Use una mezcla de 250 g de camarones y 250 g de carne de cangrejo enlatada; agregue el cangrejo al gumbo hasta el sazonado final.

Otras ventajas

• La okra contiene una sustancia mucilaginosa que es útil para espesar el líquido en platillos (el nombre de gumbo proviene de la palabra africana para okra). El contenido de nutrimentos de la okra es muy similar al de otras verduras verdes, ya que aporta buenas cantidades de fibra dietética, potasio, calcio, folato y vitamina C.

• El arroz integral contiene la cascarilla del grano, la cual contiene la mayor parte de la fibra del grano. Al arroz blanco se le quita la cascarilla, lo cual disminuye su contenido de fibra y vitaminas.

Cada porción aporta calorías 255, calorías de grasa 70, grasa 8 g, grasa saturada 1 g, colesterol 172 mg, sodio 509 mg, hidratos de carbono 21 g, fibra 5 g, azúcares 12 g, proteína 27 g. Excelente fuente de folato, hierro, magnesio, niacina, fósforo, potasio, riboflavina, tiamina, vitamina A, vitamina B_6, vitamina B_{12}, vitamina C. Buena fuente de calcio.

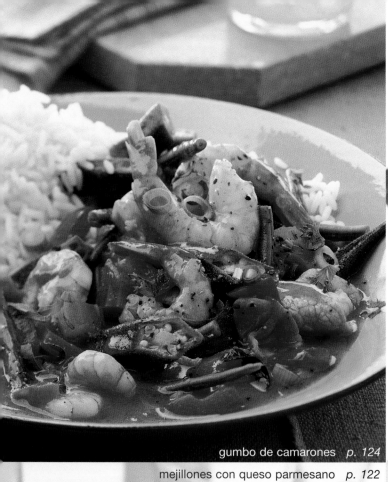

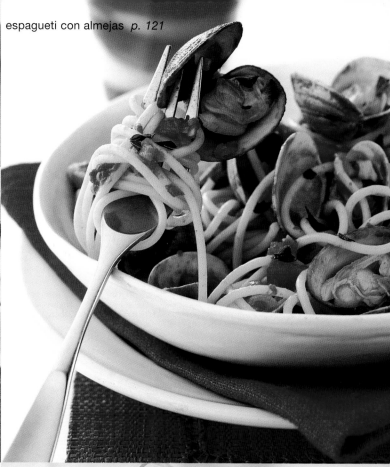
espagueti con almejas *p. 121*

gumbo de camarones *p. 124*

mejillones con queso parmesano *p. 122*

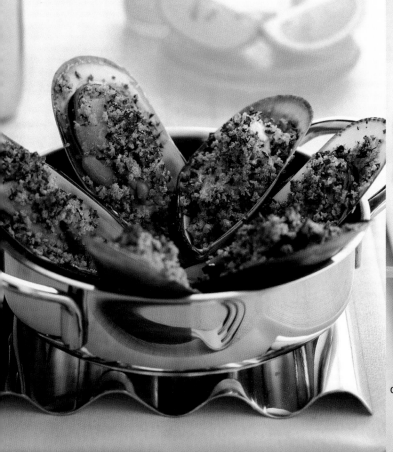

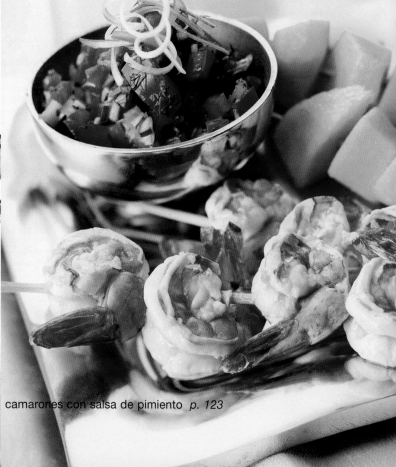
camarones con salsa de pimiento *p. 123*

camarones a la provenzal

En este platillo, el hinojo aromatizado con licor contrasta bellamente con tomates y ajo picados. La guarnición ideal para este estilizado platillo principal es una ensalada sencilla de tomates en rebanadas rociados con vinagreta y servidos en una cama de hojas de espinaca baby.

Preparación y cocción **30 minutos**   *4 porciones*

Camarones a la provenzal

1 cda. de aceite de oliva

1 cebolla grande, picada

1 bulbo de hinojo, picado

1 diente de ajo, machacado

1 1/2 tazas de tomates rojos, picados

1/2 taza de caldo de verduras con poca sal

1 cda. de semillas de hinojo

La ralladura y el jugo de 1 naranja

Una pizca de hebras de azafrán

1 taza de arroz de grano largo

2 tazas de agua

1/2 kg de camarones grandes, pelados y desvenados

Sal y pimienta

Adorno

Hojas de albahaca fresca

1 Caliente el aceite en una sartén grande antiadherente con tapa hermética. Acitrone la cebolla, el hinojo y el ajo a fuego medio por unos 5 minutos moviendo ocasionalmente o hasta que estén blandos, pero no dorados. Agregue los tomates con su jugo, el caldo, las semillas de hinojo y la ralladura y el jugo de naranja, y sazone ligeramente con sal y pimienta. Espere a que hierva, sin dejar de mover, baje la llama y cueza a fuego bajo por 12 minutos, tapando la sartén a la mitad.

2 Mientras tanto, desmorone el azafrán en las 2 tazas de agua. Ponga a hervir. Agregue el arroz y deje cocer hasta que esté blando, unos 15 o 20 minutos.

3 Agregue los camarones a la salsa de tomate, tape la sartén herméticamente y deje cocer a fuego bajo hasta que los camarones estén cocidos y opacos, unos 3 o 4 minutos. No deje que la mezcla hierva fuerte porque los camarones se endurecerían.

4 Escurra el arroz y sirva 1 taza por porción. Ponga camarones encima bañados con la salsa de tomate, espolvoree con la albahaca y sirva de inmediato.

(Sugerencias) Esta combinación de mariscos y tomates también es deliciosa sobre una cama de espagueti integral. Una salsa de mariscos ligera tiene menos grasa saturada que una salsa de carne.

Atún a la provenzal: Prepare la salsa de tomate, y justo antes de servir, agregue 2 latas chicas de atún en agua, escurrido y desmenuzado. Es una salsa ideal para pasta de conchitas cocida. Sirva con eneldo fresco. Use 2 calabazas italianas chicas picadas en lugar del hinojo. Ejotes y pimientos rojos, amarillos, naranjas o verdes, también van bien con la salsa.

Otras ventajas

• *Scampi* en italiano, el camarón es una rica fuente de vitamina E, la cual es en realidad un grupo de varios compuestos que tienen propiedades antioxidantes poderosas.

• La vitamina C de los tomates se concentra en la pulpa que rodea las semillas. La vitamina C es un nutrimento que ayuda a mantener saludables el sistema inmunitario, las encías y la piel.

• Se cree que las semillas de hinojo ayudan a la digestión, y a menudo se recomienda té de hinojo para aliviar la flatulencia.

fotografía, p. 129

Equivalentes

cereales y tubérculos 2 verdura 3
carne (muy magra) 2 grasa 1/2

Cada porción aporta calorías 299, calorías de grasa 50, grasa 6 g, grasa saturada 1 g, colesterol 176 mg, sodio 188 mg, hidratos de carbono 39 g, fibra 6 g, azúcares 3 g, proteína 24 g. Excelente fuente de hierro, magnesio, niacina, fósforo, potasio, tiamina, vitamina B$_6$, vitamina C. Buena fuente de calcio, folato, vitamina A.

mariscos con aderezo de berros

Vieiras y tiras de filete de salmón se cuecen ligeramente en un poco de vino y caldo de mariscos, luego se sirven sobre una colorida ensalada crujiente. El líquido de cocción se usa como base para un cremoso aderezo preparado con yogur bajo en grasa, berros, limón y cebollines. Sirva la ensalada con una crujiente rebanada de pan integral.

Preparación **unos 30 minutos**   Cocción **20 minutos**   *4 porciones*

Mariscos

250 g de filete de salmón,
sin piel, cortado en 4 tiras

250 g de vieiras

3 cdas. de vino blanco seco

1 taza de caldo de pescado
o jugo de almejas embotellado

Una rebanada delgada
de jengibre fresco, sin pelar

250 g de chícharos japoneses
(en vaina)

8 rábanos

4 tazas de hojas de ensalada
mixtas, incluyendo espinaca
baby, berros y lechuga romana

Aderezo

1 1/2 tazas de berros picados

1 chalote, picado

Una tira delgada
de cáscara de limón

2 cdas. de cebollines frescos
picados

1 cdita. de jugo de limón

2 cdas. de yogur natural
bajo en grasa

Sal y pimienta

1 Ponga las tiras de salmón en una cacerola que no sea de aluminio o en una sartén para saltear con tapa hermética; las tiras de salmón deben caber en una sola capa. Acomode las vieiras sobre las tiras de salmón. Vierta el vino y el caldo de pescado y agregue la rebanada de jengibre. Ponga a hervir a fuego medio y cuando suelte el hervor deje cocer a fuego muy bajo. Tape y deje hervir hasta que el salmón y las vieiras estén cocidos pero firmes al tacto, de unos 5 a 8 minutos.

2 Mientras, cueza los chícharos en agua hirviendo hasta que estén blandos pero crujientes, unos 3 o 4 minutos. Escurra, refrésquelos bajo el chorro de agua fría y déjelos aparte.

3 Para hacer flores de rábano, haga 5 cortes a cada rábano, desde arriba hasta casi la base. Póngalos en agua helada y deje que los "pétalos" se abran ligeramente. O sólo corte los rábanos en rodajas.

4 Ponga las hojas mixtas en un tazón para ensalada. Agregue los chícharos japoneses y los rábanos escurridos, y mezcle.

5 Con una cuchara ranurada, pase los mariscos de la sartén a un plato. Reserve el líquido de cocción. Corte las tiras de salmón en mitades o en trozos. Acomode el salmón y las vieiras sobre la ensalada.

6 Para el aderezo, separe las hojas de los tallos de los berros y reserve. Póngalas en una cacerola con agua hirviendo y espere a que vuelva a hervir. Escurra de inmediato y enfríe bajo el chorro de agua. Exprima el exceso de agua y pique finamente.

7 Ponga los tallos de los berros en una sartén con el chalote, la cáscara de limón y 1/2 taza del líquido de cocción de los mariscos. Cubra la sartén a la mitad y deje hervir a fuego bajo por 5 minutos. Cuele el líquido desechando la cáscara y las verduras. Agregue los berros picados, los cebollines, el jugo de limón y el yogur, y sazone con sal y pimienta. Bañe la ensalada con el aderezo caliente y sirva.

Otras ventajas

• Las vieiras son una excelente fuente de selenio, un antioxidante poderoso que protege al cuerpo contra enfermedades, y de vitamina B_{12}. También aportan buenas cantidades de fósforo y potasio.

• Los berros son un almacén de nutrimentos que ayudan a combatir las enfermedades. Contienen fitoquímicos que ayudan a proteger contra el cáncer. También son una excelente fuente de vitamina C y de betacaroteno.

fotografía, p. 129

Equivalentes

verdura 2 carne (magra) 2

Cada porción aporta calorías 188, calorías de grasa 59, grasa 7 g, grasa saturada 1 g, colesterol 50 mg, sodio 198 mg, hidratos de carbono 9 g, fibra 2 g, azúcares 4 g, proteína 22 g. Excelente fuente de folato, niacina, fósforo, vitamina A, vitamina B_{12}, vitamina C. Buena fuente de hierro, magnesio, potasio, riboflavina, tiamina, vitamina B_6.

filetes de robalo al vapor con verduras tiernas

Las canastillas vaporeras orientales son útiles para este platillo porque se apilan de manera que todo se puede cocer junto. El calor húmedo asegura que el pescado no se seque. Cocer al vapor es un método libre de grasa, pues no es necesario agregarla para evitar que los ingredientes se peguen. Las verduras se conservan crujientes y llenas de color y vitaminas.

Preparación y cocción **30 minutos**   *4 porciones*

Filetes

4 filetes de robalo
(de 150 g cada uno)

3 tazas de caldo de verduras
bajo en sal

1 taza de cuscús

1 tira de cáscara de limón

2 tazas de zanahorias baby

12 cebollitas de Cambray,
de unos 10 cm de largo

2 tazas de puntas de
espárragos

2 cdas. de perejil picado

Sal y pimienta

Marinada

1 cdita. de jengibre fresco
rallado

1 cda. de salsa de soya diluida
con jugo de limón

1 cdita. de aceite de
ajonjolí tostado

1 diente de ajo,
finamente picado

1 cda. de jerez seco,
o de vino blanco seco o
de vermouth

1 Primero prepare la marinada. Combine el jengibre, la salsa de soya, el aceite de ajonjolí, el ajo y el jerez, el vino o el vermouth en un tazón. Agregue el pescado y revuelque en la marinada. Deje aparte.

2 Ponga a hervir 1 taza del caldo en una cacerola en la que quepan las canastillas vaporeras. Ponga el cuscús en un tazón y vierta el caldo hirviendo sobre él. Tape y deje reposar hasta que el cuscús haya absorbido el líquido, unos 15 minutos.

3 Vierta el caldo restante en la cacerola. Agregue la cáscara de limón y ponga a hervir. Agregue las zanahorias baje la llama y deje cocer a fuego bajo.

4 Ponga el pescado, con la piel hacia abajo, en una sola capa en una canastilla vaporera. Agregue las cebollitas de Cambray y los espárragos, o póngalos en una segunda canasta. Apile las canastas sobre el caldo hirviendo y tape. Cueza al vapor por unos 10 a 12 minutos o hasta que el pescado esté completamente opaco y empiece a desmenuzarse y las verduras estén blandas.

5 Cuando el cuscús esté listo, agregue el perejil y separe los granos con un tenedor para mezclar ambos. Sazone ligeramente con sal y pimienta.

6 Saque las canastillas de la cacerola. Escurra las zanahorias, reservando el líquido de cocción. Acomode en platos calientes el pescado, las zanahorias y las demás verduras con el cuscús. Deseche la cáscara de limón del líquido de cocción. Bañe el pescado, las verduras y el cuscús con un poco del líquido de cocción y sirva con el líquido restante como salsa.

Otras ventajas

• El pescado blanco, como el robalo, tiene poca grasa y calorías y ofrece muchas vitaminas del complejo B. También es una buena fuente de calcio, mineral esencial con muchas funciones en el organismo, incluyendo mantener huesos y dientes sanos.

• El ingrediente activo de los espárragos, la aspargina, tiene un potente efecto diurético. Los naturistas lo recomiendan para el reumatismo, la artritis y la inflamación asociada con el síndrome premenstrual.

Equivalentes

cereales y tubérculos 2 1/2
verdura 2 carne (muy magra) 4
grasa 1/2

Cada porción aporta calorías 412, calorías de grasa 53, grasa 6 g, grasa saturada 1 g, colesterol 60 mg, sodio 557 mg, hidratos de carbono 49 g, fibra 6 g, azúcares 7 g, proteína 39 g. Excelente fuente de folato, magnesio, niacina, fósforo, potasio, riboflavina, tiamina, vitamina A, vitamina B_6, vitamina B_{12}, vitamina C. Buena fuente de hierro.

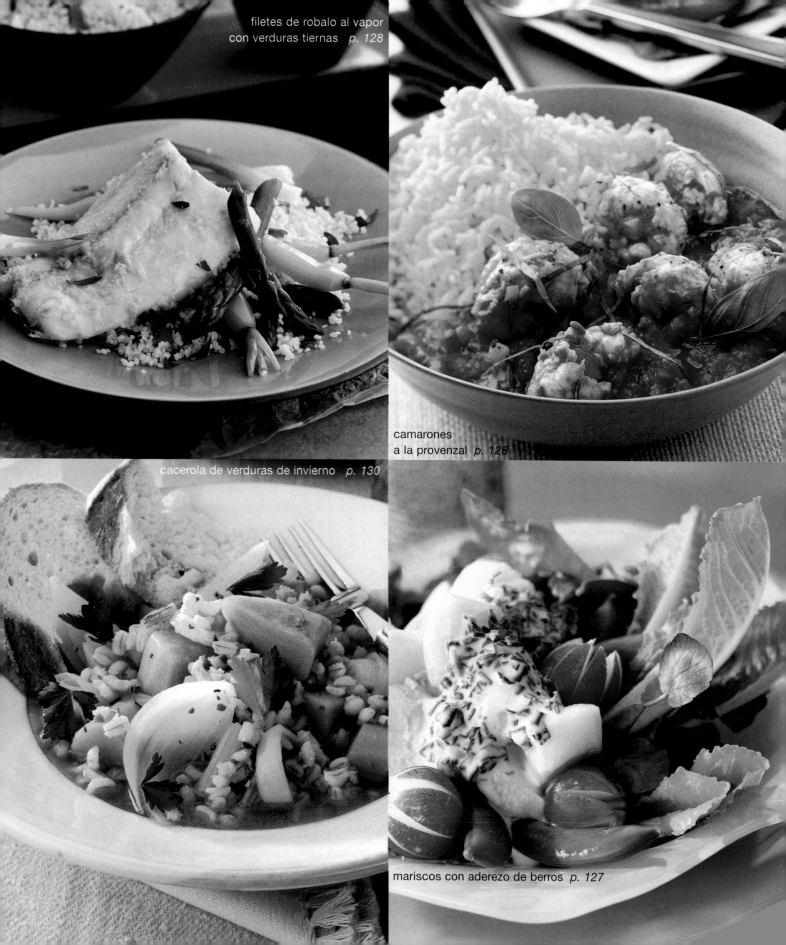

filetes de robalo al vapor
con verduras tiernas *p. 128*

camarones
a la provenzal *p. 126*

cacerola de verduras de invierno *p. 130*

mariscos con aderezo de berros *p. 127*

cacerola de verduras de invierno

Este sencillo platillo no necesita ingredientes exóticos ni horas para picar y rebanar con precisión. Use verduras comunes para hacer una comida cálida y saludable para el corazón, que puede acompañar con una tajada de queso sin grasa, portadora de proteínas.

Preparación **15 minutos**   Cocción **1 hora**   *4 porciones*

Cacerola

2 cebollas, cada una en 6 tajadas

3 zanahorias, en trozos de 4 cm

3 tallos de apio, en trozos

2 camotes medianos o 1 grande, en trozos de 4 cm

2 1/2 tazas de caldo de pollo o de verduras desgrasado y con poca sal

2 dientes de ajo, finamente picados

3 poros chicos, lavados y rebanados grueso

1/2 taza de cebada perla

2 cditas. de salvia seca

Sal y pimienta

Adorno

3 cdas. de perejil fresco picado

1 Precaliente el horno a 175°C. Ponga las cebollas, las zanahorias, el apio y el camote en una cacerola grande con tapa que pueda meter en el horno. Agregue el caldo y ponga a hervir.

2 Añada el ajo, el poro, la cebada perla y la salvia. Sazone ligeramente con sal y pimienta y revuelva. Tape y hornee hasta que las verduras estén apenas blandas y la cebada esté cocida, aproximadamente 1 hora. Espolvoree con el perejil picado y sirva.

(**Sugerencias**) Una combinación de lentejas y cebada va bien con esta cacerola. Pruebe con 1/3 de taza de cebada perla con 1/2 taza de lentejas cafés o verdes.

Agregue chirivías, nabos y trozos de calabacita para variar.

Una manzana chica, descorazonada, o 1/2 taza de peras secas picadas pueden agregarse a la cacerola para darle un toque dulce.

El platillo puede cocerse a fuego bajo en la estufa durante 45 a 50 minutos, en lugar de hornearlo. Mueva ocasionalmente.

Otras ventajas

• Una alacena bien surtida le permite preparar comidas sustanciosas sin planeación. Los tubérculos se conservan por largo tiempo en un lugar fresco y oscuro, y son buenos ingredientes para cacerolas, sopas y guisados de último minuto.

• En lugar de saltear las verduras en aceite, cuézalas a fuego bajo en caldo; esto reduce mucho la grasa. Con algún tipo de pan integral, este plato también ofrece un buen equilibrio de hidratos de carbono, de almidón y fibra.

fotografía, p. 129

Equivalentes

cereales y tubérculos 2 1/2
verdura 2

Cada porción aporta calorías 229, calorías de grasa 9, grasa 1 g, grasa saturada 0 g, colesterol 0 mg, sodio 341 mg, hidratos de carbono 51 g, fibra 8 g, azúcares 14 g, proteína 7 g. **Excelente fuente** de potasio, vitamina A, vitamina B_6, vitamina C. **Buena fuente** de calcio, folato, hierro, magnesio, niacina, fósforo, riboflavina, tiamina.

guisado caribeño de calabaza y elote

La calabaza butternut tiene una textura firme ideal para cocerse en guisados. Combinada con frijol pinto, elote y pimiento rojo constituye una comida familiar nutritiva perfecta para los fríos días de invierno. Sirva el guisado con arroz al vapor o pan caliente.

Preparación **10 minutos**   Cocción **30 minutos**   *4 porciones*

Guisado

1 cda. de aceite de oliva

1 cebolla, en rebanadas

2 dientes de ajo, machacados

1 calabaza butternut mediana, pelada y en cubos de 1 cm

1 pimiento rojo, sin semillas y en rebanadas

1 hoja de laurel

3 tazas (800 g) de tomates rojos, picados

2 tazas de frijol pinto cocido

1 taza de granos de elote congelados ya descongelados

1 1/4 tazas de caldo de verduras con poca sal

1 cda. de salsa inglesa o al gusto

1 cdita. de salsa roja picante o al gusto

1 cda. de azúcar moreno

1-2 cditas. de vinagre balsámico

Adorno

Perejil picado

1 Caliente el aceite en una cacerola grande y agregue la cebolla, el ajo, la calabaza, el pimiento y la hoja de laurel. Mezcle bien y deje que las verduras se cuezan 5 minutos, moviendo ocasionalmente.

2 Añada los tomates con su jugo, los frijoles y los granos de elote y revuelva. Agregue el caldo, la salsa inglesa, la salsa picante, el azúcar y el vinagre y revuelva de nuevo. Tape y cueza a fuego bajo hasta que la calabaza esté tierna, unos 15 minutos.

3 Espolvoree el guisado con el perejil y sirva de inmediato.

(Sugerencias) *Guisado con auténtico sabor hindú:* Acitrone la cebolla y el ajo en el aceite de oliva por 2 o 3 minutos, luego agregue 1 cdita. de curry en polvo y 1/2 cdita. de cúrcuma molida. Incorpore la calabaza butternut con 1 taza de elotitos Cambray en rodajas gruesas. Tape y deje cocer por 5 o 6 minutos. Sustituya el frijol con garbanzos, agregándolos con los tomates y el caldo (omita los granos de elote). Adorne con 2 cdas. de cilantro fresco picado en lugar del perejil y sirva con arroz jazmín al vapor o pan naan caliente.

Puede sustituir la calabaza butternut con calabaza de Castilla fresca en cubitos.

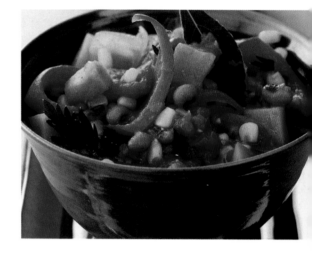

Otras ventajas

• Existen más de 25 especies de calabazas, algunas de las cuales se han cultivado desde hace 9,000 años. Todas las variedades son ricas en betacaroteno y contienen buenas cantidades de vitamina C.

• Algunas investigaciones han mostrado que remojar los dientes de ajo machacados por 10 minutos antes de cocinarlos maximiza la formación y retención de compuestos que ayudan a combatir el cáncer.

Equivalentes

cereales y tubérculos 1/2
legumbres 1   verdura 4   grasa 1/2

Cada porción aporta calorías 272, calorías de grasa 44, grasa 5 g, grasa saturada 0 g, colesterol 0 mg, sodio 219 mg, hidratos de carbono 53 g, fibra 9 g, azúcares 21 g, proteína 10g. Excelente fuente de folato, hierro, magnesio, niacina, fósforo, potasio, tiamina, vitamina A, vitamina B_6, vitamina C. Buena fuente de calcio, riboflavina.

asado de verduras y frijol

Este platillo fácil de hacer a base de tubérculos y frijoles constituye un platillo principal invernal muy sustancioso y no necesita guarniciones. Se disfruta en especial con una copa de sidra o de jugo de manzana.

Preparación **20 minutos**   Cocción **50-55 minutos**   *8 porciones*

1 calabaza acorn mediana

1/2 kg de papitas Cambray, lavadas y en trozos de 3 cm

2 zanahorias, en trozos de 3 cm

2 chirivías, en trozos de 3 cm

2 calabacitas grandes, en trozos de 3 cm

2 cditas. de aceite de oliva

1 diente de ajo, finamente picado

4 ramitas grandes de romero fresco y otras para adornar

4 tazas de frijoles bayos, cocidos

1 taza de sidra

1 taza de caldo de verduras con poca sal, caliente

Sal y pimienta

1 Precaliente el horno a 200°C. Parta la calabaza en mitades; retírele las semillas, pélela y corte la pulpa en trozos de 3 cm.

2 Ponga la calabaza en un tazón y agregue las papas, las zanahorias, las chirivías y las calabacitas. Rocíe con el aceite de oliva y revuelva para cubrir las verduras. Añada el ajo y sazone ligeramente con sal y pimienta.

3 Ponga las ramas de romero en el fondo de una charola para hornear grande y extienda las verduras encima en una sola capa. Hornee hasta que las verduras estén ligeramente doradas, unos 30 minutos, volteando una vez.

4 Retire del horno y agregue los frijoles, la sidra y el caldo. Cubra la charola con papel de aluminio y vuelva a hornear hasta que las verduras estén tiernas, unos 20 a 25 minutos. Antes de servir, retire el romero y adorne con otras de estas ramitas.

(Sugerencias) También puede hacer el guisado en la estufa. Caliente el aceite en una cacerola grande y saltee las verduras por 4 o 5 minutos, sin dejar de mover; luego agregue el ajo, el romero y sazone. Añada los frijoles, la sidra y el caldo y ponga a hervir. Tape y cueza a fuego bajo hasta que las verduras estén tiernas, unos 30 a 35 minutos.

Puede sustituir la calabaza acorn con calabaza butternut.

Otras ventajas

• Las chirivías son una verdura muy rica en almidón que aporta buenas cantidades de potasio, vitaminas B tiamina y folato y vitamina C.

• La sidra se hace con jugo de manzana y algunas veces se fermenta para hacer vinagre y brandy. En general, está más concentrada que el jugo de manzana, así que le da un sabor dulce a este platillo.

Equivalentes

cereales y tubérculos 1
legumbres 1 verdura 2

Cada porción aporta calorías 239, calorías de grasa 17, grasa 2 g, grasa saturada 0 g, colesterol 0 mg, sodio 286 mg, hidratos de carbono 49 g, fibra 12 g, azúcares 12 g, proteína 9 g. Excelente fuente de folato, hierro, magnesio, niacina, fósforo, potasio, riboflavina, tiamina, vitamina A, vitamina B_6, vitamina C. Buena fuente de calcio.

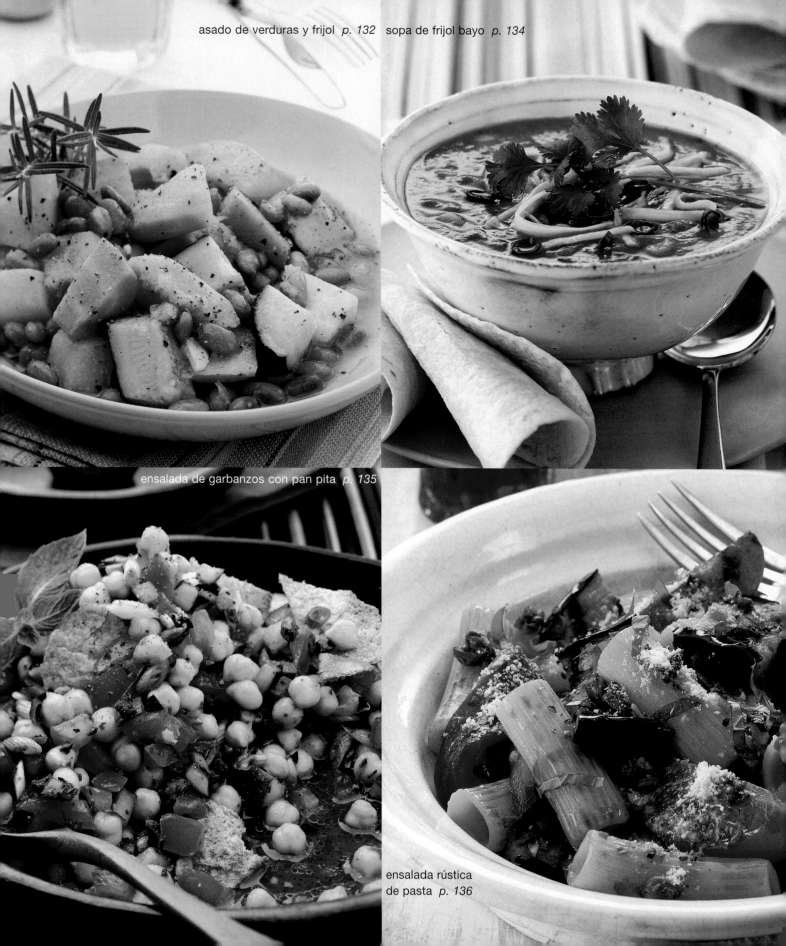

asado de verduras y frijol *p. 132*   sopa de frijol bayo *p. 134*

ensalada de garbanzos con pan pita *p. 135*

ensalada rústica
de pasta *p. 136*

sopa de frijol bayo

La cremosa textura del frijol bayo es en particular adecuada para sopas calientes. Ésta es tan satisfactoria que puede ser un plato principal y es fácil de preparar. Queso rallado bajo en grasa derretido en la sopa es el toque final. Sirva con tortillas y una ensalada.

Preparación **20 minutos**　Cocción **20 minutos**　*6 porciones*

1 cdita. de aceite de canola

1 chile verde grande, sin semillas y finamente picado

2 pimientos verdes, sin semillas y picados

1 cdita. de comino molido

1 1/2 tazas de tomates rojos, picados

1 cdita. de pasta de tomates deshidratados

4 tazas de caldo de pollo, o de verduras, desgrasado y con poca sal

1 hoja de laurel

4 tazas de frijoles bayos, cocidos

1 taza de granos de elote congelados

3 cdas. de cilantro fresco picado

Sal y pimienta

Para servir

8 tortillas de maíz

1/2 taza de queso panela rallado

Ramitas de cilantro (opcional)

Chile verde picado (opcional)

1　Caliente el aceite en una cacerola grande y fría el chile y los pimientos, moviendo frecuentemente, por unos 5 minutos o hasta que estén blandos. Agregue el comino molido y espere unos segundos.

2　Añada los tomates con su jugo, la pasta de tomate, 2 tazas del caldo, la hoja de laurel y 2 tazas de frijoles. Espere a que suelte el hervor, luego baje la llama, tape y cocine a fuego bajo por 15 minutos.

3　Deseche la hoja de laurel y muela la sopa, en la licuadora o directamente en la cacerola con una licuadora manual. Agregue el resto de los frijoles, los granos de elote, el cilantro picado y el resto del caldo. Sazone ligeramente con sal y pimienta y espere a que se caliente.

4　Mientras tanto, caliente las tortillas en el comal.

5　Vierta la sopa en tazones y espolvoree con el queso rallado. Adorne con ramitas de cilantro y chile picado. Sirva con las tortillas.

(Sugerencias) Puede sustituir el queso panela por queso de hebra.

Puede sustituir los frijoles bayos con frijoles negros.

Otras ventajas

• Puede usar frijoles de lata en lugar de secos, pues cambia poco el valor nutritivo; además, ahorra tiempo y el sodio disminuye al enjuagarlos.

• Las sopas a base de frijol son ricas en fibra y son una gran alternativa vegetariana. Esta sopa es perfecta para servirse en una reunión informal.

• Para las personas con diabetes, es benéfico consumir alimentos sin carne para restringir la ingesta de colesterol y grasa saturada. Las legumbres son una deliciosa fuente de proteína baja en grasa. Pero vigile los hidratos de carbono.

fotografía, p. 133

Equivalentes

cereales y tubérculos 1 verdura 4 legumbres 1 carne (muy magra) 1

Cada porción aporta calorías 278, calorías de grasa 55, grasa 5 g, grasa saturada 1 g, colesterol 5 mg, sodio 287 mg, hidratos de carbono 46 g, fibra 9 g, azúcares 6 g, proteína 14 g. Excelente fuente de folato, hierro, magnesio, niacina, fósforo, potasio, tiamina, vitamina C. Buena fuente de calcio, riboflavina, vitamina A, vitamina B$_6$.

ensalada de garbanzos con pan pita

Este platillo es similar a una *fattoush,* una popular ensalada de Líbano y Siria, y es rico en fibra y satisface el apetito. Es importante tostar el pan pita hasta que esté bien crujiente y dorado o se ablandará muy rápido cuando lo mezcle con los demás ingredientes. El aderezo añade los sabores distintivos de las aceitunas, las anchoas y el ajo.

Tiempo de preparación y cocción **20 minutos**   *8 porciones*

Ensalada

4 piezas de pan pita de ajonjolí

4 tazas de garbanzos cocidos

1 pepino, en cubitos

4 tomates bola grandes

6 cebollitas de Cambray, picadas

1/2 taza de aceitunas negras sin hueso

Aderezo

1 1/2 cdas. de aceite de oliva

1 cda. de vinagre balsámico

2 cditas. de tapenade (pasta de aceitunas)

1 cda. de menta fresca picada

Pimienta

Adorno

Ramitas de menta fresca

1 Precaliente el asador del horno. Abra las piezas de pan pita en mitades con un cuchillo afilado. Póngalas en una charola para hornear. Tuéstelas en el asador hasta que estén doradas y crujientes, volteándolas una vez, luego deje que se enfríen. También puede tostarlas en el comal. Pártalas en pedazos medianos.

2 Ponga los garbanzos, el pepino, los tomates, las cebollitas y las aceitunas en un tazón para servir. Para el aderezo, bata el aceite de oliva, el vinagre, la tapenade, la menta y pimienta al gusto. Rocíe con esta mezcla las verduras y revuelva.

3 Justo antes de servir, agregue los trozos de pan pita y mezcle bien. Sirva la ensalada adornada con las ramitas de menta fresca.

(Sugerencias) Si no encuentra pan pita de ajonjolí, puede usar pan pita integral.

Ensalada de garbanzos y berenjena: Parta 1 berenjena chica en cubitos de 1 cm y saltee en 2 cditas. de aceite de oliva por 5 minutos. Agregue 1 cdita. de semillas de comino y deje freír hasta que la berenjena esté ligeramente dorada y blanda. Retire del fuego y mezcle con 4 tazas de garbanzos, enjuagados y escurridos; 1 cebolla morada, en rebanadas delgadas; 1 1/2 tazas de hojas de espinaca baby, y 1 pimiento amarillo, sin semillas y en rebanadas delgadas. Para el aderezo, bata 1 cda. de aceite de oliva, 2 cditas. de jugo de limón y 2 cdas. de cilantro fresco picado y sazone con pimienta al gusto.

Otras ventajas

• La tapenade es una pasta espesa hecha con alcaparras, anchoas, aceitunas, jugo de limón y especias. Tan sólo un poco de este fuerte condimento le da sabor a un platillo.

• Tanto los rabos como las cabezas de las cebollitas de Cambray son comestibles. Usar los rabos verdes aumenta la cantidad de betacaroteno que se ingiere.

fotografía, p. 133

Equivalentes

cereales y tubérculos 1
legumbres 1 verdura 1 grasa 1

Cada porción aporta calorías 269, calorías de grasa 58, grasa 6 g, grasa saturada 1 g, colesterol 0 mg, sodio 249 mg, hidratos de carbono 44 g, fibra 8 g, azúcares 8 g, proteína 11 g. Excelente fuente de folato, hierro, tiamina, vitamina C. Buena fuente de magnesio, niacina, fósforo, potasio, riboflavina, vitamina A, vitamina B_6.

ensalada rústica de pasta

Las verduras asadas son deliciosas con pasta en un aderezo penetrante. Sirva esta ensalada como una comida ligera o como guarnición para aves o carnes asadas a la parrilla y así rendirá de 6 a 8 porciones.

Preparación **35 minutos, más enfriamiento y 30 minutos de marinado**   Cocción **25 minutos**   *4 porciones*

225 g de pasta rigatoni o pluma grande

1 pimiento rojo grande, sin semillas y en mitades

2 tomates rojos, medianos, en tajadas

1 berenjena mediana, en tiras

2 cdas. de vinagre balsámico o de jugo de limón

2 cdas. de aceite de oliva

2 cdas. de albahaca fresca picada

1 cda. de alcaparras picadas

1 diente de ajo grande, machacado (opcional)

1/4 de taza de queso parmesano rallado

Sal y pimienta

1 Cueza la pasta en agua hirviendo de 10 a 12 minutos, o de acuerdo con las instrucciones del paquete o hasta que esté al dente. Escúrrala, enjuáguela con agua fría, vuelva a escurrirla y déjela enfriar.

2 En el comal, ase las mitades de pimiento, con la piel hacia abajo, de 5 a 10 minutos o hasta que la piel se ennegrezca. Póngalas en una bolsa de plástico sellada y deje que se enfríen un poco.

3 Ase los tomates y la berenjena por unos 5 minutos. Voltee las verduras de modo que se cuezan de manera uniforme y retire las piezas conforme estén listas. Ponga las tajadas de tomate en un tazón grande. Coloque la berenjena en un plato aparte para que se enfríe completamente.

4 Corte la berenjena en tiras de 2 cm y agréguelas a los tomates. Pele el pimiento, córtelo en tiras de 2 cm y añádalas al tazón. Agregue la pasta y mezcle.

5 En un tazón chico, mezcle el vinagre balsámico o el jugo de limón con el aceite de oliva, la albahaca, las alcaparras, el ajo, si lo usa, y el queso parmesano. Bañe la ensalada con el aderezo y revuelva. Sazone ligeramente con sal y pimienta. Deje que la ensalada se marine unos 30 minutos, para que los sabores se impregnen, antes de servir.

(Sugerencias) Para una ensalada vegetariana que sirva como plato principal, agregue 1 lata (425 g) de frijoles bayos, enjuagados y escurridos.

Agregue calabacitas y espárragos asados. Corte las calabacitas en palitos y áselas junto con la berenjena y el pimiento.

Sustituya la berenjena con alcachofas de botella o lata bien escurridas.

Otras ventajas

• Asar y hornear son métodos de cocción saludables para verduras como la berenjena, la cual puede absorber mucha grasa cuando se fríe o saltea en aceite.

• Agregar un poco de queso parmesano a los platillos de pasta contribuye con calcio, así como con un sabor maravilloso. Aunque es un queso grasoso, es tan poca la cantidad que se ocupa, que el incremento de grasa no es significativo.

fotografía, p. 133

Equivalentes

cereales y tubérculos 2 verdura 2 grasa 1

Cada porción aporta calorías 242, calorías de grasa 63, grasa 7 g, grasa saturada 2 g, colesterol 5 mg, sodio 137 mg, hidratos de carbono 38 g, fibra 4 g, azúcares 7 g, proteína 8 g. Excelente fuente de folato, tiamina, vitamina A, vitamina C. Buena fuente de hierro, magnesio, niacina, fósforo, potasio, riboflavina, vitamina B_6.

tallarines con salsa verde

Esta sencilla salsa de verduras con yogur está lista tan pronto como se cueza y escurra la pasta fresca. Es irresistiblemente cremosa, pero no es pesada como la clásica salsa de crema. Las verduras y hierbas frescas dan sabor a la salsa y aportan hierro y vitaminas.

Preparación **10 minutos**   Cocción **8-10 minutos**   *4 porciones*

3 tazas de hojas de espinaca baby

2 tazas de berros, sin los tallos

1 taza de chícharos congelados

250 g de tallarines frescos o empacados

2 cditas. de fécula de maíz

1 taza de yogur natural bajo en grasa

4 cdas. de perejil picado

6 ramitas de albahaca fresca, partidas en trozos

Sal y pimienta

1 Lave las hojas de espinaca o de berros y póngalas mojadas en una cacerola grande. Tape y cuézalas a fuego medio, moviendo ocasionalmente, por unos 2 minutos o hasta que se reduzcan.

2 Agregue los chícharos y espere a que se calienten, sin tapar, unos 2 minutos (debe haber suficiente líquido en la cacerola para que se cuezan los chícharos). Pase todo a un tazón y deje aparte.

3 Cueza la pasta en una cacerola grande con agua hirviendo por 3 minutos, o de acuerdo con las instrucciones del paquete, o hasta que esté al dente.

4 Mientras tanto, licue el yogur con la fécula de maíz y viértalo en la cacerola en la que coció las verduras. Caliente, sin dejar de mover, a fuego medio hasta que suelte el hervor. Agregue las verduras, el perejil, la albahaca y sal y pimienta al gusto y revuelva. Espere unos segundos hasta que todo esté caliente y retire del fuego.

5 Escurra la pasta y agréguela a la salsa. Revuelva y sirva.

(Sugerencias) Cuando tenga chícharos frescos, úselos en lugar de los congelados. Agréguelos a las espinacas o berros en el Paso 1 y deje cocer 4 minutos.

Salsa de brócoli y chícharos: Sustituya las espinacas o berros con 5 tazas de ramitos de brócoli. Cueza el brócoli en agua hirviendo de 5 a 7 minutos, escurra, refresque bajo el chorro de agua fría, escurra de nuevo y regrese a la cacerola. Machaque el brócoli y agregue el yogur mezclado con la fécula de maíz y 5 cdas. de leche descremada. Añada 1 taza de chícharos congelados y 2 cebollitas de Cambray finamente picadas. Hierva, sin dejar de mover, 1 o 2 minutos para que espese. Sazone con sal y pimienta y añada un chorrito de jugo de limón, si gusta. Revuelva con la pasta y espolvoree con el perejil.

Otras ventajas

• Las salsas a base de crema son populares para las pastas. Tradicionalmente, las salsas se hacen con crema espesa y queso. Esta receta usa yogur bajo en grasa para crear una salsa cremosa con menos grasa.

• El calor puede destruir la vitamina C. La mejor forma de cocer hojas verdes, como espinacas y berros, y conservar la vitamina C, es hacer que se reduzcan rápidamente y servirlas de inmediato.

• Los chícharos aportan proteína y fibra, parte de ella soluble, lo cual ayuda a controlar los niveles de colesterol y de glucosa en sangre.

fotografía, p. 139

Equivalentes

**cereales y tubérculos 2
verdura 2, leche descremada 1/2**

Cada porción aporta calorías 252, calorías de grasa 27, grasa 3 g, grasa saturada 1 g, colesterol 5 mg, sodio 273 mg, hidratos de carbono 43 g, fibra 6 g, azúcares 6 g, proteína 14 g. Excelente fuente de folato, hierro, magnesio, niacina, fósforo, riboflavina, tiamina, vitamina A, vitamina C. Buena fuente de calcio, potasio, vitamina B_6.

pluma con aderezo de ajonjolí y naranja

Esta ensalada de pasta de sabor fresco es maravillosa como guarnición de pollo o pescado asados a la parrilla.
El aderezo estilo oriental combina sabores cítricos con ajonjolí, salsa de soya y jengibre.
Cualquier tipo de pasta se puede usar en esta receta, incluso fideos integrales.

Preparación **25-30 minutos, más enfriamiento**   *4 porciones*

Pasta

225 g de pasta de pluma

2 naranjas grandes

6 cebollitas de Cambray, en tiras delgadas y cortas

1/2 taza de germinado de frijol (opcional)

2 cdas. de semillas de ajonjolí, tostadas

Aderezo

Ralladura y jugo de 1 naranja

1 cda. de aceite de ajonjolí tostado

2 cdas. de salsa de soya, diluida en jugo de naranja

1 diente de ajo, machacado

1 cda. de jengibre fresco, pelado y finamente rallado

Sal y pimienta

1 Cueza la pasta en agua hirviendo de 10 a 12 minutos, o de acuerdo con las instrucciones del paquete o hasta que esté al dente.

2 Mientras la pasta se cuece, pele las naranjas retirando todo lo blanco. Trabajando sobre un tazón para recoger el jugo, separe los gajos de sus membranas. Deje los gajos aparte y reserve el jugo que quedó en el tazón.

3 Ponga las tiras de las cebollitas de Cambray en un tazón con agua fría y deje reposar hasta que se ricen.

4 Para hacer el aderezo, agregue la ralladura y el jugo de naranja al jugo del tazón. Agregue el aceite de ajonjolí, la salsa de soya, el ajo, el jengibre y sal y pimienta al gusto. Bata ligeramente para mezclar.

5 Escurra la pasta y mézclela con el aderezo. Tápela y deje que se enfríe.

6 Cuando vaya a servir el platillo, escurra las cebollitas de Cambray; reserve algunas para adornar y agregue el resto a la ensalada junto con los gajos de naranja, el germinado y las semillas de ajonjolí. Incorpore los ingredientes con mucho cuidado y sirva de inmediato, adornando con las cebollitas que reservó.

(Sugerencias) Use fideos soba japoneses, hechos de harina de trigo sarraceno en lugar de pluma, y cuézalos de 5 a 7 minutos. Use aceite de canola en el aderezo en lugar de aceite de ajonjolí y omita las semillas de ajonjolí. Agregue 1 cda. de pasta roja de curry, en lugar de jengibre fresco, y añada 2 cdas. de cilantro fresco picado con los gajos de naranja.

Para aumentar el contenido de verduras de la ensalada, ralle finamente 1/2 bulbo de hinojo y agréguelo a la ensalada; adorne con las hojas del hinojo.

Otras ventajas

• Las naranjas son una excelente fuente de vitamina C y una naranja aporta más del doble de la ingesta recomendada de vitamina A.

• Las naranjas y otros cítricos también contienen cumarinas, compuestos que se cree ayudan a adelgazar la sangre, previniendo así embolias y ataques cardiacos.

Equivalentes

cereales y tubérculos 2 verdura 1/2 fruta 1/2 grasa 1

Cada porción aporta calorías 223, calorías de grasa 41, grasa 5 g, grasa saturada 1 g, colesterol 0 mg, sodio 207 mg, hidratos de carbono 39 g, fibra 4 g, azúcares 9 g, proteína 8 g. Excelente fuente de folato, niacina, riboflavina, tiamina, vitamina C. Buena fuente de calcio, hierro, magnesio, fósforo, potasio, vitamina B$_6$.

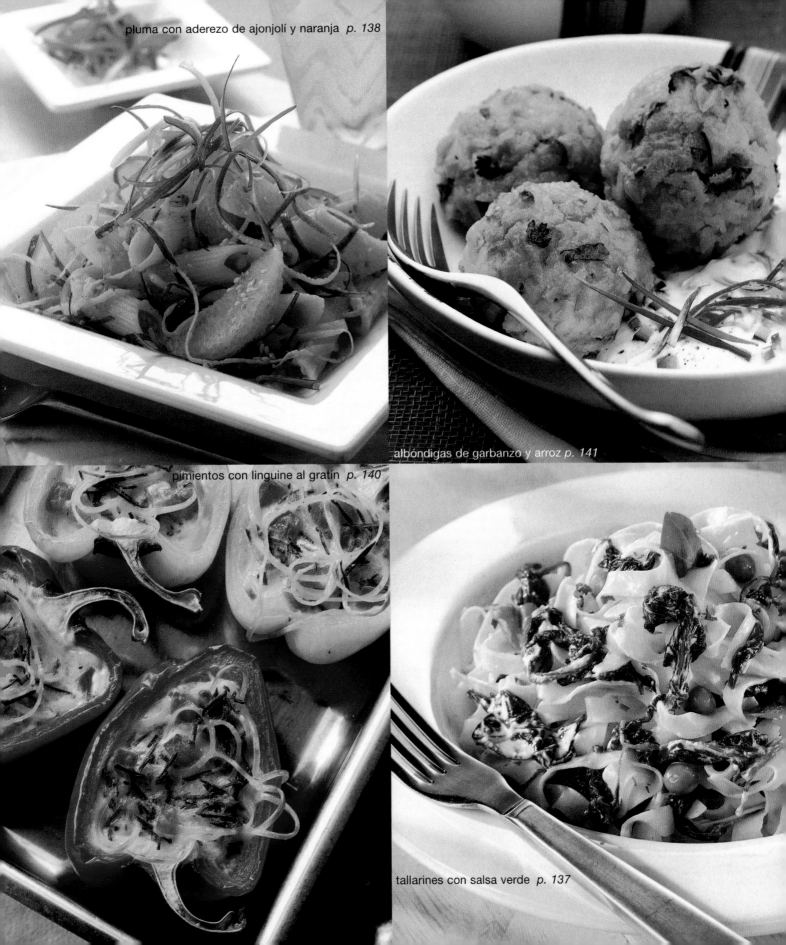

pluma con aderezo de ajonjolí y naranja *p. 138*

albóndigas de garbanzo y arroz *p. 141*

pimientos con linguine al gratín *p. 140*

tallarines con salsa verde *p. 137*

pimientos con linguine al gratín

Tradicionalmente, los pimientos rellenos a menudo se preparan con arroz. En esta receta única, se usan fideos y se hornean sobre mitades de pimiento con una costra de queso salpicada de tomates y hierbas. Los pimientos rellenos se pueden servir como entremés para cuatro o como comida para dos personas.

Preparación **unos 40 minutos**   Cocción **20-25 minutos**   *4 porciones*

Pimientos

2 pimientos grandes, amarillos o rojos

50 g de linguine

2 huevos batidos

2/3 de taza de queso manchego bajo en grasa

1 cdita. de mostaza seca

3 cdas. de leche descremada

3 cdas. de cebollines frescos, picados

1/2 cdita. de mejorana seca o de orégano seco

2 tomates rojos, pelados, sin semillas y en cubitos

Sal y pimienta

Adorno

Hojas para ensalada

1 Precaliente el horno a 175°C. Corte los pimientos en mitades a lo largo, teniendo cuidado al cortar el tallo. Retire las venas y las semillas. Cueza los pimientos en agua hirviendo de 6 a 8 minutos o hasta que estén blandos. Escúrralos y deje que se sequen sobre una toalla de papel.

2 Cueza el linguine en agua hirviendo por 10 minutos, o de acuerdo con las instrucciones del paquete o hasta que esté al dente. Escúrralo y déjelo aparte.

3 Bata los huevos con el queso, la mostaza, la leche, los cebollines y la mejorana o el orégano. Agregue los tomates y sazone ligeramente con sal y pimienta.

4 Ponga los pimientos en un molde refractario poco hondo o en una charola para rostizar. Nivelándolos con bolitas de papel de aluminio si es necesario, haga que todos los pimientos queden en posición horizontal para que no se derrame el relleno. Llene cada uno hasta la mitad con linguine y ponga 1 cda. de la mezcla de queso encima de la pasta.

5 Hornee hasta que el relleno cuaje y se dore, de 20 a 25 minutos. Sirva adornados con cebollines enteros y acompañados con hojas de ensalada mixtas si lo desea.

(**Sugerencias**) Use 50 g de linguine fresco en lugar de seco. El linguine fresco sólo necesita 2 o 3 minutos para cocerse.

Para un platillo más sustancioso, cueza 150 g de linguine mientras hornea los pimientos, e incorpore 1 cda. de cebollines picados. Sirva esta pasta como base de los pimientos.

Comida para dos: Escurra y desmenuce 1 lata (200 g) de atún en agua y agréguelo a la mezcla de huevo. Sirva 2 mitades de pimiento por persona.

Agregue 4 aceitunas verdes sin hueso, finamente picadas, a la mezcla de huevo para darle un sabor más exótico.

Otras ventajas

• Estos pimientos son una elegante comida vegetariana. Sirven como una comida completa, pues contienen hidratos de carbono, proteína proveniente de la leche y el queso y verduras, que aportan fibra.

• En esta receta se usan pimientos rojos, amarillos o anaranjados, no sólo por su brillante presentación, sino porque tienen un sabor más dulce que los pimientos verdes.

fotografía, p. 139

Equivalentes

cereales y tubérculos 1 verdura 1 carne (grasa media) 1

Cada porción aporta calorías 185, calorías de grasa 65, grasa 7 g, grasa saturada 3 g, colesterol 120 mg, sodio 207 mg, hidratos de carbono 21 g, fibra 3 g, azúcares 6 g, proteína 11 g. Excelente fuente de calcio, fósforo, riboflavina, vitamina A, vitamina C. Buena fuente de folato, hierro, potasio, tiamina, vitamina B$_6$.

albóndigas de garbanzo y arroz

Estas sabrosas albóndigas de garbanzo con ajo, chile y mucho cilantro fresco, son una buena alternativa a las de arroz o papa. Van bien con comida hindú y otros platillos condimentados. Tienen mucha proteína y se pueden acompañar con una selección de verduras frescas asadas a la parrilla para crear una comida vegetariana balanceada.

Preparación **50 minutos**   Cocción **30 minutos**   *4 porciones (rinden 12)*

1/2 taza de arroz blanco de grano largo

1 taza de agua

2 cditas. de aceite de canola

1 cebolla chica, finamente picada

1 diente de ajo, machacado

1 chile rojo fresco, sin semillas y finamente picado

2 tomates rojos, pelados, sin semillas y finamente picados

1 1/2 tazas de garbanzos cocidos

1 yema de huevo

3 cdas. de cilantro picado

1 cdita. de páprika

Sal y pimienta

1 Ponga a hervir el agua. Agregue el arroz y cuézalo a fuego bajo, tapado, hasta que esté blando y haya absorbido toda el agua, unos 10 a 15 minutos. Retírelo del fuego y deje que se enfríe por unos minutos.

2 Mientras tanto, precaliente el horno a 175°C. Caliente el aceite en una cacerola y saltee la cebolla hasta que esté blanda, unos 5 minutos, moviendo frecuentemente. Agregue el ajo y el chile y fría por 2 minutos. Retire la cacerola del fuego e incorpore los tomates picados.

3 Ponga los garbanzos en un tazón y hágalos puré con un machacador o muélalos en la licuadora. Agregue la mezcla de cebolla, el arroz, la yema de huevo, el cilantro, la páprika y sal y pimienta al gusto. Mezcle bien. Divida la mezcla en 12 porciones iguales y forme las albóndigas.

4 Ponga las albóndigas de garbanzo y arroz en una charola para hornear rociada con aceite en aerosol, y hornee por unos 30 minutos o hasta que empiecen a dorarse; voltee las albóndigas con cuidado a la mitad del tiempo de horneado. Sírvalas calientes.

(Sugerencias) Varíe la hierba fresca de acuerdo con el alimento con que sirva las albóndigas de garbanzo y arroz: menta con cordero, o salvia o perejil con cerdo.

Otras ventajas

• Consumir cebollas con frecuencia puede tener varios beneficios; en particular, ayuda a bajar los niveles de colesterol en la sangre y reduce el riesgo de formación de coágulos.

• El ajo contiene un fitoquímico llamado alicina, el cual tiene propiedades antibióticas y fungicidas. Por esta razón, se cree que el ajo ayuda a aliviar los síntomas del resfriado y de las infecciones respiratorias.

fotografía, p. 139

Equivalentes

cereales y tubérculos 2 1/2
verdura 1 grasa 1

Cada porción aporta calorías 269, calorías de grasa 53, grasa 6 g, grasa saturada 1 g, colesterol 53 mg, sodio 85 mg, hidratos de carbono 45 g, fibra 7 g, azúcares 8 g, proteína 10 g. Excelente fuente de folato, hierro, fósforo, tiamina, vitamina C. Buena fuente de magnesio, niacina, potasio, vitamina A, vitamina B$_6$.

hojas de parra rellenas estilo griego

Éste es un novedoso y saludable giro de los deliciosos y populares rollos griegos. Para aumentar el contenido de fibra y nutrimentos, se usa arroz integral en lugar del arroz blanco tradicional. El relleno de las hojas de parra tiene sabor a ajo y hierbas frescas, con el toque dulce de las pasas y nueces crujientes.

Preparación **1 hora**   Cocción **10-15 minutos**   *8 porciones*

Hojas de parra

1 taza de arroz integral de grano largo

24 hojas de parra grandes, en salmuera, escurridas

2 cditas. de aceite de oliva, divididas

1 cebolla, finamente picada

1 diente de ajo grande, finamente picado

1 cda. de perejil picado

1 cda. de menta fresca picada

1 cda. de eneldo fresco picado

Ralladura y jugo de 1 limón

1/2 taza de pasas

1/4 de taza de nueces picadas

Sal y pimienta

Adorno

Tajaditas de limón

Ramitas de eneldo, perejil o menta, frescos

1 En una cacerola, ponga a hervir 2 tazas de agua. Agregue el arroz y cueza a fuego bajo, tapado, por unos 40 minutos o hasta que el arroz esté blando. Retire la cacerola del fuego.

2 Mientras se cuece el arroz, escurra las hojas de parra, enjuáguelas con agua fría y séquelas con toallas de papel.

3 Caliente 1 cdita. del aceite en una cacerola a fuego medio. Acitrone la cebolla y el ajo por unos 5 minutos, moviendo de vez en cuando o hasta que estén blandos pero no dorados. Retire del fuego y agregue el perejil, la menta, el eneldo, la ralladura de limón y las pasas.

4 En una sartén chica, tueste las nueces a fuego medio, moviendo constantemente, hasta que estén doradas y suelten su aroma. Agregue las nueces tostadas a la mezcla de cebolla. Añada el arroz cocido y el jugo de limón (quizá no lo necesite todo), sazone ligeramente con sal y pimienta y mezcle bien.

5 Extienda las hojas de parra en una superficie plana y ponga 2 cdas. de la mezcla de arroz en el centro de cada una. Doble el extremo del tallo y, luego, los lados. Enrolle las hojas en forma de cilindro.

6 Ponga los rollos con el extremo hacia abajo en una vaporera y barnícelos con el aceite restante. Tape y cueza al vapor hasta que estén bien calientes, unos 10 a 15 minutos. Sírvalos calientes o a temperatura ambiente, adornados con rajitas de limón y ramitas de hierbas frescas.

(Sugerencias) Para tener una comida completa, acompañe los rollitos con una tajada de queso panela a la plancha sazonado con hierbas.

Otras ventajas

• Al arroz integral se le retira sólo la cascarilla externa y, por lo tanto, retiene todos los nutrimentos en el germen y las capas externas del grano. El arroz integral crudo contiene 1.9 g de fibra por cada 1/2 taza, comparado con 0.4 g de fibra del arroz blanco crudo. También contiene más vitaminas del grupo B.

• Tostar las nueces antes de agregarlas a un platillo ayuda a intensificar su aroma y sabor.

• Cuando use hojas de parra en salmuera, siempre enjuáguelas primero. La salmuera tiene demasiado sodio.

fotografía, p. 145

Equivalentes

cereales y tubérculos 1 fruta 1/2 verdura 1/2 grasa 1

Cada porción (tres hojas de parra) aporta calorías 165, calorías de grasa 40, grasa 4 g, grasa saturada 0 g, colesterol 0 mg, sodio 119 mg, hidratos de carbono 29 g, fibra 2 g, azúcares 8 g, proteína 3 g. Buena fuente de cobre, magnesio, fósforo, vitamina A, vitamina B_6.

cebada y frijoles a la menta

El sabor suave y dulce y la consistencia ligeramente chiclosa de la cebada perla se combina aquí con frijoles bayos y verduras llenas de color. Un aderezo fresco de tomates deshidratados y menta añade una sensación veraniega a esta ensalada tan completa. Sirva sola o como comida o cena acompañada de una ensalada de fruta fresca.

Tiempo de preparación y cocción **1 1/2 horas**   *8 porciones*

Ensalada

4 tazas de caldo de verduras

1 cdita. de ralladura de limón

1 hoja de laurel

1 apio grande, la mitad inferior lavada y rebanada

1 cdita. de aceite de canola

1 taza de cebada perla

2 tazas de frijoles bayos cocidos

6 tomates saladet maduros, partidos en tajaditas (a lo largo)

2 tazas de espinaca baby picada

1 manojo de cebollitas de Cambray, en mitades, a lo largo y ralladas

Aderezo

2 tomates deshidratados, en aceite, escurridos y finamente picados

2 cdas. del aceite de los tomates deshidratados

1 cda. de vinagre de vino tinto

1 diente de ajo machacado

2 cdas. de menta fresca picada

1 cda. de perejil fresco, picado

Adorno

Hojas de menta fresca

Equivalentes

cereales y tubérculos 1 verdura 1
legumbres 1/2 grasa 1/2

1 Vierta el caldo en una cacerola y agregue la ralladura de limón y la hoja de laurel. Póngalo a hervir y agregue el poro. Deje cocer de 2 a 3 minutos. Retire el poro con una cuchara ranurada y enjuáguelo bajo el chorro del agua fría.

2 Agregue el aceite al caldo y póngalo a hervir de nuevo. Añada la cebada, tape y cueza a fuego bajo hasta que esté blanda, de 30 a 40 minutos.

3 Saque y reserve 2 cdas. del caldo y luego escurra la cebada. Deseche la hoja de laurel y pase la cebada a un tazón para que se enfríe.

4 Agregue el poro, los frijoles, los tomates, las espinacas y las cebollitas a la cebada y mezcle bien.

5 Para preparar el aderezo, combine los tomates deshidratados, el aceite, el vinagre, el ajo, la menta, el perejil y el caldo que reservó. Sazone ligeramente con sal y pimienta y mezcle bien.

6 Rocíe la cebada con el aderezo y revuelva para incorporar bien todo. Sirva a temperatura ambiente y adorne con hojas de menta fresca.

(Sugerencias) *Ensalada de cebada y salmón ahumado al eneldo:* Use 170 g de salmón ahumado en tiras, en lugar de los frijoles bayos. Sustituya el poro con puntas de espárragos, preparadas de la misma manera. Agregue la cebada cocida junto con el salmón ahumado, las cebollitas, 1 bulbo de hinojo en mitades y finamente rebanado, y 1 1/2 tazas de tomates cherry rojos y amarillos en mitades. Para el aderezo, bata 2 cdas. de aceite de canola con 2 cditas. de jugo de limón, 1/2 cdita. de mostaza de Dijon, 3 cdas. de eneldo fresco picado y sal y pimienta al gusto. Rocíe con él la ensalada y agregue 1 cda. de alcaparras secas. Sirva frío adornado con ramitas de eneldo fresco.

Otras ventajas

• Se cree que la cebada es el grano cultivado más antiguo del mundo. Tiene poca grasa, y es rica en hidratos de carbono complejos y es una buena fuente de vitaminas B.

• Aunque muy refinada, gramo por gramo la cebada perla aporta más fibra dietaria que el arroz integral.

• La espinaca contiene ácido oxálico que se une al hierro, haciéndolo poco disponible para el organismo. Comer espinacas con una fuente de vitamina C, como los tomates, aumenta la ingesta de hierro.

fotografía, p. 145

Cada porción aporta calorías 167, calorías de grasa 42, grasa 5 g, grasa saturada 0 g, colesterol 0 mg, sodio 363 mg, hidratos de carbono 27 g, fibra 5 g, azúcares 5 g, proteína 6 g. Excelente fuente de folato, vitamina C. Buena fuente de hierro, magnesio, niacina, fósforo, potasio, riboflavina, tiamina, vitamina A, vitamina B$_6$.

ensalada de lentejas y brócoli

Las lentejas no sólo se preparan en sopa; pruebe esta peculiar y original mezcla de brócoli y lentejas que hace de esta receta un platillo vegetariano sumamente nutritivo. Es importante lavar muy bien el brócoli y desinfectarlo, aunque se vaya a cocer, para evitar infecciones.

Preparación **20 minutos**   Cocción **20 minutos**   *4 porciones*

1 taza de lentejas secas
2 tazas de agua
2 tazas de ramitos de brócoli
1 cebollita de Cambray, picada
4 cdas. de aderezo tipo ranch, preparado
Sal y pimienta negra molida
8 rábanos
1/4 de taza de semillas de girasol tostadas

1 Enjuague y escurra las lentejas. En una cacerola mediana, ponga las 2 tazas de agua a fuego alto; agregue las lentejas y espere a que el agua suelte el hervor. Reduzca la llama a fuego bajo, tape y cocine de 15 a 20 minutos o hasta que las lentejas estén cocidas, pero firmes.

2 Mientras tanto, en una cacerola pequeña, ponga a hervir agua a fuego alto. Agregue el brócoli y espere a que el agua vuelva a hervir, sin tapar. Cocine durante unos 2 minutos o hasta que el brócoli esté cocido pero crujiente. Escúrralo y enjuáguelo con agua fría. Ponga el brócoli en un recipiente y métalo en el refrigerador.

3 Escurra las lentejas y enjuáguelas con agua fría. En un tazón mediano, mézclelas con la cebollita de Cambray picada y el aderezo tipo ranch. Sazone con un poco de sal y pimienta, y refrigere durante por lo menos 10 minutos o hasta que las lentejas estén bien frías. Mientras tanto, corte los rábanos en rodajas o en forma de rosa.

4 Para servir, ponga las lentejas en el centro de una ensaladera, coloque el brócoli alrededor y esparza encima las semillas de girasol. Adorne con el rábano y sirva.

(**Sugerencias**) *Ensalada de lentejas, brócoli y zanahoria:* Agregue 2 zanahorias medianas en el Paso 2; una vez cocidas, pártalas en rodajas delgadas y, en el Paso 5, acomódelas en la ensaladera entre el brócoli y las lentejas. En lugar de semillas de girasol, use semillas de calabaza tostadas, sin cáscara.

Otras ventajas

• La lenteja es un alimento nutritivo y bajo en grasas. Es fuente importante de hidratos de carbono en forma de almidón y fibra. También contienen proteínas y si se combinan con cereales, como arroz, mejoran considerablemente la calidad de las proteínas.

• Las lentejas también son ricas en vitaminas B_1, B_3, B_6, cinc y selenio (mineral antioxidante que protege a las células del organismo de la oxidación provocada por los radicales libres); pero también son fuente importante de hierro.

Equivalentes

**legumbres 1/2 verdura 1
grasa con proteína 1 grasa 2**

Cada porción aporta calorías 252, calorías de grasa 129, grasa 14 g, grasa saturada 2 g, colesterol 2 mg, sodio 136 mg, hidratos de carbono 22 g, fibra 5 g, azúcares 5 g, proteína 12 g. Buena fuente de vitamina A, ácido fólico, fósforo, potasio, magnesio, cinc, selenio, hierro.

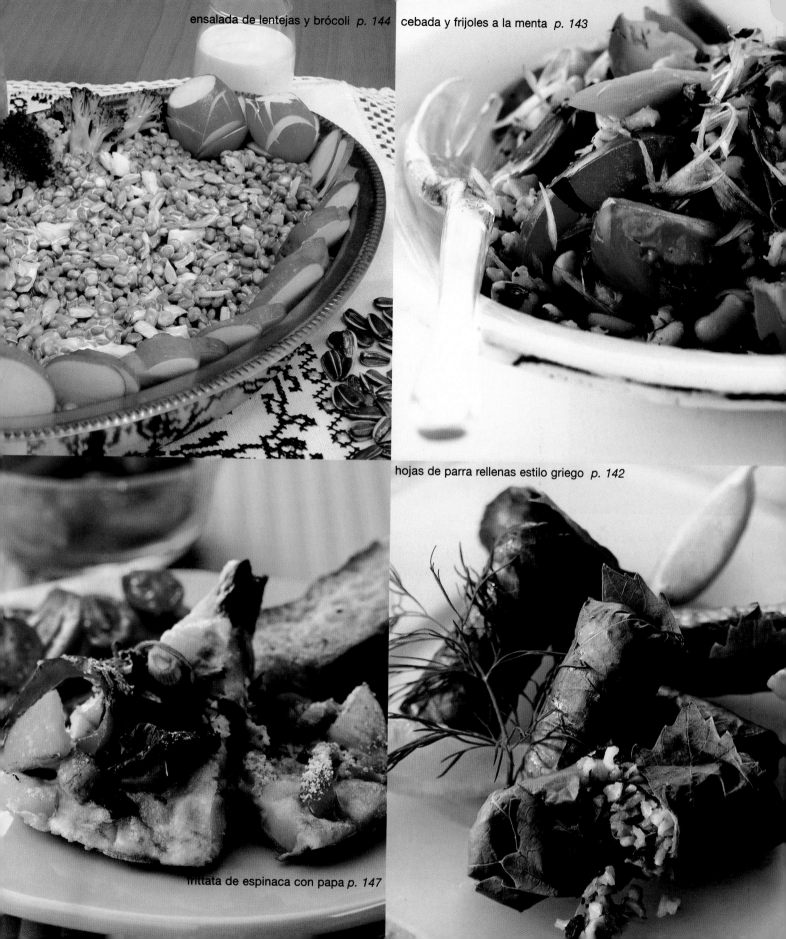

ensalada de lentejas y brócoli *p. 144*

cebada y frijoles a la menta *p. 143*

hojas de parra rellenas estilo griego *p. 142*

frittata de espinaca con papa *p. 147*

calabaza rellena de arroz

Ésta es una forma atractiva y divertida de servir calabacitas de invierno –rellenas con una mezcla de arroz blanco y silvestre, castañas, arándanos deshidratados y queso mozzarella–. Las calabazas individuales, como las acorn o las amarillas muy chicas, van bien en esta receta, y dan un impresionante plato principal para una comida invernal.

Preparación **25 minutos**   Cocción **45 minutos**   *4 porciones*

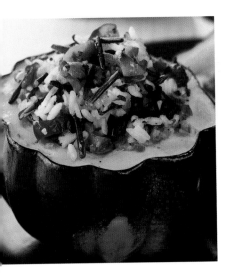

1 taza de arroz basmati
mezclado con arroz blanco

3 tazas de agua

4 calabazas acorn chicas

3/4 de taza de castañas cocidas
(de lata o envasadas al vacío),
picadas grueso

1/2 taza de arándanos deshidratados

1 cebolla chica,
finamente picada

2 cdas. de tomillo picado

2 cdas. de perejil picado

1/2 taza de queso
mozzarella rallado

Sal y pimienta

1 Eche el arroz en una cacerola, agregue las 3 tazas de agua y póngalo a hervir. Tape y cueza a fuego muy bajo hasta que el arroz esté blando, unos 20 minutos. Escurra el exceso de agua.

2 Mientras tanto, precaliente el horno a 175°C. Con un cuchillo grande y afilado, córteles la tapa (el extremo del tallo) a las calabazas. Deje aparte estos "sombreritos", luego use un sacabocados para vaciar las calabazas. Corte un poco la base para nivelarlas si es necesario. Sazone la cavidad de cada calabaza con un poco de sal y pimienta, luego póngalas en un molde refractario o una charola para hornear grande.

3 Mezcle el arroz, las castañas, los arándanos, la cebolla, el tomillo, el perejil y el mozzarella en un tazón grande. Sazone con sal y pimienta.

4 Rellene las calabazas con 1 taza de la mezcla de arroz, presionando para rellenarlas bien y dejando un montoncito encima, y coloque los "sombreritos" arriba. Hornee hasta que la pulpa de las calabazas esté blanda al pincharla con un cuchillo afilado, unos 45 minutos. Sírvalas calientes.

(Sugerencias) Use otras calabazas como las amarillas chicas en lugar de acorn. El tiempo de cocción puede variar de 45 a 60 minutos, dependiendo del tipo de calabaza y de su tamaño.

Sustituya el queso mozzarella con otros quesos, como el manchego bajo en grasa, y los arándanos por ciruelas.

Otras ventajas

• La acorn es una variedad de calabaza de invierno. Las calabazas de invierno se dejan madurar hasta que su piel se endurece y conservan sus propiedades; en cambio, las variedades como la calabacita italiana se comen verdes mientras su piel es comestible. La calabaza acorn es una buena fuente de betacaroteno, que el organismo convierte en vitamina A.

• A diferencia de otros frutos secos, las castañas tienen poca grasa –algunas nueces tienen hasta 20 veces más grasa. Las castañas son una buena fuente de tiamina y potasio y una valiosa fuente de fibra dietética.

• Los arándanos, frescos o secos, son una buena fuente de vitamina C y, además, tienen la reputación de ayudar a controlar las infecciones de las vías urinarias, como la cistitis.

Equivalentes

cereales y tubérculos 2 verdura 2
fruta 1/2 carne (grasa media) 1

Cada porción aporta calorías 345, calorías de grasa 34, grasa 4 g, grasa saturada 2 g, colesterol 8 mg, sodio 85 mg, hidratos de carbono 59 g, fibra 10 g, azúcares 18 g, proteína 12 g. Excelente fuente de calcio, folato, hierro, magnesio, niacina, fósforo, potasio, tiamina, vitamina B$_6$, vitamina C. Buena fuente de cobre, riboflavina, vitamina A.

frittata de espinaca con papa

Esta tortilla de huevo plana es un plato principal vegetariano delicioso, y se puede comer caliente o frío.
Es una receta muy versátil, ya que se le puede agregar casi cualquier cosa, una forma útil de utilizar los sobrantes.
Sirva con una ensalada de hojas mixtas y tomates rebanados, o con fruta, para una comida rápida.

Preparación **10 minutos**   Cocción **25 minutos**   *4 porciones*

1/2 kg de papas pequeñas, lavadas y en cubitos de 1 cm

3 tazas de hojas de espinaca baby, sin tallos gruesos

1 cda. de aceite de oliva

1 pimiento rojo, sin semillas y en tiras a lo largo

5-6 cebollitas de Cambray, en rebanadas delgadas

3 claras de huevo

2 huevos enteros

2 cdas. de queso parmesano recién rallado

Sal y pimienta

1 Cueza las papas en una cacerola con agua hirviendo de 5 a 6 minutos o hasta que estén casi tiernas. Ponga las espinacas en una vaporera o en un colador sobre las papas y deje cocer hasta que las papas estén tiernas y las espinacas, reducidas, como por otros 5 minutos. Escurra las papas, exprima las espinacas con el dorso de una cuchara y luego píquelas.

2 Caliente el aceite en una sartén antiadherente de unos 25 cm de diámetro y saltee en ella el pimiento a fuego medio por 2 minutos. Agregue las papas y las cebollitas y fría por 2 minutos más.

3 Bata las claras con los huevos enteros, sazone con un poco de sal y pimienta e incorpore las espinacas. Con una cuchara ranurada, retire las verduras de la sartén y agréguelas a la mezcla de huevo, dejando el aceite en la sartén. Mezcle el huevo y las verduras y vierta la mezcla en la sartén. Tape y deje cocer, sin mover, por unos 6 minutos o hasta que la tortilla de huevo esté casi cuajada pero un poco blanda por arriba. Mientras tanto, precaliente el horno asador.

4 Espolvoree la frittata con el queso parmesano y métala en el asador. Hornee de 3 a 4 minutos o hasta que esté dorada y esponjada en las orillas. Corte en cuartos o en triángulos y sirva.

(Sugerencias) *Frittata de calabacitas y papas:* Sustituya las espinacas con 1 calabacita italiana grande o 2 chicas, picadas, y use 1 poro chico finamente rebanado en lugar de las cebollitas. Saltee el poro y las calabacitas con el pimiento de 3 a 4 minutos. Agregue las papas y mezcle. Al batir los huevos, agregue un manojo de hojas de albahaca fresca picadas y cocine la frittata como en la receta.

Frittata de salmón ahumado: Omita las papas y el pimiento rojo y saltee una calabacita, picada, con las cebollitas. Agregue 70 g de salmón ahumado desmenuzado a los huevos junto con las espinacas. Dore la frittata en el asador del horno sin el queso parmesano.

Otras ventajas

• Esta frittata también se puede preparar con sustituto de huevo. Puede sustituir los huevos y las claras con 1 1/4 tazas de sustituto de huevo y continuar la receta como se indica.

• Las frittatas son una excelente forma de incorporar verduras en la dieta. Cualquier verdura cocida que le haya sobrado se puede incorporar a la mezcla junto con, o en lugar de, las verduras mencionadas.

fotografía, p. 145

Equivalentes
cereales y tubérculos 1 1/2
verdura 1 carne (grasa media) 1

Cada porción aporta calorías 209, calorías de grasa 64, grasa 7 g, grasa saturada 2 g, colesterol 109 mg, sodio 122 mg, hidratos de carbono 27 g, fibra 4 g, azúcares 4 g, proteína 10 g. Excelente fuente de folato, potasio, riboflavina, vitamina A, vitamina B_6, vitamina C. Buena fuente de calcio, hierro, magnesio, niacina, fósforo, tiamina.

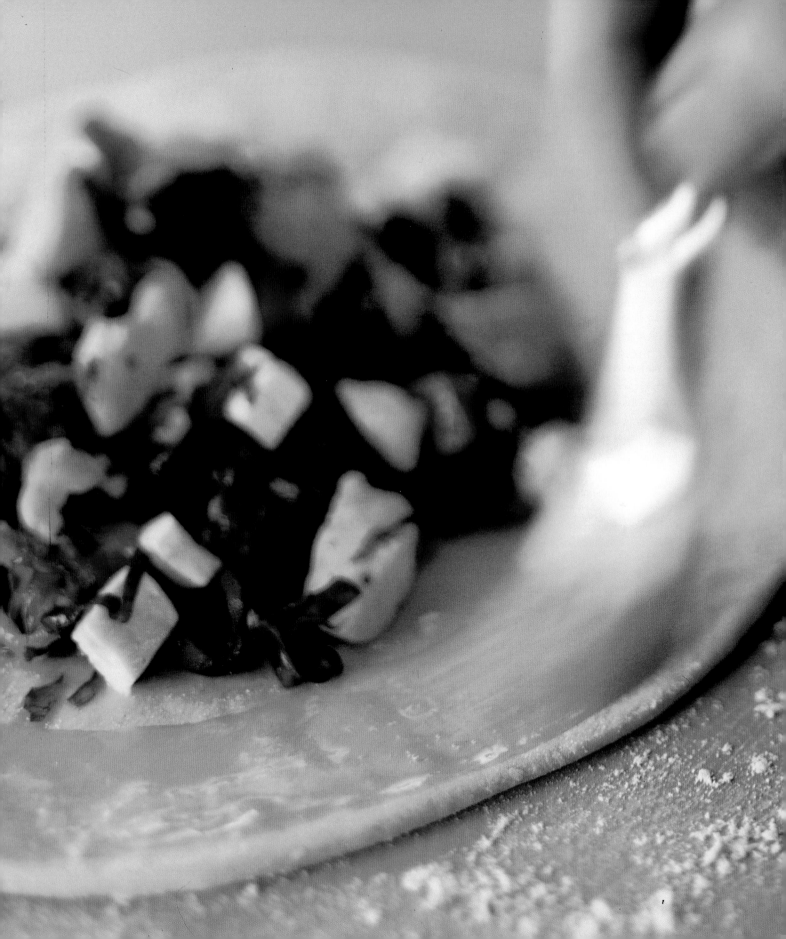

cena

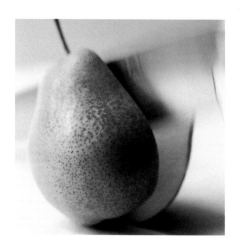

Ensalada de pollo al estragón *150*

Ensalada de sandía y queso panela *152*

Ensalada oriental *153*

Ensalada de cítricos y espinacas *154*

Salmón con espárragos *156*

Salmón asado en pan chapata *157*

Pay de merluza y papa *158*

Brochetas de pescado con mejillones *160*

Crepas de pollo y nuez de la India *161*

Jamboree de pollo *162*

Yakitori de pollo *164*

Pollo al limón estilo chino *165*

Bruschetta con pimiento *166*

Res a la boloñesa *168*

Tostadas de hongos al tomillo *169*

Curry de chícharo con queso hindú *170*

Peras asadas con queso pecorino *172*

Tortilla de papa y calabaza *174*

Tomates rellenos de cuscús *175*

Pastel de berenjena a la italiana *176*

ensalada de pollo al estragón

El tahini, una pasta hecha a base de ajonjolí molido, es un ingrediente favorito de la cocina del Medio Oriente. Disponible en tiendas de comida árabe, añade sabor a nuez y cremosidad al aderezo de esta nutritiva ensalada. El pollo se sirve sobre una cama de crujientes hojas de espinaca y se espolvorea con almendras tostadas para una presentación deliciosa.

Preparación **25 minutos**   Cocción **15 minutos**   *4 porciones*

1/2 kg de pechugas de pollo sin hueso y sin piel

1 1/2 tazas de caldo de pollo o de verduras desgrasado y con poca sal

1 ramita de estragón fresco

1 limón chico

3 granos de pimienta negra

2 cdas. de tahini de ajonjolí

1 cabeza de achicoria o de otra lechuga

2 tazas de hojas de espinaca baby

2 naranjas

1/4 de taza de hojuelas de almendras tostadas

Sal y pimienta

Otras ventajas

• El tahini contiene 18 gramos de grasa por cada 2 cdas. Sólo se necesita un poco en el caldo para hacer un aderezo único y lleno de sabor para esta ensalada.

• La achicoria la usaron los antiguos egipcios, griegos y romanos para fines medicinales y culinarios. Se creía que estimulaba los jugos gástricos y fortalecía el hígado.

1 Coloque las pechugas de pollo en una sartén poco honda, en una sola capa, y vierta encima el caldo. Quíteles los tallos a las hojas de estragón y déjelas a un lado. Triture ligeramente los tallos de estragón con un rodillo, para que suelten su aceite, y añádalos a la sartén. Con un pelador, corte una tira de cáscara de limón y agréguela a la sartén junto con los granos de pimienta.

2 Ponga la sartén a fuego moderado hasta que el caldo suelte el hervor. Hierva a fuego bajo y tape la sartén. Deje hervir durante unos 15 minutos o hasta que el pollo esté bien cocido.

3 Retire las pechugas de pollo con una cuchara ranurada y déjelas enfriar en un plato. Cuele el caldo en un tazón y deseche el estragón, la cáscara de limón y los granos de pimienta. Aparte el caldo. Cuando el pollo se enfríe, córtelo en tiras gruesas.

4 Ponga la pasta tahini en un tazón, añada 4 cdas. del caldo y revuelva hasta obtener una consistencia cremosa. Si el aderezo está muy espeso, añada 1 o 2 cdas. más de caldo. Exprima el jugo de limón e incorpórelo al aderezo. Pique hojas de estragón suficientes para obtener 1 cda., añádalas al aderezo y agregue sal y pimienta al gusto.

5 Corte la achicoria, u otra lechuga larga, diagonalmente, en rebanadas de unos 2 cm de ancho. Mezcle la achicoria y las espinacas en un tazón para ensalada.

6 Pele las naranjas y sepárelas en gajos. Distribuya éstos sobre las hojas de la ensalada y espolvoree con las almendras tostadas. Coloque las tiras de pollo encima y con una cuchara báñelas con el aderezo de estragón y tahini. Sirva de inmediato.

(Sugerencias) *Ensalada de pollo oriental:* Hierva el pollo en caldo aromatizado con 3 rebanadas delgadas de jengibre fresco y 3 granos de pimienta. En un tazón para ensalada combine 2 tazas de bok choy rallado, 2 tazas de lechuga romana en trozos y 1 taza de berros y coloque las tiras de pollo encima. Agregue 3 kiwis pelados y en cubitos. Para el aderezo, bata 2 cdas. de tahini, 1 diente de ajo machacado, 1 cdita. de jengibre fresco finamente picado, la ralladura y el jugo de 1 limón, 1 cda. de salsa de soya diluida en jugo de limón, una pizca de hierbas finas en polvo (opcional) y 3 o 4 cdas. del caldo que apartó, y revuelva hasta mezclar bien. Bañe la ensalada con el aderezo y espolvoree con 1 cda. de ajonjolí. Sirva con pan pita caliente.

Equivalentes

verdura 1/2 fruta 1/2
carne (muy magra) 4
grasa con proteína 1

Cada porción aporta calorías 273, calorías de grasa 101, grasa 11 g, grasa saturada 1 g, colesterol 67 mg, sodio 127 mg, hidratos de carbono 14 g, fibra 5 g, azúcares 8 g, proteína 30 g. Excelente fuente de niacina, fósforo, riboflavina, vitamina C. Buena fuente de calcio, folato, hierro, magnesio, potasio, tiamina, vitamina A, vitamina B_6.

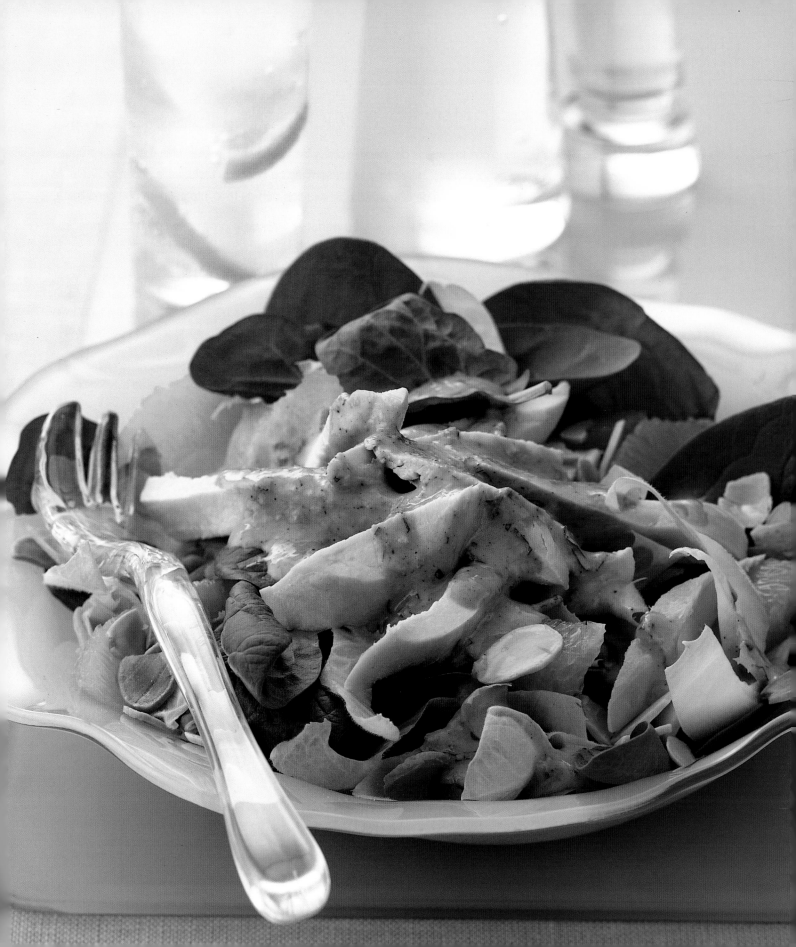

ensalada de sandía y queso panela

El sabor del fresco queso panela combina con los trozos de sandía dulce y las nectarinas jugosas. Una mezcla de arúgula, endibia y lechuga orejona añade un ligero sabor picante, mientras que las semillas de calabaza tostadas la hacen crujiente. El aderezo es ligero y sabroso, y combina con los sabores de la ensalada. Sírvala con pan de trigo integral para una cena ligera.

Preparación **20 minutos**   *Rinde 4 porciones como plato principal*

Ensalada

1 sandía pequeña (1/2 kg)

2 nectarinas
o duraznos grandes

6 tazas de hojas mixtas,
incluyendo arúgula,
endibia y lechuga orejona

1 taza de queso panela rallado

2 cdas. de semillas de
calabaza o de girasol tostadas

Aderezo de limón

3 cdas. de aceite de oliva

2 cdas. de jugo de
limón fresco

1/4 de cdita. de sal

1/4 de cdita. de pimienta negra
recién molida

1 Prepare el aderezo. Ponga el aceite, el jugo de limón, la sal y la pimienta en una jarra o recipiente con capacidad de 2 tazas y que tenga tapa hermética. Tape y agite hasta obtener una mezcla homogénea.

2 Con un cuchillo de sierra, corte la sandía en trozos medianos y deseche la cáscara y las semillas. Coloque los trozos en un tazón grande para ensaladas.

3 Parta las nectarinas en mitades (sin pelar) y quíteles el hueso. Coloque las nectarinas en una tabla para picar con el lado partido hacia abajo, córtelas a lo largo en rebanadas delgadas y páselas al tazón con los trozos de sandía. Parta las hojas verdes en trozos medianos y añádalas a la fruta. Revuelva para mezclar.

4 Espolvoree el queso panela sobre la ensalada. Rocíe con las semillas y el aderezo de limón y sirva.

Consejo: *Si va a servir la ensalada más tarde, prepárela hasta el Paso 2, cúbrala con película plástica y refrigérela. Continúe con los Pasos 3 y 4 justo antes de servir.*

(Sugerencias) *Ensalada de pera y queso Gorgonzola:* En lugar de sandía y nectarina use 1/2 kg de peras rojas maduras y sin centro, partidas en rebanadas muy delgadas, y 3 tazas de fresas maduras, en rebanadas. Use 1 taza de queso Gorgonzola cremoso en lugar de queso panela. Incluya achicoria roja (radicchio) en la mezcla de hojas de ensalada.

Pruébela con nueces tostadas en lugar de semillas de calabaza o de girasol.

Otras ventajas

• Las nectarinas y los duraznos contienen el antioxidante betacaroteno, que el cuerpo convierte en vitamina A. La sandía contiene una buena cantidad de vitamina C.

• Por lo general, el queso panela tiene poco sodio, pero es mejor que usted pruebe varias marcas hasta encontrar el menos salado.

• Las semillas de girasol son de las mejores fuentes de vitamina E, la cual ayuda a mantener los glóbulos rojos y el tejido muscular.

fotografía, p. 155

Equivalentes

fruta 1/2 verdura 1
carne (grasosa) 1 grasa 1

Cada porción aporta calorías 184, calorías de grasa 117, grasa 13 g, grasa saturada 3 g, colesterol 19 mg, sodio 145 mg, hidratos de carbono 12 g, fibra 2 g, azúcares 9 g, proteína 7 g. Excelente fuente de vitamina A y vitamina C. Buena fuente de calcio, folato, magnesio, fósforo, riboflavina, vitamina B_6.

ensalada oriental

Basada en la ensalada fattoush, una colorida y crujiente ensalada servida en el Medio Oriente, esta versión añade atún para aportar más sabor y proteínas. Asegúrese de asar el pan pita hasta que esté crujiente y así evitar que se humedezca al mezclarlo con los demás ingredientes, y sirva la ensalada de inmediato después de prepararla.

Preparación **unos 15 minutos**   Cocción **unos 5 minutos**   *4 porciones*

4 piezas de pan pita de trigo entero

1 1/2 cdas. de aceite de oliva

Jugo de 1 limón

6 cebollines o escalonias, en rebanadas

350 g de tomates rojos, maduros y picados

1 pepino chico en cubitos

1 lata (200 g) de atún en agua, escurrido y desmenuzado

2 cdas. de perejil fresco, picado grueso

1 cda. de cilantro fresco, picado grueso

1 cda. de menta fresca, picada gruesa

Sal y pimienta

1 Precaliente el asador del horno. Coloque el pan pita en una charola para hornear y caliéntelo en el asador, a unos 15 cm de la fuente de calor, durante unos segundos o hasta que esponje, luego pártalo por la mitad y ábralo como un libro. Vuelva a ponerlo en el horno y tuéstelo durante unos 2 o 3 minutos por cada lado o hasta que esté crujiente. Parta el pan en trozos medianos y déjelo aparte.

2 En un tazón grande mezcle, batiendo, el aceite de oliva y el jugo de limón, y sazónelos ligeramente con sal y pimienta. Agregue los cebollines, los tomates, el pepino y el atún y revuelva ligeramente para cubrir con el aceite y el jugo de limón.

3 Añada el perejil, el cilantro y la menta; agregue los trozos de pan pita y revuelva con rapidez, para que no se remoje el pan. Sirva de inmediato.

(**Sugerencias**) Prepare una ensalada más sustanciosa agregando alrededor de 1/2 kg de alubias cocidas.

Ensalada de verduras estilo mediterráneo: En un tazón grande, mezcle bien 1 cdita. de mostaza de Dijon, 1 cdita. de ralladura de limón, 1 diente de ajo machacado, 2 cditas. de vinagre de vino tinto, 1 1/2 cdas. de aceite de oliva, 1 cda. de orégano fresco picado, y sal y pimienta al gusto. Corte en cuartos 150 g de tomates saladet chicos y agréguelos al tazón. Añada 2 calabacitas medianas, 1 bulbo de hinojo chico y 1 cebolla morada, todo picado grueso. Revuelva para cubrir las verduras con el aderezo.

Otras ventajas

• Cuando cocine con cebollines o cebollitas de Cambray, use el bulbo blanco y los tallos para aumentar el aporte de betacaroteno. El antioxidante se encuentra en la parte verde de la verdura.

• Esta ensalada se puede servir como plato principal y puede ser una comida completa, porque es fuente de hidratos de carbono (pan pita), proteína (atún) y verduras.

fotografía, p. 155

Equivalentes

cereales sin grasa 2
carne (muy magra) 1 grasa 1
verdura 2

Cada porción aporta calorías 270, calorías de grasa 64, grasa 7 g, grasa saturada 1 g, colesterol 13 mg, sodio 296 mg, hidratos de carbono 38 g, fibra 4 g, azúcares 6 g, proteína 18 g. Excelente fuente de niacina, fósforo, tiamina, vitamina B$_{12}$, vitamina C. Buena fuente de folato, hierro, magnesio, potasio, vitamina A, vitamina B$_6$.

ensalada de cítricos y espinacas

Las espinacas frescas se llevan bien con frutas cítricas, melón y jamón serrano (prosciutto). Aquí, las espinacas se revuelven con las frutas y su jugo y se rocían con un cremoso aderezo balsámico dulce. El prosciutto se usa sólo para coronar la ensalada, así que se obtiene el sabor ¡sin mucha grasa!

Preparación **30 minutos**   *6 porciones*

Ensalada

2 naranjas grandes

1 toronja rosada grande

6 tazas de hojas de espinacas baby, desinfectadas

1 melón chico, pelado y partido en trozos

4 cebollitas de Cambray, sólo la parte blanca, en rebanadas muy delgadas

100 g de jamón serrano o prosciutto, desmenuzado

Aderezo

3 cdas. de vinagre balsámico

3 cdas. de aceite de oliva

2 cdas. de crema baja en grasa

2 cditas. de miel de abeja

1/4 de cdita. de sal

1/4 de cdita. de pimienta negra recién molida

1 Primero, prepare el aderezo. Ponga el vinagre, el aceite, la crema, la miel, la sal y la pimienta en un recipiente con capacidad para 500 ml que tenga tapa hermética. Tape y agite hasta mezclar bien todos los ingredientes.

2 Para la ensalada, use un rallador de cítricos o un pelador para cortar tiritas de la cáscara de una naranja. Déjelas aparte. Sobre un tazón mediano para colectar el jugo, pele las naranjas y las toronjas con un cuchillo de sierra; asegúrese de retirar toda la piel blanca.

3 Separe la fruta en gajos, quíteles la piel y colóquelos en el tazón con los jugos.

4 Añada 2 cdas. de los jugos al aderezo y agite de nuevo para revolver. Pruébelo y añada más jugo, sal y pimienta, si lo desea.

5 Coloque las espinacas en un tazón grande. Agregue los gajos de naranja y de toronja junto con los jugos, el melón y la cebollita. Revuelva para distribuir de manera uniforme los ingredientes entre las hojas de espinaca. Agite el aderezo una vez más, viértalo sobre la ensalada y revuelva de nuevo. Esparza el prosciutto desmenuzado sobre la ensalada y encima la ralladura de naranja. Sirva la ensalada de inmediato.

(**Sugerencias**) *Ensalada de espinaca:* Para dar un sabor picante a esta ensalada, use sólo 4 tazas de hojas de espinaca y añada 2 tazas de berros. Separe las hojas de los tallos de los berros; use sólo las hojas y deseche los tallos.

Ensalada de cítricos, espinacas y Oaxaca: Prepare una ensalada vegetariana omitiendo el prosciutto. Sustituya con 120 g de queso Oaxaca cremoso, en hebras medianas.

Variaciones del aderezo: En lugar de vinagre balsámico use 3 cdas. de sidra de frambuesa o vinagre de vino blanco para el aderezo.

Otras ventajas

• Esta ensalada es una excelente fuente de vitamina C, gracias a todas las frutas y a las espinacas. Como cocer y picar los alimentos destruye la vitamina C, es mejor dejar enteras las hojas de espinaca y servir la ensalada tan pronto como se revuelva.

• El melón contiene el antioxidante betacaroteno, que el cuerpo transforma en vitamina A.

Equivalentes

carne (grasosa) 1/2   fruta 1/2   verdura 1/2   grasa 1

Cada porción aporta calorías 193, calorías de grasa 97, grasa 11 g, grasa saturada 3 g, colesterol 21 mg, sodio 471 mg, hidratos de carbono 19 g, fibra 3 g, azúcares 14 g, proteína 7 g. Excelente fuente de folato, vitamina A, vitamina C. Buena fuente de magnesio, potasio, riboflavina, tiamina, vitamina B_6.

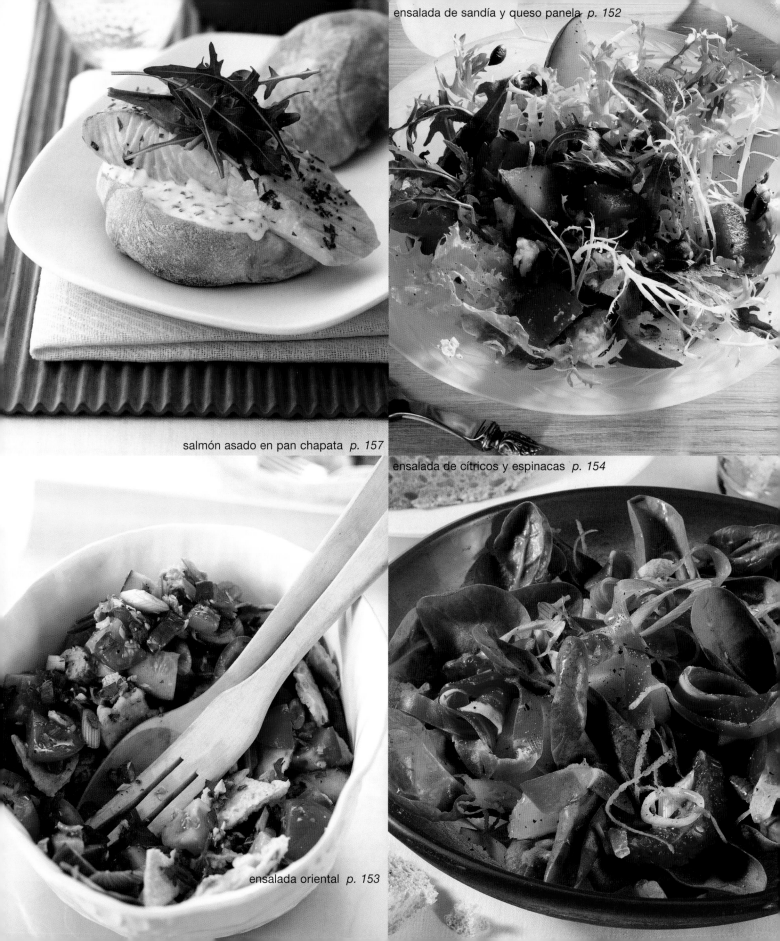

ensalada de sandía y queso panela *p. 152*

salmón asado en pan chapata *p. 157*

ensalada de cítricos y espinacas *p. 154*

ensalada oriental *p. 153*

salmón con espárragos

Verduras tiernas y frescas y suculento salmón hacen que este platillo sea excelente para ocasiones especiales, sobre todo con espárragos frescos. Los poros, espárragos tiernos y chícharos en vaina se cuecen rápidamente y lucen soberbios. Sírvalos con papitas Cambray para una comida memorable.

Preparación **10 minutos**   Cocción **unos 20 minutos**   *4 porciones*

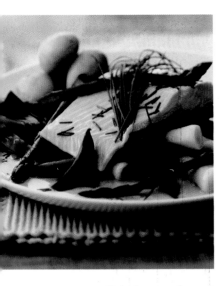

Salmón y espárragos

4 filetes de salmón sin piel
(de unos 115 g cada uno)

2 poros en rebanadas
delgadas

220 g de espárragos

1 taza de chícharos en vaina

4 cdas. de vino blanco seco

1 taza de caldo de verduras
con poca sal

Sal y pimienta

Adorno
1 cda. de cebollines
finamente picados

1 Pase los dedos sobre cada filete para comprobar que no tenga espinas sueltas, y retire las que encuentre. En una olla grande con tapa rociada con aceite en aerosol, acomode el poro en una sola capa. Coloque los filetes de salmón encima. Ponga alrededor del pescado los espárragos y los chícharos en vaina. Agregue el vino y el caldo y sazone ligeramente con sal y pimienta.

2 Ponga la olla a fuego ligeramente alto hasta que el caldo suelte el hervor, luego tape la olla con una tapa hermética y reduzca la llama a fuego bajo. Cueza el pescado y las verduras durante unos 12 a 14 minutos o hasta que el salmón esté de color rosa pálido uniforme y las verduras, tiernas. Ponga el cebollín sobre el salmón y sirva.

(Sugerencias) Los filetes de macarela se preparan de la misma forma. Sazónelos y dóblelos a la mitad con la piel hacia fuera. Use zanahorias baby, o normales cortadas en palitos cortos y gruesos, en lugar de los espárragos. Agregue 2 ramitas de romero fresco a las verduras antes de acomodar los filetes encima y verter el vino y el caldo.

Para un rápido platillo con sabor oriental, use filete de bacalao en lugar de salmón, 4 cebollitas de Cambray en lugar de poros y 250 g de champiñones en lugar de los espárragos. Acomode las verduras y el pescado como en la receta principal, agregando 4 cdas. de vino de arroz chino o de jerez seco con el caldo, en lugar del vino blanco. Agregue 1 cda. de salsa de soya diluida en jugo de limón, 1 cda. de jengibre fresco rallado y 1 cdita. de aceite de ajonjolí tostado sobre el pescado. Adorne con cilantro fresco finamente picado en lugar de cebollines.

Otras ventajas

• Los espárragos contienen asparagina, un fitoquímico que actúa como diurético.

• Este platillo es fácil de preparar y deliciosamente bajo en grasa. El pescado y las verduras se cuecen ligeramente en el vino y el caldo, mientras se funden todos los sabores.

Equivalentes
carne (magra) 3
verdura 2

Cada porción aporta calorías 234, calorías de grasa 90, grasa 10 g, grasa saturada 2 g, colesterol 70 mg, sodio 99 mg, hidratos de carbono 8 g, fibra 2 g, azúcares 6 g, proteína 26 g. Excelente fuente de folato, niacina, fósforo, tiamina, vitamina B_{12}, vitamina C. Buena fuente de hierro, magnesio, riboflavina, potasio, vitamina B_6, vitamina A.

salmón asado en pan chapata

Aquí, los filetes de salmón fresco se marinan, luego se asan ligeramente y se sirven en pan chapata caliente con una ensalada de hojas mixtas y una mayonesa a la albahaca, para crear un platillo muy tentador y especial. Usar mayonesa y yogur bajos en grasa reduce ésta sin sacrificar su sabor y consistencia cremosa.

Preparación 15 minutos   **Marinado 30 minutos**   **Cocción 10 minutos**   *4 porciones*

Jugo de 1 limón

3 cdas. de albahaca fresca picada

4 filetes de salmón sin piel (de unos 110 g cada uno)

2 1/2 cdas. de yogur natural descremado

2 1/2 cdas. de mayonesa baja en grasa

1/2 cdita. de ralladura fina de limón

4 piezas de pan chapata o bollo integral (de unos 50 g cada uno)

Sal y pimienta

Hojas mixtas para ensalada, como espinacas y col morada

1 Mezcle el jugo de limón, 2 cdas. de la albahaca y sal y pimienta al gusto en un molde refractario poco hondo. Agregue los filetes de salmón y voltéelos sobre la mezcla para cubrirlos. Tape el molde y deje marinar en el refrigerador por 30 minutos.

2 Mientras, en un tazón chico mezcle el yogur, la mayonesa, la ralladura de limón y la cucharada de albahaca restante. Sazone ligeramente con sal y pimienta. Tape y refrigere hasta que vaya a usar esta mezcla.

3 Precaliente el horno a 220°C. Saque los filetes de la marinada y colóquelos en una charola para asar acanalada, o precaliente el horno asador, y ponga el salmón sobre una parrilla cubierta con papel de aluminio. Barnice el salmón con un poco de la marinada, luego áselo hasta que esté cocido y la carne empiece a desmenuzarse, unos 4 o 5 minutos por cada lado, barnizando de nuevo con la marinada después de voltear los filetes. Mientras el pescado se cuece, envuelva el pan chapata en papel de aluminio y métalo al horno por unos 5 minutos.

4 Parta el pan en mitades y úntelas por dentro con la mayonesa a la albahaca. Ponga un filete de salmón en la base de cada pieza de pan, agregue algunas hojas para ensalada, ponga encima la parte superior de cada pieza de pan y sirva de inmediato.

(**Sugerencias**) Use otros tipos de pan, como panecillos integrales.

Sándwiches de atún asado con salsa de tomate y jengibre: Use 4 filetes de atún fresco (85 g cada uno) y marínelos en una mezcla de 2 cditas. de romero fresco finamente picado, el jugo de 1 naranja y sal y pimienta al gusto. Mientras tanto, para preparar la salsa, saltee en 2 cditas. de aceite de oliva 1 cebolla morada chica finamente picada, 1 diente de ajo machacado y 1 cda. de jengibre fresco finamente picado durante unos 8 o 10 minutos o hasta que se acitronen. Retire del fuego y agregue 4 tomates picados, 1 o 2 cdas. de albahaca fresca picada y sal y pimienta al gusto. Mezcle bien. Ase el atún 3 minutos por cada lado o hasta que esté cocido al gusto, luego sírvalo sobre pan integral con hojas de ensalada y la salsa.

Otras ventajas

• Agregar yogur descremado a la mayonesa no sólo reduce la grasa total, también aumenta el valor nutritivo del platillo, en particular adicionando calcio, fósforo y vitaminas B_2 y B_{12}.

• Las hojas de ensalada, como la espinaca, rica en hierro, son buenas fuentes de la vitamina B folato y de betacaroteno.

fotografía, p. 155

Equivalentes

cereales sin grasa 2 grasa 1
carne (magra) 3

Cada porción aporta calorías 356, calorías de grasa 114, grasa 13 g, grasa saturada 2 g, colesterol 78 mg, sodio 429 mg, hidratos de carbono 30 g, fibra 2 g, azúcares 6 g, proteína 28 g. Excelente fuente de niacina, fósforo, riboflavina, tiamina, vitamina B_6, vitamina B_{12}. Buena fuente de cobre, folato, hierro, magnesio, potasio.

pay de merluza y papa

El pay de pescado es popular, incluso entre personas que de otra manera no son afectas al pescado. En esta versión, se agregan poro y berros para intensificar el contenido de vitaminas, y papa y queso para lograr una cubierta crujiente y atractiva. Sirva el pay con tomates cherry asados, cocidos durante 15 minutos junto con el pay, y brócoli al vapor.

Preparación **40 minutos**   Cocción **25-30 minutos**   *6 porciones*

Pay

2 1/4 tazas más 3 cdas. de leche descremada

500 g de filetes de merluza

1 hoja de laurel

1 poro grande partido en mitades, a lo largo, y rebanado

500 g de papas blancas peladas y partidas en rebanadas de 1/2 cm de grosor

3 cdas. de fécula de maíz

2 tazas de berros, sin los tallos gruesos

1/2 taza de queso manchego bajo en grasa, rallado grueso

Sal y pimienta

Adorno

Perejil fresco picado

1 Vierta 2 1/4 tazas de la leche en una sartén grande. Agregue la merluza y la hoja de laurel. Caliente hasta que suelte el hervor, luego tape la sartén y deje hervir a fuego bajo durante unos 5 minutos.

2 Saque el pescado con una cuchara ranurada y déjelo enfriar un poco, luego quítele la piel y desmenuce la carne en trozos grandes. Déjelo aparte. Cuele la leche y reserve 2 tazas y la hoja de laurel.

3 Coloque el poro en la sartén y agregue la leche que reservó y la hoja de laurel. Tape y deje hervir a fuego bajo por unos 10 minutos o hasta que el poro esté tierno.

4 Mientras tanto, cueza las papas en una olla de agua hirviendo por unos 8 minutos o hasta que estén apenas tiernas; luego, escúrralas. Precaliente el horno a 190°C.

5 Deseche la hoja de laurel. Mezcle la fécula de maíz con las 3 cdas. de leche fría restante para hacer una pasta suave. Viértala a la sartén con el poro y, sin dejar de mover, espere a que espese ligeramente.

6 Retire la sartén del fuego, añada los berros y revuelva, dejando que se reduzcan. Sazone con sal y pimienta. Incorpore con cuidado la merluza desmenuzada y pase la mezcla a un molde para pay de unos 23 cm.

7 Acomode las rebanadas de papa encima de la mezcla de pescado, encimándolas

un poco. Espolvoree con el queso y sazone con sal y pimienta al gusto. Hornee de 25 a 30 minutos o hasta que el relleno haga burbujas y las papas estén un poco doradas.

8 Esparza encima del pay el perejil picado y déjelo reposar unos 5 minutos antes de servir.

(Sugerencias) *Pay de pescado con espinaca:* Use 2 poros rebanados. En el Paso 4, en lugar de los berros agregue 2 tazas de hojas de espinaca baby a las papas en los últimos 2 minutos del tiempo de cocción. Escúrralas y forme una cama de papas y espinacas en el molde para pay. Con una cuchara, distribuya el relleno de pescado y poro sobre la base, espolvoree con el queso y hornee de 5 a 10 minutos o hasta que dore y burbujee.

Pay de merluza, pimiento e hinojo: En una sartén grande fría, con 2 cditas. de aceite de oliva, 1 pimiento rojo picado y sin semillas, 1 cebolla chica picada y 2 dientes de ajo picados hasta que se acitronen. Añada 1 taza de hinojo en rebanadas delgadas y deje cocer unos 5 minutos, moviendo ocasionalmente. Agregue 1 lata de aprox. 425 g de tomates picados, con su jugo, y sazone con sal y pimienta. Tape y deje hervir a fuego bajo unos 25 minutos o hasta que el hinojo esté blando. Mientras, parta las papas en trozos en lugar

Equivalentes

cereales 1 verdura 1
carne (magra) 2 1/2

Cada porción aporta calorías 224, calorías de grasa 28, grasa 3 g, grasa saturada 1 g, colesterol 67 mg, sodio 714 mg, hidratos de carbono 23 g, fibra 2 g, azúcares 5 g, proteína 26 g. Excelente fuente de calcio, niacina, fósforo, potasio, vitamina B_6, vitamina B_{12}. Buena fuente de folato, hierro, magnesio, riboflavina, tiamina, vitamina A, vitamina C.

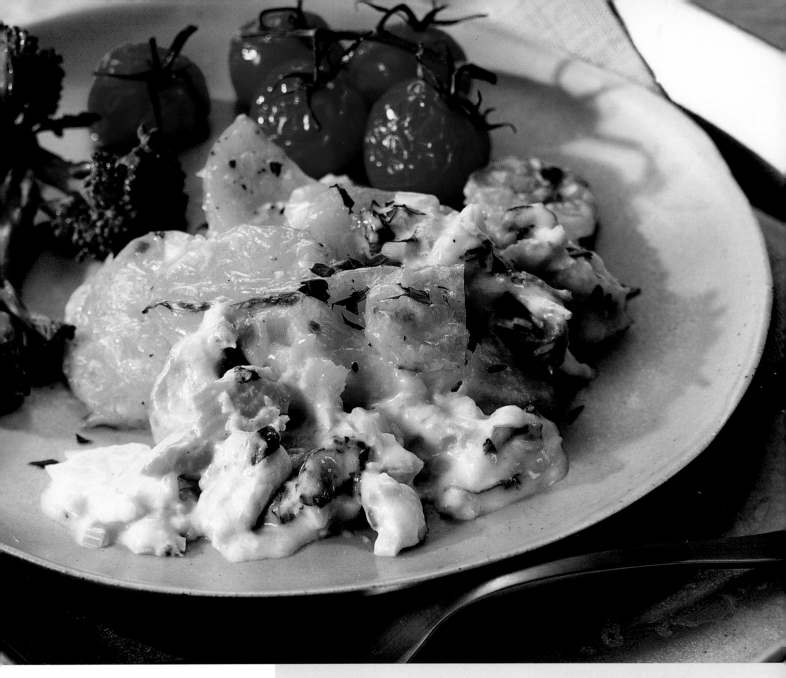

de rebanadas y cuézalas unos 10 minutos o hasta que estén tiernas. Vierta la salsa de pimiento en el molde para pay. Ponga los filetes de merluza encima y distribuya las papas escurridas. Espolvoree con 1/2 cdita. de chile en polvo y 2 cdas. de queso parmesano. Hornee unos 20 minutos o hasta que el pay esté dorado y burbujee.

Otras ventajas

• La merluza es una opción de pescado excelente por su valor nutricional –rico en ácidos grasos omega 3– y también sabe exquisita si se hornea con una capa de pan molido.

• Los berros, como otras hojas verde oscuro para ensalada, son una fuente excelente de muchos nutrimentos antioxidantes, incluyendo betacaroteno, vitamina C y vitamina E. Numerosas recetas para pay de pescado contienen mantequilla y crema, las cuales se utilizan para hacer cremoso el relleno. En esta receta, la leche descremada se emplea como un sustituto bajo en grasa de la mantequilla y la crema, y se obtienen resultados muy similares.

brochetas de pescado con mejillones

Para crear estas suculentas minibrochetas, también conocidas como "kebabs", cubos de filete de huachinango y mejillones frescos marinados se ensartan en brochetas con una selección de verduras coloridas, luego se asan ligeramente. Son un aperitivo caliente extra especial para un buffet o una fiesta de celebración.

Preparación **20 minutos, más 1 hora de marinado**   Cocción **8-10 minutos**   *Rinde 16 brochetas*

Brochetas

Ralladura y jugo de 1 limón

Jugo de 1 lima

1 cda. de aceite de oliva

2 cditas. de miel de abeja

1 diente de ajo machacado

1 cda. de orégano fresco picado, o de mejorana

1 cda. de perejil picado

200 g de filete de huachinango cortado en 16 cubos chicos

16 mejillones frescos sin concha

1 pimiento amarillo chico, sin semillas y cortado en 16 trozos chicos

1 calabacita italiana partida en 16 rebanadas delgadas

16 tomates cherry

Sal y pimienta

Adorno

Gajos de lima o de limón

1 En un recipiente poco profundo no metálico, ponga la ralladura y el jugo de limón, el jugo de lima, el aceite, la miel, el ajo, el orégano, el perejil y sal y pimienta al gusto. Bata todo, luego agregue el pescado en cubos y los mejillones. Cubra todo con la marinada. Tape y deje marinar en el refrigerador durante 1 hora.

2 Mientras tanto, ponga 16 brochetas de madera en agua caliente y déjelas remojar por 10 minutos. Escúrralas. Precaliente el asador o el horno a temperatura media-alta.

3 En cada brocheta, ensarte 1 cubo de pescado, 1 mejillón, 1 trozo de pimiento amarillo, 1 rebanada de calabacita y un tomate cherry. (Reserve la marinada.) Deje los extremos de las brochetas vacíos para que sea fácil agarrarlas.

4 Coloque las brochetas en la parrilla del asador y áselas de 8 a 10 minutos o hasta que el pescado esté bien cocido y las verduras, un poco tiernas, mientras las voltea de vez en cuando y las barniza frecuentemente con la marinada. Sírvalas calientes, adornadas con gajos de lima o de limón.

(Sugerencias) *Brochetas de vieiras y camarones:* Use 16 vieiras grandes y 16 camarones crudos, grandes, pelados, en lugar de pescado y mejillones.

Brochetas de atún o de pez espada: Corte 340 g de filete de atún fresco o de pez espada en 16 cubos chicos y marínelos en una mezcla de la ralladura y el jugo de 1 limón, 1 diente de ajo machacado, 2 cditas. de aceite de oliva, 1 cdita. de sazonador Cajun y sal y pimienta al gusto. Quítele las semillas a 1 pimiento rojo y córtelo en 16 trozos chicos, y parta en cuartos 4 chalotes o cebollitas de Cambray. Ensarte el pescado marinado en las brochetas con las verduras preparadas y 16 champiñones chicos. Áselas como en la receta principal.

Otras ventajas

- El pescado es una fuente excelente de fósforo y una buena fuente de potasio, vital para regular la presión arterial.
- Los mejillones proveen varios minerales, en particular hierro, cinc, cobre y yodo. Los mejillones también son una gran fuente de vitamina B_{12}, necesaria para mantener saludable el sistema nervioso, además contienen menos colesterol que otros mariscos.

fotografía, p. 163

Equivalentes

verdura 1 1/2 carne (magra) 1

Cada porción (dos brochetas) aporta calorías 90, calorías de grasa 28, grasa 3 g, grasa saturada 0 g, colesterol 17 mg, sodio 84 mg, hidratos de carbono 7 g, fibra 1 g, azúcares 5 g, proteína 9 g. Excelente fuente de vitamina B_{12}, vitamina C. Buena fuente de hierro, fósforo.

crepas de pollo y nuez de la India

Pollo salteado con zanahorias, apio, col y nueces de la India, luego sazonado con naranja y ajonjolí, hace un relleno delicioso para unas delgadas crepas. Este platillo deleitará a toda la familia.

Preparación **20 minutos** Cocción **unos 30 minutos** *4 porciones*

Crepas

1/2 taza de harina

1 huevo batido

1 1/4 tazas de leche descremada

1 cdita. de aceite de canola

Sal y pimienta

Relleno

1/4 de taza de nueces de la India

2 cditas. de aceite de canola

340 g de pechugas de pollo sin hueso y sin piel, cortadas en tiras

1 diente de ajo machacado

1 cdita. de jengibre fresco finamente picado

1 chile rojo fresco, sin semillas, desvenado y finamente picado (opcional)

2 zanahorias en tiritas

2 tallos de apio en tiritas

Ralladura de 1 naranja

1 taza de col de Savoy o lechuga, rallada

1 cda. de salsa de soya diluida en jugo de limón, más otro poco para servir

1/2 cdita. de aceite de ajonjolí tostado

Equivalentes

cereales 1 verdura 1
carne (muy magra) 3 grasa 1
grasa con proteína 1

1 Para las crepas, cierna la harina en un tazón y añada sal y pimienta al gusto. Haga un hueco en el centro de la harina. Bata el huevo con la leche y viértalo en el hueco. Incorpore la harina, el huevo y la leche para obtener una mezcla uniforme.

2 Use un poco del aceite para engrasar ligeramente una sartén antiadherente de 20 cm, y caliéntela a fuego medio. Vierta un poco de la mezcla y extiéndala en la superficie, déjela cocer por 2 minutos para formar una crepa. Voltee la crepa con una espátula grande y déjela cocer 30 segundos. Pásela a un molde refractario caliente y tápelo.

3 Haga 7 crepas más con el resto de la mezcla y apílelas colocando papel encerado entre cada una. Cuando las crepas estén listas, cúbralas con papel aluminio y séllelo bien. Coloque el refractario en agua caliente para mantener calientes las crepas en lo que prepara el relleno.

4 Caliente un wok o una sartén grande. Dore las nueces de la India a fuego medio sólo por unos minutos, moviéndolas constantemente. Páselas a un plato y déjelas aparte.

5 Ponga el aceite en el wok o la sartén y agítelo, luego agregue el pollo, el ajo, el jengibre y el chile, si gusta. Fría sin dejar de mover, por 3 minutos.

6 Agregue la zanahoria y el apio y fría sin dejar de mover por 2 minutos. Añada la ralladura de naranja y la col y fría, sin dejar de mover, otro minuto más. Rocíe con la salsa de soya y el aceite de ajonjolí y fría, moviendo, por un minuto más. Agregue las nueces y mezcle.

7 Divida el relleno entre las crepas calientes y dóblelas o enróllelas. Sirva de inmediato con un poco más de salsa de soya a un lado.

(Sugerencias) Agregue 2 cditas. de jengibre fresco finamente picado y la ralladura de 1 naranja a la mezcla de las crepas.

Cuando tenga prisa, puede usar crepas comerciales o tortillas de harina delgadas. El pollo frito también se puede servir sobre arroz integral al vapor en lugar de crepas.

Otras ventajas
- Las nueces de la India son una rica fuente de proteína, fibra y minerales como hierro, magnesio y selenio.
- Freír con poco aceite y sin dejar de mover es una forma de cocinar saludablemente. Cualquier carne que use debe ser magra. Freír a fuego alto sella las verduras y así éstas conservan su máxima cantidad de nutrimentos.

fotografía, p. 163

Cada porción aporta calorías 320, calorías de grasa 107, grasa 12 g, grasa saturada 2 g, colesterol 106 mg, sodio 296 mg, hidratos de carbono 26 g, fibra 3 g, azúcares 8 g, proteína 27 g. Excelente fuente de niacina, fósforo, riboflavina, vitamina A, vitamina B_6, vitamina C. Buena fuente de calcio, folato, hierro, magnesio, potasio, tiamina, vitamina B_{12}.

jamboree de pollo

Esta saludable cacerola de pollo y verdura se prepara en una sartén y es una comida cómoda para media semana. Para preparar aún más rápido este platillo, puede usar zanahorias baby prelavadas y brócoli precocido. Sirva con una mezcla de arroz silvestre y arroz integral al vapor.

Preparación **15 minutos**   Cocción **unos 25 minutos**   *4 porciones*

Aceite en aerosol

340 g de pechugas de pollo sin hueso y sin piel, en cubitos

1 cebolla chica, picada

225 g de champiñones

1 hoja de laurel

2 ramitos de tomillo fresco o 1/2 cdita. de tomillo seco

3 ramas de estragón fresco o 1/2 cdita. de estragón seco (opcional)

Ralladura de 1 limón chico

1/2 taza de jerez seco

1 1/4 tazas de agua hirviendo

1 taza de zanahorias baby

Sal y pimienta

1 taza de ramitos de brócoli

1 cda. de harina

3 cdas. de perejil fresco picado

1 Caliente una sartén antiadherente grande, rociada con aceite en aerosol, a fuego medio-alto. Fría en ella el pollo por 3 minutos, moviendo constantemente. Baje la llama a fuego medio; agregue, moviendo, la cebolla, los champiñones, la hoja de laurel, el tomillo, el estragón (si gusta) y la ralladura de limón. Cocine por unos 4 minutos o hasta que la cebolla se acitrone y los champiñones se empiecen a ablandar.

2 Agregue el jerez, el agua, las zanahorias, la sal y la pimienta y revuelva bien. Espere a que hierva, baje la llama a fuego bajo y tape la sartén. Deje hervir 5 minutos.

3 Añada el brócoli y suba la llama para que la mezcla vuelva a hervir. Tape la sartén y deje hervir a fuego bajo por unos 5 minutos o hasta que el pollo esté tierno y las verduras, cocidas. Retire y deseche la hoja de laurel y los ramitos de tomillo y de estragón (si usó hierbas frescas).

4 Mezcle la harina con 2 cdas. de agua fría para formar una pasta lisa. Vierta la mezcla de la harina en la sartén y deje hervir a fuego bajo, sin dejar de mover, por unos 2 minutos o hasta que el guiso espese. Espolvoree con el perejil y sirva.

(Sugerencias) Unas diminutas calabacitas blancas lucen bien en este platillo. Corte y deseche los tallos de 225 g de calabazas y pártalas por la mitad, horizontalmente. Agréguelas a la sartén con el brócoli. Deben quedar tiernas pero ligeramente crujientes.

Cacerola cremosa de pollo y champiñones: Aumente la cantidad de champiñones a 340 g y omita el brócoli. Deje hervir a fuego bajo por 5 minutos más que en el Paso 2. Después de espesar con la harina, agregue 4 cdas. de crema baja en grasa, y caliente por unos segundos más. Fajitas de pavo, cerdo o pollo precocidas son ideales para esta cacerola. Reducen el tiempo de preparación y se cocinan rápidamente.

Otras ventajas

• El arroz silvestre no es en realidad un tipo de arroz, es una hierba de grano largo nativa de la región norte de los Grandes Lagos. Tiene un intenso sabor a nuez y una textura ligeramente chiclosa que combina bien con arroz integral de grano largo. Se considera un cereal integral y puede contribuir a sus requerimientos de fibra. Considere 1 equivalente de cereales por cada 1/2 taza de arroz.

Equivalentes

verdura 2 carne (muy magra) 3

Cada porción aporta calorías 170, calorías de grasa 23, grasa 3 g, grasa saturada 1 g, colesterol 51 mg, sodio 66 mg, hidratos de carbono 12 g, fibra 3 g, azúcares 6 g, proteína 22 g. Excelente fuente de niacina, fósforo, riboflavina, vitamina A, vitamina B_6, vitamina C. Buena fuente de folato, hierro, potasio, tiamina.

jamboree de pollo *p. 162*

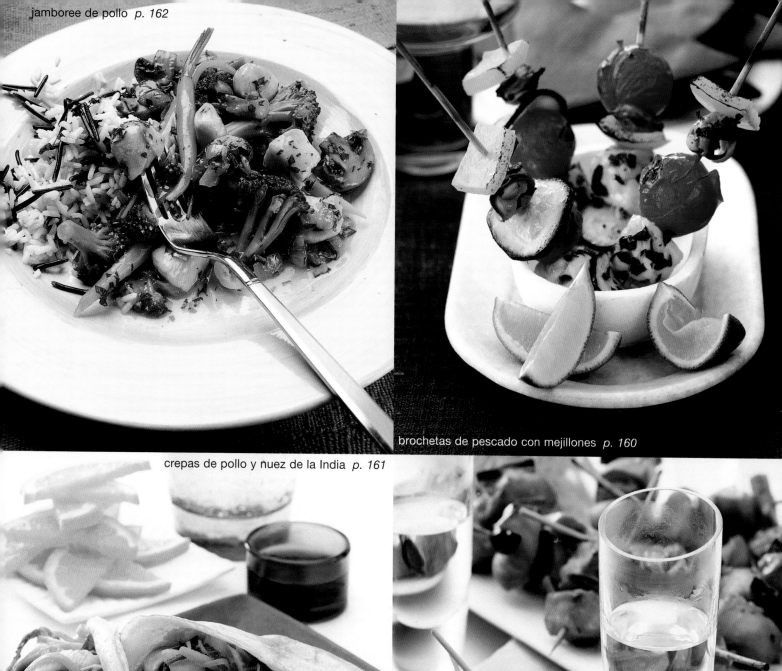

brochetas de pescado con mejillones *p. 160*

crepas de pollo y nuez de la India *p. 161*

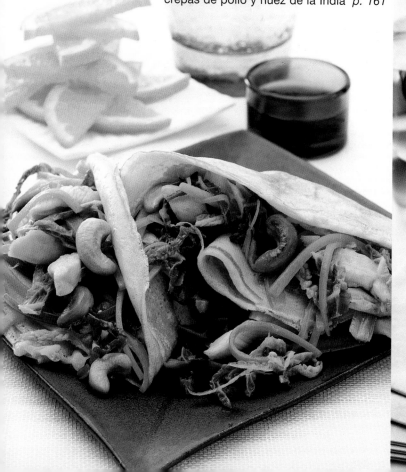

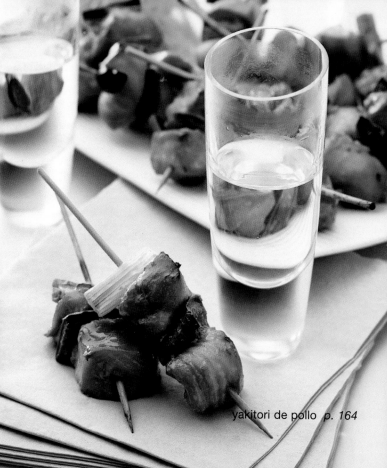

yakitori de pollo *p. 164*

yakitori de pollo

Estos deliciosos bocadillos de pollo japoneses ensartados con pimiento verde y cebollitas se pueden preparar con anticipación y asar justo antes de servirlos. Para un mejor sabor, marine el pollo durante varias horas o toda la noche, y recuerde remojar las brochetas primero para que no se quemen en el fuego.

Preparación **20 minutos, más 1 hora de marinado**   Cocción **10-15 minutos**   *Rinde 30 brochetas*

3 cdas. de salsa de soya, diluida en jugo de limón

3 cdas. de sake o de jerez seco

1 cda. de aceite de ajonjolí tostado

1 diente de ajo, machacado

1 cda. de jengibre fresco finamente picado

2 cditas. de miel de abeja

1/2 kg de pechugas de pollo sin hueso y sin piel, cortadas en cubitos de 2 cm

1 pimiento verde grande, sin semillas y partido en 30 cubitos

4 cebollitas de Cambray, partidas en 30 trozos

1 Ponga la salsa de soya, el sake, el aceite de ajonjolí, el ajo, el jengibre y la miel en un recipiente profundo, y mezcle. Agregue los cubitos de pollo y báñelos con la marinada. Tape y refrigere por lo menos durante 1 hora o, si puede, toda la noche.

2 Antes de ensartar los ingredientes, remoje 30 brochetas de madera cortas en agua tibia por 10 minutos. Precaliente el asador a temperatura media.

3 Ensarte 2 trozos de pollo en cada brocheta, alternando con un trozo de pimiento y uno de cebollita. Ponga las brochetas en la parrilla del asador o del horno asador y déjelas cocer durante unos 10 a 15 minutos o hasta que estén tiernas; voltéelas de vez en cuando, barnizándolas con la marinada, mientras se cocinan. Sírvalas calientes.

(Sugerencias) Espolvoree las brochetas con semillas de ajonjolí hacia el final del tiempo de cocción.

Otra opción de marinada es 3 cdas. de salsa hoisin mezcladas con 2 cdas. de vino de arroz chino o de jerez seco y 1 cdita. de aceite de ajonjolí. Si desea, agregue 1 cdita. de cinco especias o 1 chile rojo, sin semillas y desvenado, finamente picado.

En lugar de pimiento verde use pimiento rojo o amarillo, calabacitas o champiñones.

Salmón a la parrilla: Use 1/2 kg de filete de salmón sin piel y marínelo durante unos 30 minutos en una mezcla de 3 cdas. de salsa de soya, 2 cdas. de jerez seco, 1 cdita. de aceite de ajonjolí, 1 diente de ajo machacado, 1 cdita. de miel y la ralladura de 1 naranja chica. Parta el salmón en cubos y ensártelos en las brochetas de madera remojadas, alternando con tomates cherry firmes y trozos de cebollitas de Cambray. Áselas durante 10 a 15 minutos y recuerde voltearlas y bañarlas frecuentemente con la marinada.

Otras ventajas

• Los bocadillos para fiestas tienen mucha grasa y calorías. Estas pequeñas brochetas, hechas con pollo magro y verduras, ofrecen una opción con menos grasa y lucen muy apetitosas.

• La miel se usa desde tiempos antiguos como edulcorante y conservador, tiene un mayor contenido de fructosa que de azúcar, lo que la hace más dulce. Su contenido de agua también hace que tenga menos calorías por gramo. Considere sólo 1 cdita. de miel en su ingesta diaria de hidratos de carbono.

fotografía, p. 163

Equivalentes	
carne (magra) 1	

Cada porción (una brocheta) aporta calorías 56, calorías de grasa 15, grasa 2 g, grasa saturada 0 g, colesterol 18 mg, sodio 139 mg, hidratos de carbono 3 g, fibra 0 g, azúcares 2 g, proteína 7 g. Excelente fuente de vitamina C. Buena fuente de niacina.

pollo al limón estilo chino

Una deliciosa salsa de limón ligera sazonada con una pizca de ajonjolí, tiene un sabor fabuloso con pollo tierno y una tentadora ración de verduras crujientes. Sirva sobre una cama de arroz y contabilice los hidratos de carbono.

Preparación **25 minutos**   Cocción **unos 25 minutos**   *4 porciones*

Aceite en aerosol

340 g de pechugas sin hueso y sin piel, en rebanadas delgadas

1 cebolla en rebanadas delgadas

1 pimiento verde sin semillas, en tiras delgadas

1 diente de ajo machacado

1 cda. de jengibre finamente picado

2 zanahorias en rebanadas delgadas

1 taza de champiñones rebanados

1 1/2 tazas de caldo de pollo bajo en grasa y sal

3 cdas. de jerez seco

2 cdas. de harina

1 cdita. de azúcar

3 cdas. de salsa de soya, diluida en jugo de limón

1 cdita. de aceite de ajonjolí tostado

Ralladura de 2 limones

Jugo de 1 limón

1 1/2 tazas de ejotes en trozos de 5 cm

1 taza de germinado de frijol

1 Caliente a fuego medio-alto una olla grande rociada con aceite en aerosol. Agregue el pollo y fría hasta que se empiece a poner blanco, como por 1 minuto. Añada la cebolla, el pimiento, el ajo y el jengibre y deje cocer a fuego medio, moviendo con frecuencia, durante unos 5 o 6 minutos o hasta que la cebolla esté blanda pero no dorada.

2 Agregue las zanahorias. Vierta el caldo y el jerez y espere a que suelten el hervor. Tape la olla y cueza a fuego bajo por 10 minutos, moviendo de vez en cuando.

3 Mientras tanto, mezcle la harina y el azúcar con la salsa de soya en un tazón chico, y revuelva para formar una pasta. Agregue el aceite de ajonjolí y la ralladura de limón, batiendo para incorporar bien. Ponga la mezcla de la harina en la olla y espere a que hierva, revolviendo constantemente. Agregue los ejotes y los champiñones, tape de nuevo la olla y deje hervir por 2 minutos a fuego bajo. Añada el germinado y deje hervir durante otros 2 minutos. Sirva de inmediato, antes de que el germinado se ablande.

(Sugerencias) Los hongos shiitake tabién son buenos para este platillo; cuando agregue los ejotes ponga 1 taza de hongos shiitake rebanados para que se cuezan ligeramente.

Pruebe agregar 225 g de elotitos de Cambray en lugar de los champiñones. Para un platillo más picante, añada 1 chile verde sin semillas y picado con las verduras del Paso 1.

Ésta es una buena receta para pescado firme y carnoso, como el pez espada (úselo en lugar del pollo). Córtelo en trozos y agréguelo en el Paso 2 con las zanahorias.

Otras ventajas

• Los germinados, como el de frijol, y las semillas son ricos en vitaminas B y C.

• Este plato chino, así como el chop suey, es una agradable forma de incluir verduras en su comida y, así, aportar una gran cantidad de fibra en su alimentación.

• Comidas como ésta, con verduras frescas y una cantidad moderada de proteína y arroz, están perfectamente balanceadas y ayudan a mantener en equilibrio el nivel de azúcar.

Equivalentes

cereales 1   verdura 3
carne (muy magra) 2   grasa 1/2

fotografía, p. 167

Cada porción aporta calorías 247, calorías de grasa 34, grasa 4 g, grasa saturada 1 g, colesterol 51 mg, sodio 713 mg, hidratos de carbono 30 g, fibra 6 g, azúcares 13 g, proteína 24 g. Excelente fuente de niacina, fósforo, potasio, vitamina A, vitamina B_6, vitamina C. Buena fuente de folato, hierro, magnesio, riboflavina, tiamina.

bruschetta con pimiento

Esta especie de sándwich de pan chapata es típico de la tan saludable comida de los países del Mediterráneo, en la que el pan, junto con una variedad de verduras y frutas, son alimentos indispensables. El toque del pimiento le da un sabor diferente a esta versión de la famosa y exquisita bruschetta.

Preparación unos 20 minutos   **Cocción unos 10 minutos**   *4 porciones*

1 pimiento amarillo partido por la mitad, sin semillas

5 cdas. de aceite de oliva

1 cda. de cebolla blanca picada

1/2 taza de albahaca fresca, picada grueso

1/2 cdita. de jugo de limón

2 tomates rojos medianos

Sal y pimienta negra molida

1 cda. de vinagre balsámico

2 dientes de ajo en tiras finas

4 piezas de pan chapata en mitades

Adorno

Hojas de albahaca

1 En un comal, ponga a asar el pimiento, con la piel hacia abajo, durante unos 3 minutos o hasta que se empiece a tostar un poco la piel.

2 Mientras el pimiento se asa, en un tazón chico mezcle 3 cdas. de aceite de oliva, la cebolla, la albahaca picada y el jugo de limón. Pique los tomates en trocitos y agréguelos al tazón; sazone con sal y pimienta al gusto, y ponga la mezcla a un lado.

3 Retire el pimiento del comal, envuélvalo en un plástico y deje que sude y que se enfríe un poco. Mientras tanto, caliente el horno y, en una charola, meta a calentar las mitades de pan. En tanto, retírele la piel al pimiento y pártalo en tiras muy delgadas. Páselo a un tazón, agregue un poco de vinagre balsámico y sazone con un poco de sal y pimienta y reserve.

4 En una sartén pequeña, caliente las 2 cdas. de aceite restantes a fuego medio. Añada el ajo y sofríalo por 1 minuto o hasta que esté dorado. Retírelo del aceite.

5 Saque el pan del horno; acomode 2 rebanadas en cada uno de 4 platos, y unte cada rebanada con el aceite en que sofrió el ajo. Ponga encima un poco de la mezcla de tomate y, arriba, un poco de pimiento sazonado. Adorne con hojas de albahaca si desea.

(Sugerencias) El ajo se puede picar o machacar y guardarse hasta por dos semanas. Añádale un poco de aceite de oliva, guárdelo en un frasco bien tapado y manténgalo en refrigeración.

Para equilibrar su cena, acompañe su bruschetta con una rebanada gruesa de queso panela asado, que es fuente de proteínas y calcio, o un filete de pescado asado, que es fuente de proteínas y fósforo.

Otras ventajas

• Por tener un alto contenido de vitaminas A y C y de minerales, además de buen sabor, el tomate rojo tiene propiedades medicinales gracias a las propiedades de antioxidante y anticancerígeno que el licopeno –lo que le da el color rojo– posee.

Equivalentes

cereales 2 verdura 1 grasas 3

Cada porción aporta calorías 313, calorías de grasa 126, grasa 15 g, grasa saturada 2 g, colesterol 0 mg, sodio 355 mg, hidratos de carbono 34 g, fibra 1 g, azúcares 15 g, proteína 5 g. Excelente fuente de vitamina A, vitamina C, ácidos grasos esenciales. Buena fuente de magnesio, fósforo.

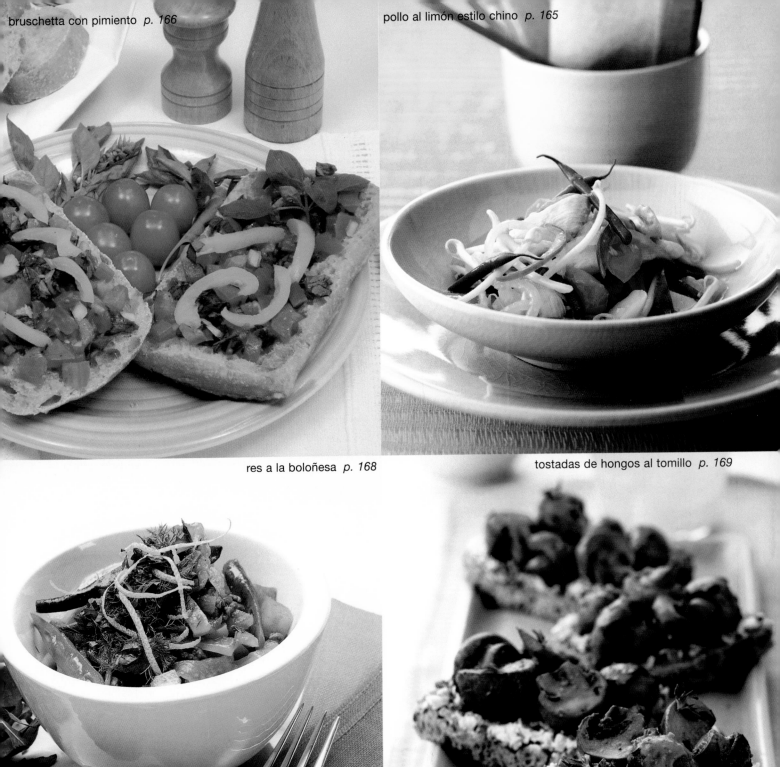

bruschetta con pimiento *p. 166*

pollo al limón estilo chino *p. 165*

res a la boloñesa *p. 168*

tostadas de hongos al tomillo *p. 169*

res a la boloñesa

Limón e hinojo le dan un maravilloso sabor fresco al familiar platillo de carne molida de inspiración italiana, haciéndolo perfecto para una cena veraniega al fresco, así como para una cena invernal ligera. Agregar papas en cubos a la deliciosa salsa de tomate ácida pone el broche de oro. Sírvala con ensalada de hojas verdes y una vinagreta ligera.

Preparación **10 minutos**   Cocción **25 minutos**   *4 porciones*

Carne de res

340 g de carne de res muy magra, molida

1 cebolla picada

2 dientes de ajo machacados

800 g de papas lavadas y picadas en cubitos

4 tomates rojos picados

3/4 de taza de caldo de pollo desgrasado y con poca sal

Ralladura y jugo de 1 limón

1/2 cdita. de azúcar moreno claro

Sal y pimienta

1 bulbo de hinojo en rebanadas delgadas (reserve las hojas)

1 taza de ejotes en juliana

Adorno

Hojas de hinojo picadas

Hojas de perejil picadas

1 Ponga la carne molida, la cebolla y el ajo en una sartén grande y cocine a fuego medio, sin dejar de mover, por unos 5 minutos o hasta que la carne esté dorada.

2 Agregue las papas, los tomates picados, el caldo, la mitad de la ralladura de limón, el azúcar, sal y pimienta. Espere a que suelte el hervor, luego baje la llama y deje hervir a fuego bajo, tapado, por unos 10 minutos, moviendo de vez en cuando o hasta que las papas se cuezan de manera uniforme.

3 Añada el hinojo, los ejotes congelados y el jugo de limón. Tape la sartén de nuevo y deje hervir a fuego bajo durante unos 5 minutos o hasta que las papas estén cocidas y el hinojo y los ejotes también, pero crujientes.

4 Sirva el guiso en tazones individuales. Adorne con el resto de la ralladura de limón, las hojas de hinojo y de perejil picadas.

(**Sugerencias**) Carne molida de pavo, pollo, cerdo o cordero puede sustituir a la carne de res.

Zanahorias y ejotes pueden sustituir a las papas. Agregue al platillo 1 lata (425 g) de frijoles cocidos, escurridos y enjuagados, y 1 taza de zanahorias cocidas finamente picadas.

Una ensalada verde con cebolla morada rebanada, aceitunas negras y un aderezo de limón y aceite de oliva es una excelente guarnición para este platillo, que aporta contraste de texturas y sabor.

Otras ventajas

• La carne de res muy magra contiene 9.6 g de grasa por cada porción de 100 g. Si usa una sartén gruesa o con buen antiadherente, no hay necesidad de usar grasa para dorar la carne.

• Los tomates rojos son una rica fuente de vitamina C. Los tomates crudos frescos contienen 17 mg por cada porción de 100 g y los enlatados unos 12 mg.

• Lavar las papas en lugar de pelarlas retiene las vitaminas y los minerales debajo de la piel. La piel también aporta fibra muy valiosa.

fotografía, p. 167

Equivalentes

cereales 2   verdura 3
carne (magra) 2

Cada porción aporta calorías 334, calorías de grasa 76, grasa 8 g, grasa saturada 3 g, colesterol 57 mg, sodio 249 mg, hidratos de carbono 43 g, fibra 8 g, azúcares 14 g, proteína 25 g. Excelente fuente de: hierro, magnesio, niacina, fósforo, potasio, tiamina, vitamina B$_6$, vitamina B$_{12}$, vitamina C, cinc. Buena fuente de calcio, cobre, folato, riboflavina, vitamina A.

tostadas de hongos al tomillo

Prepare estas tostadas para un apetitoso entremés o una cena rápida acompañada de fruta fresca. El sabor suave de los champiñones se intensifica con ajo, hierbas y un poco de crema agria con poca grasa. Los champiñones saben deliciosos sobre una rebanada de pan integral tostado untada con queso ricotta.

Preparación **10-15 minutos**　　Cocción **10 minutos**　　*8 porciones*

1/2 taza de queso ricotta semidescremado

2 tallos de apio finamente picados

3 cdas. de perejil finamente picado

Una pizca de pimienta de Cayena

500 g de champiñones

1 diente de ajo machacado

2 cdas. de tomillo fresco picado

2 cdas. de crema agria baja en grasa

1 cdita. de jugo de limón

8 rebanadas gruesas de una hogaza de pan integral

1 Ponga el queso ricotta, el apio, el perejil y la pimienta de Cayena en un tazón y mezcle bien. Refrigere hasta que lo necesite. Precaliente el asador del horno a temperatura alta.

2 Deje enteros los champiñones que estén chicos y parta los grandes en mitades. Póngalos en una sartén grande antiadherente y añada el ajo, el tomillo, la crema agria y 1 cdita. de agua. Tape y cocine a fuego bajo por unos 3 o 4 minutos o hasta que los champiñones empiecen a soltar su jugo. Agregue el jugo de limón y sazone con sal y pimienta al gusto.

3 Mientras los champiñones se cuecen, tueste las rebanadas de pan por ambos lados en el asador. Aún caliente, únte un lado de cada rebanada de pan tostado con la mezcla de queso ricotta, luego pártalas en mitades.

4 Acomode las rebanadas de pan en platos individuales. Agrégueles encima un poco de la mezcla de champiñones y sirva de inmediato.

(Sugerencias) *Tostadas de hongos a la diabla:* Caliente 1 cda. de aceite de oliva en una sartén antiadherente, añada 1 cebolla en rebanadas muy delgadas y fría a fuego medio hasta que se acitrone. Agregue 1 diente de ajo machacado, 500 g de champiñones en mitades y 1 pimiento rojo sin semillas y picado. Fría, sin dejar de mover, por 2 minutos; luego agregue 2 cditas. de salsa inglesa, 1 cdita. de mostaza Dijon y 1 cdita. de azúcar moreno. Baje la llama y cocine a fuego bajo por 5 minutos, moviendo ocasionalmente. Añada 2 cdas. de perejil picado y sazone con sal y pimienta. Tueste el pan y úntelo con 1/2 taza de queso de cabra suave bajo en grasa. Ponga un poco de la mezcla de champiñones a la diabla sobre cada tostada y sirva.

Otras ventajas

• Aunque existen más de 2,500 variedades de hongos en el mundo, no todos son comestibles y algunos incluso son venenosos. Todos los hongos comestibles son una buena fuente de varias de las vitaminas B.

• El ricotta, así como el queso cottage, es una buena fuente de proteína y calcio. Por su alto contenido de humedad, tiene menos grasa que otras variedades de quesos suaves.

fotografía, p. 167

Equivalentes

almidón 1 1/2　grasa 1/2

Cada porción aporta calorías 148, calorías de grasa 32, grasa 4 g, grasa saturada 1 g, colesterol 6 mg, sodio 261 mg, hidratos de carbono 24 g, fibra 4 g, azúcares 3 g, proteína 8 g. Excelente fuente de riboflavina. Buena fuente de folato, hierro, magnesio, niacina, fósforo, potasio, tiamina, vitamina C.

curry de chícharo con queso hindú

El paneer es un queso hindú, similar al ricotta pero más seco. A menudo se combina con chícharos en un curry. Esta deliciosa versión usa paneer hecho en casa, que es fácil de preparar. Este queso también es rico en proteína, lo que lo hace un buen sustituto de carne para comidas vegetarianas. Sirva el curry con arroz basmati y zanahorias al vapor para darle color.

Preparación 15 minutos, más 45 minutos de escurrimiento y 3 horas de prensado   **Cocción 20 minutos**   *8 porciones*

Paneer

8 tazas de leche entera

6 cdas. de jugo de limón

Curry de chícharos y tomates

2 cditas. de aceite de canola

1 cebolla grande, picada

2 dientes de ajo finamente picados

1 trozo (5 cm) de jengibre fresco, finamente picado

1 chile verde sin semillas y en rebanadas delgadas

1 cda. de semillas de cilantro molidas

1 cda. de comino molido

1 cdita. de cúrcuma

1 cda. de garam masala

1/2 kg de tomates rojos, firmes, partidos en cuartos

1 1/2 tazas de chícharos congelados

3 tazas de hojas de espinaca

2 cdas. de cilantro fresco picado

Sal al gusto

1 Primero, haga el paneer. Caliente la leche en una sartén grande y espere a que suelte el hervor. Inmediatamente baje la llama y agregue el jugo de limón. Revuelva durante 1 o 2 minutos o hasta que la leche se corte. Retire la sartén del fuego.

2 Forre un colador grande o con un trapo de cocina limpio que no sea de felpa, y colóquelo sobre un tazón grande. Vierta la leche cortada y déjela escurrir hasta que se enfríe, unos 15 minutos. Una las esquinas del trapo para formar un bulto con la cuajada escurrida. Exprímala, luego déjela escurrir por unos 30 minutos o hasta que todo el suero esté en el tazón. Reserve 1 taza del suero.

3 Ponga la cuajada envuelta en el trapo sobre una tabla. Coloque otra tabla encima y haga presión para aplanar la bola en una pieza oblonga. Ponga latas o pesas encima y déjela enfriar durante unas 3 horas o hasta que esté firme.

4 Retire con cuidado el trapo y corte el queso en cubos de unos 2 cm. Caliente 1 cdita. del aceite en una sartén antiadherente grande, y fría el paneer hasta dorarlo, 1 o 2 minutos por cada lado. Cuando los trozos estén dorados, sáquelos de la sartén con una espátula ranurada y déjelos aparte.

5 Para el curry, caliente la otra cdita. de aceite en la sartén. Acitrone la cebolla por unos 5 minutos. Añada el ajo y el jengibre y fría a fuego bajo por 1 minuto, luego añada el chile, el cilantro y el comino molidos, la cúrcuma y el garam masala. Fría por 1 minuto más, sin dejar de mover. Agregue los tomates, el suero que reservó y una pizca de sal y mezcle bien los ingredientes. Tape y cocine a fuego bajo durante 5 minutos.

6 Añada los chícharos y haga que suelte de nuevo el hervor; luego, baje la llama, tape y cueza a fuego bajo por 5 minutos más. Agregue las espinacas, moviendo suavemente para no deshacer los tomates, unos 3 o 4 minutos o hasta que las espinacas empiecen a reducirse y los chícharos estén calientes y tiernos. Añada casi todo el cilantro picado, luego pase el curry a un platón para servir y acomode el paneer encima. Sirva el curry sobre el paneer para que éste se caliente, luego espolvoree con el resto del cilantro y sirva.

(Sugerencias) Para un curry de queso con verduras, muy similar pero mucho más rápido de preparar, ponga en agua hirviendo 550 g de papas peladas, partidas en trozos

Equivalentes

leche (entera) 1   verdura 2

Cada porción aporta calorías 200, calorías de grasa 54, grasa 6 g, grasa saturada 4 g, colesterol 120 mg, sodio 261 mg, hidratos de carbono 20 g, fibra 4 g, azúcares 10 g, proteína 21 g. Excelente fuente de calcio, fósforo, riboflavina, vitamina A, vitamina C. Buena fuente de folato, hierro, magnesio, potasio, tiamina, vitamina B6.

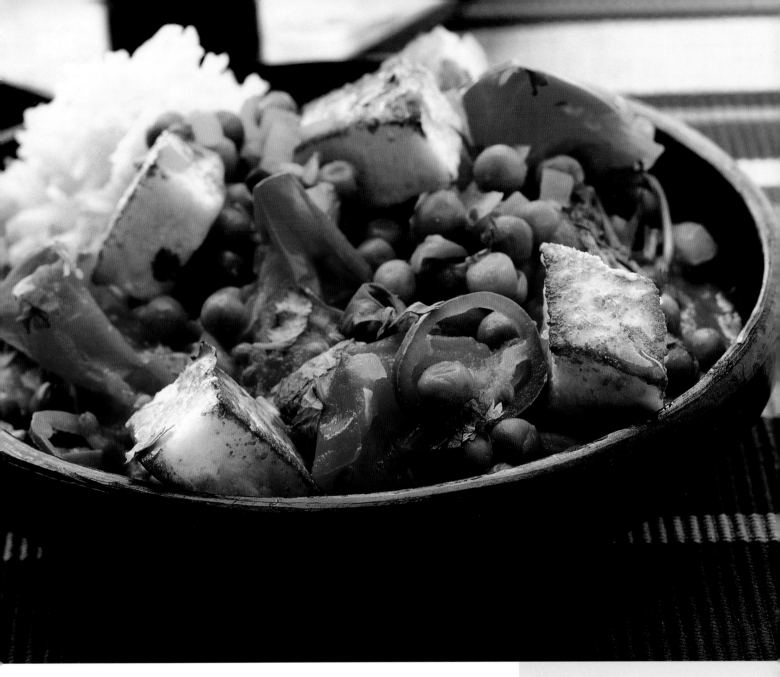

grandes, durante 5 minutos. Agregue 1 1/2 tazas de ramitos de coliflor y cueza por otros 5 minutos. Añada 1 taza de ejotes en mitades y cocine por unos 3 o 4 minutos o hasta que todas las verduras estén tiernas. Mientras las verduras se cuecen, ponga 1 1/2 tazas de queso cottage en un colador y déjelo escurrir. Fría la cebolla y las especias como en el Paso

5 de la receta principal, luego añada 300 ml de caldo de verduras y cueza a fuego bajo otros 5 minutos. Agregue las papas, la coliflor y los ejotes escurridos a la salsa y revuelva. Sazone ligeramente con sal. Incorpore el queso cottage y caliente otro poco. Sirva caliente, con pan naan integral o blanco.

Otras ventajas

• Cuando planee una comida para un diabético, la mitad del plato debe llevar verduras. La otra mitad debe dividirse entre cereales y proteínas. La espinaca es una verdura increíblemente nutritiva, rica en vitaminas A y C, y hierro. Se puede comer cruda en ensaladas o cocida como una saludable guarnición.

peras asadas con queso pecorino

De la provincia de Toscana llega esta combinación tradicional de jugosas peras dulces con delicioso queso pecorino, que bien puede sustituir por un queso asadero. Parte del queso se derrite sobre las peras y el resto se mezcla con uvas dulces, arúgula y berros. La ensalada se rocía con una sencilla vinagreta balsámica y se sirve mientras el queso todavía esté caliente.

Preparación **20 minutos**   Gratinado **unos 2 minutos**   *4 porciones*

Ensalada

110 g (unas 6 tazas) de hojas de arúgula, sin tallos

1 manojo (2 tazas) de hojas de berros sin tallos

1 taza de uvas verdes sin semilla, partidas en mitades

85 g de queso pecorino o asadero

2 peras grandes y maduras, mantequilla o Bartlett

Vinagreta

1/4 de taza de aceite de oliva

3 cdas. de vinagre balsámico

1 cdita. de mostaza de Dijon

1/2 cdita. de azúcar

1/4 de cdita. de sal

1/4 de cdita. de pimienta negra recién molida

1 Primero, prepare el aderezo. Ponga el aceite, el vinagre, la mostaza, el azúcar, la sal y la pimienta en un recipiente con tapa hermética y capacidad para 2 tazas. Tape y agite bien para incorporar los ingredientes. Refrigere el aderezo hasta que vaya a usarlo.

2 En un tazón para ensalada, revuelva la arúgula, los berros y las uvas. Con un pelador o un rallador de quesos, ralle el queso en tiras muy delgadas. Desmorone la mitad del queso rallado e incorpórelo a la ensalada. Reserve el resto del queso rallado para gratinar las peras.

3 Precaliente el asador del horno a temperatura alta y forre una charola para hornear con papel de aluminio. Pele las peras, pártalas por la mitad y quíteles el corazón.

4 Acomode las mitades de pera, con el lado cortado hacia abajo, en la charola para hornear. Cubra las peras con el queso que reservó, y encímelas un poco. Gratine las peras, a unos 15 cm de la fuente de calor, durante unos 2 minutos o hasta que el queso empiece a hacer burbujas y se dore. (Tenga cuidado, ¡ya que las peras se pueden quemar con facilidad!)

5 Mientras tanto, saque del refrigerador el aderezo, agítelo, agréguele un poco a la ensalada y revuelva. Divida la ensalada entre 4 platos. Con una espátula chica, acomode con cuidado media pera encima de cada ensalada. Sirva de inmediato mientras el queso esté caliente y las hojas verdes se mantengan crujientes.

(Sugerencias) *Nectarinas gratinadas con Gorgonzola:* Sustituya el queso pecorino con 85 g de queso Gorgonzola. Con un cuchillo de sierra, rebane el queso tan delgado como sea posible e incorpore la mitad en la ensalada. Ponga las nectarinas en la charola para hornear con el lado cortado hacia arriba y rellene la cavidad con el queso restante. Gratine hasta que el queso se derrita.

Frambuesas gratinadas con queso Brie: Haga el aderezo con 3 cdas. de vinagre de frambuesa en lugar de balsámico. Prepare la ensalada sustituyendo las uvas con 1 taza de frambuesas maduras y el pecorino, con 85 g de queso Brie. Rellene las cavidades de las peras con el queso y gratínelas boca arriba.

Equivalentes	
fruta 1 1/2	carne (grasosa) 1
verdura 1	grasa 2

Cada porción aporta calorías 313, calorías de grasa 181, grasa 20 g, grasa saturada 5 g, colesterol 22 mg, sodio 447 mg, hidratos de carbono 28 g, fibra 4 g, azúcares 21 g, proteína 9 g. Excelente fuente de calcio, fósforo, vitamina A, vitamina C. Buena fuente de folato, potasio, riboflavina, vitamina E.

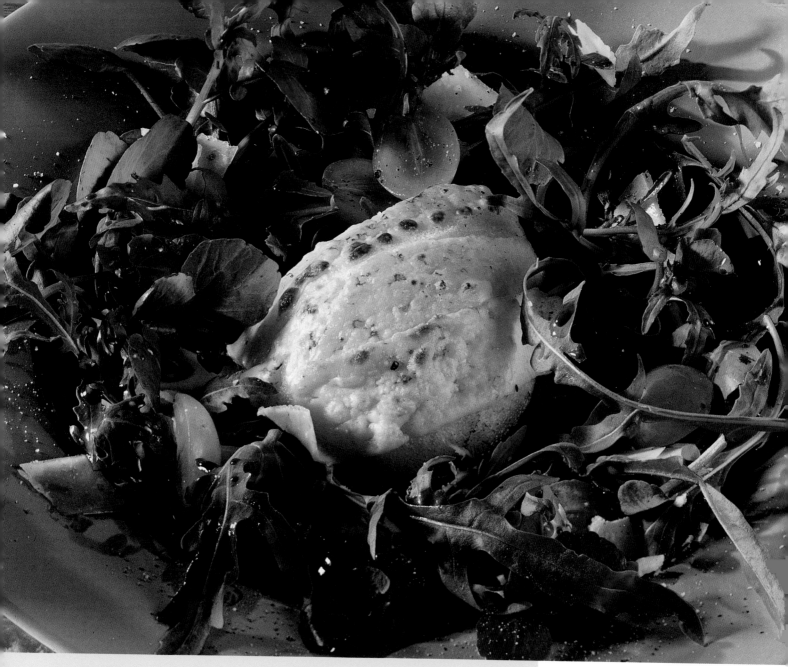

Otras ventajas

• Esta ensalada es una buena fuente de calcio. El queso pecorino aporta 78% del contenido total de calcio y los berros y la arúgula aportan 17%.

• Diferentes tipos de uvas se cultivan con propósitos diversos. Algunas se usan para hacer vino, otras se deshidratan y otras más se cosechan como "uvas de mesa" para comer. El tipo de uvas que se compran en la frutería son deliciosas para comer, pero su sabor dulce no sería ideal para hacer vinos robustos de gran cuerpo. Las uvas contienen grandes concentraciones de antioxidantes.

tortilla de papa y calabaza

La tortilla de huevo, la tapa o botana más famosa de España, se prepara con ingredientes sencillos —huevos, cebollas y papas— como una omelette plana y se sirve fría o caliente, en rebanadas. Se puede agregar todo tipo de ingredientes, como calabazas y tocino con poca grasa, usados aquí, o espárragos, chícharos y champiñones.

Preparación **15 minutos, más enfriamiento**   Cocción **unos 15 minutos**   *8 porciones*

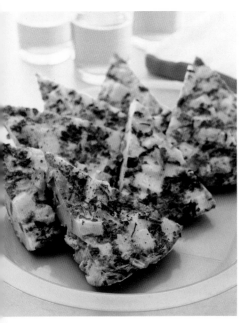

750 g de papas Cambray, peladas y cortadas en cubitos de 1 cm

2 cdas. de aceite de oliva

1 cebolla morada, finamente picada

1 calabacita en cubitos

2 rebanadas de tocino con poca grasa, picado

6 huevos

2 cdas. de perejil picado

Pimienta

1 Ponga los cubitos de papa en una cacerola y cúbralos de agua. Caliente hasta que suelte el hervor y luego cueza a fuego bajo por 3 minutos. Escurra las papas perfectamente.

2 Caliente el aceite en una sartén gruesa antiadherente (de unos 25 cm de diámetro). Agregue las papas, la cebolla, la calabacita y el tocino y cocine a fuego medio por unos 10 minutos, volteando y moviendo de vez en cuando, o hasta que las papas estén tiernas y ligeramente doradas.

3 Precaliente el asador del horno a temperatura alta. En un tazón, bata los huevos con 1 cda. de agua fría. Agregue perejil y pimienta al gusto. Vierta los huevos batidos sobre las verduras en la sartén y espere a que el huevo se cueza por debajo, unos 3 o 4 minutos, levantando las orillas para que el huevo crudo escurra sobre la sartén.

4 Cuando quede poco huevo crudo encima, meta la sartén en el asador caliente y espere 2 minutos a que se cueza la parte superior. Deslice la tortilla a un platón o una tabla y déjela enfriar por 2 o 3 minutos. Córtela en porciones chicas y sírvalas calientes, o déjela enfriar completamente antes de partirla y servirla.

(Sugerencias) En lugar de calabacita, pruebe con espárragos picados, o agregue tomates picados o chícharos cocidos justo antes de agregar el huevo. Estragón fresco, cebollín o albahaca pueden sustituir al perejil.

Para una tortilla picante, agregue 1/2 cdita. de chile picado a los huevos batidos.

Tortilla de papa, hongos y queso parmesano: Sustituya la cebolla, la calabacita y el tocino con 1/2 taza de champiñones en rebanadas delgadas y 1 poro rebanado. En el Paso 2, fría las papas con el poro por 6 minutos, luego agregue los champiñones y cueza por unos 4 minutos o hasta que el jugo de los champiñones se evapore. Añada 30 g de queso parmesano recién rallado a los huevos batidos antes de vaciarlos en la sartén.

Sirva la tortilla como una cena ligera para 6, con una ensalada de hojas y tomates y pan.

Otras ventajas

• Use 3 tazas de sustituto de huevo o 3 huevos más 6 claras en lugar de los huevos enteros de esta receta para reducir el contenido de grasa y de colesterol del platillo.

• La calabacita es una buena fuente de vitamina B_6 y niacina. La piel contiene la mayor concentración de estas vitaminas.

Equivalentes

cereales 1 carne (magra) 1 grasa 1/2

Cada porción aporta calorías 161, calorías de grasa 71, grasa 8 g, grasa saturada 2 g, colesterol 162 mg, sodio 95 mg, hidratos de carbono 16 g, fibra 2 g, azúcares 3 g, proteína 7 g. Buena fuente de fósforo, potasio, riboflavina, vitamina A, vitamina B_6, vitamina B_{12}, vitamina C.

tomates rellenos de cuscús

Elija tomates maduros, llenos de sabor y color, para este platillo. Los tomates vaciados son perfectos para rellenarlos con berenjena, chabacanos deshidratados y cuscús. El jugo rico en vitamina C se saca de la pulpa de los tomates y se mezcla con un poco de pasta harissa para hacer un aderezo fuerte. Sirva con palitos de ajonjolí.

Preparación **20 minutos**   Cocción **15 minutos**   *8 porciones*

8 tomates rojos, grandes
1 cda. de aceite de oliva, dividida
1/2 taza de almendras en hojuelas
1 berenjena chica, en cubitos de 1 cm
1 cdita. de cilantro molido
1/2 cdita. de comino molido
1 pizca de canela molida
1 taza de caldo de verduras con poca sal, hirviendo
1/2 taza de cuscús
2 cdas. de menta fresca picada
1/2 taza de chabacanos deshidratados picados
1 cdita. de pasta harissa (búsquela en la sección de productos importados del supermercado o en tiendas delicatessen)
Sal y pimienta

1 Corte la parte superior de los tomates y sáqueles la pulpa con una cuchara. Deje los tomates aparte junto con sus tapas. Ponga las semillas y la pulpa en un colador y sobre un tazón haga presión con el lomo de una cuchara para extraer el jugo; necesitará unas 4 cdas de ese jugo. Aparte el tazón con el jugo y deseche la pulpa y las semillas.

2 Espolvoree el interior de los tomates con poca sal. Póngalos boca abajo sobre un platón con una toalla de papel, para que se escurran mientras prepara el relleno.

3 Caliente la mitad del aceite de oliva en una cacerola antiadherente. Fría las almendras a fuego bajo por 2 minutos o hasta que se doren. Saque las almendras de la cacerola con una cuchara ranurada y déjelas aparte.

4 Añada el resto del aceite a la cacerola. Fría la berenjena, moviendo frecuentemente, hasta que esté dorada y tierna, unos 5 minutos. Agregue el cilantro, el comino y la canela y cocine unos segundos más, sin dejar de mover.

5 Agregue el caldo y suba la llama para que suelte el hervor; añada el cuscús poco a poco, mientras revuelve. Retire del fuego, tape y deje reposar por 5 minutos.

6 Destape la cacerola y vuelva a calentar a fuego bajo por 2 o 3 minutos, moviendo con un tenedor para separar los granos de cuscús y esponjarlos. Agregue las almendras tostadas, la menta y los chabacanos.

7 Mezcle la pasta harissa con el jugo de tomate que reservó y añádala al cuscús. Sazone ligeramente con pimienta y mezcle bien. Rellene los tomates con la mezcla de cuscús, ponga las tapas y sirva.

(Sugerencias) La berenjena se puede sustituir con calabacita italiana.

Se pueden usar duraznos y avellanas en lugar de chabacanos y nueces.

Otras ventajas
• La harissa es un condimento muy picante hecho con chile, ajo, comino, cilantro, alcaravea y aceite de oliva. Una sola pizca da el toque perfecto al cuscús.
• Los tomates de este platillo aportan vitamina C, que mejora la absorción de hierro del cuscús y los chabacanos deshidratados.
• El cuscús tiene poca grasa. Tiene una calificación moderada en el Índice Glicémico, lo cual significa que se digiere y absorbe despacio, liberando la glucosa gradualmente en el torrente sanguíneo. Esto ayuda a mantener en equilibrio los niveles de azúcar en la sangre.

Equivalentes
cereales 1 verdura 1 fruta 1/2
grasa con proteína 1

Cada porción aporta calorías 175, calorías de grasa 58, grasa 6 g, grasa saturada 0 g, colesterol 0 mg, sodio 208 mg, hidratos de carbono 28 g, fibra 5 g, azúcares 11 g, proteína 5 g. Excelente fuente de potasio, vitamina A, vitamina C. Buena fuente de folato, hierro, magnesio, niacina, fósforo, riboflavina, tiamina, vitamina B_6.

pastel de berenjena a la italiana

Éste es un delicioso y saludable platillo fácil de preparar, que se puede servir con una ensalada mixta o con brócoli al vapor y unas rebanadas de baguette. La combinación del sabor de la berenjena con el tomate y el queso resulta un verdadero agasajo para el paladar.

Preparación **15 minutos**   Cocción **35-40 minutos**   *6 porciones*

1 1/2 cdas. de aceite de oliva

1 cebolla mediana, en rebanadas delgadas

1 berenjena mediana, en rebanadas delgadas

1 tomate rojo, grande, picado grueso

1 diente de ajo, finamente picado

1 taza de puré de tomate enlatado

1 1/2 cditas. de albahaca seca

1 1/2 cditas. de orégano seco

1/4 de cdita. de sal (opcional)

180 g de queso mozzarella bajo en grasa o parcialmente descremado, desmoronado

1 Precaliente el horno a 220°C. En una sartén mediana antiadherente, caliente 1 cda. de aceite de oliva a fuego medio. Sofría en él la cebolla durante unos 2 o 3 minutos o hasta que esté dorada pero sin quemarse. Vierta la cebolla a un molde para hornear mediano.

2 En la misma sartén, agregue la 1/2 cda. de aceite restante y sofría el ajo por 1 minuto. Añada el puré de tomate, la albahaca, la sal y el orégano y cocine a fuego medio por 10 minutos.

3 Esparza una capa de esta mezcla sobre la capa de cebollas que está en el molde. Ponga encima una capa de las rebanadas de berenjena y prosiga con una capa del tomate picado. Distribuya 1/3 del queso mozzarella sobre la capa de tomate picado.

4 Repita haciendo capas de berenjena, tomate y queso hasta que se terminen la berenjena y el tomate, pero reserve un poco de queso. Finalmente, esparza una capa de queso sobre todos los ingredientes. Cubra con papel de aluminio y hornee por 25 minutos o hasta que las verduras estén cocidas.

5 Retire el papel de aluminio del molde y hornee de 10 a 15 minutos más o hasta que la capa de queso se derrita y esté dorada.

(Sugerencias) Cuando compre las berenjenas, escoja las de piel tersa, lisa, sin manchas ni zonas ásperas. Al limpiarlas, primero quíteles el rabito. No es recomendable pelarlas, pues la piel le da color y sabor al platillo.

Antes de preparar las berenjenas, ponga las rebanadas en agua con sal durante unos minutos y después enjuague; de esta manera, mejorará su sabor y serán más fáciles de cocinar.

También puede colocar las rebanadas de berenjena en un escurridor, espolvoreadas con sal, durante media hora. Luego enjuáguelas y séquelas con un trapo limpio.

Para que la pulpa blanca no se oxide al contacto con el aire, bañe las rebanadas con jugo de limón inmediatamente después de cortarlas.

Para eliminar el sabor amargo de la berenjena, una manera rápida es cortarles los extremos y

Equivalentes

verdura 1 carne (magra) 1
grasa 1/2

Cada porción (dos rebanadas) aporta calorías 132, calorías de grasa 67, grasa 8 g, grasa saturada 3 g, colesterol 16 mg, sodio 493 mg, hidratos de carbono 9 g, fibra 1 g, azúcares 3 g, proteína 7 g. Excelente fuente de vitamina A, vitamina C, potasio. Buena fuente de calcio, ácido fólico.

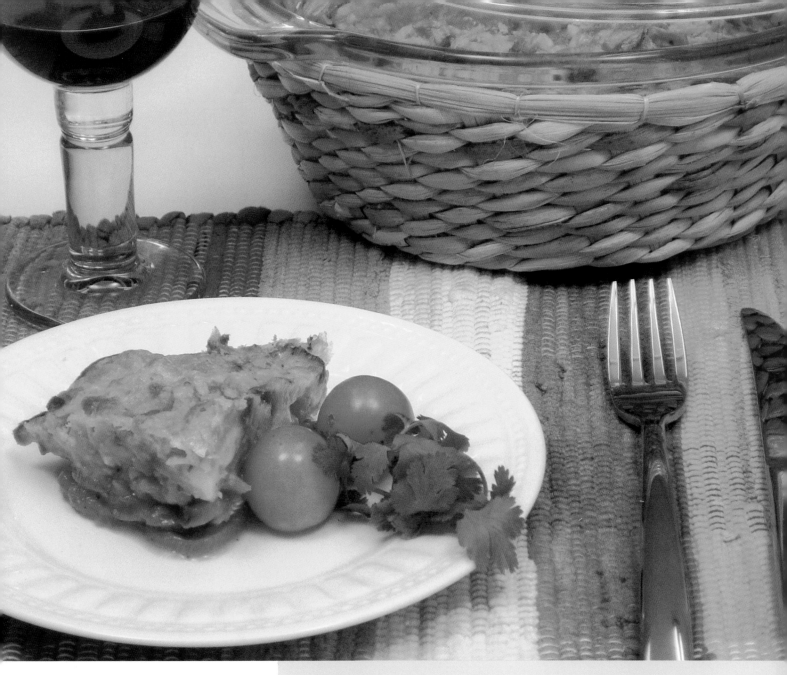

frotarlos contra la berenjena (igual que se hace con los pepinos); la espuma que se forma es lo que le da el sabor sabor amargo.

Las berenjenas son una verdura de gran tamaño, pero con pocas calorías y pocos hidratos de carbono, por lo que puede cocinarla para acompañar cualquier plato.

Otras ventajas

• La berenjena es uno de los alimentos que combaten el colesterol (sus fibras se unen a los alimentos ricos en colesterol formando una mezcla que no es absorbida por el intestino). También es rica en calcio y fósforo.

• La versátil berenjena se usa en platos orientales y mediterráneos, muchas veces combinada con tomate, calabacita, aceitunas y ajo, como aderezo, o puede usarse como plato principal, rellena.

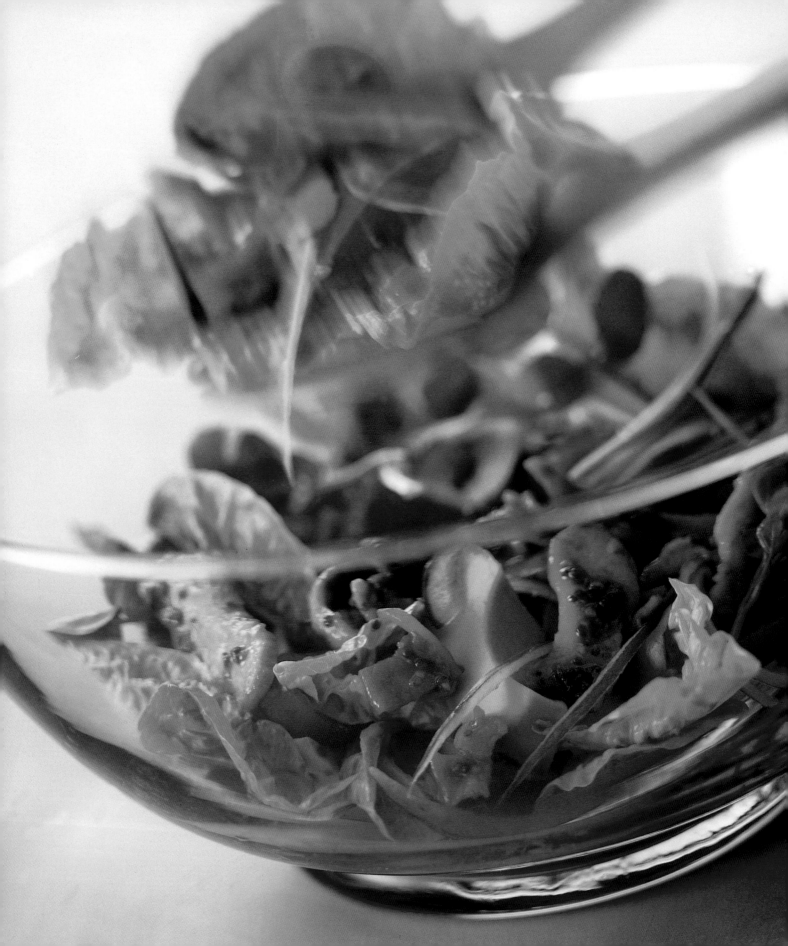

ensaladas y guarniciones

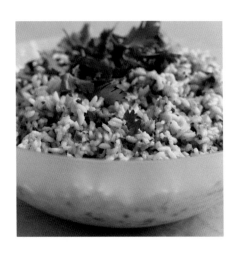

Ensalada de tomate con ajo *180*

Ensalada de pimiento asado *181*

Ensalada caliente de papa *182*

Sabrosa ensalada de tomate *184*

Ensalada cremosa de verduras *185*

Ensalada de melón, naranja y
queso feta *186*

Ensalada de mango y hojas verdes *188*

Ensalada mediterránea marinada *189*

Ensalada de nopales *190*

Ensalada de papaya y aguacate *192*

Verduras salteadas sazonadas con
albahaca *193*

Ajonjolí, hortalizas y germinado
de frijol *194*

Verduras asadas con hierbas *196*

Puré de camote y apio *198*

Ensalada verde con naranja y tocino *199*

ensalada de tomate con ajo

Cuando los tomates están en su punto máximo de dulzura, esta ensalada es en particular deliciosa y atractiva a la vista, si la prepara con una mezcla de tomates de distintos colores. Llegan al mercado nuevas variedades (busque tomates cherry y saladet amarillos y rojos). El mercado local es un sitio ideal para hallar tipos únicos de tomates.

Preparación **15 minutos**   *4 porciones*

Ensalada

1 lechuga grande, las hojas grandes cortadas en trozos más chicos

4 tomates rojos grandes o 6 chicos, maduros y rebanados

20 tomates, en mitades

16 hojas frescas de albahaca

1 cda. de semillas de calabaza tostadas

1 cda. de semillas de girasol tostadas

Vinagreta

1 diente de ajo chico, muy finamente picado

1 cdita. de vinagre de vino tinto

1 cda. de aceite de oliva

Sal y pimienta

1 Para preparar la vinagreta de ajo, bata juntos el ajo, el vinagre, el aceite, la sal y la pimienta, en un tazón chico.

2 Ponga una capa de hojas de lechuga en un platón o en 4 platos; acomode los tomates rebanados y luego los tomates cherry. Rocíe encima la vinagreta.

3 Espolvoree las hojas de albahaca y las semillas de calabaza y de girasol sobre los tomates. Sirva de inmediato.

(Sugerencias) *Ensalada de tomate y aceitunas negras:* Rebane 450 g de tomates maduros y acomódelos en un platón. Cúbralos con 4 cebollitas de Cambray finamente rebanadas; rocíe con 1 cda. de aceite de oliva y el jugo de 1/2 limón. Ponga encima 8 aceitunas negras en mitades y sin hueso, y espolvoree con 2 cdas. de perejil picado.

Ensalada de tomates frescos y secos: Corte en trozos triangulares 6 tomates maduros y póngalos en un tazón. Añada 3 tomates secos (los que se consiguen en frasco), finamente picados. Vinagreta: bata 1 cda. del aceite de los tomates secos con 1 cdita. de vinagre de vino y sazone al gusto. Rocíe con la vinagreta los tomates y marínelos. Acomode 4 tazas de arúgula o de

berros en 4 platos y divida entre los platos los tomates. Espolvoree con 2 cdas. de piñones tostados y sirva.

Ensalada de tomates cherry y chícharos japoneses: Monde 1 taza de chícharos japoneses y cocínelos al vapor por 3 minutos o hasta que estén tiernos. Enjuáguelos con agua fría y mézclelos con 450 g de tomates cherry, en mitades si son grandes, y 6 cebollitas de Cambray finamente rebanadas. Prepare la vinagreta igual y rocíe tomates y chícharos. Añada 3 cdas. de menta fresca picada o 1 cda. de estragón fresco y 1 de perejil picados y mezcle.

Otras ventajas

• Las semillas de calabaza son una de las fuentes vegetales más ricas en cinc, mineral esencial para el funcionamiento del sistema inmunitario, el crecimiento y la cicatrización de heridas. Son buena fuente de proteína y ácidos grasos insaturados y una fuente valiosa de hierro, magnesio y fibra.

• La albahaca fresca y un poco de aderezo es todo lo necesario para mejorar el sabor de los tomates frescos. Puede marinar los tomates para el aderezo por la noche y usarlos en sándwiches, con albahaca fresca y queso.

fotografía, p. 183

Equivalentes

verduras 2 grasa con proteína 1/2
grasa 1/2

Cada porción aporta calorías 106, calorías de grasa 59, grasa 7 g, grasa saturada 1 g, colesterol 0 mg, sodio 20 mg, hidratos de carbono 11 g, fibra 3 g, azúcares 6 g, proteína 4 g. Excelente fuente de vitamina A, vitamina C. Buena fuente de folato, hierro, magnesio, fósforo, potasio, riboflavina.

ensalada de pimiento asado

Esta colorida ensalada es un sabroso acompañamiento para mariscos, pollo o cordero, o puede servirla como parte de un entremés mediterráneo, con pan chapata o baguettes. Los pimientos dulces son una fuente excelente de vitamina C, y asados, aún conservan una buena cantidad de esta importante vitamina.

Preparación **45 minutos, más enfriamiento**   *6 porciones*

Ensalada

2 pimientos rojos grandes

2 pimientos amarillos o anaranjados grandes

2 pimientos verdes grandes

2 cdas. de aceite de oliva

2 cditas. de vinagre balsámico

1 diente de ajo chico, muy finamente picado o machacado

Sal y pimienta

Adorno

12 aceitunas negras sin hueso

Un puñado de hojas chicas de albahaca fresca

1 Precaliente el horno a 200°C. Unte los pimientos con 1 cda. de aceite de oliva y acomódelos en un molde para asar poco profundo. Áselos unos 35 minutos, volteándolos 3 o 4 veces, o hasta que la piel esté de un tono oscuro de manera uniforme, Póngalos en una bolsa de plástico y déjelos enfriar lo suficiente para manipularlos.

2 Pele los pimientos sobre un tazón, para que ahí caiga el jugo. Córtelos a la mitad y deseche los corazones y las semillas (cuele, para quitar las semillas que hayan caído en el jugo); córtelos en rebanadas gruesas.

3 Mida 1 1/2 cdas. del jugo de los pimientos en un tazón chico y deseche el resto. Añada el vinagre, el ajo y agregue sal y pimienta al gusto, y mezcle batiendo la cucharada restante de aceite de oliva.

4 Acomode los pimientos en un platón o en platos individuales. Rocíe el aderezo y adorne con las aceitunas y las hojas de albahaca.

(Sugerencias) *Ensalada de pimiento rojo asado y cebolla:* Corte 4 pimientos rojos en cuatro; quíteles las semillas y póngalos en un platón para horno con 4 cebollas moradas chicas, cortadas en cuartos. Rocíe 1 cda. de aceite de oliva y sazone. Ase en el horno a 200°C por unos 35 minutos, volteándolos una vez, o hasta que estén blandos y los bordes, dorados. Enfríe y, si lo desea, pele los pimientos. En una ensaladera, bata 2 cditas. de jugo de limón y 1 cda. de aceite de oliva y sazone; añada 2 tazas de hojas rojas mixtas para ensalada y revuelva. Coloque los pimientos y las cebollas y rocíe con el jugo de cocción. Rinde 4 porciones.

Ensalada oriental de pimiento y bok choy: Quíteles las semillas y parta en rebanadas finas 2 pimientos rojos o 1 rojo y 1 amarillo. Mézclelos en una ensaladera con 2 tazas de bok choy en tiras. Aderezo: bata 1 cda. de vinagre de arroz, 1 cdita. de aceite de ajonjolí y 1 cdita. de salsa de soya. Rocíe sobre las verduras y revuelva. Espolvoree 1 cda. de semillas de ajonjolí tostadas. Rinde 4 porciones.

Otras ventajas

• Los pimientos amarillos y los rojos tienen más vitaminas A y C que los verdes.

• Los pimientos rojos asados tienen un sabor increíble y son más suaves y fáciles de digerir que los crudos. Para este plato, puede asarlos con anticipación, pelarlos y refrigerarlos en un recipiente hermético por varios días.

fotografía, p. 183

Equivalentes

verdura 2 grasa 2

Cada porción aporta calorías 85, calorías de grasa 42, grasa 5 g, grasa saturada 0 g, colesterol 0 mg, sodio 80 mg, hidratos de carbono 11 g, fibra 3 g, azúcares 4 g, proteína 2 g. Excelente fuente de vitamina A, vitamina C. Buena fuente de vitamina B$_6$.

ensalada caliente de papa

Estas papitas Cambray, cocinadas con todo y cáscara, se mezclan con apio, cebollitas de Cambray y nueces en un exquisito aderezo, y se sirven calientes. La ensalada es una buena alternativa para las ensaladas de papa con aderezos cremosos con mayonesa y acompaña bien carnes frías, pescado asado, aves, carne y verduras.

Preparación **10-20 minutos**   Cocción **20-25 minutos**   *4 porciones*

Ensalada

1/2 kg de papitas Cambray
1/3 de taza de nueces peladas
3 tallos de apio, finamente
rebanados
6 cebollitas de Cambray
finamente rebanadas
4 cdas. de perejil picado

Aderezo

1 1/2 cdas. de aceite de oliva
1 cda. de vinagre balsámico
1 diente de ajo, machacado
(opcional)
1/4 de cdita. de azúcar
Sal y pimienta

Adorno

Ramitas de perejil fresco

1 Parta por la mitad las papas que sean más grandes. Ponga las papas en una cacerola, cúbralas con agua y cuézalas. Baje la llama y cocine a fuego bajo hasta que estén blandas, entre 15 y 20 minutos.

2 Mientras tanto, prepare el aderezo: bata juntos el aceite, el vinagre, el azúcar, la sal y la pimienta.

3 Escurra las papas y póngalas en un platón. Añada las nueces, el apio, las cebollitas de Cambray y el perejil picado. Rocíe encima el aderezo y revuelva con suavidad. Deje enfriar hasta que estén tibias y sírvalas adornadas con perejil.

(Sugerencias) Añada un sabor picante con berros u hojas de arúgula. Use cilantro o albahaca frescos en lugar del perejil.

Reemplace la mitad de las papas con un peso igual de otro tubérculo, como zanahorias tiernas y nabos pequeños. Cocine las zanahorias y los nabos con las papas.

Use otros aceites en vez del de oliva. Para un aderezo cremoso, use 4 cdas. de yogur natural descremado en vez de aceite.

Otras ventajas
• El método de preparación hace una gran diferencia respecto a la cantidad de fibra obtenida: las papitas Cambray cocinadas sin pelar ofrecen un tercio más de fibra que las peladas. Al cocinarlas sin pelar se conservan los nutrimentos que están bajo la piel.
• Las papas hacen engordar dependiendo de con qué se las acompañe. Una papa chica común sólo contiene 90 calorías y nada de grasa. Al usar un aderezo de aceite de oliva en lugar de mayonesa en esta receta, obtiene más ácidos grasos monoinsaturados.

fotografía, p. 183

Equivalentes
cereales y tubérculos 1 1/2
verdura 1 grasa 1
grasa con proteína 1/2

Cada porción aporta calorías 222, calorías de grasa 103, grasa 11 g, grasa saturada 0 g, colesterol 0 mg, sodio 48 mg, hidratos de carbono 28 g , fibra 4 g, azúcares 4 g, proteína 4 g. Excelente fuente de vitamina B$_6$, vitamina C. Buena fuente de folato, magnesio, fósforo, potasio, tiamina.

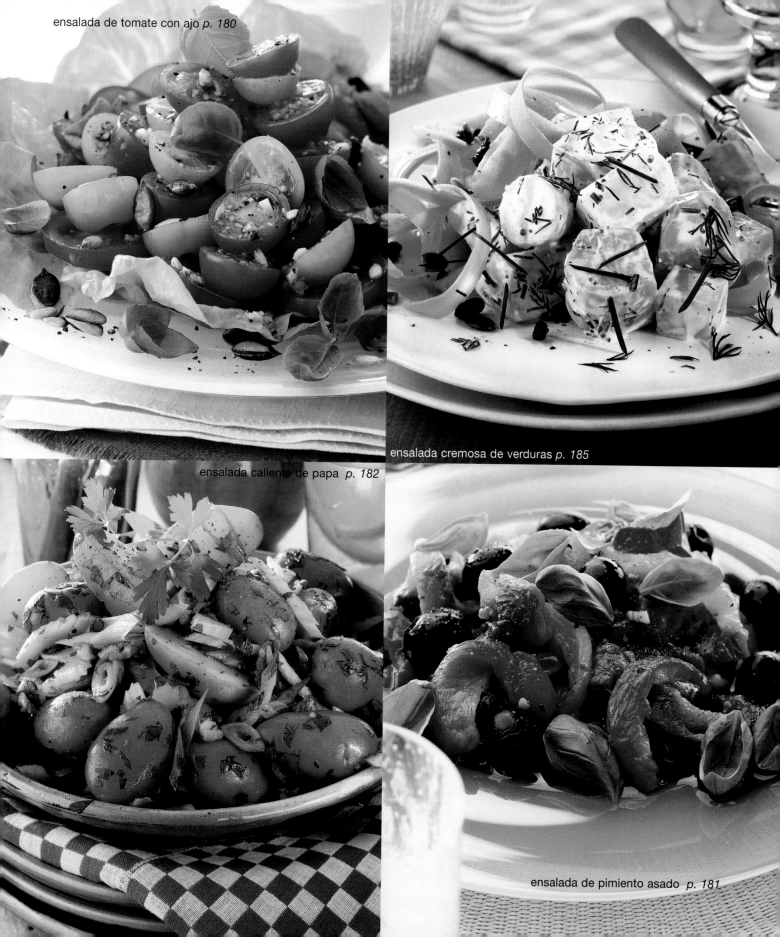

ensalada de tomate con ajo *p. 180*

ensalada cremosa de verduras *p. 185*

ensalada caliente de papa *p. 182*

ensalada de pimiento asado *p. 181*

sabrosa ensalada de tomate

Compre los tomates más deliciosos, de preferencia madurados al sol en la planta, y su paladar será recompensado con un sabor incomparable. El limón, el cilantro fresco y la menta les añaden frescura y sabor a los tomates en esta ensalada, la cual se puede preparar con otras hierbas frescas y sabores, como el de la cebolla y el ajo.

Preparación **10 minutos**   *4 porciones*

Ensalada

1/2 kg de tomates rojos, maduros, rebanados

1/4 de cdita. de azúcar

1 limón

3 cebollitas de Cambray, finamente rebanadas

1 cda. de cilantro fresco picado

1 cda. de menta fresca picada

Adorno

Ramitas de menta fresca

1 Ponga los tomates en un platón grande y poco profundo, y espolvoree con el azúcar. Corte el limón por la mitad y a lo largo. Deje aparte una mitad y corte la otra a lo largo, en cuatro. Sostenga juntas las rebanadas sobre una tabla, con el lado de la cáscara hacia arriba y rebánelas delgado a lo ancho, incluyendo la cáscara.

2 Acomode las rebanadas de limón sobre los tomates, y espolvoréelos con las cebollitas de Cambray, el cilantro y la menta. Exprima el jugo de la mitad del limón restante y rocíelo sobre la ensalada. Sirva de inmediato o tape y refrigere hasta servir. Adorne con ramitas de menta antes de servir.

(Sugerencias) *Ensalada de tomate con romero y albahaca:* Aderezo: mezcle 1 cda. de albahaca y 1 de romero frescos, 1 o 2 dientes de ajo finamente picados y 2 cditas. de vinagre de frambuesa o de vinagre balsámico. Ponga cebolla morada finamente rebanada sobre los tomates y rocíe el aderezo sobre los tomates. Sirva de inmediato o tape y refrigere hasta que vaya a servir.

La ensalada de tomate es un relleno delicioso para papas o camotes al horno calientes. Hornee 4 papas grandes hasta que estén doradas en el exterior; córtelas por la mitad y rellénelas con la ensalada de tomate. Cubra cada papa con 1 cda. de yogur natural descremado. Sirva en seguida.

Relleno de ensalada de tomate para omelette: Haga un omelette por cada ración: bata 2 claras y un huevo con 2 cdas. de agua fría y sazonador. Cocine con muy poco aceite de oliva, en una sartén muy caliente, hasta que la omelette esté firme; levante los bordes para que el huevo líquido corra hacia la sartén caliente. Vierta un cuarto de ensalada de tomate en la mitad de la omelette ya firme, y doble la otra mitad encima. Rebánela, aún caliente, y sirva con ensalada verde y pan.

Otras ventajas

- Los tomates tienen mucha vitamina C. La vitamina C, como antioxidante, ayuda a proteger contra el cáncer.
- Refrésquese el aliento con el sabor fresco a menta y sin calorías de este platillo, en lugar de comer dulces de menta con azúcar.

Equivalentes

verdura 1

Cada porción aporta calorías 28, calorías de grasa 3, grasa 0 g, grasa saturada 0 g, colesterol 0 mg, sodio 12 mg, hidratos de carbono 6 g, fibra 2 g, azúcares 4 g, proteína 1 g. Excelente fuente de vitamina C.

ensalada cremosa de verduras

Por lo general, los tubérculos no se consideran como ingredientes para ensalada. Pruebe esta colorida mezcla, sazonada con un cremoso aderezo con poca grasa, y descubra una exquisita alternativa para la ensalada de papa con mayonesa. Es un almuerzo ligero o una guarnición deliciosa para la carne o el pescado asados.

Preparación **45 minutos**   Enfriamiento **2-3 horas**   *4 porciones*

Ensalada

275 g de papitas Cambray, partidas en cubos de 2.5 cm

1 apio nabo chico o una raíz de apio, en cubos de 2.5 cm

1 camote mediano, pelado, partido en cubos de 2.5 cm

Jugo de 1 limón

4 zanahorias medianas

4 cdas. de pasas

3 cdas. de semillas de calabaza

1 cda. de jugo de naranja

2 cditas. de aceite de oliva

Aderezo

2 cdas. de mayonesa light

2 cdas. de yogur natural semidescremado

1 cdita. de mostaza de grano grueso

2 cdas. de cebollines frescos recortados

1 cda. de eneldo fresco picado

Pimienta negra, recién molida

Adorno

Cebollines frescos, recortados

Eneldo fresco, picado

1 Ponga las papas y el apio nabo en una cacerola. Añada agua hirviendo para cubrirlos y póngalos a cocer. Baje la llama y cocine a fuego bajo por unos 10 minutos o hasta que estén blandos.

2 Mientras tanto, ponga el camote en otra cacerola; cúbralo con agua hirviendo, deje que suelte el hervor y cocine a fuego bajo por 3 minutos.

3 Aderezo: mezcle la mayonesa, el yogur y la mostaza. Añada los cebollines, el eneldo y la pimienta negra al gusto.

4 Escurra bien todas las verduras y póngalas en un tazón grande. Añada el jugo de limón y el aderezo y revuelva un poco. Deje enfriar las verduras; luego, tápelas y refrigérelas por 2 o 3 horas.

5 Use un pelador de verduras para cortar tiras de zanahoria. Mezcle las tiras de zanahoria con las pasas y las semillas de calabaza. Añada el jugo de naranja y el aceite. Extienda la mezcla de zanahoria en un platón grande y poco profundo o en platos individuales.

6 Ponga la ensalada fría de tubérculos sobre la mezcla de zanahoria. Adorne con los cebollines y el eneldo picado, y sirva.

(Sugerencias) Para variar el aderezo de las verduras, reemplace el eneldo, los cebollines y la mostaza con 1 cda. de estragón fresco picado, 1 cda. de perejil picado y 1 cda. de mostaza de Dijon.

Otras ventajas
- Los tubérculos son buenas fuentes de fibra.
- Las zanahorias tienen vitamina A como betacaroteno, esencial para una vista sana.
- Las semillas de calabaza tienen fibra y minerales, como hierro, cinc y cobre.

fotografía, p. 183

Equivalentes

cereales y tubérculos 2
verdura 1 1/2 grasa 1

Cada porción aporta calorías 231, calorías de grasa 69, grasa 8 g, grasa saturada 1 g, colesterol 1 mg, sodio 173 mg, hidratos de carbono 37 g, fibra 6 g, azúcares 12 g, proteína 7 g. Excelente fuente de magnesio, fósforo, potasio, vitamina A, vitamina B_6, vitamina C. Buena fuente de hierro, niacina, tiamina.

ensalada de melón, naranja y queso feta

Esta receta se basa en la combinación clásica de melón y jamón serrano (o prosciutto), pero se transformó en un saludable platillo principal. Con jamón magro y sólo el queso feta suficiente para dar sabor, se disminuye el contenido de grasa del platillo. Tomates cherry, pepino y naranjas le añaden color a la ensalada. El aderezo de fruta cítrica y hierbas contrasta con el sabor del jamón.

Preparación **20-25 minutos**   *6 porciones*

Ensalada

2 naranjas

1 melón gota de miel, pelado, sin semillas y rebanado

1/2 taza de tomates cherry, en mitades

1/3 de taza de aceitunas negras, sin hueso

1 pepino chico, en cubos

4 cebollitas de Cambray, finamente rebanadas

6 rebanadas de jamón sin grasa (25 g), en tiras

1/3 de taza de queso feta, poco desmoronado

Aderezo

1 cdita. de ralladura de naranja

4 cdas. de jugo de naranja

1 cda. de aceite de oliva

1 cdita. de aceite de ajonjolí

6 hojas de albahaca fresca, picadas

Sal y pimienta

1 Aderezo: en una ensaladera, mezcle la ralladura de naranja, el jugo, el aceite de oliva, el aceite de ajonjolí y la albahaca. Sazone con sal y pimienta y deje aparte.

2 Con un cuchillo filoso, pele las naranjas y quíteles las pielecillas blancas. Sobre la ensaladera, para que ahí caiga el jugo, corte entre la membrana para separar los gajos de naranja y añádalos a la ensaladera.

3 Agregue el melón, los tomates, las aceitunas, el pepino, las cebollitas y el jamón. Revuelva hasta que los ingredientes se mezclen bien y se cubran con el aderezo. Espolvoree encima el queso feta y sirva.

(**Sugerencias**) *Ensalada de melón y piña fresca:* Mezcle queso cottage, melón, tomate, pepino, 2 tazas de piña fresca (pelada, sin corazón y picada) y 3 chalotes en rebanadas finas. Aderezo de lima: mezcle 1 cdita. de cáscara de lima rallada y 2 cdas. de jugo de lima con 1 cda. de aceite de canola y 1 cdita. de miel, y sazone con sal y pimienta. Incorpore el aderezo a la mezcla de melón y acomódela en 6 platos. Ponga 1/4 de taza de queso cottage semidescremado en cada ensalada.

Otras ventajas

• El queso feta tiene mucha grasa y sal, pero su sabor fuerte hace que rinda. En lugar de añadir el queso feta a los platillos, sólo úselo para adornar la presentación final.

• Los alimentos con mucho contenido de agua, como melón, pepino y apio, ayudan a satisfacer el apetito con menos calorías.

Equivalentes

fruta 2 carne (magra) 1
verdura 1 grasa 1

Cada porción aporta calorías 220, calorías de grasa 68, grasa 8 g, grasa saturada 2 g, colesterol 23 mg, sodio 560 mg, hidratos de carbono 31 g, fibra 4 g, azúcares 26 g, proteína 10 g. Excelente fuente de potasio, tiamina, vitamina C. Buena fuente de folato, niacina, fósforo, riboflavina, vitamina B$_6$.

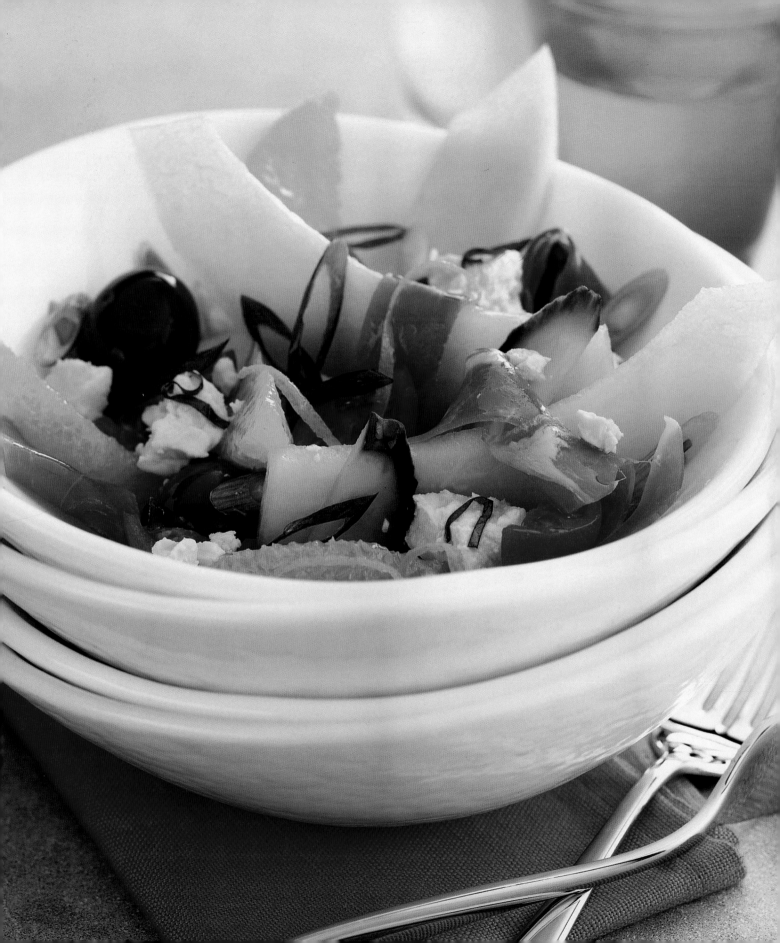

ensalada de mango y hojas verdes

Esta mezcla de hojas de ensalada y hierbas, con su sabor fuerte, combina bien con la dulzura y suave textura del mango. El resultado es una ensalada colorida y refrescante, ideal como entrada ligera o guarnición. Sírvala con pan de granos mixtos.

Preparación **15 minutos**   *4 porciones*

Ensalada

1 mango grande y maduro

4 tazas de una mezcla de hojas, como espinaca baby, berros y arúgula o lechuga rizada

12 hojas de albahaca fresca, picada grueso o machacada

1/3 de taza de nuez de la India o de cacahuates, tostados y picados grueso

Aderezo

Ralladura de 1 limón

2 cdas. de jugo de limón

2 cditas. de jengibre fresco finamente picado o rallado

2 cditas. de aceite de ajonjolí

2 cditas. de aceite de canola

Sal y pimienta

1 Pele el mango. Corte la pulpa de ambos lados del hueso y rebánela en tiras delgadas, a lo largo.

2 Mezcle las hojas de ensalada y las de albahaca y póngalas en un platón. Acomode las rebanadas de mango encima y entre las hojas de ensalada.

3 Bata los ingredientes para el aderezo y viértalos sobre la ensalada. Espolvoree con las nueces o cacahuates picados y sirva.

(Sugerencias) Tiras delgadas de betabel cocido y pelado o de apio crudo son adiciones deliciosas para esta ensalada.

En lugar del mango, use uvas verdes sin semilla (partidas por la mitad si son grandes), manzana finamente rebanada o aguacate en cubos.

Puede usar semillas de calabaza tostadas, semillas de ajonjolí o piñones en lugar de las nueces de la India o los cacahuates.

Aderezo sin grasa: Mezcle 1 cda. de vinagre de arroz sazonado, con el jengibre y la cáscara y el jugo de lima. Añada 2 cdas. de jugo de naranja fresco o mezcle 2 cdas. de jugo de naranja, jerez seco y salsa de soya baja en sodio o diluida en jugo de limón.

Otras ventajas

• El mango proporciona hierro, potasio, magnesio y vitaminas B, C y E.

• Todas las hojas para ensalada son fuente de minerales, como potasio, calcio y hierro. Además, la espinaca cruda provee folato.

Equivalentes

fruta 1/2 verdura 1 grasa 1 grasa con proteína 1

Cada porción aporta calorías 156, calorías de grasa 91, grasa 10 g, grasa saturada 2 g, colesterol 0 mg, sodio 84 mg, hidratos de carbono 16 g, fibra 2 g, azúcares 11 g, proteína 3 g. Excelente fuente de vitamina A, vitamina C. Buena fuente de folato.

ensalada mediterránea marinada

Inspirada en métodos culinarios mediterráneos, esta ensalada de verduras asadas tiene un sabor intenso que se equilibra con un aderezo exquisito. Es una comida saludable ideal para media semana si se acompaña de pan crujiente o pasta. También es un buen entremés para una cena y es delicioso con pescado asado, aves o carne.

Preparación **aproximadamente 1 hora**   Marinado **4 horas**   *4 porciones*

Ensalada

1 berenjena chica, en rebanadas de 2.5 cm de grosor

1 pimiento rojo, sin corazón y semillas, en cuadros de 2.5 cm

1 pimiento amarillo, sin corazón y semillas, en cuadros de 2.5 cm

4 calabacitas chicas, cortadas a la mitad y a lo largo

1 cda. de aceite de oliva

1 diente de ajo, machacado

4 filetes de anchoa enlatados, escurridos y finamente picados (opcional)

2 cdas. de romero fresco, finamente picado

Sal y pimienta

Aderezo

1 cda. de aceite de oliva

1 cda. de vinagre de vino tinto

1 cdita. de miel

1 cdita. de mostaza de Dijon

Adorno

Ramitas de romero fresco (opcional)

1 Precaliente el horno a 200°C. En una charola para asar grande, acomode las rebanadas de berenjena en una sola capa. Ponga los pimientos y las calabacitas alrededor de la berenjena con los lados cortados hacia arriba.

2 Unte ligeramente las verduras con el aceite. Ponga el ajo, las anchoas (si las usa) y el romero picado sobre las verduras, y añada sal y pimienta al gusto. Ase las verduras, de 25 a 30 minutos.

3 Cubra las verduras con papel de aluminio y áselas hasta que estén blandas, entre 10 y 15 minutos. Ponga las verduras cocinadas en un platón grande y rocíelas con los jugos de la cocción.

4 Bata los ingredientes del aderezo y viértalos sobre las verduras. Tape y deje enfriar por completo. Ponga a marinar la ensalada en el refrigerador al menos durante 4 horas.

5 Saque la ensalada del refrigerador una hora antes de servirla, para que esté a temperatura ambiente, si lo desea. Adorne con las ramitas de romero.

(Sugerencias) Reemplace las calabacitas con 225 g de tomates medianos, en mitades, y use tomillo fresco en lugar del romero. Ase la berenjena y los pimientos 30 minutos; añada los tomates y ase 15 minutos más, sin cubrir con el papel de aluminio.

Versión vegetariana: omita las anchoas y añada 2 cdas. de alcaparras picadas.

Otras ventajas

• La berenjena satisface bastante y tiene pocas calorías; 75 g de berenjena contienen sólo 15 calorías. Absorbe el aceite al freírla, pero al cocinarla como en esta receta, el contenido de grasa es muy bajo.

• Al asar se extraen los sabores naturales de las verduras. ¡Sirva este platillo a personas a las que no les gusten las verduras y observe cómo lo disfrutan!

• Todas las verduras de este plato son buenas fuentes de fibra y proporcionan muchas vitaminas y minerales.

fotografía, p. 191

Equivalentes

verdura 2 grasa 1

Cada porción aporta calorías 109, calorías de grasa 64, grasa 7 g, grasa saturada 1 g, colesterol 0 mg, sodio 34 mg, hidratos de carbono 12 g, fibra 3 g, azúcares 7 g, proteína 2 g. Excelente fuente de vitamina A, vitamina C. Buena fuente de vitamina B_6.

ensalada de nopales

Los nutritivos nopales se combinan con varios ingredientes en esta ensalada típica de los mexicanos. Es ideal como almuerzo ligero, servida sobre una tostada de maíz, o como guarnición para carnes asadas y pollo; además, es fácil y rápida de preparar, siempre y cuando se tengan los nopales y las zanahorias previamente cocidos.

Preparación **10-15 minutos**   Cocción **25-30 minutos**   *4 porciones*

Ensalada

1/2 kg de nopales, bien lavados y sin espinas, picados

3 zanahorias medianas, bien lavadas

2 tomates rojos medianos, picados finamente

1/4 de cebolla morada, finamente picada

3 cdas. de cilantro fresco, finamente picado

Aderezo

2 cdas. de aceite de oliva

4 cdas. de vinagre de manzana o balsámico

1 cda. de orégano seco machacado
Sal al gusto

Adorno

200 g de queso panela, en cubitos

1 En una cacerola poco profunda, ponga a cocer los nopales a fuego medio. Retire la espuma que se vaya formando con una cuchara grande, para evitar que tengan líquido baboso.

2 En otra cacerola, ponga a cocer las zanahorias con todo y su cáscara hasta que estén blandas al pincharlas con un tenedor. Una vez cocidas, sáquelas de la cacerola, pélelas y pártalas a lo largo y luego a lo ancho, en medias lunas.

3 Pase los nopales y las zanahorias a una ensaladera; agregue el tomate, la cebolla y el cilantro y revuelva. En un tazón, mezcle muy bien todos los ingredientes En otro tazón, mezcle los ingredientes del aderezo con la ayuda de un tenedor.

4 Vierta el aderezo sobre la ensalada y revuelva para cubrirla bien con él. Para servir, adorne con los cubitos de queso panela.

(Sugerencias) Agregue 1 o 2 cdas. de chile serrano finamente picado, para darle un auténtico sabor mexicano.

Otras ventajas

• Los nopales tienen un alto valor nutrimental, y su gran contenido de fibra ayuda al aparato digestivo en caso de estreñimiento.

• El nopal es una verdura que posee cualidades medicinales para quien padece diabetes, principalmente por la fibra soluble que contiene, ya que ésta ayuda a regular las concentraciones de glucosa en sangre. Además, por tener pocas calorías y mucho volumen, es útil para mantener un peso saludable. Y por si fuera poco, es muy económico y se consigue todo el año.

Equivalentes

verdura 3 carne (magra) 1 grasa 1

Cada porción aporta calorías 181, calorías de grasa 81, grasa 7 g, grasa saturada 1 g, colesterol 10 mg, sodio 354 mg, hidratos de carbono 18 g, fibra 6 g, azúcares 5 g, proteína 10 g. Excelente fuente de vitamina C, calcio. Buena fuente de vitamina A.

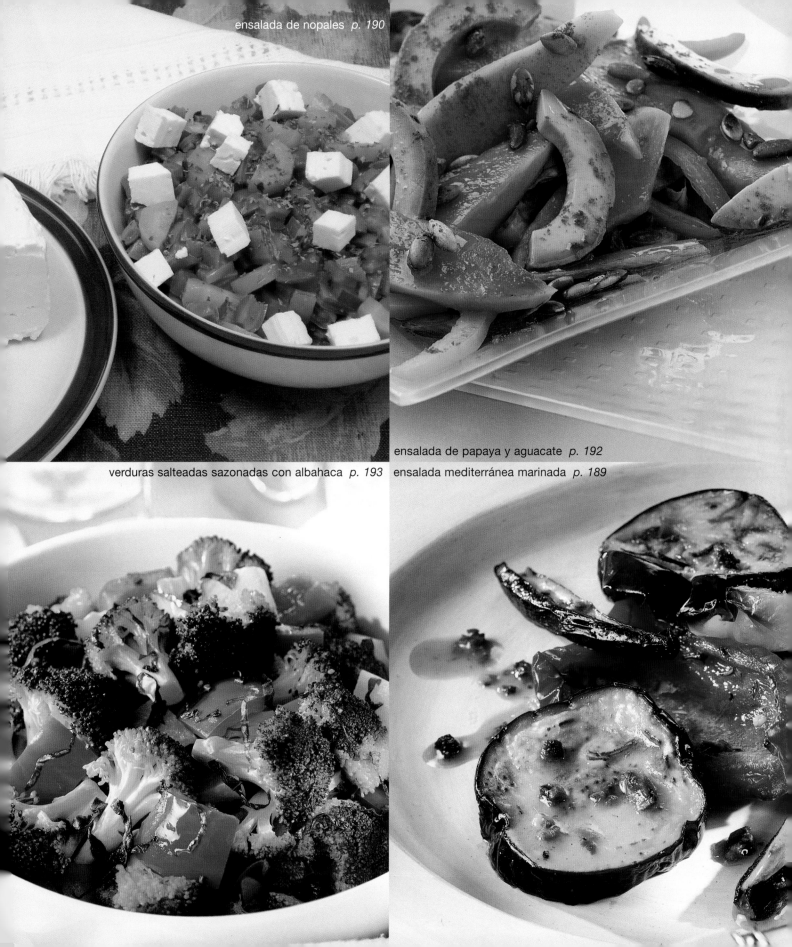

ensalada de nopales *p. 190*

ensalada de papaya y aguacate *p. 192*

verduras salteadas sazonadas con albahaca *p. 193*   ensalada mediterránea marinada *p. 189*

ensalada de papaya y aguacate

Esta refrescante ensalada con un toque de especias cambiará la opinión de cualquiera temeroso de mezclar fruta con verduras crudas. Sobre una base de lechuga, se colocan rebanadas de pimientos anaranjados o amarillos, aguacate y papaya. Las semillas de calabaza tostadas añaden proteína. La ensalada es un entremés rápido y colorido para un almuerzo.

Preparación **12 minutos** *4 porciones*

Ensalada

1 lechuga romana

2 cebollitas de Cambray, finamente rebanadas

1 pimiento anaranjado o amarillo grande, sin semillas y en tiras delgadas

1 aguacate mediano, sin hueso, pelado y en rebanadas de 2.5 cm

1 papaya maradol mediana, pelada, sin semillas, en cubos

4 cdas. de semillas de calabaza

Aderezo

El jugo de 1 limón

1 1/2 cdas. de aceite de oliva

1/4 de cdita. de páprika

1/8 de cdita. de comino molido

1 cdita. de azúcar moreno claro o fructosa

1 Pique las hojas de lechuga y póngalas en un platón grande y poco profundo o en 4 platos individuales. Espolvoree las cebollitas sobre la lechuga.

2 Acomode los pimientos sobre la lechuga. Coloque las rebanadas de aguacate y de papaya sobre las tiras de pimiento.

3 Bata juntos todos los ingredientes del aderezo y viértalos sobre la ensalada. Caliente una cacerola gruesa y chica, ponga en ella las semillas de calabaza y revuélvalas para que se tuesten un poco. Espolvoree las semillas tostadas sobre la ensalada y sirva.

(Sugerencias) *Ensalada de mango y aguacate con aderezo de chile:* Use mango en lugar de papaya, y pimiento rojo en lugar del anaranjado o amarillo, para contraste de color. En lugar de páprika y comino en el aderezo, añada un chile rojo o verde fresco y chico, sin semillas, finamente picado, y la cáscara rallada de 1 limón. Esparza sobre la ensalada 4 cdas. de nueces de la India tostadas en lugar de las semillas de calabaza.

Otras ventajas

• Los pimientos cocidos pierden parte del contenido de vitamina C. Al servirlos crudos en esta ensalada, se conserva la vitamina.

• La papaya proporciona vitamina C, carotenos protectores, calcio, hierro y cinc.

• Las semillas de calabaza ofrecen mucho en cuanto a grasa monoinsaturada si se comen con moderación. Tienen mucha vitamina E soluble en grasa, que ayuda a prevenir enfermedades cardiacas. La vitamina E protege de la oxidación al colesterol LBD, el causante de la formación de placa en las arterias.

fotografía, p. 191

Equivalentes

fruta 1 verdura 2
grasa 1 grasa con proteína 1

Cada porción aporta calorías 242, calorías de grasa 154, grasa 17 g, grasa saturada 3 g, colesterol 0 mg, sodio 18 mg, hidratos de carbono 19 g, fibra 5 g, azúcares 9 g, proteína 8 g. Excelente fuente de folato, hierro, magnesio, fósforo, potasio, vitamina A, vitamina C. Buena fuente de riboflavina, tiamina, vitamina B_6.

verduras salteadas sazonadas con albahaca

Al saltear las verduras en una sartén de teflón se asegura un sabor pleno con un mínimo de grasa necesaria. Pruebe toda clase de verduras en lugar de las anotadas aquí. Coliflor, zanahorias, chícharos japoneses, calabacitas y calabaza amarilla son buenas elecciones. Sirva las verduras con pescado, aves o carne, o mézclelas con tallarines de trigo integral.

Preparación **10 minutos**   Cocción **7-8 minutos**   *4 porciones*

1/2 kg de brócoli
2 cditas. de aceite de oliva
3 o 4 dientes de ajo grandes, finamente rebanados
1 pimiento rojo grande o 2 pimientos chicos, sin semillas y en cuadros de 2.5 cm
1 nabo chico, en cubos de 1.5 cm
Una pizca de azúcar
8 ramitas de albahaca fresca, sin tallos, finamente picadas
Sal

1 Corte el brócoli en ramitos chicos y rebane finamente los tallos. Caliente el aceite de oliva en una sartén antiadherente grande o en un wok. Añada el ajo, el pimiento rojo, el nabo y los tallos de brócoli rebanados. Rocíe con azúcar y sal al gusto. Cocine de 2 a 3 minutos y revuelva frecuentemente.

2 Añada los ramitos de brócoli y revuelva. Vierta 6 cdas. de agua para cubrir un poco el fondo de la sartén. Tape y cocine a fuego alto de 3 a 4 minutos. El brócoli debe estar apenas blando y de un color verde brillante.

3 Añada la albahaca, tape y deje en el fuego durante unos segundos más. Sirva de inmediato.

(Sugerencias) *Verduras con sabor oriental:* Sustituya el nabo por 8 hongos frescos cortados en cuartos o a la mitad, y añada al brócoli 1 cdita. de jengibre picado y 1 chile verde o rojo fresco, sin semillas y finamente picado. Aumente la cantidad de azúcar a 1 cdita. Al terminar de cocinar, añada a la albahaca 1 cda. de cilantro fresco picado.

Use chícharos japoneses en lugar del brócoli. Se cocinan en 1 o 2 minutos y no necesita añadir agua. Sirva con limón o lima en trozos triangulares, para poder exprimir el jugo sobre las verduras.

Además de reemplazar el brócoli con chícharos japoneses, use pimientos amarillos en lugar de rojos. Omita el ajo. Sustituya el nabo por papitas Cambray sancochadas y cortadas a la mitad, y espolvoree con hojas de estragón fresco en lugar de la albahaca. Esta combinación de verduras salteadas es deliciosa con pescado, en especial con salmón.

Otras ventajas

• Este platillo tiene ingredientes que ayudan a combatir el cáncer y prevenir enfermedades cardiacas. El brócoli es una buena fuente de los fotoquímicos llamados glucosinolatos. El pimiento rojo es una fuente rica en el antioxidante betacaroteno, el cual el organismo convierte en vitamina A. Los pimientos rojos contienen una cantidad abundante de vitamina C.
• Además de proporcionar fibra, los nabos contienen las vitaminas B niacina y B_6 y son una fuente útil de vitamina C.

fotografía, p. 191

Equivalentes	
verdura 2 grasa 1/2	

Cada porción aporta calorías 74, calorías de grasa 25, grasa 3 g, grasa saturada 0 g, colesterol 0 mg, sodio 43 mg, hidratos de carbono 11 g, fibra 5 g, azúcares 5 g, proteína 4 g. Excelente fuente de folato, vitamina A, vitamina C. Buena fuente de potasio, riboflavina, tiamina, vitamina B_6.

ajonjolí, hortalizas y germinado de frijol

Con inspiración y la fácil disponibilidad de ingredientes internacionales, incluso las verduras más humildes pueden elevarse a nuevas alturas. Este suculento sofrito está lleno de sabor. Es delicioso con pescado asado, aves o carne.

Preparación **10 minutos**   Cocción **4-6 minutos**   *6 porciones*

1 cda. de semillas de ajonjolí

2 cditas. de aceite de canola

1 cebolla, picada

2 dientes de ajo, picados

1 col chica, cortada en tiras finas

4 ramas de apio picadas

1 taza de germinado de frijol

4 cdas. de vinagre balsámico con jugo de limón

2 cdas. de agua

4 colecitas de Bruselas deshojadas

Sal y pimienta

1 Caliente a fuego medio una cacerola chica y tueste en seco las semillas de ajonjolí, sacudiendo la cacerola con frecuencia, hasta que empiecen a dorarse. Ponga las semillas en un tazón chico y deje aparte.

2 Caliente el aceite en un wok o en una sartén grande. Añada la cebolla y el ajo y sofría entre 2 y 3 minutos o hasta que estén ligeramente blandos. Añada la col y el apio y sofría a fuego alto, moviendo, de 2 a 3 minutos o hasta que las verduras empiecen a ablandarse. Añada el germinado de frijol y las colecitas de Bruselas, y cocine por unos segundos más.

3 Haga un espacio en el centro de la sartén. Añada el vinagre y el agua, y revuelva hasta que se caliente y la salsa se mezcle con las verduras. Pruebe la ensalada y añada pimienta y sal al gusto. Sirva de inmediato y espolvoree las semillas de ajonjolí tostadas.

(**Sugerencias**) Use 1/2 col morada, en tiras finas, en lugar de la col, y añada 3 betabeles cocidos y picados, junto con el germinado de frijol. La col roja requiere que se sofría por 2 minutos más; añádala al wok antes del bok choy. Use 1 cda. de miel con 2 cdas. de salsa de soya diluida en jugo de limón en lugar del vinagre.

Las coles de Bruselas finamente picadas tienen mucho sabor al sofreírlas. Úselas en lugar de la col. Rebane las colecitas finamente y sacuda las rebanadas para aflojarlas.

Espolvoree almendras tostadas sobre las verduras, en lugar de las semillas de ajonjolí.

Otras ventajas

• Además de su sabor distintivo, las semillas de ajonjolí son una buena fuente de calcio. Tenga en mente que contienen grasa y no deberá comerlas en grandes cantidades.

• La col y la col de Bruselas forman parte de la familia de las crucíferas, como el brócoli, cuyos efectos protectores contra el cáncer han sido bien documentados.

Equivalentes

verdura 2 grasa 1/2

Cada porción aporta calorías 68, calorías de grasa 23, grasa 3 g, grasa saturada 0 g, colesterol 0 mg, sodio 125 mg, hidratos de carbono 10 g, fibra 4 g, azúcares 6 g, proteína 3 g. Excelente fuente de folato, vitamina A, vitamina C. Buena fuente de calcio, magnesio, potasio, vitamina B_6.

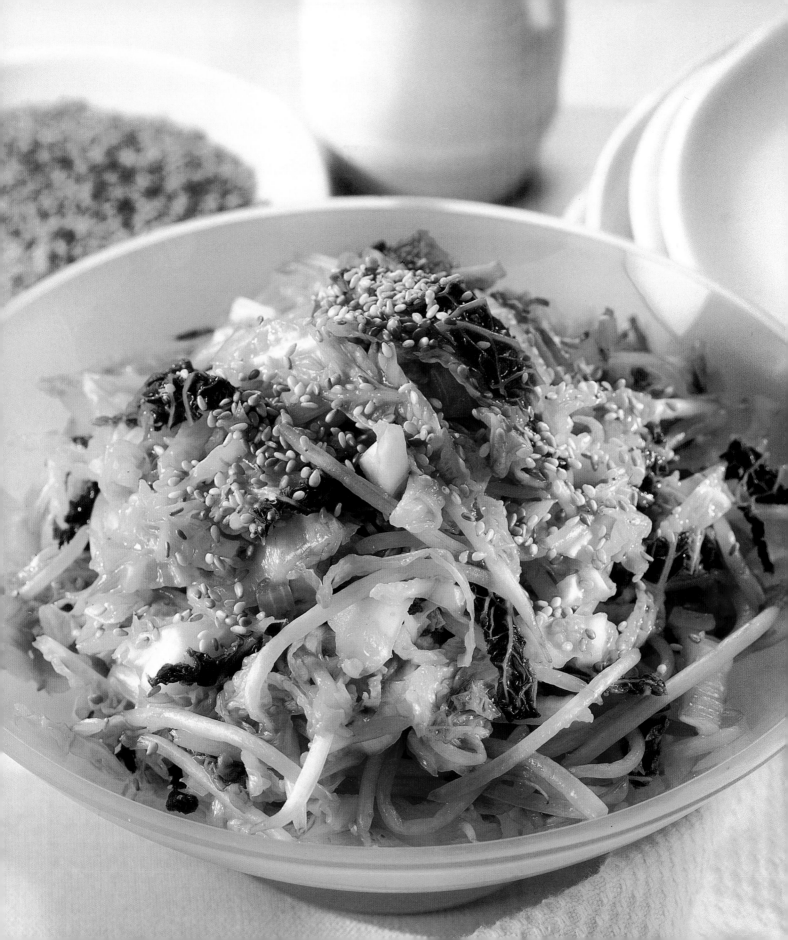

verduras asadas con hierbas

Use esta receta como una guía básica para asar verduras solas, como papas o chirivías, así como para un exquisito platillo de tubérculos mixtos. Sírvalas con aves o carnes asadas. Recuerde que son deliciosas con platillos vegetarianos principales y con pescado al horno.

Preparación **15–20 minutos**   Cocción **30-35 minutos**   *6 porciones*

Verduras

1 kg de tubérculos, como papas, camotes, zanahorias y chirivías

1/4 de kg de chalotes

2 cdas. de aceite de oliva

1 cdita. de sal de mar en grano

1 cdita. de granos de pimienta negra machacados

Unas ramitas de tomillo fresco

Unas ramitas de romero fresco

Adorno

Ramitas de tomillo o de romero frescos (opcional)

1 Precaliente el horno a 215°C. Lave o pele las verduras, según el tipo y su gusto. Parta en mitades o cuartos las papas grandes. Parta las zanahorias y las chirivías grandes a la mitad y a lo largo; luego parta las piezas a la mitad y a lo ancho. Pele y deje enteros los chalotes o las cebollas.

2 Ponga las verduras en una cacerola y vierta suficiente agua hirviendo para cubrirlas. Ponga a hervir de nuevo, reduzca la llama y cocine a fuego bajo entre 5 y 7 minutos o hasta que las verduras estén ligeramente cocidas, pero no blandas.

3 Escurra las verduras y póngalas en una sartén para el horno. Úntelas con el aceite y espolvoréelas con la sal y los granos de pimienta. Añada las ramitas de hierbas a la sartén y métala en el horno.

4 Hornee hasta que las verduras estén doradas, crujientes y blandas, entre 30 y 35 minutos. Voltee las verduras a la mitad del tiempo de cocción. Sírvalas calientes, adornadas con las ramitas de tomillo o de romero si lo desea.

(Sugerencias) Puede asar también verduras baby. Pruebe las papitas Cambray, zanahorias, betabeles y nabos pequeños. Además de los tubérculos, las calabacitas y los espárragos son deliciosos asados. Sazone con hierbas y un poco de vinagre balsámico o jugo de limón.

Las calabacitas cortadas en cuartos combinan bien con los tubérculos mixtos.

Otras ventajas

• Al combinar diferentes tubérculos, en lugar de servir papas asadas solas, obtiene una buena mezcla de sabores y nutrimentos.

• Todas estas verduras dan bastante fibra, y son llenadoras, por lo que las porciones de carne pueden ser chicas.

Equivalentes

cereales y tubérculos 1 verdura 1 grasa 1/2 **Cada porción aporta** calorías 123, calorías de grasa 32, grasa 4 g, grasa saturada 0 g, colesterol 0 mg, sodio 314 mg, hidratos de carbono 22 g, fibra 4 g, azúcares 5 g, proteína 2 g. Excelente fuente de vitamina A, vitamina C. Buena fuente de potasio, vitamina B$_6$.

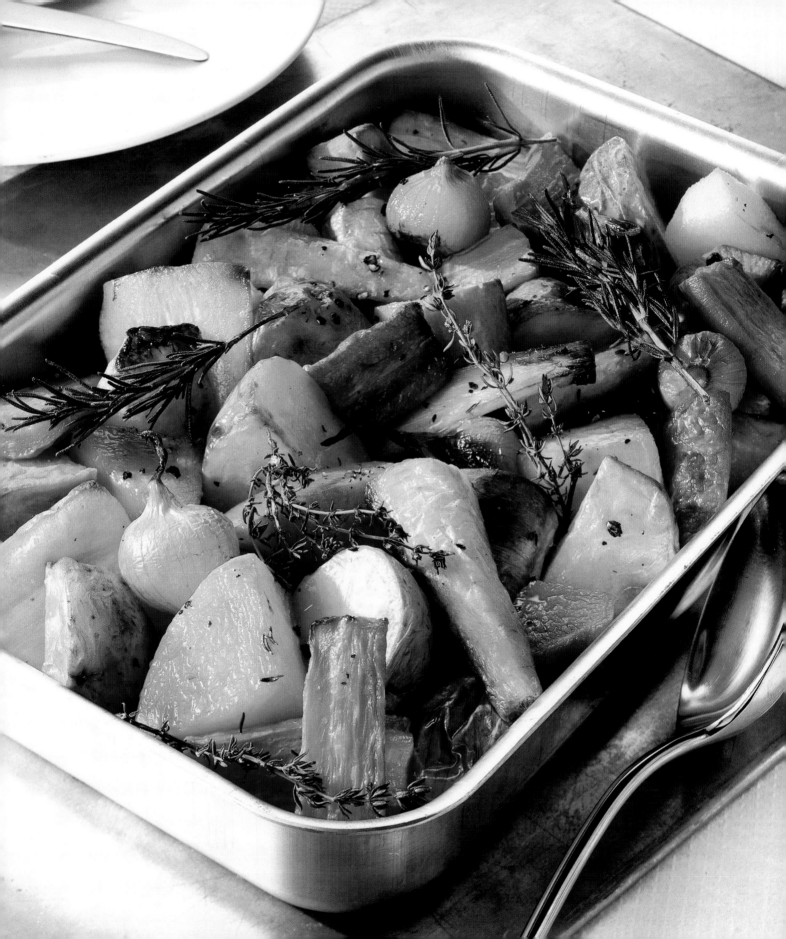

puré de camote y apio

Las verduras machacadas o en puré son fáciles de preparar y de comer, y proporcionan una forma interesante de ingerir verduras. Aquí, los camotes suaves y la raíz de apio con sabor fuerte son deliciosos sazonados con manzana y especias.

Preparación **15 minutos**   Cocción **15-20 minutos**   *6 porciones*

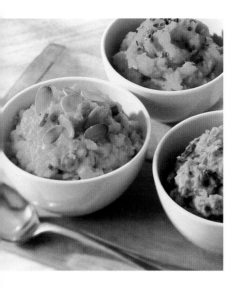

1/2 kg de camotes, pelados y en cubos de 2.5 cm

1 apio nabo mediano o raíz de apio, pelado y en cubos de 2.5 cm

Jugo de 1 limón

1 cda. de aceite de oliva

2 dientes de ajo, finamente picados

1 cda. de jengibre fresco, toscamente rallado

1 cdita. de comino molido

1 manzana Golden Delicious, pelada, sin corazón y finamente picada

1 cda. de semillas de cilantro, toscamente machacadas

1 Corte el camote y el apio nabo en trozos de tamaño similar y póngalos en una cacerola grande. Añada la mitad del jugo de limón y agua para cubrir las verduras y póngalas a hervir. Cocine a fuego bajo hasta que las verduras estén blandas, entre 15 y 20 minutos.

2 Mientras tanto, caliente el aceite en una cacerola chica. Añada el ajo, el jengibre y el comino y cocine por 30 segundos. Añada la manzana y el resto del jugo de limón, y cocine por unos 5 minutos o hasta que la manzana empiece a ablandarse.

3 Tueste las semillas de cilantro machacadas en una sartén chica, revolviéndolas ocasionalmente, hasta que desprendan su aroma.

4 Escurra bien las verduras y luego macháquelas. Añada la mezcla de manzana y espolvoree con las semillas de cilantro tostadas. Sirva el puré caliente.

(Sugerencias) Para un puré cremoso, añada 5 cdas. de yogur natural o crema agria bajos en grasa al puré de verduras, antes de añadir la mezcla de manzana.

Otras ventajas

• Recuerde incluir en su lista los camotes al elegir sus cereales y tubérculos. Los camotes proporcionan mucha fibra y vitamina A. Elija más verduras con almidón, en lugar de almidones refinados, como la harina blanca y los cereales refinados. Los camotes proporcionan una buena cantidad de vitamina C y potasio, y contienen más vitamina E que cualquier otra verdura.

Equivalentes

cereales y tubérculos 1	fruta 1/2
verdura 1/2	grasa 1/2

Cada porción aporta calorías 113, calorías de grasa 25, grasa 3 g, grasa saturada 0 g, colesterol 0 mg, sodio 46 mg, hidratos de carbono 22 g, fibra 3 g, azúcares 11 g, proteína 2 g. Excelente fuente de vitamina A, vitamina C. Buena fuente de potasio, vitamina B$_6$.

ensalada verde con naranja y tocino

Ésta es una ensalada muy fácil de preparar. La clave está en la combinación del sabor salado del tocino con el toque de la naranja. Las hojas verdes siempre resultan una excelente base para combinarlas con casi cualquier ingrediente.

Preparación **20 minutos**   *6 porciones*

Ensalada

6-8 rebanadas de tocino magro

1 lechuga orejona, en trozos grandes

1 lechuga francesa o lechuga escarola, en trozos medianos

1/2 tallo de apio, finamente picado

Gajos de 2 naranjas, sin piel y partidos

Aderezo

2 cditas. de aceite de oliva

1 cdita. de vinagre de manzana

Jugo de 2 naranjas

Jugo de 1 limón

2 cdas. de salsa inglesa

Sal y pimienta

1 En una sartén mediana antiadherente, ponga a freír las rebanadas de tocino por unos 3 o 4 minutos de cada lado o hasta que se doren muy bien y suelten toda la grasa. Retírelas del fuego y páselas a un plato cubierto con papel de cocina para que éste absorba el exceso de grasa. Pique el tocino en trozos pequeños.

2 En una ensaladera, ponga las hojas de lechuga romana; agregue los trozos de lechuga francesa, el apio y revuelva.

3 Aderezo: mezcle en un tazón los ingredientes del aderezo, y agregue un poco de agua si al probarlo lo siente muy concentrado.

4 Vierta el aderezo a la ensaladera y revuelva; agregue el tocino picado y los gajos de naranja, mezcle ligeramente y sirva.

(Sugerencias) Agregue hojas de espinaca para aumentar el valor nutritivo de la ensalada. En lugar de tocino, puede usar jamón de pavo picado. En lugar de naranja, puede utilizar gajos de mandarina para la ensalada y su jugo, para el aderezo.

Otras ventajas

• El tocino es un ingrediente que aporta mucho sabor a las ensaladas. Preparado como en esta receta, reduce sustancialmente su aporte de grasas y colesterol.

• Utilizar naranja en una ensalada ayuda a cumplir con la recomendación de consumo mínimo diario de vitamina C.

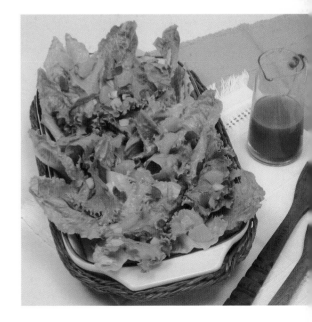

Equivalentes

verdura 1 fruta 1/2
grasa 1 1/2

Cada porción aporta calorías 123, calorías de grasa 63, grasa 7 g, grasa saturada 2 g, colesterol 5 mg, sodio 225 mg, hidratos de carbono 14 g, fibra 4 g, azúcares 6 g, proteína 3 g. Excelente fuente de vitaminas A y C. Buena fuente de potasio.

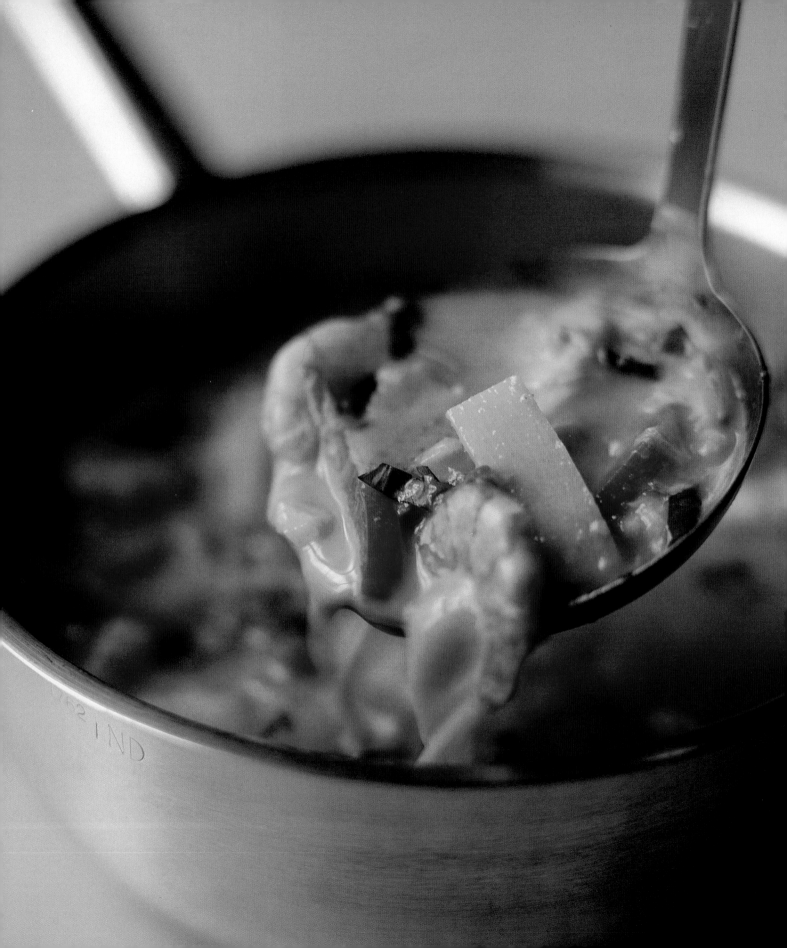

sopas y estofados

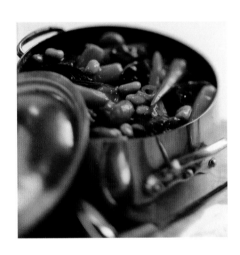

Caldo de pollo *202*

Sopa rápida de pollo *203*

Sopa de pollo y papa *204*

Sopa de pavo y chile *206*

Sopa de jamón y chícharo sazonada
con hierbas *207*

Sopa de nopalitos navegantes *208*

Sopa nutritiva de mejillones *210*

Bisque de camarón *211*

Sopa de bacalao *212*

Caldo de verduras ligero *214*

Rico caldo de verduras *215*

Caldo de hongos con crutones a las hierbas *216*

Gazpacho clásico *218*

Sopa de tomate y pimiento rojo *219*

Sopa jardín del edén *220*

Sopa de zanahoria con naranja *222*

Sopa de verduras *223*

Sopa de alcachofa con alcaravea *224*

Sopa de apio nabo y espinaca *226*

Sopa helada de poro y aguacate *227*

Sopa dorada de lentejas *228*

Goulash rápido *229*

caldo de pollo

Luego de asar el pollo, puede usar los huesos para preparar un sabroso caldo. El sabor de los huesos queda en el caldo que se cocina, y éste crea una rica base casera para sopas o platillos a base de carne. Los trocitos de carne de los huesos le dan más sabor al caldo.

Preparación **10 minutos**   Cocción **2 horas**   *Rinde 5 tazas*

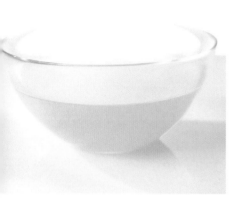

1 huacal de pollo o los huesos de 4 piezas de pollo, cocidos

1 cebolla, picada grueso

1 zanahoria grande, picada grueso

1 tallo de apio, picado grueso

1 hoja de laurel

2 cdas. de perejil fresco picado o 2 cditas. de perejil seco

1 cda. de tomillo fresco picado o 1 cdita. de tomillo seco

1/2 cdita. de sal

1/4 de cdita. de pimienta negra

1 Separe los huesos del pollo y póngalos en una cacerola grande o en una olla. Añada la cebolla, la zanahoria y el apio; vierta 7 tazas de agua, ponga a hervir a fuego alto y retire la espuma que se vaya formando en la superficie.

2 Añada la hoja de laurel, el perejil, el tomillo, la sal y la pimienta. Baje la llama, tape y cocine por 2 horas.

3 Cuele el caldo sobre un tazón refractario grande, y deseche los huesos y las verduras. Úselo de inmediato o enfríelo y refrigérelo hasta que lo necesite. Si lo refrigera, cuando lo vaya a usar retire la grasa que se haya cuajado en la superficie.

(Sugerencias) Para hacer caldo de pavo, use huesos de pavo. Para caldo de aves de caza, use los huesos cocidos de 1 ave grande o de 2 chicas. Cada tipo de carne le dará un sabor diferente y único al caldo.

Otras ventajas

• El caldo de pollo enlatado y el consomé de pollo en polvo tienen mucho sodio. Al preparar su propio caldo natural, puede controlar la cantidad de sal añadida. Aunque puede tomarle un poco de tiempo preparar el caldo en casa, es una alternativa mucho más saludable.

• El caldo de pollo enlatado y el consomé en polvo contienen glutamato monosódico (GMS), que es un intensificador de sabor en polvo derivado del ácido glutámico. Mucha gente es sensible al GMS y llega a experimentar dolor de cabeza y mareo después de consumir el aditivo. Además, algunas personas que deben evitar la sal emplean el consomé en polvo como un sustituto de aquélla; mejor opte por uno de verduras deshidratadas.

Equivalentes

comida libre

Cada porción aporta calorías 16, calorías de grasa 7, grasa 1 g, grasa saturada 0 g, colesterol 5 mg, sodio 159 mg, hidratos de carbono 1 g, fibra 0 g, azúcares 0 g, proteína 2 g.

sopa rápida de pollo

Esta receta ligera es perfecta para un almuerzo rápido o una comida. El pimiento rojo, el elote y las hierbas frescas le dan color y textura a una base simple de pollo para sopa; al añadir un poco de jerez, la lleva a otro nivel. Puede usar sobrantes de pollo en cubos y acortar más el tiempo de preparación.

Preparación **10 minutos**   Cocción **unos 20 minutos**   *4 porciones*

4 tazas de agua hirviendo

1 cubo de consomé de pollo desmoronado

1 pimiento rojo, sin semillas y en tiras delgadas

3/4 de taza de granos de elote congelados ya descongelados

225 g de pechuga de pollo, sin piel y sin huesos, en tiras de 1.5 cm

2 tazas de brócoli fresco, cortado en ramitos chicos

2 cdas. de jerez seco

3 cdas. de cebollines frescos sin puntas o 3 cditas. de cebollines secos

3 cdas. de estragón fresco, picado, o 3 cditas. de estragón seco

Sal y pimienta

1 Vierta el agua en una cacerola grande. Añada el cubo de consomé de pollo y cocine a fuego alto hasta que hierva el caldo. Añada las tiras de pimiento rojo y el elote. Espere a que hierva de nuevo el caldo; añada el pollo y baje la llama. Tape y cocine a fuego bajo 5 minutos.

2 Destape la cacerola y espere a que vuelva a hervir la sopa. Añada los ramitos de brócoli pero no revuelva. Deje que el brócoli se cocine en la superficie de la sopa, sin tapar, hasta que esté blando, durante 3 a 4 minutos.

3 Retire la cacerola del fuego. Añada el jerez, los cebollines, el estragón, la sal y la pimienta. Sirva de inmediato.

(**Sugerencias**) Una cantidad generosa de estragón fresco le da a esta sopa un sabor fuerte. Para un resultado delicado, reduzca la cantidad de estragón a 1 cda. o use perifollo.

Sustituya el brócoli por col o col rizada. Recorte los tallos gruesos antes de cortar la col.

Para darle a la sopa un toque chino, marine por 10 minutos las tiras de pollo en una mezcla de 2 cdas. de salsa de soya baja en sal, 2 cdas. de vino de arroz o jerez seco y 2 cditas. de jengibre fresco rallado. Use bok choy en lugar de brócoli. Rebane grueso los tallos, a lo largo, y la parte superior verde, a lo ancho y en tiras delgadas. Añada las tiras blancas en el Paso 2; cocine 1 minuto antes de añadir las tiras verdes. Añada 2 cebollitas de Cambray picadas, con las tiras verdes del bok choy. Cocine de 2 a 3 minutos.

Puede usar tiras delgadas de carne magra de cerdo, sin hueso, en lugar del pollo.

Añada 3/4 de taza de tallarines de huevo secos, para una sopa más sustanciosa. Quiebre los tallarines y añádalos a la sopa en el Paso 2. Hierva la sopa antes de añadir las verduras.

Otras ventajas

• El elote añade hidratos de carbono y fibra a la sopa. Las verduras verdes son una buena fuente de fibra, la cual reduce el riesgo de cáncer de colon.

• En esta receta rápida, cortar el brócoli fresco en trozos chicos significa que se cocinará rápido y retendrá gran parte de su vitamina C.

• Esta sopa es ideal para prepararla en un día frío de invierno o para tratar un resfriado. Los ingredientes comunes son los que generalmente se tienen a la mano y hacen de la sopa una opción rápida y saludable.

fotografía, p. 205

Equivalentes
cereales y tubérculos 1/2
verdura 1 carne (muy magra) 2

Cada porción aporta calorías 125, calorías de grasa 10, grasa 1 g, grasa saturada 0, colesterol 32 mg, sodio 302 mg, hidratos de carbono 13 g, fibra 3 g, azúcares 4 g, proteína 15 g. Fuente excelente de niacina, vitamina A, vitamina B$_6$, vitamina C. Buena fuente de folato, fósforo, potasio.

sopa de pollo y papa

Los sabores simples y deliciosos de esta sopa la hacen popular con toda la familia. Aquí, la leche descremada y el tocino de pavo se usan para crear una nutritiva alternativa de la versión clásica que se sirve en restaurantes. Prepare la sopa para almorzar el fin de semana, servida con pan de costra o bolillo y una ensalada de fruta fresca.

Preparación **15 minutos**   Cocción **unos 50 minutos**   *4 porciones*

Sopa

Aceite en aerosol para cocinar

2 tiras de tocino de pavo bajo en grasa, finamente picadas

150 g de pechugas de pollo, sin huesos ni piel, en cubos

2 cebollas chicas, finamente picadas

1/2 kg de papas, peladas y cortadas en cubos

3 tazas de caldo de pollo bajo en grasa y sal

Hojas de ramitas de tomillo fresco o 1/2 cdita. de tomillo seco

Sal y pimienta

1 1/2 tazas de leche descremada

Adorno

Perejil fresco picado

1 Caliente a fuego medio una cacerola grande, rociada con aceite en aerosol para cocinar. Añada el tocino, el pollo y las cebollas; cocine por unos 8 minutos, revolviendo de vez en cuando, o hasta que el pollo esté dorado.

2 Añada las papas y cocine 2 minutos, sin dejar de mover. Vierta el caldo y añada el tomillo, la sal y la pimienta, y espere a que suelte el hervor. Baje la llama, tape la cacerola y cocine durante 30 minutos.

3 Añada la leche y caliente la sopa a fuego medio, sin dejar que hierva. Sirva de inmediato la sopa en tazones y adorne con perejil picado.

(Sugerencias) Para un resultado homogéneo, haga puré la sopa en la licuadora o en el procesador de alimentos.

El ajo es delicioso en las sopas de papa. Añada 2 dientes de ajo picados, con las papas, y una pizca de nuez moscada rallada en lugar del tomillo.

Sopa de verduras de invierno: Use 700 g de poros partidos en cubos y zanahorias en lugar de las cebollas y las papas.

Aumente el contenido de vitamina C y hierro de la sopa al añadir berros. Añada 2 tazas de ramitas de berros y el jugo de 1 limón con el pollo cocido y picado, y haga puré la sopa. Añada la leche, agregando 1/2 taza extra. Recaliente la sopa si es necesario.

Añada 1 taza de garbanzos o de frijoles, escurridos, y use la mitad de las papas.

Otras ventajas

• Las papas tienen fama de favorecer el sobrepeso pero, aunque contienen muchos hidratos de carbono complejos, tienen poca grasa. Modere la cantidad que consume y así tendrá pocas calorías. También proporcionan cantidades útiles de vitamina C y potasio y una buena cantidad de fibra.

• Las sopas a base de crema preparadas con leche descremada o leche evaporada descremada son una forma saludable de satisfacer el antojo de una sopa exquisita.

Equivalentes

cereales y tubérculos 1 verdura 1
carne (muy magra) 1 grasa 1/2
leche descremada 1/2

Cada porción aporta calorías 214, calorías de grasa 42, grasa 5 g, grasa saturada 2 g, colesterol 30 mg, sodio 532 mg, hidratos de carbono 27 g, fibra 3 g, azúcares 9 g, proteína 16 g. Fuente excelente de niacina, fósforo, potasio, vitamina B_6. Buena fuente de calcio, magnesio, riboflavina, tiamina, vitamina B_{12}, vitamina C.

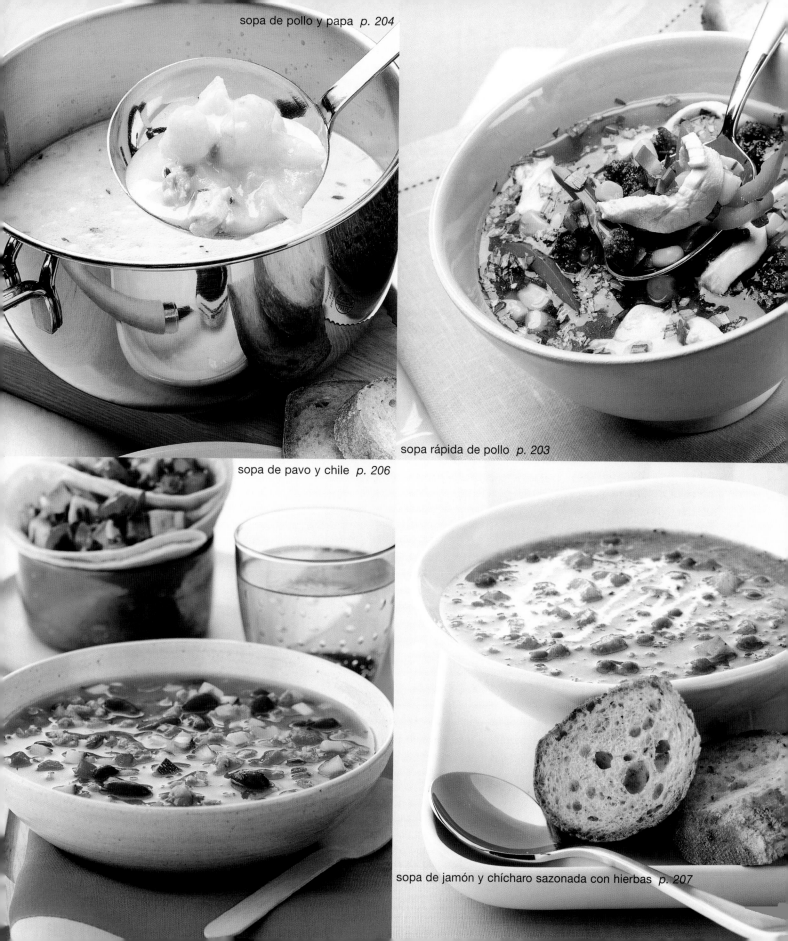

sopa de pollo y papa *p. 204*

sopa rápida de pollo *p. 203*

sopa de pavo y chile *p. 206*

sopa de jamón y chícharo sazonada con hierbas *p. 207*

sopa de pavo y chile

Esta colorida sopa está inspirada en los sabores picantes de la carne con chile. Con muchas verduras deliciosas y servida con tortillas y una salsa refrescante, es un platillo principal saludable. El pavo molido hace que la sopa tenga menos grasa que la tradicional sopa de res con chile; los frijoles bayos añaden una cantidad valiosa de fibra.

Preparación 20 minutos   **Cocción unos 45 minutos**   *6 porciones*

Sopa

Aceite en aerosol para cocinar

1/2 kg de carne de pavo molida

1 cebolla, finamente picada

2 tallos de apio, finamente picados

1 pimiento rojo o amarillo, sin semillas y finamente picado

3 dientes de ajo, finamente picados

2 tazas de tomates rojos, en cubos

4 tazas de caldo de pollo desgrasado y con poca sal

2 tazas de agua

1/2 cdita. de cilantro molido

1/2 cdita. de comino molido

1/2 cdita. de orégano seco

1/2 cdita. de chile en polvo

1 chile guajillo picado

1 taza de calabacitas en cubos

1/2 taza de granos de elote congelados, descongelados

2 tazas de frijoles bayos, cocidos

Sal y pimienta

Guacamole

1 cda. de jugo de limón

1 aguacate

1/2 taza de tomates en cubitos

1 chile serrano picado finamente

2 cebollitas de Cambray, finamente picadas

1 Caliente a fuego alto una cacerola grande rociada con aceite en aerosol para cocinar. Añada el pavo y cocine, revolviendo ocasionalmente, por unos 4 minutos o hasta que se dore un poco. Baje la llama a la mitad y añada la cebolla, el apio, la pimienta y el ajo. Cocine, moviendo con frecuencia, por unos 2 minutos o hasta que la cebolla empiece a ablandarse. Añada los tomates con su jugo, el caldo, el agua, el cilantro, el comino, el orégano, el chile en polvo y el chile guajillo. Ponga a hervir; luego baje la llama, tape la cacerola y cocine a fuego bajo durante 20 minutos.

2 Añada las calabacitas, el elote y los frijoles a la sopa. Espere a que hierva de nuevo, baje la llama y tape la cacerola. Cocine a fuego bajo hasta que las calabacitas estén blandas, unos 10 minutos.

3 Prepare el guacamole: ponga el jugo de limón en un tazón. Corte a la mitad el aguacate y retire el hueso; pélelo y pártalo en cubos; añádalo al tazón y mézclelo con el jugo de limón. Incorpore poco a poco los tomates, las cebollitas y el chile serrano.

4 Sazone la sopa con sal y pimienta. Sírvala en tazones con un poco de guacamole encima y acompañe con tortillas.

(**Sugerencias**) *Sopa vegetariana de frijol y chile:* Omita el pavo y reemplace el caldo de pollo con caldo de verduras con poca sal. Rebane grueso 1 berenjena y unte las rebanadas por cada lado con 2 cditas. de aceite de oliva. En una sartén antiadherente a fuego alto, o bajo el asador, dore ligeramente las rebanadas de berenjena por ambos lados. Retire la berenjena de la sartén o del asador y pártala en cubos; añádala a la sopa con los tomates, el caldo y las especias.

Otras Ventajas

• Los frijoles son una buena fuente de fibra, en particular de fibra soluble, la que ayuda a reducir los niveles de colesterol en la sangre. Proporcionan cantidades útiles de vitamina B_1 y hierro.

• La vitamina C de la salsa ayuda al cuerpo a absorber el hierro que proveen los frijoles.

• Los aguacates tienen mucha vitamina B_6, vital para producir la hormona serotonina que hace "sentirse bien". Proporcionan también vitamina E antioxidante, que protege contra padecimientos cardiacos.

fotografía, p. 205

Equivalentes

legumbres 1 verdura 2
carne (muy magra) 2 grasa 1

Cada porción aporta calorías 271, calorías de grasa 72, grasa 8 g, grasa saturada 2 g, colesterol 49 mg, sodio 630 mg, hidratos de carbono 27 g, fibra 8 g, azúcares 8 g, proteína 25 g. Fuente excelente de folato, hierro, magnesio, niacina, fósforo, potasio, riboflavina, tiamina, vitamina A, vitamina B_6, vitamina C. Buena fuente de cinc.

sopa de jamón y chícharo sazonada con hierbas

Los chícharos frescos y con vaina le dan un sabor exquisito a esta sopa, pero puede usar chícharos congelados. La gran proporción de chícharos le da a la sopa muchas vitaminas y fibra; una cantidad modesta de jamón magro cocido añade proteína y mucho sabor. Sirva la sopa como entrada o acompañada con medio sándwich para la cena.

Preparación **15 minutos**   Cocción **1 hora**   *4 porciones*

Aceite en aerosol para cocinar

1 cebolla, picada

1 zanahoria, picada

2 dientes de ajo, picados

1 poro, picado

1 tallo de apio, picado

2 cdas. de perejil fresco picado o 2 cditas. de perejil seco

1 papa, pelada y en cubos

75 g de jamón magro cocido, en cubos

1/2 kg de chícharos frescos con vaina o congelados

1/2 cdita. de una mezcla de tomillo, laurel, romero, clavo, estragón, albahaca y mejorana en polvo (hierbas secas de Provenza)

4 tazas de caldo de verduras con poca sal

2 tazas de agua

3 hojas grandes de lechuga, finamente picadas

2 cdas. de crema baja en grasa

Sal y pimienta

1 Caliente a fuego alto una cacerola grande rociada con aceite en aerosol. Añada la cebolla, la zanahoria, el ajo, el poro, el apio, el perejil, la papa y el jamón. Incorpore bien; tape la cacerola, baje la llama y cocine las verduras por unos 30 minutos, o hasta que estén blandas, revolviendo ocasionalmente.

2 Añada los chícharos, las hierbas de olor en polvo, el caldo y el agua. Espere a que hierva; baje la llama a fuego moderado y cocine hasta que los chícharos estén blandos (10 minutos para chícharos frescos o 5 minutos para los congelados). Añada la lechuga y cocine por 5 minutos.

3 Haga puré 2/3 de la sopa en la licuadora, y viértalo en el resto de la sopa. O puede usar una licuadora manual para hacer puré la sopa en la cacerola. Recaliente la sopa si es necesario, y sírvala en tazones. Vierta 1 cdita. de crema en cada porción y sirva de inmediato.

(Sugerencias) *Sopa de mitades de chícharo:* Use 1 taza de mitades de chícharo seco (amarillo o verde) en lugar del fresco o del congelado. Añada 1 taza de apio nabo en cubos, 1/2 cdita. de comino molido y un poco de salsa picante, como Tabasco, a las verduras y al jamón en el Paso 1. Aumente la cantidad de caldo a 5 tazas, y cocine a fuego bajo de 1 a 1 1/2 horas o hasta que los chícharos estén blandos. Omita la lechuga y la crema. Haga puré toda la sopa. Sazone con sal y pimienta y recaliente.

Otras ventajas

• A través de la historia, el ajo se ha usado para tratar todo, desde el pie de atleta hasta los resfriados y la gripe. Hechos científicos dan credibilidad a la creencia popular; por ejemplo, se sabe que la alicina, el compuesto que le da al ajo su olor y sabor característicos, actúa como antibiótico poderoso y tiene propiedades antivirales y antimicóticas.

• Los chícharos son una buena fuente de vitaminas B_1, B_6 y niacina, y proporcionan cantidades útiles de folato y vitamina C. Como fuente de fibra soluble, son útiles para quien tenga los niveles de colesterol altos.

fotografía, p. 205

Equivalentes

**cereales y tubérculos 1/2
verdura 3 carne (magra) 1
grasa 1/2**

Cada porción aporta calorías 182, calorías de grasa 17, grasa 2 g, grasa saturada 0 g, colesterol 12 mg, sodio 537 mg, hidratos de carbono 30 g, fibra 8 g, azúcares 11 g, proteína 13 g. Fuente excelente de folato, tiamina, vitamina A, vitamina B_6, vitamina C. Buena fuente de hierro, magnesio, niacina, fósforo, potasio, riboflavina.

sopa de nopalitos navegantes

Ésta es, verdaderamente, una sopa exquisita hecha a base de ingredientes típicos mexicanos. El sabor del camarón seco combinado con el chile guajillo se lleva a la perfección con el sabor y la frescura de los nutritivos nopales. No desaproveche la oportunidad de hacerla, ya que sorprenderá a más de un comensal.

Preparación **15 minutos**   Cocción **30 minutos más 15 minutos de remojo**   *4 porciones*

4 tomates rojos medianos

1/4 de cebolla mediana

1 diente de ajo, pelado

3 chiles guajillos

100-150 g de camarones secos

1 cda. de aceite de oliva

2 cdas. de cebolla en rodajas delgadas, partidas por la mitad

4 tazas de caldo de pollo desgrasado y con poca sal

8 nopales medianos, en cubitos, cocidos

2 huevos enteros

1 En una cacerola mediana, ponga a cocer el tomate, la cebolla y el ajo por unos 10 minutos. Páselos a la licuadora y muélalos con 1/2 taza del agua en la que los coció.

2 Mientras tanto, ponga a remojar los chiles guajillos en 2 tazas de agua hirviendo durante unos 10 a 15 minutos o hasta que estén blandos. Retírelos del agua, desvénelos, quíteles las semillas y pártalos en tiras delgadas.

3 En una cacerola pequeña, caliente 3 tazas de agua y agregue los camarones; espere a que suelten el hervor, baje la llama y deje hervir durante unos 5 minutos. Retire los camarones del agua salada y conserve 1 o 1 1/2 tazas de ésta.

4 Mientras los camarones están en el agua hirviendo, ponga a calentar en una cacerola para sopa el aceite de oliva a fuego moderado; agregue la cebolla en rodajas y sofríala por unos 3 minutos, moviendo. Añada el puré de tomate, usando un colador, y luego agregue el caldo de pollo. Deje hervir durante 2 a 3 minutos.

5 Incorpore los camarones, los nopales, las tiras de chile guajillo y 1 taza del agua en la que hirvieron los camarones.

Cocine por unos 3 minutos y agregue los huevos, previamente batidos, pasándolos por un colador para que se formen hebras al cocerse. Cocine de 7 a 9 minutos más, retire del fuego y sirva.

(Sugerencias) *Sopa de nopalitos y champiñones navegantes:* Agregue 1 taza de champiñones cocidos o de lata (enjuagados) cuando incorpore los nopales en el Paso 5.

Otras ventajas

• Los nopales son ricos en fibra, calcio, potasio y fósforo, lo cual, de acuerdo con investigaciones, ayuda a disminuir el riesgo de padecer cáncer de colon, mientras que su fibra soluble ayuda en el tratamiento de aterosclerosis y diabetes.

• Esta receta se suma a muchas otras opciones de preparación del nopal, por lo que puede consumirlo con frecuencia sin aburrirse, mientras ayuda al control de su glucosa.

Equivalentes

verdura 3 carne (muy magra) 3 grasa 1/2

Cada porción aporta calorías 211, calorías de grasa 54, grasa 6 g, grasa saturada 1 g, colesterol 242 mg, sodio 387 mg, hidratos de carbono 14 g, fibra 5 g, azúcares 4 g, proteína 25 g. Fuente excelente de calcio, vitamina A. Buena fuente de potasio, fósforo, magnesio.

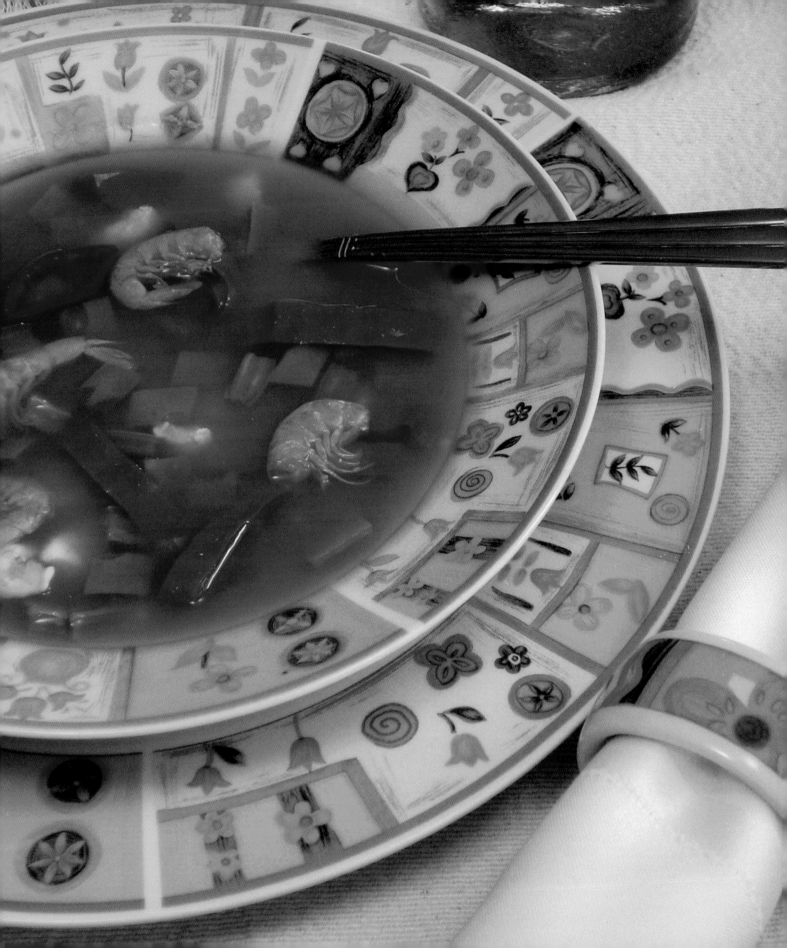

sopa nutritiva de mejillones

Esta sopa es exquisita. Las papas en cubos absorben los sabores de las hierbas y de las verduras y son un complemento sazonado para los mejillones. El pan de trigo integral caliente es un acompañamiento ideal, delicioso con la sopa. Para completar la comida, sirva un postre ligero de fruta, para un refrescante final con muchas vitaminas.

Preparación **30 minutos**   Cocción **40-50 minutos**   *4 porciones*

Sopa

1 kg de mejillones con conchas, lavados

Aceite en aerosol para cocinar

1 cebolla, finamente picada

2 dientes de ajo, finamente picados

2 poros, finamente rebanados

3 tallos de apio, finamente rebanados

2 zanahorias, picadas

350 g de papas, peladas y partidas en cubos

3 tazas de caldo de verduras, con poca sal

2 tazas de agua

3/4 de taza de vino blanco seco

1 cda. de jugo de limón

1 hoja de laurel

1 ramita de tomillo fresco

Sal y pimienta

4 cdas. de perejil picado o 4 cditas. de perejil seco

2 cdas. de cebollines frescos y picados o 2 cditas. de cebollines secos

Adorno

Mejillones que haya reservado

1 Para preparar los mejillones: deseche cualquier concha rota que no se cierre al golpearla. Ponga los mejillones húmedos en una cacerola limpia y tápela herméticamente. Cocine a fuego medio por 4 minutos y agite la cacerola ocasionalmente. Cerciórese de que los mejillones se hayan abierto; si no, tape y cocine de 1 a 2 minutos más. Escurra los mejillones y reserve el jugo que haya salido de las conchas. Reserve unos mejillones en sus conchas para adornar; retire el resto de las conchas, y déjelas aparte. Deseche las conchas y los mejillones que no estén abiertos.

2 Caliente a fuego medio una cacerola, rociada con aceite en aerosol. Añada la cebolla, el ajo, los poros, el apio y las zanahorias. Cocine de 5 a 10 minutos, revolviendo con frecuencia, o hasta que las verduras estén blandas mas no doradas. Añada las papas, el caldo, el agua, el vino, los jugos reservados de los mejillones, el jugo de limón, la hoja de laurel, el tomillo, sal y pimienta. Deje que hierva y baje la llama. Tape la cacerola y cocine a fuego bajo la sopa de 20 a 30 minutos o hasta que todas las verduras estén blandas.

3 Retire la hoja de laurel y tomillo; añada los mejillones sin concha, el perejil y los cebollines. Caliente durante 1 minuto. No

permita que la sopa hierva o se cocine por más de 1 minuto, ya que de ser así, los mejillones se endurecerían.

4 Sirva la sopa en tazones y adorne con los mejillones en las conchas que reservó. Sirva de inmediato, muy caliente.

(Sugerencias) Los mejillones frescos cocinados están disponibles en los supermercados, en la sección cercana al mostrador de mariscos, en general vienen empacados al vacío. Para esta sopa, necesita 275 g de mejillones sin concha. Puede usar 2 latas de mejillones enlatados en salmuera (cada una de 250 g). Escurra los mejillones enlatados y enjuáguelos antes de añadirlos a la sopa.

Otras ventajas

• Como otros mariscos, los mejillones son una buena fuente de proteína baja en grasa y muy buena de vitamina B_{12} y proporcionan cantidades útiles de cobre, yodo, fósforo y cinc.

• La vitamina C de las papas, el perejil y los cebollines ayuda a la absorción de hierro de los mejillones.

fotografía, p. 213

Equivalentes

cereales y tubérculos 1 verdura 3
carne (muy magra) 1

Cada porción aporta calorías 192, calorías de grasa 19, grasa 2 g, grasa saturada 0 g, colesterol 25 mg, sodio 511 mg, hidratos de carbono 29 g, fibra 4 g, azúcares 10 g, proteína 13 g. Fuente excelente de folato, hierro, fósforo, potasio, riboflavina, tiamina, vitamina A, vitamina B_6, vitamina B_{12}, vitamina C. Buena fuente de magnesio, niacina.

bisque de camarón

Los bisques, sopas espesas y cremosas, se preparan con mariscos en puré y crema espesa. En esta versión, se hace un sabroso caldo de mariscos con los caparazones de los camarones que sirve como una base sin grasa. Se añaden vino blanco seco, hinojo y chalotes; los pimientos rojos picados dan sabor, textura y vitaminas extra, en lugar de la crema tradicional.

Preparación **30 minutos**   Cocción **1 hora**   *6 porciones*

Bisque

1/2 kg de camarones crudos, sin cabeza

4 cdas. de vino blanco seco

4 rodajas de limón

4 granos de pimienta negra, ligeramente machacados

2 cdas. de perejil fresco picado o 2 cditas. de perejil seco

Aceite en aerosol para cocinar

1 bulbo de hinojo finamente rebanado (reserve las hojas)

1 chalote, finamente picado

1/4 de taza de pan blanco molido

Una pizca de páprika

1 pimiento rojo, sin semillas y finamente picado

Sal y pimienta

Adorno

Hojas de hinojo picadas

1 Pele los camarones y déjelos aparte. Ponga los caparazones en una cacerola grande. Añada 6 tazas de agua fría, el vino, las rodajas de limón, los granos de pimienta y el perejil. Ponga a hervir; baje la llama y cocine a fuego bajo por 20 minutos. Retire la espuma de la superficie durante la cocción.

2 Bajo el chorro de agua, con un cuchillo filoso haga una incisión no profunda en el lomo de cada camarón. Con la punta del cuchillo, retire la vena negra y deséchela. Cubra y enfríe los camarones, hasta necesitarlos.

3 Deje enfriar un poco el caldo de camarón y cuélelo, con un colador fino, sobre un tazón grande.

4 Caliente a fuego medio la misma cacerola, rociada con aceite en aerosol. Añada el hinojo y el chalote; cocine por unos 8 minutos, moviendo con frecuencia, o hasta que las verduras estén blandas pero no doradas. Añada el pan molido, la páprika y el caldo. Ponga a hervir, baje la llama y cocine a fuego bajo. Añada los camarones y deje otros 3 minutos.

5 Con una cuchara ranurada, saque 6 camarones para adornar la sopa. Déjelos aparte. Sazone con sal y pimienta y cocine a fuego bajo por 15 minutos.

6 Haga puré la sopa en la licuadora. Viértala en la cacerola y añada el pimiento rojo. Recaliente muy bien la sopa. Sírvala adornada con los camarones que reservó y hojas de hinojo picadas.

(Sugerencias) Para fibra extra, añada crutones de pan de centeno con ajo. Corte 2 rebanadas de pan de centeno claro en cubos de 1.25 cm y revuélvalos con 2 cditas. de aceite de oliva con sabor a ajo. Páselos a una bandeja para hornear, y hornee a 175°C unos 10 minutos, o hasta que estén crujientes.

Para servir la sopa como plato fuerte, haga el caldo con 5 tazas de agua y añada 1 taza de granos de elote congelado con el pimiento rojo y el hinojo. Sirva con ensalada mixta.

Puede añadir otras verduras; pruebe una mezcla de ramitos de brócoli, apio picado y chícharos congelados.

Otras ventajas

• El pan molido, en lugar de la crema usada en la receta tradicional, actúa como espesante de la sopa.

• Al cocinar a fuego bajo, los caparazones de camarón le dan a la sopa un sabor pleno y aumentan el contenido de calcio.

fotografía, p. 213

Equivalentes

verdura 1 1/2
carne (muy magra) 1

Cada porción aporta calorías 79, calorías de grasa 7, grasa 1 g, grasa saturada 0 g, colesterol 97 mg, sodio 143 mg, hidratos de carbono 6 g, fibra 2 g, azúcares 2 g, proteína 11 g. Fuente excelente de vitamina A, vitamina C. Buena fuente de hierro.

sopa de bacalao

Una variedad de verduras asegura que esta exquisita sopa sea saludable y deliciosa. Prepare el caldo con un día de anticipación, y así estará listo para añadir el pescado en el último minuto, lo que es útil al cocinar entre semana. Planear con anticipación significa que una comida saludable hecha en casa puede estar en la mesa en minutos.

Preparación **20 minutos**   Cocción **50 minutos**   *4 porciones*

Sopa

2 ramitas de perejil fresco

2 ramitas de tomillo fresco

1 hoja de laurel

1 tallo de apio

1 1/2 tazas de tomates rojos, en cubos

4 tazas de caldo de pollo desgrasado y con poca sal

1 taza de jugo de almejas

1 cebolla grande, picada

325 g de papas rojas, en trozos grandes

225 g de zanahorias, en rebanadas gruesas

1 taza de calabacitas, en rebanadas gruesas

1 taza de ejotes, en trozos chicos

1 pimiento amarillo o rojo, sin semillas y rebanado

1/2 kg de filete de bacalao fresco, sin piel y en trozos grandes

Sal y pimienta

Adorno

2 cdas. de perejil fresco finamente picado

1 cda. de cebollines frescos picados

Ralladura de 1 limón

1 Ponga el perejil, el tomillo y la hoja de laurel en un pedazo de tela chico, junte los extremos y ate con un cordón. Ponga "la muñeca" de hierbas en una cacerola grande. Añada los tomates y su jugo, el caldo, el agua y la cebolla; revuelva y deje que hierva. Baje la llama, tape la cacerola y cocine por 15 minutos.

2 Añada las papas y las zanahorias. Suba la llama a fuego moderado y cocine, tapado, por unos 15 minutos o hasta que las verduras estén casi blandas. Añada las calabacitas, los ejotes y el pimiento amarillo o rojo; cocine a fuego bajo, tapado, hasta que todas las verduras estén blandas, unos 5 minutos. Deseche el bulto de hierbas.

3 Añada el bacalao al caldo que se está cocinando a fuego bajo, y sazone con sal y pimienta. Tape y cocine hasta que el pescado esté opaco y la carne se separe con facilidad, de 3 a 5 minutos. No permita que el caldo hierva rápidamente o el pescado se cocerá en exceso y se romperá en pedazos.

4 Adorno: mezcle el perejil, los cebollines y la ralladura de limón. Sirva el pescado y las verduras en tazones y añada el caldo. Rocíe el caldo con la mezcla de hierbas y sirva de inmediato.

(Sugerencias) Use diferentes verduras en la sopa, como ramitos de brócoli, poros rebanados, elote, chícharos y pimientos verdes. Añádalos en lugar de las calabacitas, los ejotes y el pimiento amarillo, en el Paso 2.

El abadejo ahumado es delicioso en este platillo. Úselo solo o para reemplazar la mitad del pescado blanco. También puede utilizar mero o robalo.

Otras ventajas

• Si sirve bollos de trigo integral con la sopa, aumentará la fibra que proporcionan las verduras.

• Los ejotes son una buena fuente de fibra, y también proporcionan cantidades valiosas de folato.

• Al preparar un atado, o "muñeca", de hierbas frescas y usarlo para darle sabor a un caldo que se cocina a fuego bajo, sólo es necesaria poca sal para dar sazón al terminar de cocinar.

Equivalentes

cereales y tubérculos 1 verdura 4 carne (muy magra) 3

Cada porción aporta calorías 271, calorías de grasa 13, grasa 1 g, grasa saturada 0 g, colesterol 50 mg, sodio 571 mg, hidratos de carbono 38 g, fibra 7 g, azúcares 14 g, proteína 28 g. Fuente excelente de folato, magnesio, niacina, fósforo, potasio, riboflavina, tiamina, vitamina A, vitamina B_6, vitamina B_{12}, vitamina C. Buena fuente de calcio, hierro.

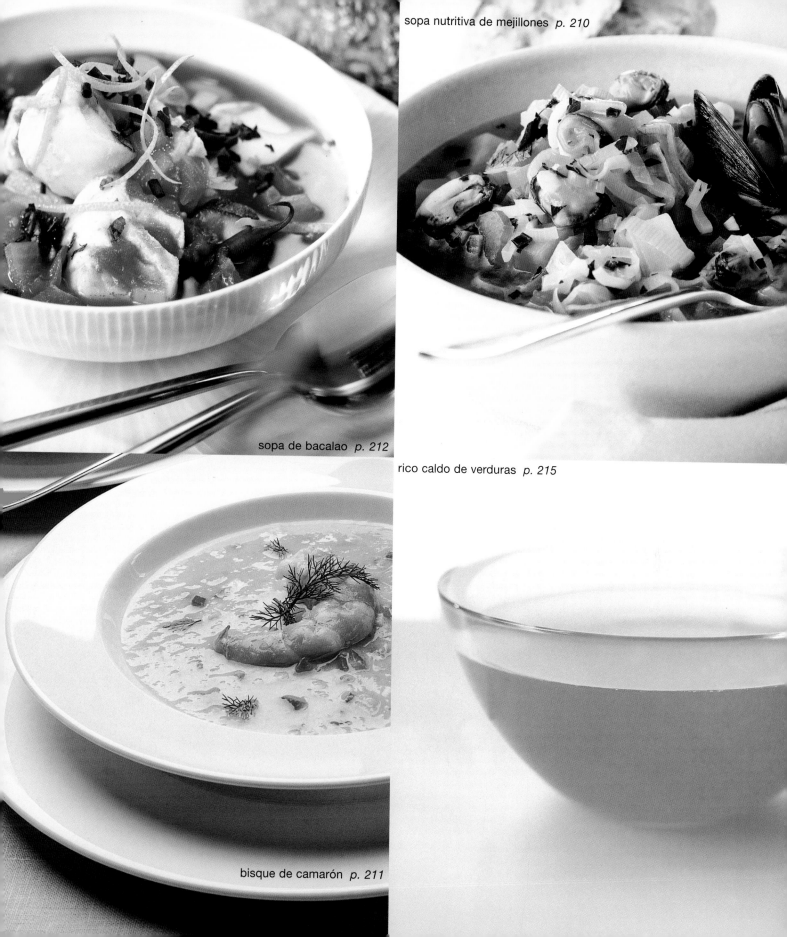

sopa nutritiva de mejillones *p. 210*

sopa de bacalao *p. 212*

rico caldo de verduras *p. 215*

bisque de camarón *p. 211*

caldo de verduras ligero

Este caldo ligero es ideal para platillos vegetarianos y recetas de pescado, aves o carne si desea un sabor delicado. El caldo es de fácil preparación y puede guardarlo en el refrigerador por varios días, para usarlo en distintas recetas.

Preparación **15 minutos**   Cocción **1 hora**   *Rinde 6 tazas*

Aceite en aerosol para cocinar

2 poros, picados

1 cebolla grande, picada

1 hoja de laurel

2 cdas. de tomillo fresco picado o 2 cditas. de tomillo seco

2 cdas. de perejil fresco picado o 2 cditas. de perejil seco

3 zanahorias, en cubos

3 tallos de apio con hojas, cortados en cubos

1/2 cdita. de sal

1/4 de cdita. de pimienta negra

1 Caliente a fuego medio una cacerola grande rociada con aceite en aerosol. Añada los poros y la cebolla; incorpórelos bien y baje la llama. Tape y cueza las verduras por 20 minutos; agite la cacerola ocasionalmente, sin levantar la tapa.

2 Añada la hoja de laurel, el tomillo, el perejil, las zanahorias, el apio, la sal y la pimienta. Vierta 7 tazas de agua fría y suba la llama a fuego alto. Espere a que hierva y retire la espuma de la superficie del caldo.

3 Tan pronto como hierva el agua y retire la espuma, baje la llama. Tape y cocine durante 35 minutos.

4 Cuele el caldo en un tazón refractario grande y déjelo aparte para que se enfríe. Úselo de inmediato o enfríelo y refrigérelo hasta que lo necesite.

(**Sugerencias**) Como este caldo es ligero y no tiene un sabor fuerte, es útil usarlo como líquido para cocinar arroz y pasta.

Otras ventajas

• Este caldo de verduras cuenta como una "comida libre" en la lista de equivalentes de las personas con diabetes.

• También puede convertirlo en una comida completa añadiendo verduras y pan o galletas con queso bajo en grasa. De esta manera, cuente un equivalente de verduras, otro de cereales y tubérculos y uno más de carne magra.

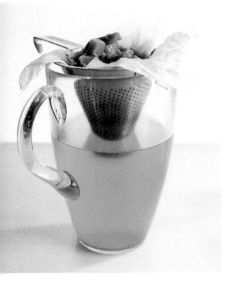

Equivalentes

comida libre

Cada porción aporta calorías 2, calorías de grasa 0, grasa 0 g, grasa saturada 0 g, colesterol 0 mg, sodio 130 mg, hidratos de carbono 1 g, fibra 0 g, azúcares 0 g, proteína 0 g.

rico caldo de verduras

Este caldo es excelente en sopas de carne y en recetas vegetarianas. Tiene un sabor más fuerte que el "Caldo de verduras ligero", porque se añaden hongos, cebada y otras hierbas.

Preparación **15 minutos**   Cocción **55 minutos**   *Rinde 6 tazas*

Aceite en aerosol para cocinar

1 1/2 tazas de hongos picados

2 cebollas chicas, picadas

1/2 taza de cebada perla

3 zanahorias, picadas

3 tallos de apio, picados

2 cdas. de perejil fresco picado o 2 cditas. de perejil seco

1 cda. de tomillo fresco, picado o 1 cdita. de tomillo seco

1 cda. de mejorana fresca picada o 1 cdita. de mejorana seca

2 hojas de laurel

1/2 cdita. de sal

1/4 de cdita. de pimienta negra

1. Caliente a fuego bajo una cacerola grande, rociada con aceite en aerosol. Añada los hongos y las cebollas; tape la cacerola y cocine las verduras por 5 minutos; agite la cacerola ocasionalmente.

2. Añada la cebada, las zanahorias y el apio. Vierta 7 tazas de agua, suba la llama a fuego alto y deje que hierva; retire la espuma que se forme en la superficie.

3. Baje la llama. Añada el perejil, el tomillo, la mejorana, las hojas de laurel, la sal y la pimienta. Tape la cacerola y cocine a fuego bajo durante 45 minutos.

4. Cuele el caldo sobre un tazón refractario grande y déjelo aparte para que se enfríe. Úselo de inmediato o enfríelo y refrigérelo hasta que lo necesite.

(Sugerencias) Prepare cubos helados de hierbas al añadir 1 cdita. de hierbas secas (albahaca, tomillo, orégano) a cada cubo antes de añadirlo al caldo. Guarde los cubos en el congelador y añádalos a la salsa de tomate, a sopas o platillos de pasta, cuando los necesite.

Otras ventajas

• Congele el caldo concentrado en una bandeja para cubos de hielo. Puede usarlos individualmente cuando los necesite, en lugar de aceite para saltear verduras. Esto elimina la necesidad del aceite y añade sabor a las verduras al cocinarse. También es muy útil en lugar del consomé de pollo, el cual tiene mucho sodio, que es mejor evitar para una buena salud cardiovascular.

fotografía, p. 213

Equivalentes

comida libre

Cada porción aporta calorías 10, calorías de grasa 1, grasa 0 g, grasa saturada 0 g, colesterol 0 mg, sodio 130 mg, hidratos de carbono 2 g, fibra 0 g, azúcares 0 g, proteína 0 g.

caldo de hongos con crutones a las hierbas

Una mezcla de hongos silvestres frescos, disponible en los supermercados, es buena para preparar una sopa rápida con sabor excepcional. En lugar de espesar o hacer puré la sopa, el servirla como un caldo ligero permite que se aprecien los sabores individuales de los hongos, las verduras y las hierbas.

Preparación **10 minutos**   Cocción **20 minutos**   *6 porciones*

Aceite en aerosol para cocinar
1 cebolla chica, finamente picada
1 bulbo de hinojo chico, finamente picado
1 diente de ajo, picado
1/2 kg de hongos frescos mixtos, rebanados
3 tazas de agua hirviendo
1 cubo de consomé de verduras congelado (p. 215) o 2 cditas. de sazonador de verduras en polvo
6 rebanadas de pan tipo baguette (de 1.5 cm de grosor cada una)
2 cditas. de aceite de oliva
2 cdas. de perejil picado o 2 cditas. de perejil seco
2 cdas. de menta fresca picada
Sal y pimienta

1 Caliente a fuego alto una cacerola grande, rociada con aceite en aerosol. Añada la cebolla y el hinojo; cocine por unos 5 minutos, revolviendo con frecuencia, o hasta que estén ligeramente blandos. Añada el ajo y los hongos. Cocine 5 minutos más y mueva frecuentemente. Añada el agua hirviendo y el cubo o el sazonador en polvo. Espere a que hierva de nuevo; baje la llama y cocine a fuego bajo la sopa, sin tapar, por 10 minutos.

2 Precaliente el asador. Unte con el aceite las rebanadas de pan por un lado, y tuéstelas bajo el asador de cada lado, hasta que se doren, como 1 minuto. Corte el pan en cubos y póngalos en un tazón. Añada el perejil y la menta y revuelva bien.

3 Sazone la sopa con sal y pimienta. Sírvala en tazones. Adorne con los crutones de perejil y menta, y sirva de inmediato.

(Sugerencias) Use 3 tallos de apio en cubos en lugar del hinojo.

Puede usar hongos secos en esta sopa, aunque tardará un poco más en prepararla. Utilice 1 paquete de hongos secos porcini (15 g, aproximadamente) y 225 g de hongos frescos. Remoje los hongos porcini en parte del agua hirviendo durante 15 minutos, y añádalos a la sopa junto con el agua y el ajo.

Otras ventajas

• En las culturas asiáticas, los hongos son conocidos por su propiedad de mejorar el sistema inmunitario. Los chinos les han dado uso medicinal durante más de 6,000 años. Los hongos son una buena fuente de vitamina B_6, folato, niacina y cobre.
• Untar las rebanadas de pan con aceite de oliva y tostarlas bajo el asador, antes de cortarlas en cubos, es una buena forma para hacer crutones crujientes bajos en grasa.

Equivalentes
cereales y tubérculos 1/2
verdura 1/2

Cada porción aporta calorías 85, calorías de grasa 17, grasa 2 g, grasa saturada 0 g, colesterol 0 mg, sodio 130 mg, hidratos de carbono 15 g, fibra 2 g, azúcares 3 g, proteína 4 g. Fuente excelente de riboflavina. Buena fuente de folato, niacina, fósforo, potasio, tiamina, vitamina C.

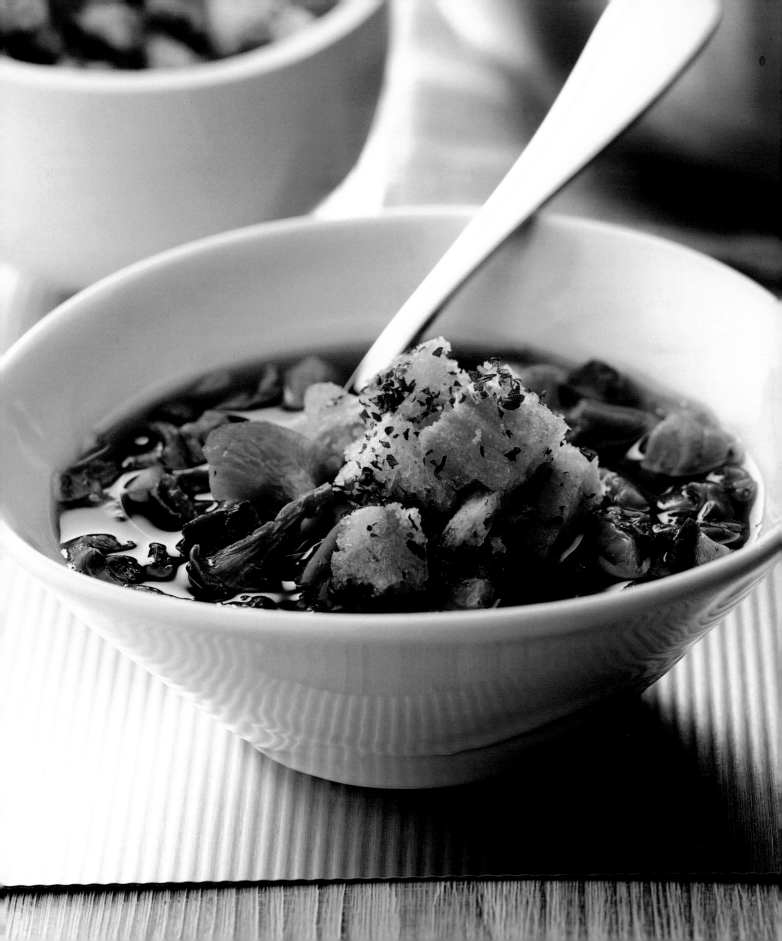

gazpacho clásico

Esta tradicional sopa española contiene muchos y exquisitos sabores frescos y vitaminas, porque todas las verduras van crudas. Fría y refrescante, es la opción ideal como entrada de una comida a mitad del verano acompañada con pan de costra; o bien, sírvala en una noche calurosa.

Preparación **20 minutos**   Enfriamiento **2 horas**   *4 porciones*

Gazpacho

1/2 kg de tomates rojos frescos, en cuartos y sin semillas

1/2 pepino, pelado y picado grueso

1 pimiento rojo, sin semillas y picado grueso

2 dientes de ajo

1 cebolla chica, en cuartos

1 pan (bolillo) rebanado, en pedazos

2 tazas de jugo de tomate bajo en sal

1 cda. de puré de tomate

2 cdas. de vinagre de vino tinto

2 cditas. de aceite de oliva

1/4 de cdita. de sal

Adorno

1 pimiento rojo

4 cebollitas de Cambray

1/2 pepino

2 rebanadas de pan, tostadas

1 Mezcle todos los ingredientes del gazpacho en un tazón grande. Vierta tandas de la mezcla en la licuadora o en el procesador de alimentos y haga un puré homogéneo. Vierta la sopa en un tazón grande, tape y refrigere por 2 horas.

2 Prepare las verduras que se sirven con la sopa al final del tiempo de enfriamiento. Quíteles las semillas al pimiento y al pepino y pártalos en cubos chicos; luego, rebane las cebollitas finamente. Corte el pan tostado en cubos chicos para los crutones. Ponga estas verduras y los crutones en distintos platones.

3 Sirva la sopa en tazones, con los acompañamientos.

(Sugerencias) Para un sabor más suave, use 2 chalotes en lugar de la cebolla.

En clima muy caluroso, añada cubos de hielo a la sopa antes de servirla, para mantenerla muy fría. Esto ayudará a diluirla un poco.

Otras ventajas

• Hasta el 70% de las vitaminas B y C solubles en agua puede perderse al cocinar. En esta sopa clásica, las verduras se comen crudas y retienen los niveles máximos de vitaminas y minerales.

• Hecho con vino fermentado, el vinagre de vino tinto sirve como complemento perfecto para los tomates ligeramente ácidos de esta receta. Si guarda los vinagres herméticamente tapados en un área fresca, pueden durar hasta 6 meses. Es útil tenerlos a la mano para usarlos en aderezos de ensaladas, escabeches y en platillos de carne y verduras.

fotografía, p. 221

Equivalentes

cereales y tubérculos 1   verdura 3
grasa 1/2

Cada porción aporta calorías 159, calorías de grasa 33, grasa 4 g, grasa saturada 0 g, colesterol 0 mg, sodio 280 mg, hidratos de carbono 30 g, fibra 5 g, azúcares 13 g, proteína 5 g. Fuente excelente de folato, potasio, tiamina, vitamina A, vitamina B$_6$, vitamina C. Buena fuente de hierro, magnesio, niacina, fósforo, riboflavina.

sopa de tomate y pimiento rojo

Los pimientos rojos dan un toque único a una sopa de tomate tradicional, que resulta sofisticada y fácil de preparar.
Acompañada con crema agria semidescremada y pan a las hierbas es una entrada exquisita para una ocasión especial.
Para algo más informal, adorne la sopa con hierbas frescas en lugar de la crema agria y sírvala con pan de trigo integral.

Preparación **25 minutos**   Cocción **25 minutos**   *6 porciones*

Sopa

1 (100 g) baguette

3 cdas. de pasta pesto

Aceite en aerosol para cocinar

1 cebolla, picada grueso

1 diente de ajo, picado

3 pimientos rojos, sin semillas y picados grueso

1 1/4 tazas de caldo de verduras con poca sal

1 1/4 tazas de jugo de tomate natural

1 cdita. de tomillo fresco picado, o 1/4 de cdita. de tomillo seco

1/4 de cdita. de canela molida

1 cdita. de azúcar

Sal y pimienta

Adorno

4 cdas. de crema agria baja en grasa

6 ramitas de albahaca fresca

1 Precaliente el horno a 175°C. Corte la baguette en rebanadas de 2.5 cm de ancho y déjelas unidas a la base. Sostenga separadas las rebanadas y unte cada una con pasta pesto; luego, únalas de nuevo. Envuelva el pan en papel de aluminio y deje aparte.

2 Caliente a fuego alto una cacerola rociada con aceite en aerosol. Añada la cebolla y el ajo y saltee por unos 5 minutos o hasta que estén blandos, pero no dorados. Añada los pimientos y cocine 5 minutos, revolviendo ocasionalmente. Vierta el caldo y retire del fuego.

3 Ponga el pan en el horno y caliéntelo por 15 minutos. Haga puré la sopa en la licuadora. Vierta la sopa en la cacerola y añada el jugo de tomate, el tomillo, la canela y el azúcar. Caliente la sopa, sin que hierva. Sazone con sal y pimienta.

4 Sirva la sopa en tazones y adorne cada porción con 2 cditas. de crema agria y una ramita de albahaca. Sírvala con el pan caliente.

(Sugerencias) Sustituya la crema agria con yogur natural bajo en grasa.

Versión picante de la sopa: Añada un chile rojo, sin semillas, desvenado y finamente picado (use guantes al tocarlo, pues quema)

con la cebolla o una pizca de salsa picante, como Tabasco, en la sazón final.

Añada 2 poros picados grueso y 4 tallos de apio rebanados, con la cebolla, en vez de los pimientos. Cocine por 15 minutos o hasta que los poros estén blandos, antes de añadirlos al caldo. Haga puré la sopa en el procesador o con una licuadora manual; termine como la receta principal y omita el azúcar.

Sopa de tomate y zanahoria: Use 4 zanahorias en cubitos, en lugar del pimiento rojo. Luego de añadir el caldo, tape y cocine a fuego bajo las zanahorias, hasta que estén blandas, unos 10 minutos. Termine como en la receta principal, y omita el azúcar.

Otras ventajas

• En esta receta, el jugo de tomate natural reduce la cantidad de sodio considerablemente, comparado con el envasado.

• La pasta pesto se prepara con una mezcla de albahaca, ajo, piñones y queso parmesano; es alta en grasa monoinsaturada, debido a los piñones y el aceite de oliva. Una cantidad pequeña en las rebanadas de pan es un agasajo especial, y complementa el sabor de los pimientos rojos y el tomate.

fotografía, p. 221

Equivalentes
cereales y tubérculos 1/2
verdura 2 grasa 1

Cada porción aporta calorías 119, calorías de grasa 28, grasa 3 g, grasa saturada 1 g, colesterol 4 mg, sodio 239 mg, hidratos de carbono 20 g, fibra 3 g, azúcares 6 g, proteína 4 g. Fuente excelente de vitamina A, vitamina C. Buena fuente de folato, riboflavina, tiamina, vitamina B_6.

sopa jardín del edén

Una mezcla de verduras cocinadas en jugo de tomate y caldo resultan en una sopa simple pero exquisita. Para esta receta, puede usar verduras congeladas, como brócoli, ejotes y chícharos; así, se acorta el tiempo de preparación y la sopa resulta tan nutritiva como si estuviera hecha con verduras frescas.

Preparación **10 minutos**   Cocción **20 minutos**   *4 porciones*

1 1/4 tazas de agua hirviendo

1 cubo de consomé de verduras congelado (p. 215) o 2 cditas. de sazonador de verduras en polvo

4 tazas de jugo de tomate natural

2 dientes de ajo, machacados

4 cebollitas de Cambray, finamente picadas

1 papa grande, en cubos

1 zanahoria grande, en cubos

1 taza de ramitos de brócoli congelados

1 taza de col, picada grueso

1/2 taza de ejotes congelados

1/2 taza de chícharos congelados

8 ramitas grandes de albahaca fresca

Sal y pimienta

1 Vierta el agua hirviendo en una cacerola grande. Añada el cubo de consomé o el sazonador, el jugo de tomate, el ajo, las cebollitas de Cambray, la papa y la zanahoria. Ponga a hervir, baje la llama y tape la cacerola. Cocine la sopa 10 minutos, revolviendo ocasionalmente.

2 Con un cuchillo filoso, corte en piezas más chicas los ramitos de brócoli grandes; añádalos a la sopa con la col, los ejotes y los chícharos. Ponga a hervir la sopa, y baje la llama a la mitad. Cocine, hasta que las verduras estén blandas, pero aún crujientes, unos 5 minutos.

3 Sazone la sopa con sal y pimienta, y sírvala en tazones. Con unas tijeras, corte finamente la mitad de la albahaca y espolvoréela sobre la sopa. Añada una ramita entera de albahaca a cada porción y sirva de inmediato.

(**Sugerencias**) En lugar de medir variedades de verduras congeladas, use 225 g de verduras mixtas congeladas. Hay disponible una variedad de mezclas distintas de verduras congeladas, y son ideales para preparar sopas rápidas.

Para una sopa nutritiva y rápida, añada 1 lata (425 g) de frijoles, escurridos y enjuagados, a las verduras congeladas. Antes de servir, ponga 1 cdita. de pasta pesto en cada tazón de sopa.

La sopa puede variar de acuerdo con las verduras frescas o congeladas que tenga en casa. Use un camote pelado junto con la papa (o en lugar de ésta), y añada un nabo pelado y en cubos para una nutritiva sopa de tubérculos.

Otras ventajas

• Éste es un buen ejemplo de una receta de "entrada fría", en la que se añaden las verduras al líquido sin saltearlas primero en aceite o en mantequilla. La sopa resultante no contiene grasa.

• Diferentes frutas y verduras contienen distintos fitoquímicos, y es importante comerlas con variedad, como esta sopa que incluye una buena mezcla de verduras.

Equivalentes

cereales y tubérculos 1   verdura 3

Cada porción aporta calorías 144, calorías de grasa 5, grasa 1 g, grasa saturada 0 g, colesterol 0 mg, sodio 100 mg, hidratos de carbono 33 g, fibra 6 g, azúcares 14 g, proteína 6 g. Fuente excelente de folato, potasio, tiamina, vitamina A, vitamina B_6, vitamina C. Buena fuente de hierro, magnesio, niacina, fósforo, riboflavina.

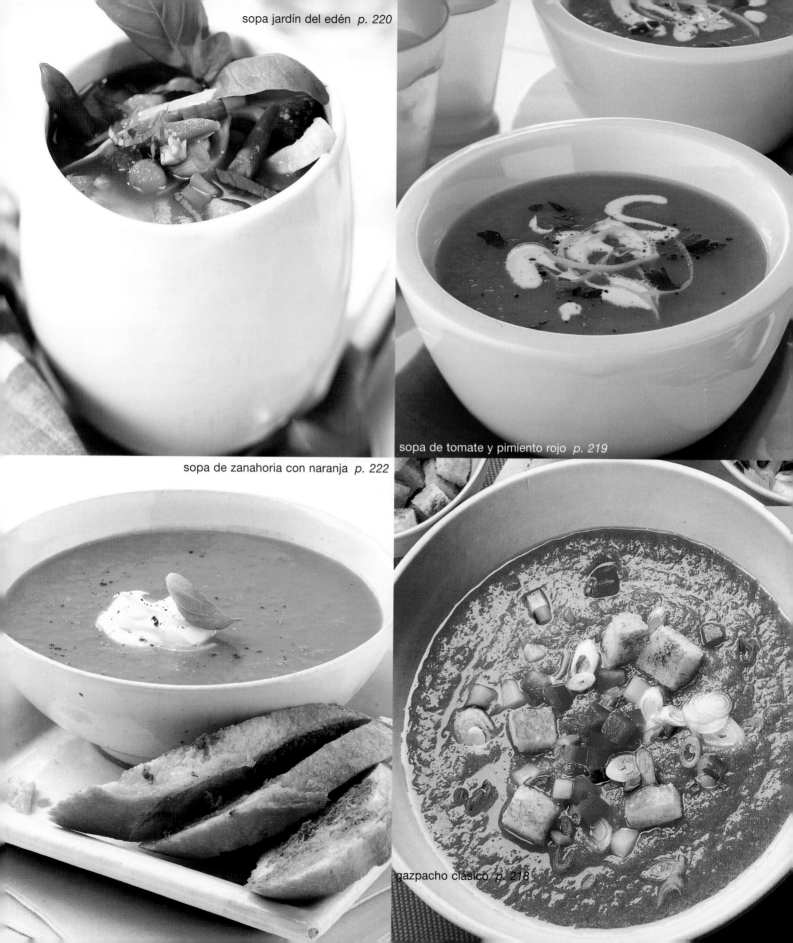

sopa jardín del edén *p. 220*

sopa de tomate y pimiento rojo *p. 219*

sopa de zanahoria con naranja *p. 222*

gazpacho clásico *p. 218*

sopa de zanahoria con naranja

Al espesar la sopa con papa, obtiene un resultado homogéneo sin añadir la grasa usada en otros métodos tradicionales. Caliente o fría, esta exquisita sopa es ideal como primer platillo en una cena festiva durante todo el año.

Preparación **15-20 minutos**   Enfriamiento **4 horas** (servida fría)   Cocción **25 minutos**   *4 porciones*

Sopa

2 tazas de caldo de verduras

1/2 kg de zanahorias, peladas y en cubitos

1 papa chica, pelada, en cubitos

1 poro mediano, lavado y con la parte blanca inferior picada

2 tiras de cáscara de naranja

4 cdas. de jugo de naranja o al gusto

Sal y pimienta

Adorno

4 cdas. de yogur natural descremado, batido

2 cdas. de perejil, picado grueso

1 tira de cáscara de naranja, cortada en tiritas

1 Vierta el caldo en una cacerola grande y añada las zanahorias, la papa, el poro y la cáscara de naranja. Hierva a fuego alto; retire la espuma de la superficie; baje la llama y cocine la sopa a fuego bajo por unos 20 minutos o hasta que todas las verduras estén muy blandas.

2 Retire y deseche las tiras de cáscara de naranja. Haga puré la sopa en la licuadora o en el procesador de alimentos.

3 Si sirve la sopa caliente, póngala de nuevo en la cacerola. Recaliente, añada el jugo de naranja y ajuste la sazón. Sirva la sopa en tazones y rocíe una cucharada de yogur en cada uno. Espolvoree el perejil y la cáscara de naranja picada y sirva de inmediato.

4 Para servir la sopa helada, deje que se enfríe primero y luego enfríela al menos durante 4 horas. Al servirla, añada el jugo de naranja y ajuste la sazón. Adorne y sirva la sopa igual que la caliente.

(Sugerencias) Para una sopa de brócoli que realmente satisfaga el apetito más voraz, reemplace las zanahorias con 1/2 kg de ramitos de brócoli. Espolvoree cada porción con nuez moscada rallada.

Sopa de ejote: Reemplace las zanahorias con 1/2 kg de ejotes, con los extremos recortados y picados. Omita la cáscara de naranja y añada 1/2 taza de hinojo finamente picado (medio bulbo). Sírvala espolvoreada con hojas de hinojo frescas finamente picadas (del bulbo) o eneldo.

Otras ventajas

• Esta sopa baja en grasa se prepara con poros en lugar de la cebolla usual. Los poros son una buena fuente de varias vitaminas solubles en agua, incluyendo C y folato.

fotografía, p. 221

Equivalentes

verdura 4

Cada porción aporta calorías 96, calorías de grasa 5, grasa 1 g, grasa saturada 0 g, colesterol 0 mg, sodio 539 mg, hidratos de carbono 21 g, fibra 4 g, azúcares 11 g, proteína 3 g. Fuente excelente de vitamina A, vitamina C. Buena fuente de folato, hierro, niacina, fósforo, potasio, riboflavina, tiamina, vitamina B_6.

sopa de verduras

Aunque ésta es una sopa sustanciosa, con muchas verduras, tiene un sabor delicado. ¡Cocinar todas las verduras en una olla facilita alcanzar sus objetivos de verduras! Esta sopa es en especial buena en un día frío.

Preparación **15 minutos**   Cocción **1 hora**   *4 porciones*

Sopa

1 cda. de aceite de oliva

1 cebolla chica, picada

1 poro chico, finamente rebanado

1 zanahoria grande, finamente rebanada

1 bulbo de hinojo, rebanado

1 papa grande, pelada y en cubos

1 hoja de laurel

Varias ramitas de tomillo fresco

Varias ramitas de perejil

2 tazas de caldo de verduras

1 1/2 tazas de tomates rojos, picados

Sal y pimienta al gusto

Adorno

Hojas de hinojo (del bulbo, arriba) u hojas de cebollín fresco picadas

1 Caliente el aceite en una cacerola grande. Añada la cebolla y cocine por unos 5 minutos, revolviendo, hasta que esté blanda pero no dorada.

2 Añada el poro, la zanahoria, el hinojo y la papa, y cocine hasta que estén ligeramente blandos, unos 5 minutos. En un trozo cuadrado de manta de cielo, ate la hoja de laurel, el tomillo y los ramitos de perejil, para hacer una "muñeca". Añádalo a la cacerola, junto con el caldo y los tomates con su jugo. Sazone al gusto, espere a que hierva, tape la cacerola y baje la llama. Cocine a fuego bajo por unos 45 minutos o hasta que todas las verduras estén blandas.

3 Retire la "muñeca" y compruebe la sazón. Espolvoree la sopa con las hojas de hinojo o los cebollines y sírvala muy caliente. El pan integral es delicioso con esta sopa.

(Sugerencias) Para una nutritiva sopa, añada más verduras. Pruebe la raíz de apio, el apio y la chirivía. La col blanca o verde picada también es buena. Añada la col verde a la mitad del tiempo de cocción a fuego bajo. Enfríe los sobrantes y recaliéntelos al día siguiente; la sopa sabrá aún mejor.

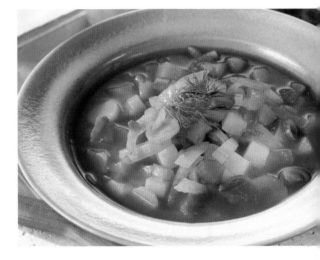

Añada 50 g de cebada perla a las verduras ya blandas antes de añadir el caldo y los tomates.

Añada 1 diente de ajo, picado fino, y 2 cditas. de semillas de alcaravea con la cebolla.

Otras ventajas

• La cantidad de fibra en esta sopa es impresionante. Con 6 gramos de fibra por porción, esta sopa lo ayudará a alcanzar su objetivo diario de fibra de 20 a 25 gramos.

• La sopa es llenadora. El mantenerse satisfecho lo ayudará a mantenerse en el peso ideal.

Equivalentes

cereales y tubérculos 1 verdura 3

Cada porción aporta calorías 155, calorías de grasa 37, grasa 4 g, grasa saturada 0 g, colesterol 0 mg, sodio 367 mg, hidratos de carbono 28 g, fibra 6 g, azúcares 10 g, proteína 3 g. Fuente excelente de potasio, vitamina A, vitamina B$_6$, vitamina C. Buena fuente de folato, hierro, magnesio, niacina, fósforo, tiamina.

sopa de alcachofa con alcaravea

Los corazones de alcachofas tienen un sabor delicado y distintivo que va bien con una sopa de suave textura. Las semillas de alcaravea, dulcemente aromáticas, complementan los sabores de las verduras y transforman un platillo familiar en algo especial.

Preparación **25 minutos**   Cocción **40 minutos**   *6 porciones*

Sopa

1 cda. de jugo de limón
1 kg de alcachofas
2 cditas. de aceite de oliva
1 tallo de apio, picado
1 cebolla chica, picada
2 zanahorias, picadas
1 diente de ajo, picado
4 tazas de caldo de pollo desgrasado y con poca sal
1 cdita. de semillas de alcaravea
3/4 de taza de leche descremada
4 cdas. de crema baja en grasa
Sal y pimienta

Adorno

1 zanahoria chica
2 cdas. de perejil fresco picado

1 Añada el jugo de limón a un tazón con agua fría. Pele y rebane los corazones de alcachofas; colóquelas en agua tan pronto las corte (se decoloran una vez peladas y expuestas al aire).

2 Caliente a fuego bajo el aceite en una cacerola grande. Escurra las alcachofas y añádalas a la cacerola con el apio, la cebolla, las zanahorias y el ajo. Tape la cacerola y cocine por unos 10 minutos o hasta que las verduras estén blandas.

3 Añada el caldo y las semillas de alcaravea. Ponga a hervir; baje la llama y tape la cacerola. Cocine a fuego bajo, hasta que las verduras estén blandas, unos 20 minutos. Enfríe un poco la sopa; hágala puré en la licuadora o pásela por un colador fino.

4 Ponga la sopa en la cacerola. Vierta la leche y la crema, y sazone con sal y pimienta. Recaliente la sopa a fuego medio, sin permitir que hierva. Mientras tanto, corte la zanahoria para adornar en tiras cortas como palillos. Sirva caliente la sopa, adorne cada porción con las tiras de zanahoria y el perejil picado.

(Sugerencias) Puede sustituir el caldo de pollo (de preferencia hecho en casa) con caldo de verduras.

Sopa de raíz de apio y chirivía: Use 1/2 kg de raíz de apio, pelada y picada, en lugar de las alcachofas, y 2 chirivías picadas en lugar de las zanahorias. Omita el apio.

El tocino es delicioso con las alcachofas y otras verduras de raíz. Dore 75 g de tocino de pavo bajo en grasa y úselo para adornar la sopa. Desmorone el tocino desgrasado y espolvoréelo sobre la sopa, en lugar de las zanahorias y el perejil.

Otras ventajas

• Las alcachofas son una verdura de invierno útil. Combinarlas con tubérculos, como las zanahorias, es una buena forma de introducirlas en su dieta.
• Las alcachofas contienen compuestos llamados fructooligosacáridos, un tipo de fibra que estimula las bacterias benéficas del intestino, mientras que inhibe las bacterias dañinas.

Equivalentes	
verdura 3 grasa 1/2	

Cada porción aporta calorías 106, calorías de grasa 17, grasa 2 g, grasa saturada 0 g, colesterol 1 mg, sodio 388 mg, hidratos de carbono 18 g, fibra 3 g, azúcares 8 g, proteína 5 g. Fuente excelente de vitamina A. Buena fuente de hierro, niacina, fósforo, potasio, riboflavina, tiamina, vitamina C.

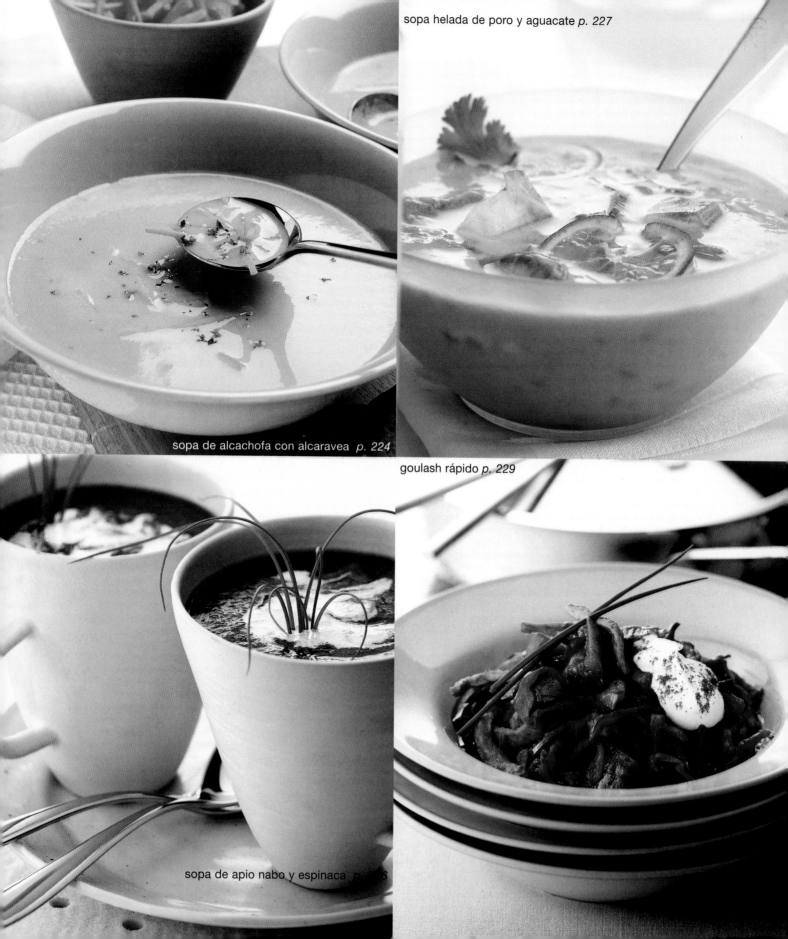

sopa helada de poro y aguacate *p. 227*

sopa de alcachofa con alcaravea *p. 224*

goulash rápido *p. 229*

sopa de apio nabo y espinaca *p. 226*

sopa de apio nabo y espinaca

El apio nabo hace de ésta una rica sopa con mucho sabor y textura cremosa. La espinaca complementa bien al apio nabo y da color, luminosidad y sabor fresco en los últimos minutos de cocción. La sopa se adorna con crema baja en grasa y cebollines frescos, lo que le da una presentación elegante.

Preparación **15 minutos**   Cocción **20 minutos**   *4 porciones*

Sopa

Aceite en aerosol para cocinar

1 cebolla grande, finamente rebanada

1 diente de ajo, machacado

1 apio nabo (1/2 kg), pelado y rallado

4 tazas de agua hirviendo

1 cubo de consomé de verduras congelado (p. 215) o 2 cditas de sazonador de verduras en polvo

1/2 kg de espinacas frescas, lavadas y cortadas

Una pizca de nuez moscada

Sal y pimienta

Adorno

2 cdas. de crema baja en grasa
Cebollines frescos

1 Caliente a fuego alto una cacerola grande rociada con aceite en aerosol. Añada la cebolla y el ajo, y cocine hasta que la cebolla se ablande pero no se dore, unos 5 minutos. Agregue el apio nabo. Vierta el agua hirviendo y añada el cubo de consomé o el consomé en polvo. Deje hervir; baje la llama y tape la cacerola. Cocine la sopa por unos 10 minutos o hasta que el apio nabo esté blando.

2 Añada las espinacas a la sopa y revuelva bien. Suba la llama y espere a que hierva la sopa; luego, retire la cacerola del fuego. Enfríe un poco la sopa y hágala puré, por tandas, en la licuadora o en el procesador de alimentos. Puede hacer puré la sopa en la cacerola, con una licuadora de mano. La sopa quedará espesa.

3 Recaliente la sopa si es necesario; añada una pizca de nuez moscada, la sal y la pimienta. Sirva la sopa en tazones. Vierta una cucharada de crema en cada porción, adorne con los cebollines frescos y sirva de inmediato.

(Sugerencias) Para hacer una deliciosa versión de papa y berros, use papas peladas y cortadas en cubos en lugar del apio nabo, y berros en lugar de espinacas. Añada caldo extra o un poco de leche descremada si la sopa en puré está demasiado espesa.

Sopa vegetariana como platillo principal: Mientras se cocina la sopa, ase 200 g de tofu, cortado en rebanadas gruesas, bajo el asador, por 3 minutos de cada lado o hasta que se dore. Parta el tofu en cubos chicos y deje aparte. Tueste 1 cda. de semillas de ajonjolí en una sartén antiadherente y revuelva con frecuencia hasta que se doren. Sirva la sopa en tazones, divida el tofu entre los tazones y espolvoree con las semillas de ajonjolí.

Otras ventajas

• El apio nabo, un pariente del apio, complementa el sabor y la textura de las espinacas, y la pequeña cantidad de crema sin grasa se usa para enriquecer la sopa. El apio nabo tiene mucho potasio.

• Las cebollas tienen numerosos beneficios para la salud. Contienen compuestos de azufre, que dan a las cebollas su olor característico y hacen llorar, y que ayudan a transportar el colesterol lejos de las paredes de las arterias.

fotografía, p. 225

Equivalentes

verdura 4

Cada porción aporta calorías 95, calorías de grasa 8, grasa 1 g, grasa saturada 0 g, colesterol 0 mg, sodio 232 mg, hidratos de carbono 20 g, fibra 5 g, azúcares 7 g, proteína 5 g. Fuente excelente de folato, magnesio, fósforo, potasio, riboflavina, vitamina A, vitamina B_6, vitamina C. Buena fuente de calcio, hierro, tiamina.

sopa helada de poro y aguacate

El cilantro y el jugo de limón acentúan el delicado sabor del aguacate en esta refrescante sopa. Es simple e ideal como platillo principal para una elegante cena en verano o para una comida ligera. No añada el aguacate demasiado pronto, pues no sólo se decoloraría, sino que perdería la frescura de su sabor.

Preparación **15-20 minutos**   Cocción **25 minutos**   *4 porciones*

Sopa

Aceite en aerosol para cocinar

2 poros, en mitades a lo largo y finamente rebanados

1 diente de ajo, finamente picado

4 tazas de caldo de verduras o de pollo, desgrasado y con poca sal

1 aguacate maduro

1/2 taza (100 g) de yogur natural semidescremado

1 cda. de jugo de limón fresco

2 cdas. de cilantro fresco picado

Sal y pimienta

Adorno

8 a 12 cubos de hielo (opcional)

Rodajas de limón

Ramitas de cilantro fresco

1 Caliente una cacerola grande a fuego medio; añada los poros y el ajo y cocine por unos 10 minutos, revolviendo con frecuencia, o hasta que los poros estén ligeramente blandos pero no dorados. Añada el caldo y deje hervir. Tape la cacerola y cocine a fuego bajo, hasta que los poros estén cocidos, unos 10 minutos.

2 Retire la sopa del fuego y deje que se enfríe un poco; luego, hágala puré en la licuadora o en el procesador de alimentos. Puede hacer puré la sopa en la cacerola, con una licuadora de mano. Vierta la sopa en un tazón y deje que se enfríe un poco, luego enfríela por completo en el refrigerador.

3 Antes de servir la sopa, prepare el aguacate: córtelo por la mitad y deseche el hueso. Saque la pulpa con una cuchara y pásela a través de un colador fino. Puede hacer puré el aguacate en la licuadora o en el procesador de alimentos; añada un poco de la sopa helada para diluir el puré y asegurar que esté totalmente homogéneo.

4 Añada el puré de aguacate a la sopa, junto con el yogur, el jugo de limón y el cilantro. Sazone un poco con sal y pimienta, y sirva la sopa en tazones. Ponga 2 o 3 cubos de hielo en cada tazón si lo desea, y adorne con rebanadas de limón y ramitas de cilantro. Sirva de inmediato.

(Sugerencias) Esta sopa también es rica caliente. Haga puré la sopa caliente con el aguacate y luego añada el yogur.

Para una sopa más sazonada, cocine 1 o 2 chiles verdes, sin semillas y finamente picados, con los poros.

Sopa de aguacate sin cocinar: Licue 2 aguacates con 2 tazas de caldo de verduras bajo en sal; añada el yogur y el jugo de limón, y sazone al gusto.

Vichyssoise: Para preparar la clásica sopa helada de poro y papa, aumente el caldo a 5 tazas y cocine 2 papas peladas y rebanadas con los poros. Omita el aguacate, el jugo de limón y el cilantro, y sírvala espolvoreada con cebollines frescos picados.

Otras ventajas

• Medio aguacate proporciona una cuarta parte del consumo diario recomendado de vitamina B_6 y cantidades útiles de vitamina E y potasio. Otras sustancias de los aguacates son benéficas para la piel.

• Los poros ofrecen cantidades significativas de folato, importante para la formación adecuada de células sanguíneas.

fotografía, p. 225

Equivalentes

verdura 2 grasa 1 1/2

Cada porción aporta calorías 121, calorías de grasa 75, grasa 8 g, grasa saturada 2 g, colesterol 2 mg, sodio 163 mg, hidratos de carbono 11 g, fibra 3 g, azúcares 4 g, proteína 3 g. Buena fuente de folato, potasio, vitamina B_6, vitamina C.

sopa dorada de lentejas

Esta sopa aterciopelada debe su rico color a una combinación de lentejas, nabos y zanahorias. Con jerez seco y crema con sabor a raíz fuerte, añadidos para dar sabor, es una entrada perfecta para una cena festiva en otoño. Sírvala con galletas de trigo integral crujientes.

Preparación **10 minutos**   Cocción **1 hora**   *4 porciones*

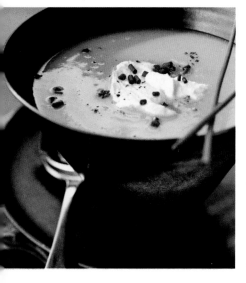

Sopa

Aceite en aerosol para cocinar

1 cebolla grande, finamente picada

2 nabos en cubos

3 zanahorias en cubos

1/2 taza de jerez seco

1/2 taza de lentejas

4 tazas de caldo de verduras bajo en sal

Sal y pimienta

Adorno

3 cdas. de crema agria baja en grasa

Cebollines frescos

1 Caliente a fuego bajo una cacerola grande, previamente rociada con aceite en aerosol. Añada la cebolla, revuelva bien y tape la cacerola. Cocine la cebolla a fuego bajo hasta que esté blanda, unos 10 minutos. Añada los nabos, las zanahorias y el jerez. Ponga a hervir; tape la cacerola y cocine a fuego bajo durante 10 minutos.

2 Añada las lentejas, el caldo, la sal y la pimienta. Espere a que hierva, baje la llama y tape la cacerola. Cocine a fuego bajo hasta que las lentejas estén blandas, unos 25 minutos. Haga puré la sopa en la licuadora. Vierta la sopa en la cacerola y recaliéntela hasta que esté hirviendo. Si la sopa parece espesa, añada un poco de caldo o de agua.

3 Corte los cebollines en piezas de 2.5 cm, para adornar. Sirva la sopa en tazones y adorne cada porción con 1 cdita. de crema. Espolvoree con cebollines y sirva de inmediato.

(Sugerencias) Puede sustituir los nabos por chirivías. Prepare y cocine la sopa como en la receta principal.

Añada vermut blanco seco o vino blanco en lugar del jerez, para un sabor más ligero.

Otras ventajas

• Las lentejas son una buena fuente de proteína y una fuente excelente de fibra. Los alimentos con mucha fibra son voluminosos y lo hacen sentir satisfecho por más tiempo. Una dieta con mucha fibra y poca grasa es buena para el control del peso.

• Los tubérculos se disfrutan como una fuente excelente de vitaminas y minerales durante los meses de invierno.

• La gente a la que no le gustan las verduras naturales cocidas no notará que las está comiendo en esta sabrosa y colorida sopa.

Equivalentes

legumbres 1 verdura 2

grasa 1

Cada porción aporta calorías 239, calorías de grasa 15, grasa 2 g, grasa saturada 1 g, colesterol 4 mg, sodio 180 mg, hidratos de carbono 47 g, fibra 12 g, azúcares 14 g, proteína 10 g. Fuente excelente de folato, fósforo, potasio, tiamina, vitamina A, vitamina C. Buena fuente de hierro, magnesio, niacina, riboflavina, vitamina B$_6$.

goulash rápido

Esta versión rápida del clásico goulash húngaro es rica y deliciosa. Tiras de cerdo magro, col morada picada y pimiento verde se cocinan con rapidez y tienen un sabor exquisito junto con los sabores tradicionales de la páprika y las semillas de alcaravea. Sirva arroz o tallarines y una ensalada verde, para acompañar la carne.

Preparación **10 minutos**   Cocción **30 minutos**   *4 porciones*

Goulash

Aceite en aerosol para cocinar

1 cebolla, finamente picada

2 dientes de ajo, machacados

1 (225 g) lomo de cerdo, cortado en tiras delgadas

1 cda. de harina

700 g de tomates rojos, cocidos

1/2 taza de vino blanco seco

2 cdas. de páprika

1 cdita. de semillas de alcaravea

1/2 cdita. de azúcar

1 cubo de consomé de pollo congelado (p. 215) o 2 cditas. de sazonador de verduras en polvo

1 pimiento verde, sin semillas y picado

2 tazas de col morada, finamente picada

Sal y pimienta

Adorno

4 cdas. de yogur natural descremado

Páprika

Cebollines frescos

1 Caliente a fuego alto una sartén de teflón, rociada con aceite en aerosol. Añada la cebolla, el ajo y el cerdo; cocine unos 3 minutos, hasta que la carne cambie de color y esté firme y la cebolla, ligeramente blanda. Mientras tanto, mezcle la harina con 4 cdas. del jugo de los tomates cocidos, para hacer una pasta homogénea, y deje aparte.

2 Añada a la sartén el vino, la páprika, las semillas de alcaravea y el azúcar, y luego agregue los tomates con el resto de su jugo, rompiéndolos al mezclarlos. Añada el consomé, la harina y la mezcla de jugo de tomate. Ponga a hervir, revolviendo, y cocine hasta que los jugos se espesen.

3 Añada el pimiento verde y la col morada, y revuelva para cubrirlos con los jugos de cocción. Baje la llama, tape la sartén y cocine a fuego bajo el goulash por unos 15 minutos o hasta que la carne esté cocida y las verduras estén blandas pero ligeramente crujientes.

4 Sazone el goulash con sal y pimienta. Sírvalo en tazones y cubra cada porción con una cucharada de yogur y páprika espolvoreada. Adorne con los cebollines frescos enteros y sirva.

(Sugerencias) *Goulash vegetariano:* Omita el cerdo y la col morada. Corte 1 berenjena chica en trozos grandes y añádala a la cebolla y el ajo ablandados, en el Paso 1, con tomates secados al sol en mitades (no empacados en aceite), 2 tallos de apio y 2 calabacitas en rebanadas gruesas. Siga la receta principal; use un cubo de consomé de verduras bajo en sal o 2 cditas. en polvo. Cocine a fuego bajo por unos 25 minutos o hasta que las verduras estén blandas; luego, añada 1 1/2 tazas de garbanzos cocidos y 1 1/2 tazas de frijoles bayos cocidos, con poca sal. Cocine por 5 minutos. Sirva encima yogur natural descremado.

Las papitas Cambray en mitades son buenas en la versión vegetariana anterior. Añádalas con otras verduras en lugar de los frijoles.

Otras ventajas

• Varios estudios indican que comer ajo reduce el riesgo de ataque cardíaco y apoplejía al hacer menos densa la sangre. El ajo ayuda a reducir la presión arterial.

• Las cebollas comparten las propiedades saludables del ajo y son un descongestionante natural. Las cebollas, como base de los platillos diarios, contribuyen a una buena alimentación.

fotografía, p. 225

Equivalentes

verdura 4 carne (magra) 1
leche descremada 1/2

Cada porción aporta calorías 216, calorías de grasa 44, grasa 5 g, grasa saturada 1 g, colesterol 36 mg, sodio 549 mg, hidratos de carbono 29 g, fibra 5 g, azúcares 14 g, proteína 17 g. Fuente excelente de niacina, potasio, riboflavina, tiamina, vitamina A, vitamina B$_6$, vitamina C. Buena fuente de calcio, folato, hierro, magnesio, fósforo.

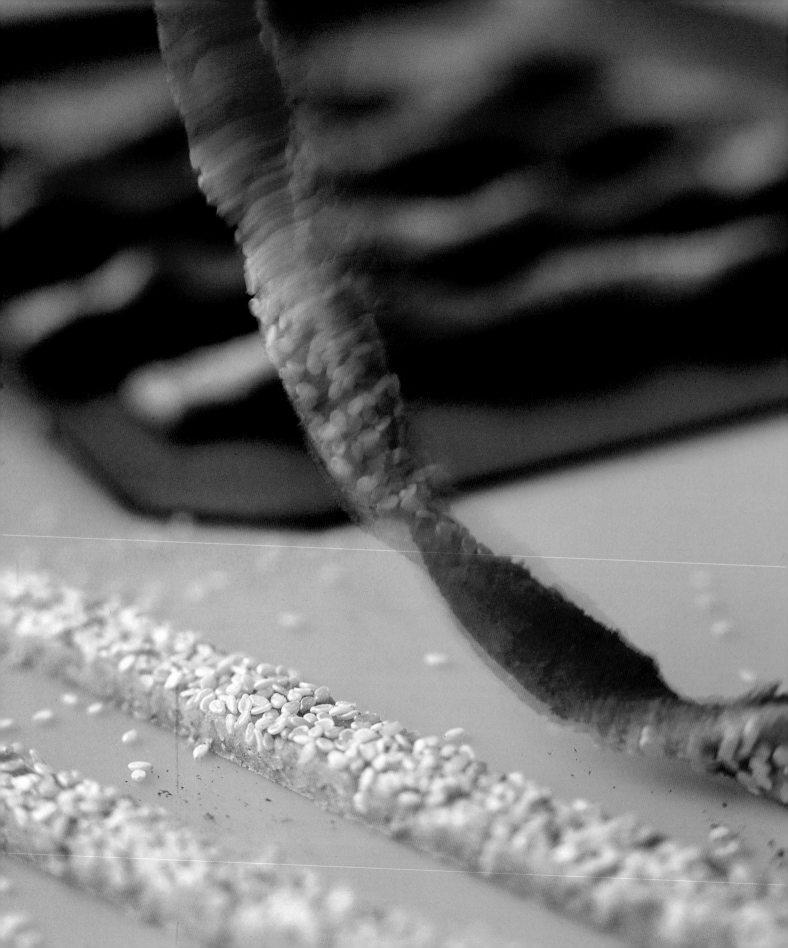

panes y refrigerios

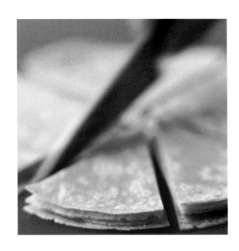

Pan de grosella negra *232*

Pan de centeno claro *233*

Palitos retorcidos de queso y ajonjolí *234*

Crostini toscano de frijol *236*

Tostadas de queso de cabra *237*

Cáscaras de papa al horno con salmón ahumado y eneldo fresco *238*

Tartaletas de cebolla *240*

Totopos con mango fresco y salsa de tomate *241*

Dip de cangrejo con verduras crudas *242*

Pissaladière *244*

Albóndigas griegas con dip de limón *245*

Empanadas de cangrejo con jengibre *246*

Bocadillos de pavo y chabacano *248*

Dip de queso, manzana y dátil *249*

Barras de nuez y dátil *250*

Aceitunas marinadas en romero *252*

Champiñones rellenos *253*

pan de grosella negra

Con grosellas negras se hace un tentador pan con fruta que no resulta demasiado dulce; la menta le añade un fresco toque herbal. El jugo de naranja aumenta el sabor del pan y disminuye la cantidad de azúcar necesaria para la receta. Si tiene grosellas negras extra, haga varias hogazas de pan y congélelas hasta por 2 meses.

Preparación **15 minutos**   Cocción **1 hora**   *Rinde 1 hogaza grande (14 rebanadas)*

Aceite en aerosol para cocinar

3 tazas de harina con polvos de hornear

1 cdita. de polvos de hornear

3 cdas. de margarina para untar baja en calorías

1/3 de taza de azúcar

150 g de grosellas negras frescas

3 cdas. de menta fresca picada

3/4 de taza de jugo de naranja

1 Precaliente el horno a 175°C. Rocíe un molde para hogaza de 23 x 13 cm con aceite en aerosol para cocinar y déjelo aparte. Cierna la harina y los polvos de hornear en un tazón grande; mezcle la margarina con dos cuchillos o un mezclador de pasta hasta que la mezcla se asemeje a una papilla espesa. Añada el azúcar y haga un pozo en el centro de los ingredientes secos.

2 Ponga las grosellas negras y la menta en el pozo y vierta el jugo de naranja. Incorpore gradualmente los ingredientes secos en el líquido hasta que se mezclen.

3 Vierta la mezcla en el molde preparado y alise la parte superior. Hornee hasta que la hogaza esté firme al tacto y al insertar un palillo en el centro, salga limpio, cerca de 1 hora. Si la hogaza se dora demasiado luego de 45 minutos, coloque un pedazo de papel de aluminio encima.

4 Deje enfriar el pan por 5 minutos; desmóldelo sobre una rejilla de alambre para que se enfríe por completo. Es mejor dejar reposar el pan durante la noche, antes de servirlo; puede guardarlo en un recipiente hermético hasta por 3 días.

(Sugerencias) *Pan de blueberry:* Sustituya las grosellas negras con blueberries frescos.

Pan de pasa y nuez: Reemplace las grosellas negras con pasas enharinadas. En lugar de menta, añada 1/2 cdita. de canela molida cirniéndola con la harina, y mezcle 1/2 taza de nueces picadas con el azúcar.

Otras ventajas

• Las grosellas negras son una fuente excelente de vitamina C (gramo por gramo, contienen 4 veces más vitamina C que las naranjas). Proporcionan cantidades útiles de potasio y son ricas en un grupo de fitoquímicos llamados flavonoides, que ayudan a proteger contra la enfermedad cardíaca.

• Se cree que los aceites mentol, menteno y acetato de mentil, responsables del sabor característico de la menta, tienen grandes propiedades antisépticas.

fotografía, p. 235

Equivalentes	
cereales y tubérculos 1	
azúcares 1 fruta 1/2	

Cada porción (una rebanada) aporta calorías 135, calorías de grasa 13, grasa 1 g, grasa saturada 0 g, colesterol 0 mg, sodio 383 mg, hidratos de carbono 28 g, fibra 2 g, azúcares 7 g, proteína 3 g. Fuente excelente de fósforo, vitamina C. Buena fuente de calcio, tiamina.

pan de centeno claro

La harina de centeno tiene menos gluten que la de trigo y crea una hogaza húmeda y densa. Las semillas de alcaravea complementan el sabor a nuez del centeno para formar un pan excelente para sándwiches. Rebánelo, para sándwiches de pavo, acompañados con un tazón de humeante sopa de verduras. El pan es delicioso con queso bajo en grasa.

Preparación **20 minutos más 1 hora de esponjado**   Cocción **40-45 minutos**   *Rinde 1 hogaza chica (24 rebanadas)*

3 1/2 tazas de harina de centeno

1 taza de harina blanca

1 cdita. de sal

1 cdita. de azúcar

1 paquete de levadura seca instantánea

2 cditas. de semillas de alcaravea

2 cdas. de aceite de oliva

1 taza de agua tibia

1 Cierna las dos harinas, la sal y el azúcar en un tazón; añada la levadura y las semillas de alcaravea. Ponga el aceite de oliva en el agua tibia y vierta en la mezcla de harina. Mezcle los ingredientes con una cuchara de madera y luego con la mano, para hacer una masa rígida, pegajosa y poco grumosa.

2 Ponga la masa en una superficie de trabajo enharinada y amase 10 minutos o hasta que esté homogénea. La masa debe estar muy firme. Déle forma de una hogaza oval de 18 cm de largo y colóquela en una bandeja para hornear, rociada con aceite en aerosol. Cubra con envoltura plástica y deje que se esponje casi al doble, en un sitio tibio, como 1 hora.

3 Hacia el final del tiempo de esponjado, precaliente el horno a 200°C. Destape la hogaza y hornee unos 40 minutos o hasta que esté un poco dorada y la parte inferior suene hueca al golpearla.

4 Enfríela en una rejilla de alambre. Ya fría, póngala en una bolsa de plástico para congelador y déjela ahí toda la noche (esto permite que la corteza se ablande).

(**Sugerencias**) Para pan de centeno oscuro, añada 2 cdas. de melaza al agua, con el aceite de oliva.

Puede sustituir la harina blanca con harina de trigo integral.

Las semillas de comino y de hinojo le dan buen sabor a este pan. Tueste a fuego medio 1 cda. de semillas por 40 a 45 minutos o hasta que suelten el aroma. Retire de inmediato de la lumbre y deje enfriar. Añada a la harina en lugar de las semillas de alcaravea.

Pan de centeno con semillas mezcladas: Reemplace las semillas de alcaravea con una mezcla de estas semillas tostadas: 2 cdas. de girasol, 1 cda. de hinojo y 1 cda. de ajonjolí.

Pan de centeno con naranja y alcaravea: Añada cáscara rallada de 1 naranja grande y 2 cdas. de azúcar mascabado a la harina con semillas; en lugar de aceite de oliva, use el de canola.

Otras ventajas

• Elija una variedad de panes hechos con diferentes tipos de harina, para aumentar su consumo de hidratos de carbono complejos. Si usa harina de trigo integral, aumenta el contenido de fibra del pan y obtiene más vitaminas y minerales que con el pan blanco.

• El pan para sándwich comprado contiene una variedad de conservadores para aumentar la vida en anaquel del producto. El pan hecho en casa no dura tanto como el comprado, pero sólo tiene ingredientes naturales.

fotografía, p. 235

Equivalentes

cereales y tubérculos 1

Cada porción (una rebanada) aporta calorías 85, calorías de grasa 14, grasa 2 g, grasa saturada 0 g, colesterol 0 mg, sodio 98 mg, hidratos de carbono 16 g, fibra 2 g, azúcares 0 g, proteína 2 g.

palitos retorcidos de queso y ajonjolí

Estos palitos de queso crujientes son deliciosos servidos frescos y aún calientes del horno. Enriquecidos con huevo y queso parmesano, están hechos con una mezcla de harinas de trigo integral y blanca, para que sean sustanciosos sin ser demasiado pesados.

Preparación **10-15 minutos**   Cocción **15 minutos**   *Rinde 36 palitos*

3/4 de taza de harina de trigo integral

3/4 de taza de harina blanca, más extra para el rodillo

1/4 de cdita. de sal

2 cdas. de margarina baja en grasa, helada

3 cdas. de queso parmesano recién rallado

1 huevo grande

2 cdas. de leche descremada

1 cdita. de páprika

1 cda. de semillas de ajonjolí

Aceite en aerosol para cocinar

1 Precaliente el horno a 175°C. Cierna las harinas y la sal en un tazón. Incorpore la margarina, hasta que la mezcla se asemeje a pan molido. Añada el queso.

2 Bata juntos el huevo y la leche. Reserve 1 cdita. de esta mezcla y añada el resto a los ingredientes secos, para formar una masa firme. Amase sobre una superficie enharinada durante unos segundos o hasta que esté homogénea.

3 Espolvoree la páprika sobre la superficie enharinada, y aplane la masa con el rodillo para formar un cuadrado de 23 cm. Unte la masa con la mezcla de huevo reservada y espolvoree con las semillas de ajonjolí. Corte el cuadrado de masa a la mitad y luego en tiras de 10 cm de largo y 1.5 cm de ancho.

4 Rocíe una bandeja para hornear con aceite en aerosol y cúbrala con papel pergamino para hornear. Retuerza los palitos y colóquelos en la bandeja; oprima un poco los extremos de los palitos para que no pierdan lo torcido mientras se hornean.

5 Hornee 15 minutos o hasta que estén ligeramente dorados y crujientes. Enfríelos unos minutos en la bandeja; sírvalos calientes o páselos a una rejilla de alambre para que se enfríen por completo. Guárdelos en un recipiente hermético hasta por 5 días.

(Sugerencias) Use queso añejo desmoronado en lugar del queso parmesano.

Otras ventajas

• Las semillas de ajonjolí son buena fuente de calcio y proporcionan hierro y cinc.

• La harina de trigo integral tiene mucho que ofrecer: fibra, vitaminas B, vitamina E, hierro, selenio y magnesio. La harina de trigo integral molida con piedra tiene más vitaminas B que la molida en fábricas, porque el molido con piedra conserva frío el grano. El molido con rodillos metálicos crea calor y arruina algunos nutrimentos.

Equivalentes

cereales y tubérculos 1/2
grasa 1/2

Cada porción (dos palitos) aporta calorías 53, calorías de grasa 14, grasa 2 g, grasa saturada 0 g, colesterol 13 mg, sodio 53 mg, hidratos de carbono 8 g, fibra 1 g, azúcares 0 g, proteína 2 g.

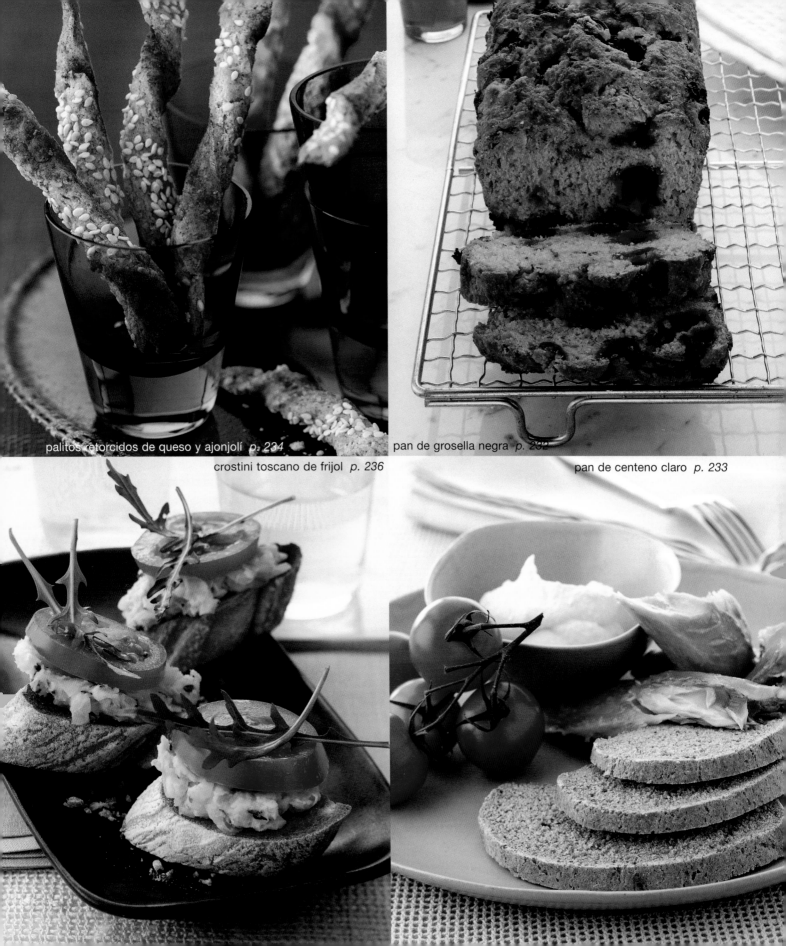

palitos retorcidos de queso y ajonjolí *p. 234*

pan de grosella negra *p. 232*

crostini toscano de frijol *p. 236*

pan de centeno claro *p. 233*

crostini toscano de frijol

Un delicioso refrigerio para disfrutarlo caliente o frío: rebanadas tostadas de baguette cubiertas con puré de frijol blanco, sazonado con ajo y tomillo, adornadas con coloridas rebanadas de tomate y hierbas frescas.

Tiempo de preparación **10 minutos**   Cocción **15 minutos**   *Rinde 22 crostini*

Crostini

2 cditas. de aceite de oliva

1 cebolla chica, finamente picada

1 diente de ajo, machacado

2 tazas de frijoles cannellini, cocidos

2 cdas. de yogur descremado

1 cda. de tomillo fresco picado

1 baguette delgada

3 tomates, en rodajas delgadas

Sal y pimienta

Adorno

Ramitas de hierbas frescas

1 Caliente el aceite en una sartén chica, añada la cebolla y el ajo; cocine a fuego bajo por unos 10 minutos o hasta que estén blandos, revolviendo de vez en cuando.

2 Mientras tanto, ponga los frijoles en un tazón y macháquelos con un machacador de papas o con un tenedor. Retire del fuego la sartén con la cebolla y el ajo y añada los frijoles machacados, el yogur y el tomillo. Sazone con sal y pimienta, y mezcle bien. Manténgalo caliente mientras prepara las tostadas.

3 Precaliente el asador a fuego alto. Corte los extremos de la baguette y deséchelos; corte la baguette en 22 rebanadas iguales, de 1.5 cm de ancho. Tueste las rebanadas de pan por ambos lados, bajo el asador. (Puede dejar que las tostadas se enfríen y guardarlas en un recipiente hermético; para servir, cúbralas con la mezcla de frijol enfriada a temperatura ambiente, y adorne.)

4 Unte mezcla de frijol en cada rebanada tostada, cubra con una rebanada de tomate y adorne con ramitas de hierbas frescas.

(**Sugerencias**) En lugar de los frijoles cannellini, use alubias o garbanzos.

Cubra la mezcla de frijol con rebanadas de calabacitas asadas, champiñones ligeramente cocidos o tomates cherry partidos a la mitad.

Use hierbas frescas como albahaca, orégano, salvia o perejil en lugar de tomillo.

Crostini de atún: Escurra y separe el atún en agua de 1 lata (200 g). Mezcle con 1 cda. de mayonesa light y 1 cda. de yogur descremado, 2 cdas. de cebollines frescos picados y pimienta al gusto. Rocíe las rebanadas de pan con 1 cdita. de salsa de tomate o chutney, cubra con la mezcla de atún y adorne con ramitas de berros.

Otras ventajas

• Los frijoles cannellini, populares en la cocina italiana, pertenecen a la misma familia que las alubias y tienen una textura similar cuando se cocinan. Aunque son una fuente excelente de fibra en la dieta, los frijoles pueden producir inflamación intestinal, que se minimiza al remojar y enjuagar perfectamente los frijoles antes de cocerlos.

• Usamos yogur natural descremado para adelgazar la pasta de frijol. Tradicionalmente se usa aceite, lo que la hace más grasosa.

fotografía, p. 235

Equivalentes

cereales y tubérculos 1/2

Cada porción (una tostada) aporta calorías 45, calorías de grasa 5, grasa 1 g, grasa saturada 0 g, colesterol 0 mg, sodio 66 mg, hidratos de carbono 8 g, fibra 1 g, azúcares 1 g, proteína 2 g.

tostadas de queso de cabra

Sirva a sus invitados estos sabrosos bocadillos preparados con rebanadas tostadas de baguette, rebanadas de tomate y queso de cabra, espolvoreadas con piñones y hierbas frescas. Se usa queso de cabra semidescremado, sin sacrificar el delicioso sabor y la suave textura.

Preparación **15 minutos**   Cocción **4-5 minutos**   *Rinde 16 tostadas*

1 baguette (275 g) cortada en rebanadas de 2.5 cm

4 cdas. de pesto

2 cdas. de pasta de tomates secados al sol

4 tomates medianos

150 g de queso de cabra semidescremado

1 cda. de aceite de oliva

1/4 de taza de piñones

Ramitos de tomillo fresco u orégano, más extra para adorno

1 Precaliente el asador del horno. Ponga las rebanadas de baguette en una bandeja para hornear y colóquela en el horno. Tueste ligeramente ambos lados del pan.

2 Mezcle el pesto y la pasta de tomate y unte un poco sobre cada tostada, cubriendo por completo la superficie.

3 Rebane los tomates a lo largo; deseche las rebanadas delgadas de los bordes curvos, para sacar 4 rebanadas planas de cada tomate. Coloque una rebanada de tomate sobre cada tostada.

4 Ponga una rebanada chica de queso sobre cada rebanada de tomate y rocíe con un poco de aceite de oliva. Espolvoree con un poco de piñones y hojas de tomillo u orégano.

5 Ponga las tostadas bajo el asador y áselas hasta que el queso empiece a derretirse y los piñones estén dorados, de 4 a 5 minutos. Sirva las tostadas calientes, adornadas con ramitas de tomillo u orégano.

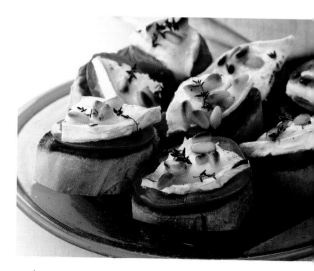

(Sugerencias) Use queso panela o requesón con hierbas. Sirva las tostadas sobre una capa de hojas de ensalada mixtas, como botana o almuerzo.

Otras ventajas

• Los piñones, usados en platos de arroz y rellenos de Medio Oriente e ingrediente importante en la salsa pesto italiana, son ricos en una variedad de minerales, que incluyen magnesio, potasio, cinc y cobre.

• El queso de cabra semidescremado es una fuente sabrosa de proteína, calcio, vitaminas B (B_1, B_6, B_{12} y niacina) y fósforo.

Equivalentes

cereales y tubérculos 1/2
carne (magra) 1/2
grasa con proteína 1/2

Cada porción (una tostada) aporta calorías 93, calorías de grasa 37, grasa 4 g, grasa saturada 1 g, colesterol 7 mg, sodio 208 mg, hidratos de carbono 10 g, fibra 1 g, azúcares 1 g, proteína 4 g.

cáscaras de papa al horno con salmón ahumado y eneldo fresco

Las cáscaras de papa que se sirven en restaurantes suelen estar fritas. Al untar las cáscaras con un poco de aceite de oliva y mantequilla y hornearlas, se reduce el contenido de grasa de esta botana. Hornearlas les da buen sabor y una textura crujiente. Aquí, las rellenamos con una cremosa mezcla de salmón ahumado, crema agria baja en grasa y eneldo fresco.

Preparación **30 minutos**   Cocción **1-1 1/2 horas**   *8 porciones*

Cáscaras de papa

8 papas chicas (de 150 g c/u)

1 cda. de aceite de oliva, dividida

1 cda. de mantequilla

100 g de salmón ahumado

1 cda. de jugo de limón

1/2 taza de crema agria baja en grasa

1 cda. de alcaparras, escurridas y picadas

2 cdas. de eneldo fresco, picado

Sal y pimienta

Adorno

Ramitas de eneldo fresco

1 Precaliente el horno a 200°C. Lave las papas y séquelas con toallas de papel. Ensártelas en brochetas metálicas (para que se cuezan más rápido). Unte las cáscaras de papa con la mitad del aceite, y espolvoréelas con un poco de sal. Acomódelas en una bandeja para hornear y horneélas de 1 a 1 1/2 horas o hasta que estén blandas.

2 Retire las papas de las brochetas y córtelas a la mitad, a lo largo. Con una cuchara, saque la pulpa y deje una capa de papa junto a la cáscara, de 1.5 cm de grosor. (Guarde la pulpa para otro uso.) Corte cada pieza a la mitad y a lo largo de nuevo, y ponga el lado de la pulpa hacia arriba en una bandeja para hornear grande y limpia.

3 Derrita la mantequilla con el resto del aceite y sazone con sal y pimienta. Unte esta mezcla sobre el lado de la pulpa de las cáscaras de papa. Hornee hasta que estén doradas y crujientes, de 12 a 15 minutos.

4 Mientras tanto, corte el salmón ahumado en tiras delgadas y rocíelas con jugo de limón. Mezcle la crema agria, las alcaparras y el eneldo picado en un tazón y añada el salmón.

5 Deje enfriar las cáscaras de papa de 1 a 2 minutos, y cubra cada una con un poco de la mezcla de salmón y crema agria. Adorne cada una con una ramita de eneldo, y sirva mientras aún estén calientes.

(Sugerencias) *Cubierta de guacamole:* Pele y corte en cubos 2 aguacates; mézclelos con 3 cdas. de jugo de limón, 3 cdas. de yogur semidescremado, 4 tomates maduros finamente picados, 1 chile rojo fresco desvenado, sin semillas y finamente picado, o una pizca de salsa de chile rojo y sal y pimienta.

En lugar de hacer cáscaras de papa, hornee 12 papas chicas (de 100 g) por 50 minutos o hasta que estén blandas. Corte las papas a la mitad, sáqueles casi toda la pulpa y rellénelas con salmón ahumado; cubra con yogur.

Otras ventajas

• El salmón es un pescado grasoso, fuente rica de ácidos grasos omega-3. El ahumar el salmón no destruye estos aceites benéficos.

• Las alcaparras, los botones de un arbusto que crece en el sur de Europa, se usan para añadir un sabor salado y ácido, y reducen la necesidad de añadir sal a un platillo.

Equivalentes

cereales y tubérculos 1 1/2
carne (muy magra) grasa 1

Cada porción aporta calorías 167, calorías de grasa 46, grasa 5 g, grasa saturada 2 g, colesterol 12 mg, sodio 178 mg, hidratos de carbono 26 g, fibra 4 g, azúcares 2 g, proteína 6 g. Buena fuente de cobre, hierro, niacina, potasio, vitamina B_6, vitamina C.

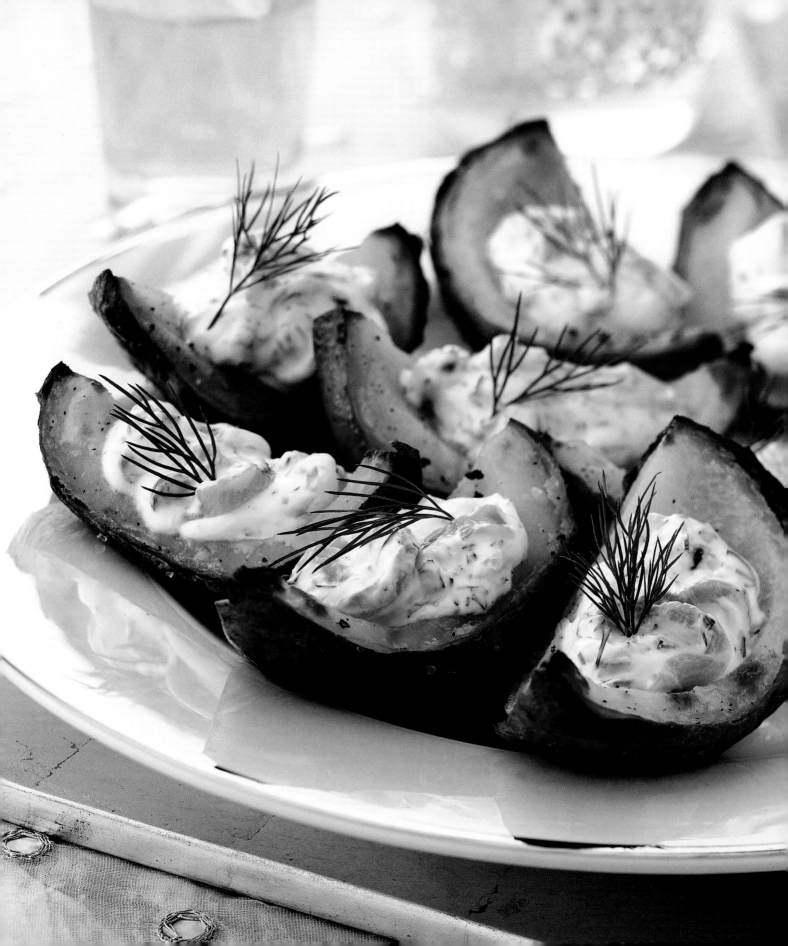

tartaletas de cebolla

Las conchas para estas tartaletas se preparan presionando trozos de pan en moldes para panquecitos. Las conchas se untan con mantequilla derretida y se hornean hasta que estén crujientes. Se rellenan con una mezcla de cebollas y tomates secados al sol. Puede preparar con anticipación las conchas y el relleno, luego calentarlos y servirlos.

Preparación **20 minutos**   Cocción **35 minutos**   *12 porciones*

Aceite en aerosol para cocinar

1 cda. de mantequilla derretida

12 rebanadas delgadas de pan blanco sin costra

2 cditas. de aceite de oliva

2 cebollas grandes, finamente rebanadas

12 tomates secados al sol, empacados en aceite, escurridos y picados grueso

2 cditas. de tomillo fresco finamente picado

1/2 taza de nueces tostadas

Sal y pimienta

1 Precaliente el horno a 230°C. Rocíe 12 moldes para panecillos con aceite en aerosol para cocinar. Con un cortador de pastas de 3 cm, corte un disco de cada rebanada de pan y aplánelos con un rodillo. Presione los moldes de panecillos para que queden parejos; curve un poco el borde del pan para lograr formas de conchas grandes.

2 Unte las conchas de pan con mantequilla derretida y hornee hasta que estén crujientes y doradas, de 8 a 10 minutos. Deje aparte en un lugar cálido, hasta que vaya a llenarlas. (Si las hace con anticipación, mantenga las conchas de pan en un recipiente hermético.)

3 Caliente el aceite en una sartén grande y gruesa. Añada las cebollas y revuelva bien. Tape y cocine a fuego bajo 20 minutos o hasta que las cebollas estén blandas.

4 Destape, suba la llama y cocine revolviendo, hasta que las cebollas tengan un dorado oscuro. Retire del fuego y añada los tomates y el tomillo. Sazone con sal y pimienta. (Si prepara con anticipación, enfríe el relleno y refrigérelo; recaliéntelo antes de llenar las conchas de pan.)

5 Divida el relleno de cebolla entre las conchas de pan; espolvoree encima con nueces picadas. Sirva caliente.

(Sugerencias) *Tartas ratatouille:* Sofría 1 cebolla finamente picada en 2 cditas. de aceite de oliva; añada 2 dientes de ajo picados y 1 pimiento rojo chico, sin semillas y en cubos chicos. Cocine 2 minutos, mientras revuelve con frecuencia. Añada 1 berenjena chica y 1 calabacita, partidas en cubitos. Cocine por 1 minuto; añada 12 tomates secados al sol finamente picados, y 1 cdita. de tomillo fresco picado. Revuelva, tape y cocine a fuego bajo de 15 a 20 minutos o hasta que las verduras estén blandas. Sazone con sal y pimienta, y divida el relleno entre las conchas de pan calientes. Espolvoree con 1/4 de taza de piñones tostados y sirva.

Otras ventajas

• Comer nueces con moderación y regularidad ayuda a reducir los niveles de colesterol en sangre y a proteger contra las enfermedades cardíacas y el cáncer. Esto se debe a los nutrimentos antioxidantes que contienen las nueces: selenio, cinc, cobre y vitamina E.

• Las conchas para tartaletas suelen prepararse con masa para pay con un alto porcentaje de manteca o mantequilla. En esta receta, las "conchas" de pan se untan sólo con poca mantequilla y se hornean, con el mismo resultado pero con mucha menos grasa.

fotografía, p. 243

Equivalentes

cereales y tubérculos 1/2
verdura 1   grasa 1

Cada porción aporta calorías 83, calorías de grasa 48, grasa 5 g, grasa saturada 1 g, colesterol 3 mg, sodio 52 mg, hidratos de carbono 8 g, fibra 1 g, azúcares 3 g, proteína 2 g.

totopos con mango fresco y salsa de tomate

Ésta es una salsa colorida con sabor fresco, rica en vitaminas y antioxidantes. Es un dip perfecto para totopos hechos en casa, horneados y no fritos, para un resultado saludable y con poca grasa. Puede usar tortillas de maíz o tortillas de harina para hacer los totopos.

Preparación 10 minutos   Cocción 15 minutos   *12 porciones*

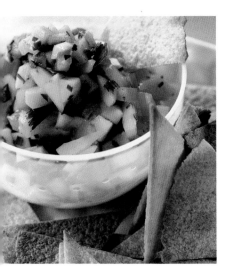

2 mangos maduros

1 tomate maduro grande

Ralladura y jugo de 1 limón

1 chile verde mediano, sin semillas y finamente picado

1 diente de ajo, machacado

2 cdas. de cilantro fresco picado

1 cda. de cebollines frescos picados

Sal y pimienta

12 tortillas de maíz

1 Pele los mangos y córteles la pulpa para quitarles el hueso. Pique la pulpa en trozos chicos y póngalos en un tazón grande. Pique el tomate en trozos pequeños y añádalos al mango.

2 Añada la ralladura y el jugo de limón, el chile, el ajo, el cilantro y los cebollines. Revuelva bien y sazone con sal y pimienta. Ponga la mezcla en un tazón, tape y refrigere mientras prepara los totopos.

3 Precaliente el horno a 165°C. Corte cada tortilla en 6 triángulos, con tijeras de cocina. Extienda los triángulos en una bandeja para hornear grande y hornee por unos 15 minutos o hasta que estén crujientes y duros. Páselos a una rejilla de alambre y deje que se enfríen.

4 Para servir, ponga el tazón de salsa sobre un platón grande y coloque alrededor los totopos.

(Sugerencias) *Salsa fresca de durazno:* Use 4 duraznos maduros en lugar de los mangos. No es necesario pelar los duraznos. Córtelos a la mitad, retíreles el hueso y píquelos.

Nachos: Prepare los totopos y déjelos enfriar. Pique finamente cebollitas de Cambray, 2 pimientos verdes y 1 chile verde fresco mediano sin semillas, y póngalos en un tazón. Espolvoree con 1/4 de cdita. de comino. Extienda los totopos en una bandeja para hornear cubierta con papel de aluminio y ponga las verduras. Cubra con 1 1/2 tazas de queso Cheddar bajo en grasa. Hornee en el horno precalentado a 190°C de 10 a 15 minutos o hasta que el queso se derrita.

Otras ventajas

• Los mangos frescos contienen vitamina C, que actúa como antioxidante.

• Los chiles son otra fuente de vitamina C: contienen más, gramo por gramo, que frutas cítricas como naranjas y limones.

Equivalentes

cereales y tubérculos 1 fruta 1/2

Cada porción aporta calorías 109, calorías de grasa 9, grasa 1 g, grasa saturada 0 g, colesterol 0 mg, sodio 59 mg, hidratos de carbono 24 g, fibra 3 g, azúcares 7 g, proteína 2 g. Fuente excelente de vitamina A, vitamina C. Buena fuente de folato, fósforo.

dip de cangrejo con verduras crudas

Este cremoso dip se basa en ingredientes que pueden guardarse en la alacena y utilizarse con rapidez si llegan invitados inesperados. Se sirve con palitos de apio y pepino y rebanadas de jugosa piña, lo que añade nutrimentos importantes a este refrigerio. Puede utilizar también palitos de pan.

Preparación **15-20 minutos**   *4 porciones*

Dip

1 lata (200 g) de carne blanca de cangrejo, escurrida

2 cdas. de mayonesa baja en grasa

2 cdas. de yogur natural descremado

1 cdita. de puré de tomate

La ralladura de 1 limón

6 tomates secados al sol, empacados en aceite, escurridos y finamente picados

1 pepinillo encurtido chico, finamente picado (opcional)

Unas gotas de salsa de chile rojo o al gusto

Verduras crudas

2 tallos de apio

1 pepino mediano

1 piña chica

1 Para preparar el dip, ponga la carne de cangrejo, la mayonesa, el yogur, el puré de tomate, la ralladura de limón, los tomates y el pepinillo en un tazón y mezcle bien. Sazone con salsa picante al gusto. Ponga el dip en un platón chico, tape y refrigere mientras prepara las verduras crudas.

2 Corte el apio y el pepino en palitos gruesos. Retire las hojas de la piña (lave las hojas y guárdelas para adorno, si lo desea). Corte la pulpa de la piña en rebanadas triangulares, deje la cáscara y retire el corazón.

3 Acomode el apio, el pepino y la piña en un platón, junto con el tazón con el dip. Adorne con las hojas de piña, si lo desea, y sirva.

(**Sugerencias**) Use el dip de cangrejo para rellenar los huecos de 2 aguacates cortados en mitades y deshuesados; apile el dip sobre la superficie. Coloque un poco de pepino y pimiento rojo en cubos y sirva con hojas de ensalada y pan, para un almuerzo.

Para una presentación elegante, sirva el dip de cangrejo sobre rodajas de pepino, de 1.5 cm de grosor. Adorne con tiras delgadas de rábano u hojas de berros.

Utilice atún en agua o surimi en lugar de cangrejo.

Otras ventajas

• El cangrejo es buena fuente de fósforo, mineral necesario para el desarrollo y mantenimiento de huesos sanos. El fósforo tiene un papel importante para liberar energía de la comida.

• El apio, cosechado primero como hierba medicinal, se volvió una verdura popular a finales del siglo XVII. Proporciona potasio; las hojas y los tallos verdes del apio contienen el antioxidante betacaroteno.

Equivalentes	
fruta 1	verdura 1
carne (muy magra) 1	grasa 1/2

Cada porción aporta calorías 131, calorías de grasa 20, grasa 2 g, grasa saturada 0 g, colesterol 30 mg, sodio 228 mg, hidratos de carbono 21 g, fibra 3 g, azúcares 17 g, proteína 9 g. Fuente excelente de vitamina C. Buena fuente de folato, magnesio, fósforo, potasio, tiamina, vitamina B_6.

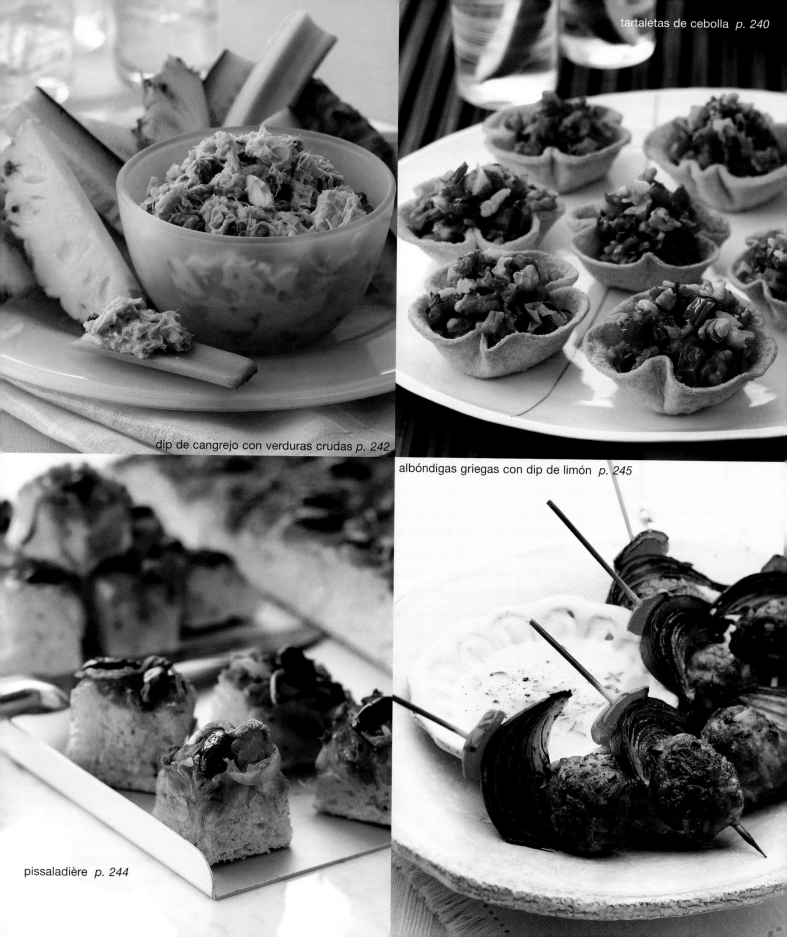

tartaletas de cebolla *p. 240*

dip de cangrejo con verduras crudas *p. 242*

albóndigas griegas con dip de limón *p. 245*

pissaladière *p. 244*

pissaladière

La pissaladière es un pariente provenzal de la pizza italiana. La base de pan, enriquecida con aceite de oliva, está cubierta con una mezcla de tomate y cebolla y decorada con anchoas y aceitunas negras. Sírvala caliente o fría, cortada en cuadros del tamaño de un bocado.

Preparación 30 minutos, más 1 hora de esponjado   Cocción **1 hora, 20 minutos**   *Rinde 64 cuadros*

Masa

1/2 kg de harina para pan, más extra para amasar

1 cdita. de sal

1 paquete de levadura rápida

3 cdas. de aceite de oliva

1 1/4 tazas de agua tibia

Cubierta

2 cditas. de aceite de oliva

4 cebollas, finamente rebanadas

2 dientes de ajo, machacados

3 tazas de tomates rojos, picados

2 cdas. de puré de tomate

1 cda. de orégano fresco picado

2 latas de filetes de anchoa, escurridos y cortados a la mitad, a lo largo

16 aceitunas negras, deshuesadas, cortadas en cuartos

Pimienta

1 Masa: cierna la harina y la sal en un tazón, y añada la levadura. Haga un pozo en el centro y vierta el aceite y el agua. Mezcle poco a poco los ingredientes secos con los líquidos, con una cuchara y luego con la mano, para tener una masa suave y pegajosa.

2 Ponga la masa en una superficie enharinada y amase 10 minutos o hasta que esté homogénea y elástica. Póngala en un tazón aceitado, cubra con envoltura autoadherible y déjela en un sitio tibio para que esponje por 45 minutos o hasta que doble su tamaño.

3 Prepare la cubierta. Caliente el aceite, añada las cebollas y el ajo; cocine a fuego bajo, hasta que estén muy blandos y un poco dorados, no quemados, unos 40 minutos. Añada los tomates, el puré de tomate, el orégano y pimienta al gusto; cocine a fuego bajo 10 minutos, revolviendo ocasionalmente. Retire del fuego y deje enfriar.

4 Cuando la masa esponje, golpéela y amásela. Enróllela sobre una superficie enharinada y forme un cuadrado de 30 cm; colóquelo en una charola para hornear aceitada.

5 Precaliente el horno a 200°C. Extienda la mezcla de cebolla sobre el cuadrado; haga un patrón entrecruzado con los filetes de anchoa. Ponga los cuartos de aceituna en los cuadros. Deje que la pissaladière se esponje a temperatura ambiente 15 minutos.

6 Hornee la pissaladière por 30 minutos o hasta que la corteza esté dorada y firme; baje la temperatura del horno a 190°C y hornee por 10 minutos. Deje enfriar un poco antes de cortarla en cuadrados, para servirla.

(Sugerencias) *Pissaladière de cebolla y tocino:* Excluya los tomates y el puré de la mezcla de cebolla. Corte 4 rebanadas de tocino magro de pavo a la mitad, a lo largo; tuérzalas y póngalas entrecruzadas sobre la mezcla. Ponga alcaparras sobre los cuadros.

Pissaladière de tomate y pimiento rojo: Cubra la base de masa con una capa delgada de pesto preparada; acomode encima una mezcla de rebanadas de tomate fresco, tiras de tomates secados al sol y pimientos rojos asados, pelados y picados grueso. Unte poco aceite de oliva, espolvoree con pimienta negra recién molida y hornee como en la receta principal. Adorne con hojas de albahaca fresca.

Otras ventajas

• Los tomates son un ingrediente nutritivo, pues tienen un alto contenido de licopeno. El licopeno es un fitoquímico con poderosas propiedades antioxidantes. Los tomates enlatados son útiles en el invierno, cuando los frescos son caros y no tan sabrosos.

Equivalentes

cereales y tubérculos 1/2

fotografía, p. 243

Cada porción (un cuadrado) aporta calorías 43, calorías de grasa 11, grasa 1 g, grasa saturada 0 g, colesterol 1 mg, sodio 86 mg, hidratos de carbono 7 g, fibra 1 g, azúcares 1 g, proteína 2 g.

albóndigas griegas con dip de limón

Estas albóndigas pequeñas, preparadas con una mezcla de carne de cordero molida y arroz, sazonadas con tomillo, limón y nuez moscada, se asan en brochetas de madera, para comerlas con facilidad. La salsa clásica griega de huevo y limón tiene un sabor fuerte, perfecto para complementar las albóndigas.

Preparación **25 minutos**   Cocción **20-25 minutos**   Rinde 24 brochetas

Albóndigas

2 cebollas moradas chicas

1/2 kg de carne de cordero magra, molida

1 cebolla chica, muy finamente picada

1/2 taza de arroz blanco cocido

1 diente de ajo, machacado

1 cda. de tomillo fresco picado

1/2 cdita. de nuez moscada recién rallada

La ralladura fina de 1 limón

1 pimiento rojo grande, sin semillas, cortado en 24 cubitos

Aceite de oliva para untar

Sal y pimienta

Dip

1 1/2 cditas. de arrurruz

El jugo de 2 limones chicos

1/2 taza de caldo de pollo desgrasado y con poca sal

1 huevo chico

2 cditas. de tomillo fresco picado

Sal y pimienta

1 Remoje 24 brochetas de madera largas en agua tibia durante 10 minutos y escúrralas. Precaliente el asador a temperatura media.

2 Corte cada cebolla morada en 12 rebanadas triangulares delgadas, manteniéndolas unidas al extremo de la raíz.

3 Mezcle el cordero, la cebolla, el arroz cocido, el ajo, el tomillo, la nuez moscada y la ralladura de limón, y sazone con sal y pimienta. Mezcle bien todo con las manos. Forme con la mezcla de carne 24 bolitas.

4 Ensarte 1 albóndiga, 1 pieza de pimiento y 1 rebanada de cebolla en cada brocheta. Acomode en una capa sobre la rejilla del asador o una sartén para asar. (Si prepara las brochetas con 3 a 4 horas de anticipación, refrigérelas con envoltura autoadherible.) Unte con aceite y ase de 15 a 18 minutos, volteándolas, o hasta que estén doradas y cocidas.

5 Prepare el dip: mezcle el arrurruz con la mitad del jugo de limón; añada el resto del jugo. Caliente el caldo en una cacerola chica hasta que hierva, y añada la mezcla de arrurruz y jugo de limón. Ponga a hervir, moviendo constantemente, y retire del fuego.

6 En un tazón, bata el huevo. Incorpórelo poco a poco en la mezcla de caldo caliente, en un chorro delgado y continuo y sin dejar de batir. Regrese la cacerola a la estufa a fuego bajo y bata 4 minutos o hasta que la salsa esté homogénea y espesa. No deje que hierva, pues el huevo podría cuajarse. Añada el tomillo picado y sazone con sal y pimienta.

7 Sirva las brochetas con la salsa de limón caliente.

(Sugerencias) En lugar de pimiento rojo, use pimiento verde o amarillo.

Para un dip rápido de limón y menta que no requiere cocinarse, añada la ralladura de 1 limón y 2 cdas. de menta fresca picada a 1 taza de yogur natural semidescremado.

Albóndigas de pavo y salvia: Use pavo molido en vez de cordero, y 1/4 de taza de pan de trigo integral molido en lugar del arroz. Sazone la mezcla de pavo con 1 cda. de salvia picada en lugar del tomillo. Haga el dip de limón con caldo de pollo y salvia picada en vez de tomillo.

Otras ventajas

• Al untar las brochetas con aceite de oliva antes de asarlas, la carne permanece húmeda y elimina la necesidad de añadir aceite a la sartén para que no se peguen.

• El arrurruz está hecho de un tubérculo tropical. A diferencia de la maicena, no da un sabor a almidón a la salsa si se cocina demasiado. Queda muy claro al cocerse y tiene más poder para espesar que la harina.

fotografía, p. 243

Equivalentes

cereales y tubérculos 1/2
carne (magra) 1

Cada porción (dos brochetas) aporta calorías 88, calorías de grasa 25, grasa 3 g, grasa saturada 1 g, colesterol 43 mg, sodio 54 mg, hidratos de carbono 6 g, fibra 1 g, azúcares 2 g, proteína 9 g. Fuente excelente de vitamina C. Buena fuente de niacina, riboflavina, vitamina A, vitamina B_{12}.

empanadas de cangrejo con jengibre

Estas empanadas triangulares estilo oriental, de pasta de hojaldre crujiente, tienen un relleno de cangrejo con sabor a jengibre, champiñones y elote. Son exquisitas y de fácil preparación. Prepárelas con anticipación para una fiesta y hornéelas antes de servirlas, acompañadas de una salsa dulce.

Preparación **45-50 minutos**   Cocción **12-13 minutos**   *Rinde 18 empanadas*

Empanadas

1 lata (200 g) de carne blanca de cangrejo, o de jaiba fresca

150 g de champiñones lavados y picados grueso

1 1/2 tazas de elotes congelados, descongelados

4 cebollitas de Cambray, picadas

1 cda. de jengibre fresco finamente picado

1 chile rojo, sin semillas, desvenado y finamente picado

2 cdas. de vino chino para cocinar o de jerez seco

2 cdas. de aceite de canola

1 cda. de aceite de ajonjolí tostado

6 hojas de pasta filo (de 50 x 30 cm)

1 cda. de semillas de ajonjolí

Sal y pimienta

Adorno

Salsa tai dulce de chile

Cebollitas de Cambray

1 Precaliente el horno a 200°C. En un tazón, mezcle la carne de cangrejo, los champiñones, el elote, las cebollitas, el jengibre, el chile rojo y el vino, y sazone con sal y pimienta. Mezcle en una taza los aceites de canola y ajonjolí.

2 Enrolle holgadamente las 6 hojas de pasta filo, desde un lado corto. Con un cuchillo filoso, corte el rollo a lo ancho en 3 piezas. Cubra 2 de los rollos más cortos con envoltura autoadherible, para evitar que se sequen. Desenrolle el tercer rollo; retire una de las tiras y deje el resto aparte, cubiertas.

3 Extienda la tira de pasta, con el extremo corto hacia usted; unte con un poco de la mezcla de aceite. Ponga 1 cdita. copeteada de la mezcla de cangrejo cerca de la parte inferior, hacia la esquina derecha del extremo corto; doble la pasta diagonalmente encima. Doble así, hasta llegar al extremo de la tira y tener un bulto triangular. Ponga en una charola para hornear con el lado de unión hacia abajo.

4 Repita con el resto de las tiras, descubriéndolas sólo cuando las necesite, hasta que use toda la mezcla de cangrejo. (Puede preparar con anticipación las empanadas; cubra con envoltura autoadherible las bandejas para hornear y refrigere. El tiempo de horneado quizá necesite aumentarlo a 15 minutos si las empanadas están muy frías.)

5 Unte la parte superior de las empanadas con la mezcla de aceite y espolvoree con semillas de ajonjolí. Hornee hasta que estén crujientes y doradas, de 12 a 13 minutos.

6 Ponga las empanadas en una rejilla de alambre para que se enfríen. Separe la parte superior de las cebollitas de Cambray de adorno, para formar "brochas". Sirva las empanadas calientes, en una charola adornada con las brochas de cebollitas y una pizca de salsa tai dulce de chile.

(Sugerencias) *Empanadas de camarón:* Use 175 g de camarones cocidos, pelados y picados, en lugar de la carne de cangrejo.

Miniempanadas con relleno de verduras: Mezcle 1 taza de germinado de frijol de soya; 1 zanahoria rallada; 1 lata de brotes de bambú rebanados, escurridos y picados; 4 cebollitas de Cambray picadas y 1/2 taza de champiñones picados. Caliente 2 cditas. de aceite de canola en una sartén grande; añada 1 cda. de jengibre fresco finamente picado, y 2 dientes de ajo machacados; sofría por

Equivalentes

cereales y tubérculos 1/2
carne (muy magra) 1/2

Cada porción (una empanada) aporta calorías 63, calorías de grasa 16, grasa 2 g, grasa saturada 0 g, colesterol 7 mg, sodio 67 mg, hidratos de carbono 9 g, fibra 1 g, azúcares 1 g, proteína 3 g. Buena fuente de vitamina C.

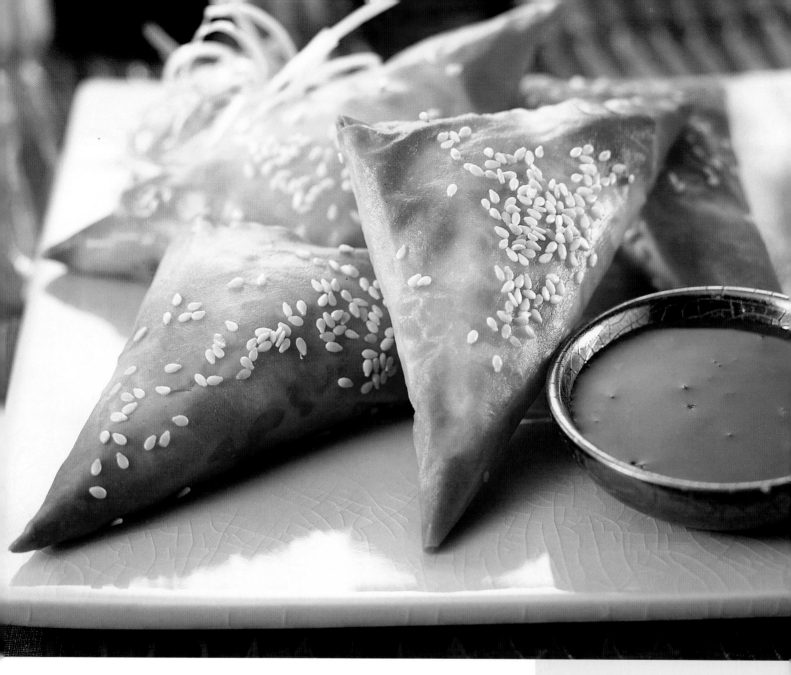

30 segundos. Añada las verduras y sofría 1 minuto. Rocíe 1 cda. de salsa de soya clara y 1 cda. de vino chino para cocinar o de jerez seco; sofría 1 minuto y deje enfriar. Corte la pasta filo en tiras, como en la receta principal. Mezcle 2 cdas. de aceite de canola y 1 cda. de aceite de ajonjolí tostado. Unte una tira de pasta con la mezcla de aceite; ponga 1 cdita. copeteada del relleno en el centro. Doble los lados y haga un rollo. Repita con el resto de la pasta y el relleno. Hornee como en la receta principal.

Otras ventajas

• Al usar pasta filo para estas empanadas, mantiene bajo el contenido de grasa. Esto es porque sólo se unta un poco de aceite para unir los bordes de la pasta y para dar un brillo dorado y una textura crujiente.

bocadillos de pavo y chabacano

Los chabacanos secos remojados en jugo de naranja y envueltos en tocino magro de pavo son un sabroso refrigerio en una fiesta. Tenga cuidado al asar el tocino de pavo, porque se seca si lo cocina en exceso. Una mezcla de mostaza ayuda a añadir humedad durante la cocción.

Preparación **10-15 minutos**   Cocción **2 minutos**   *Rinde 24 bocadillos*

Bocadillos

24 chabacanos secos

El jugo de 1 naranja

2 cditas. de mermelada de naranja (baja en azúcar)

2 cditas. de mostaza de Dijon

6 rebanadas de tocino magro de pavo

1 cdita. de aceite de oliva

Adorno

Perejil fresco, picado

1 Ponga los chabacanos en un tazón chico; vierta encima el jugo de naranja y revuelva para que se humedezcan bien (esto evitará que se quemen al asarlos).

2 Mezcle la mermelada con la mostaza. Unte cada rebanada de tocino de pavo con un poco de la mezcla de mostaza; con unas tijeras, córtelas a la mitad y a lo largo. Corte otra vez a la mitad cada pieza, ahora por el centro y a lo ancho, para tener 24 tiras de tocino de pavo.

3 Precaliente a fuego medio un asador o el asador del horno. Escurra los chabacanos. Envuelva una tira de tocino alrededor de cada chabacano y asegúrela con un palillo.

4 Acomode los bocadillos de pavo en la rejilla del asador; unte cada uno con un poco de aceite. Ase cada lado durante 1 minuto o hasta que el tocino esté apenas cocido.

5 Apile los bocadillos en un tazón chico y poco profundo y espolvoree con perejil picado si lo usa. Sírvalos calientes.

(**Sugerencias**) En lugar de la mezcla de mostaza y mermelada, unte el tocino de pavo con un poco de salsa pesto de preparación comercial.

Use tomates cherry en lugar de los chabacanos secos. No necesita humedecerlos con jugo de naranja.

Bocadillos de pavo y plátano: Corte 3 plátanos medianos en trocitos (8 trozos cada uno) y revuelva con un poco de jugo de limón o de lima, para evitar que se decoloren. Envuelva cada trozo con una tira de tocino de pavo untada con un poco de chutney de mango, y áselos 1 minuto de cada lado. Sírvalos calientes.

Otras ventajas

• Estos bocadillos de chabacano con tocino de pavo asados resultan un refrigerio saludable, suculento e indulgente. La combinación de los chabacanos secos dulces y el tocino de pavo salado deleitará a cualquiera.

fotografía, p. 251

Equivalentes

fruta 1/2   Cada porción (un bocadillo de pavo) aporta calorías 29, calorías de grasa 8, grasa 1 g, grasa saturada 0 g, colesterol 3 mg, sodio 54 mg, hidratos de carbono 5 g, fibra 1 g, azúcares 3 g, proteína 1 g.

dip de queso, manzana y dátil

Su dulzura natural hace de los dátiles un ingrediente excelente para postres, pasteles y chutneys. Aquí, se cocinan con manzana y especias aromáticas, luego se mezclan con queso crema, para tener un dip dulce y sazonado para fruta fresca y verduras. Es exquisito untado en pan tostado, panecillos y panquecillos.

Preparación 20 minutos   Cocción 15 minutos   Enfriamiento al menos 1 hora   *Rinde 1 1/4 tazas*

3 vainas de cardamomo verde o 1 cdita. de cardamomo molido

1 manzana extra grande, como Jonathan, McIntosh, Rome Beauty, pelada, sin corazón y picada grueso

1/4 de taza de dátiles secos picados

1 cdita. de canela molida

1/4 de cdita. de jengibre molido

1/3 de taza de agua

225 g de queso crema bajo en grasa (Neufchâtel), a temperatura ambiente

Para servir como dip para frutas o verduras crudas como:

Rebanadas de manzanas rojas y verdes

Palitos de zanahoria, apio y pepino

Rebanadas de piña fresca, uvas sin semilla, fresas

1 Si usa vainas de cardamomo, macháquelas un poco con el lado plano de un cuchillo de chef, para abrirlas; retire las semillas. Deseche las vainas y machaque las semillas con el costado del cuchillo. (Puede hacer esto con un mortero y su mano.) Si usa cardamomo molido, omita este paso.

2 En una cacerola mediana, mezcle la manzana, los dátiles, las semillas de cardamomo machacadas, la canela y el jengibre; luego añada el agua. Hierva la mezcla a fuego medio, revolviendo ocasionalmente.

3 Baje la llama y cocine a fuego bajo, sin tapar, por unos 10 minutos o hasta que la manzana esté blanda y los dátiles, pulposos. Revuelva de vez en cuando, para evitar que la mezcla se pegue al fondo de la cacerola. Retire la mezcla del fuego y enfríela.

4 Cuando la mezcla de manzana esté fría, incorpore el queso crema en un tazón mediano hasta que esté cremosa; luego incorpore la mezcla de fruta. Tape y refrigere hasta la hora de servir. (El dip se conserva en el refrigerador hasta por 3 días.)

5 Sirva el dip en un tazón poco hondo, colocado sobre un platón y rodeado de una variedad de frutas y verduras crudas.

(Sugerencias) Use queso cottage o requesón si no consigue el queso crema bajo en grasa (Neufchâtel).

Pruebe este dip como relleno para crepas o con pan francés tostado.

Salsa de dátil, manzana y naranja: Omita el queso crema (Paso 4) y añada 1/3 de taza de almendras tostadas y picadas y 1 cdita. de ralladura de naranja. Sirva con rebanadas de cerdo magro asado o de pollo asado.

Otras ventajas

• El Neufchâtel es un queso crema con una tercera parte menos de grasa y es un poco más húmedo que el queso crema común. Es perfecto para añadir cremosidad y sabor al dip.

• La manzana y los dátiles secos contienen mucha fibra. Los dátiles son una excelente fuente de potasio, el cual ayuda a regular el balance de fluidos del cuerpo.

• La canela y el cardamomo ayudan a aliviar la indigestión.

fotografía, p. 251

Equivalentes	
fruta 1/2 carne (grasa media) 1/2	Cada porción (dos cucharadas de dip) aporta calorías 83, calorías de grasa 44, grasa 5 g, grasa saturada 3 g, colesterol 16 mg, sodio 96 mg, hidratos de carbono 8 g, fibra 1 g, azúcares 7 g , proteína 3 g.

barras de nuez y dátil

Estas barras son un agasajo especial en las loncheras, como refrigerio a mitad del día o para acompañar el café. La masa sólo necesita un poco de margarina baja en grasa y aceite. Los dátiles añaden dulzura natural y las nueces y las semillas de girasol proporcionan textura extra. El resultado es nutritivo y delicioso. Las barras preparadas en casa son más baratas que las compradas.

Preparación **15 minutos**   Cocción **20 minutos**   *Rinde 16 barras*

Aceite en aerosol para cocinar

2 cdas. de margarina para untar baja en grasa

1 cda. de aceite de canola

1/4 de taza de azúcar moreno claro

2 cdas. de miel

La ralladura de 1 naranja

2 cdas. de jugo de naranja

1/3 de taza de dátiles, sin hueso y picados

1/4 de taza de nueces picadas

2 tazas de avena

2 cdas. de semillas de girasol

1 Precaliente el horno a 175°C. Rocíe con aceite en aerosol un molde para hornear cuadrado, de 23 x 23 cm, y déjelo aparte.

2 Ponga la margarina, el aceite, el azúcar, la miel, la ralladura y el jugo de naranja en una cacerola mediana; cocine a fuego bajo, revolviendo, hasta que la margarina se derrita. Retire la cacerola del fuego y añada los dátiles y las nueces. Agregue la avena, asegurándose de que se cubra bien con la mezcla de margarina.

3 Extienda la mezcla en el molde preparado y oprímala para que quede pareja. Espolvoree las semillas de girasol encima y presione un poco para incrustarlas en la superficie.

4 Hornee por unos 20 minutos o hasta que los bordes estén dorados. Saque la mezcla del horno y deje que se enfríe por completo en el molde. Cuando esté fría, ponga la barra grande en una tabla para picar y rebánela en 16 barras. Puede guardarlas en un recipiente hermético hasta por 1 semana.

(**Sugerencias**) Espolvoree las barras con semillas de calabaza en lugar de semillas de girasol.

Añada a la mezcla de la masa otras frutas secas, como arándanos secos o pasas, en lugar de dátiles.

Barras de chabacano y avellana: Sustituya los dátiles con 1/3 de taza de chabacanos secos y picados, y las nueces, con 1/4 de taza de avellanas tostadas y picadas.

Otras ventajas

• La avena es fuente excelente de fibra soluble, la que ayuda a reducir los niveles altos de colesterol en sangre.

• Hasta el 95% del contenido de calorías de los dátiles proviene de azúcares naturales, pero debido a su contenido de fibra (y fibra adicional de la avena en la receta), el cuerpo mantiene la liberación de glucosa en el torrente sanguíneo a un ritmo firme, lo que eleva poco y en forma sostenida los niveles de glucosa en sangre, para energía a largo plazo, sin causar un aumento repentino.

Equivalentes
cereales y tubérculos 1 grasa 1/2

Cada porción (una barra) aporta calorías 103, calorías de grasa 34, grasa 4 g, grasa saturada 0 g, colesterol 0 mg, sodio 12 mg, hidratos de carbono 16 g, fibra 2 g, azúcares 8 g, proteína 2 g.

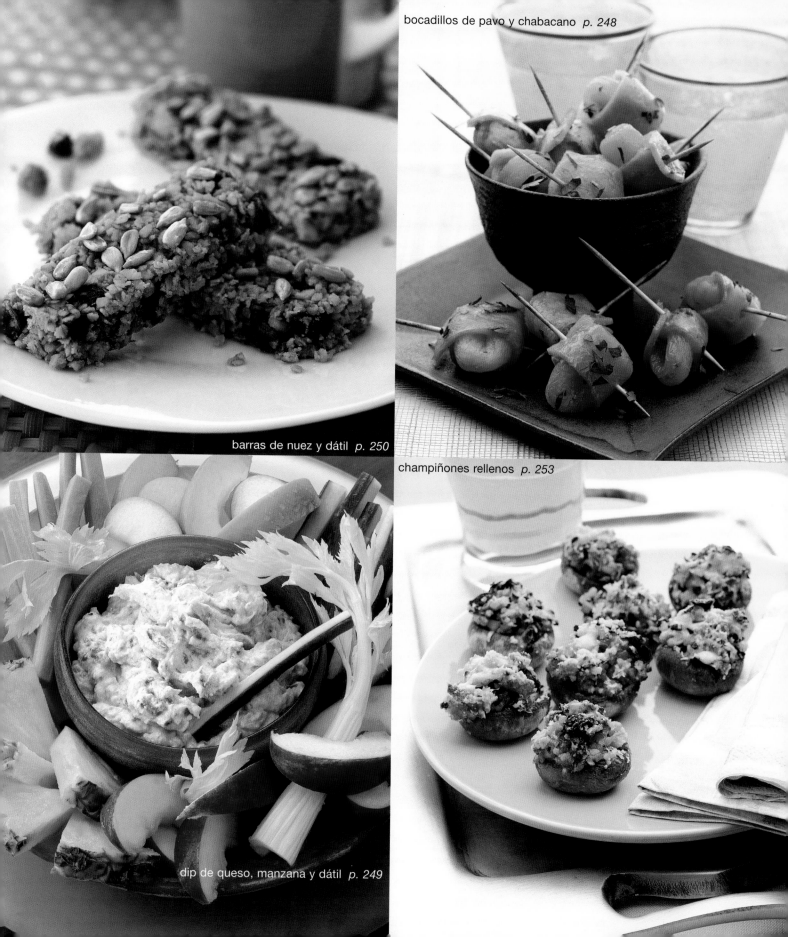

bocadillos de pavo y chabacano *p. 248*

barras de nuez y dátil *p. 250*

dip de queso, manzana y dátil *p. 249*

champiñones rellenos *p. 253*

aceitunas marinadas en romero

El sabor de las aceitunas mejora al marinarlas en aceite de oliva con hierbas frescas y jugos cítricos. Al servirlas con coloridos trozos de pimientos rojos y amarillos y tomates cherry, son exquisitas. Para un mejor sabor, marínelas durante 2 días.

Preparación **10 minutos**   Marinado **2 días**   *8 porciones*

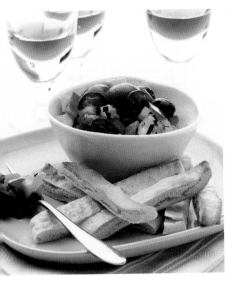

200 g de aceitunas, una mezcla de negras y verdes

2 cdas. de aceite de oliva (de preferencia, extra virgen)

1 cda. de jugo de limón

1 naranja con cáscara delgada, lavada, sin pelar, cortada en trozos chicos

2 ramitas de romero fresco

1 chile verde fresco, sin semillas y finamente rebanado

1 pimiento rojo, sin semillas y partido en trozos chicos

1 pimiento amarillo, sin semillas y partido en trozos chicos

1/2 taza de tomates cherry, partidos a la mitad

1 Ponga las aceitunas en un tazón grande y añada el aceite de oliva, el jugo de limón, los trozos de naranja, las ramitas de romero y el chile. Mezcle y tape. Coloque la mezcla en el refrigerador.

2 Durante los siguientes 2 días, cada 12 horas saque la mezcla de aceitunas del refrigerador, destápela y revuelva. Tape de nuevo y refrigere para que continúe la marinación.

3 Ya listas para comerse, revuelva las aceitunas marinadas con el pimiento rojo y amarillo y los tomates, y mezcle bien.

(Sugerencias) Añada las aceitunas marinadas a ensaladas, como hojas de espinaca con garbanzos o atún y pepino.

Aceitunas marinadas con ajo y feta: En lugar de naranja, romero y chile, agregue al aceite de oliva y al jugo de limón 2 dientes de ajo picados grueso, de 4 a 6 tomates secados al sol picados y un puñado de hojas de albahaca fresca toscamente partidas. Antes de servir las aceitunas, mézclelas con 25 g de queso feta en cubos, pimientos rojos y amarillos, 4 tomates cherry y hojas de albahaca fresca.

Otras ventajas

• Las aceitunas son muy apreciadas por su contenido de aceite, en su mayoría del tipo monoinsaturado, más saludable. Las verdes proporcionan más vitamina A que las negras.

• El aceite de oliva extra virgen es el mejor de todos los aceites de oliva. Tiene un nivel más bajo de acidez y un aroma y sabor exquisitos. Como se produce con calor y procesos de refinamiento mínimos, conserva más de sus ácidos grasos esenciales y fitoquímicos.

• La palabra "romero" viene del latín y significa "rocío del mar". Esta hierba fuerte y de sabor acre crecía en la costa. En la época romana, se usaba como hierba medicinal, para aliviar padecimientos del aparato digestivo.

Equivalentes
verduras 1 1/2 grasa 1

Cada porción aporta calorías 81, calorías de grasa 53, grasa 6 g, grasa saturada 1 g, colesterol 0 mg, sodio 299 mg, hidratos de carbono 7 g, fibra 2 g, azúcares 3 g, proteína 1 g. Fuente excelente de vitamina C. Buena fuente de vitamina A.

champiñones rellenos

Rellenos con una deliciosa mezcla de calabacitas, espinacas y avellanas finamente picadas, adornados con queso parmesano y horneados, estos champiñones son un bocadillo para fiestas delicioso y difícil de resistir. Tienen mejor apariencia si todos los champiñones son del mismo tamaño.

Preparación **25-30 minutos**   Cocción **15 minutos**   *Rinde 16 champiñones*

16 champiñones grandes
1 cda. de mantequilla
2 chalotes, finamente picados
1 diente de ajo, machacado
1 calabacita chica, finamente picada
1 taza de hojas de espinaca baby, finamente picadas, más unas hojas para servir

Adorno

1/2 taza de pan de trigo integral molido
1/2 taza de avellanas finamente picadas
2 cdas. de perejil finamente picado
1/3 de taza de queso parmesano rallado
Sal y pimienta

1 Precaliente el horno a 175°C. Quíteles los tallos a los champiñones y píquelos finamente. Derrita a fuego medio la mantequilla, en una sartén grande. Añada los tallos picados de champiñones, los chalotes, el ajo y las calabacitas, y cocine por 5 minutos, moviendo ocasionalmente.

2 Retire la sartén del fuego y agregue la espinaca picada, el pan molido, las avellanas, el perejil, sal y pimienta al gusto.

3 En un platón para hornear poco profundo o en una bandeja para hornear aceitada, ponga los sombreros de los champiñones en una sola capa, con el lado hueco hacia arriba. Coloque la mezcla de chalotes y calabacitas en cada sombrero y espolvoree con queso parmesano. (Puede preparar los champiñones con 2 o 3 horas de anticipación y refrigerarlos tapados con cubierta autoadherible.)

4 Hornee por unos 15 minutos o hasta que los champiñones estén blandos y el queso se haya derretido. Sírvalos calientes, sobre una capa de hojas de espinaca, si lo desea.

(Sugerencias) *Champiñones rellenos de pimiento rojo y piñones:* Saltee por 5 minutos los tallos de champiñones en 2 cditas. de aceite de oliva, con 4 cebollitas de Cambray finamente picadas, 1 pimiento rojo sin semillas finamente picado y 1 diente de ajo machacado. Añada 1/2 taza de piñones picados, 1 taza de berros picados, 1/2 taza de pan recién molido, 2 cdas. de perejil finamente picado y pimienta al gusto. Rellene los sombreros con la mezcla y espolvoree con 1/3 de taza de queso mozzarella finamente rallado. Hornee como en la receta principal.

Otras ventajas

• Los champiñones proporcionan buenas cantidades de algunas vitaminas B y también son fuente de cobre. Este micromineral tiene varias funciones (se halla en muchas enzimas y es necesario para el desarrollo de los huesos y para la formación de tejido conectivo).

• Los champiñones rellenos son una botana clásica en fiestas. Suelen prepararse con mucha mantequilla derretida para que no se separe el relleno. En esta receta, sólo se utliza 1 cda. de mantequilla; las calabacitas dan la humedad necesaria y sirven como aglutinante.

• Las avellanas se conocen en China desde hace 5,000 años y las comían los romanos. Son buena fuente de vitamina E y de la mayoría de las vitaminas B (excepto de B_{12}).

fotografía, p. 251

Equivalentes

verdura 1 grasa 1/2

Cada porción (un champiñón) aporta calorías 53, calorías de grasa 34, grasa 4 g, grasa saturada 1 g, colesterol 4 mg, sodio 34 mg, hidratos de carbono 4 g, fibra 1 g, azúcares 1 g, proteína 2 g. Buena fuente de vitamina A.

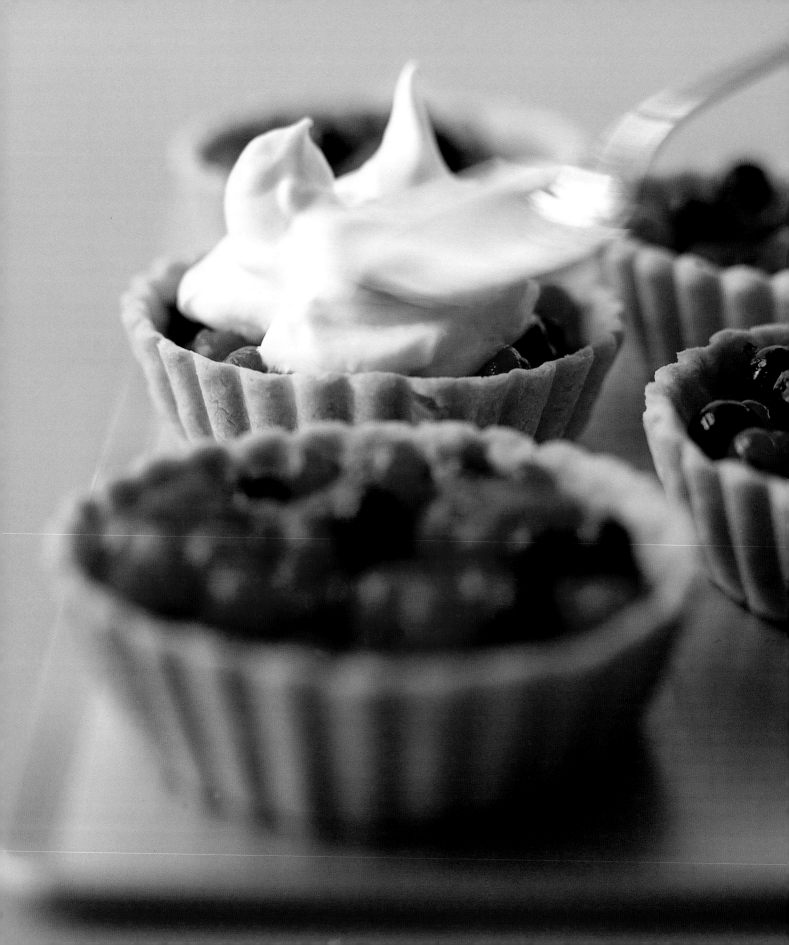

postres y bebidas

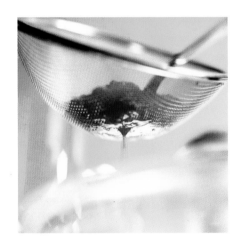

Esquimo de mango *256*

Despertar cítrico *257*

Congelado de piña y fresas *258*

Entrada helada de melón y bayas *260*

Peras flameadas con naranja *261*

Fruta asada con azafrán y vainilla *262*

Soufflés de cítricos *264*

Ciruelas en papillote con miel *265*

Brochetas de fruta a la parrilla *266*

Pizzas de duraznos y zarzamoras *267*

Tarta de peras y grosellas *268*

Bocado de ángel *270*

Duraznos rellenos de almendras *271*

Pastel selva negra *272*

Biscotti de arándanos y almendras *274*

Barras de higo *275*

Flanes horneados *276*

Galletas cinco estrellas *278*

Galletas de naranja y nuez *279*

Tiramisú de moca y ricotta *280*

Rosca de frutas *281*

esquimo de mango

Los esquimos son bebidas de frutas de preparación rápida, cargadas de vitaminas y antioxidantes y que pueden prepararse con leche y yogur o con jugos y trozos de frutas. Se puede usar casi cualquier fruta fresca, sola o combinada. Para preparar más de 2, simplemente haga una segunda tanda.

Preparación **5 minutos**   *2 porciones*

1 mango maduro

1/2 taza de yogur natural, bajo en grasas, bien frío

1 taza de leche descremada, bien fría

1 cdita. de miel, o fructosa

Semillas de 6 vainas de cardamomo (opcional)

1 Pele el mango y separe la pulpa del hueso. Pique la pulpa y licue, en la licuadora o en un procesador de alimentos, hasta que la textura sea lisa y uniforme.

2 Vierta el yogur y la leche y licue hasta que obtenga una mezcla cremosa. Endulce con miel al gusto.

3 Sirva en vasos altos espolvoreados con las semillas de cardamomo.

(Sugerencias) *Esquimo tropical de plátano:* Sustituya el mango con un plátano grande en rodajas.

Esquimo de kiwi y fresa: Use 1 kiwi pelado y picado y 1/2 taza de fresas en lugar del mango.

Otras ventajas

• Los esquimos se preparan muy rápido, usando fruta fresca, de manera que retienen el máximo valor nutritivo de sus ingredientes. Son muy refrescantes e ideales al despertar o para después de hacer ejercicio.

• Si se prepara con yogur y leche descremada, un esquimo también contiene proteína, calcio y muchas vitaminas B.

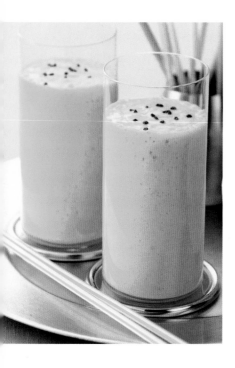

Equivalentes

fruta 1 leche (descremada) 1 azúcares 1/2

Cada porción aporta calorías 168, calorías de grasa 14, grasa 2 g, grasa saturada 1 g, colesterol 7 mg, sodio 109 mg, hidratos de carbono 33 g, fibra 2 g, azúcares 30 g, proteína 8 g. Excelente fuente de calcio, fósforo, riboflavina, vitamina A, vitamina C. Buena fuente de potasio, tiamina, vitamina B_6, vitamina B_{12}.

despertar cítrico

En lugar de un jugo de naranja por la mañana, disfrute esta helada mezcla de frutas cítricas. Empiece con jugosas naranjas dulces; asegúrese de escogerlas pesadas para su tamaño; en general, esto indica que tienen mucho jugo. Agregue toronja sangría, lima y limón, además de un poco de menta fresca. ¡Es una gran forma de empezar el día!

Preparación **15 minutos** *6 porciones*

Jugo

1 lima grande

4 naranjas grandes

1 toronja sangría mediana (unos 350 ml)

1 limón grande

1/2 taza de agua fría

2 cdas. de azúcar, o 1 cda. de fructosa

2 cdas. de hojas de menta fresca

Adorno

4 rodajas de limón, con cáscara

4 rodajas de lima, con cáscara

1 Pele la lima en tiras delgadas y reserve 1/2 cdita. de la cáscara.

2 Parta la lima, las naranjas, la toronja y el limón en mitades. Exprima las frutas con exprimidor, de preferencia uno que retenga las semillas y deje pasar la pulpa. Si no tiene un exprimidor, pinche la pulpa con un tenedor varias veces y luego exprima la fruta con la mano. Retire las semillas con una cuchara para no colar el jugo.

3 Vierta los jugos en una jarra grande con la cáscara de lima que reservó, el agua, el azúcar y las hojas de menta. Sirva en 6 vasos con hielo. Adorne las bebidas con las rodajas de limón y de lima.

(Sugerencias) *Gazpacho de frutas:* Omita la lima y la toronja y use 2 limones. Exprima sólo 2 de las naranjas; pele y parta en gajos las otras 2. Pique 1 piña chica (3 tazas de fruta) y pele y rebane 1 kiwi (1/2 taza). Mezcle y sirva como gazpacho de frutas o licue, en la licuadora o en un procesador de alimentos, hasta que obtenga una textura tersa. Decore con hojas de menta fresca, si gusta.

Chispas de verano: Para una veraniega bebida no alcohólica, agregue a la mezcla en la jarra, justo antes de servir en los vasos (Paso 3), 3/4 de taza de agua mineral con gas sabor lima o limón.

Otras ventajas

• Naturalmente, las frutas cítricas son una de las mejores fuentes de vitamina C. Como antioxidante, la vitamina C protege contra el daño celular causado por los radicales libres, los cuales produce el organismo cuando se quema el oxígeno.

• Las naranjas y su jugo contienen una vitamina B llamada folato, la que es importante para las mujeres embarazadas porque ayuda a prevenir defectos de nacimiento del bebé.

• Los jugos de frutas se pueden combinar con agua mineral con gas para obtener una bebida burbujeante no alcohólica, misma que contiene la mitad de las calorías que un vaso de jugo.

fotografía, p. 259

Equivalentes

fruta 1 1/2

Cada porción aporta calorías 99, calorías de grasa 3, grasa 0 g, grasa saturada 0 g, colesterol 0 mg, sodio 3 mg, hidratos de carbono 26 g, fibra 4 g, azúcares 18 g, proteína 2 g. Excelente fuente de vitamina C. Buena fuente de folato.

congelado de piña y fresas

Parece una bebida congelada, se come como nieve y es una delicia de fruta fresca. Esta mezcla de fruta congelada se prepara rápido por la mañana. Pruébela como colación por la tarde o disfrútela a cucharadas como postre. Siempre tenga fruta picada congelada para que pueda preparar estos postres en cualquier momento.

Preparación **20 minutos**   Congelación **por lo menos 1 1/2 horas para congelar la fruta**   *6 porciones*

Congelado

2 tazas de fresas maduras, limpias

2 tazas de piña fresca, picada

1 taza de cubos de hielo

1/2 taza de jugo de piña natural o bajo en calorías

2 cdas. de azúcar, o 2 sobres de endulzante

Adorno

Ramitas de menta fresca

1 Congele la fruta con anticipación para que el postre quede muy espeso. Para congelar la fruta: pele, descorazone y corte la piña en trozos y póngala en una bolsa de plástico para congelar o en un recipiente tapado. Rebane las fresas y póngalas en otra bolsa o recipiente. Congele la fruta hasta que esté bien firme, por lo menos durante 1 1/2 horas.

2 Triture los cubos de hielo en un procesador de alimentos o en una licuadora. O bien, ponga los cubos en una bolsa de plástico y ciérrela; rómpalos con un rodillo y termine de triturarlos en la licuadora.

3 Agregue a la licuadora las fresas y los trozos de piña congelados, el jugo de piña y el azúcar. Pulse el botón de máxima velocidad y licue hasta que todo se mezcle, pero sin que quede líquido. Debe tener trocitos de fruta y de hielo.

4 Pruebe y agregue azúcar o endulzante si gusta. Licue unos segundos más.

5 Sirva la nieve en 4 copas altas y adorne cada una con una ramita de menta, si lo desea. Sirva con cucharas largas.

(Sugerencias) *Nieve de moras:* Sustituya la piña con 1 taza de moras frescas y 1 taza de frambuesas frescas. Use 1/2 taza de jugo de arándano en vez de jugo de piña.

Nieve de mango: En lugar de fruta fresca, use 3 tazas de rebanadas de mangos congeladas y 1 taza de zarzamoras congeladas (búsquelas en la sección de congelados del supermercado). Omita el jugo de piña y use sólo 1/2 taza de jugo de arándanos.

Nieve tropical: Sustituya las fresas y la piña con 2 tazas de mango pelado, picado y congelado y 2 tazas de trozos de melón congelado y utilice jugo de naranja.

Nieve instantánea: Cuando le sobre nieve, congélela en una charola para cubos de hielo. Después, podrá hacer una nieve rápidamente con sólo triturar los cubos de hielo en un procesador o licuadora. Si la mezcla queda muy espesa, agregue un poco de jugo de fruta.

Otras ventajas

• Ahora hay una amplia variedad de frutas congeladas. Es conveniente tenerlas a la mano, y quizá sea una mejor fuente de vitaminas que algunas frutas "frescas" que tal vez no se almacenaron o manejaron bien o que estuvieron mucho tiempo en exhibición. En particular es útil para nieves y esquimos, en los que la textura de la fruta no es importante. Este tipo de postres son una bebida refrescante ideal para el verano. También es una forma fácil de incorporar a la dieta varias porciones de fruta fresca.

Equivalentes

fruta 1

Cada porción aporta calorías 68, calorías de grasa 4, grasa 0 g, grasa saturada 0 g, colesterol 0 mg, sodio 1 mg, hidratos de carbono 17 g, fibra 2 g, azúcares 15 g, proteína 1 g. Excelente fuente de vitamina C.

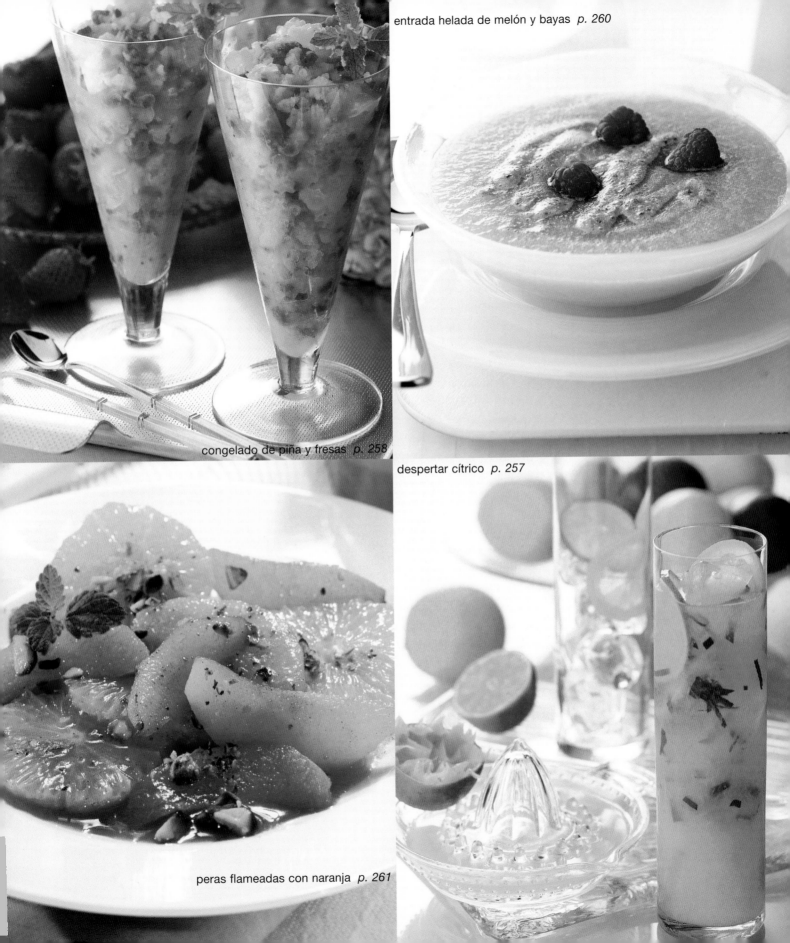

entrada helada de melón y bayas *p. 260*

congelado de piña y fresas *p. 258*

despertar cítrico *p. 257*

peras flameadas con naranja *p. 261*

entrada helada de melón y bayas

El melón gota de miel es perfecto para esta asombrosa presentación, pero es esencial que el melón esté muy maduro y dulce. Sirva esta receta como un refrescante primer tiempo cuando haga mucho calor, adornando cada tazón con un torbellino de puré de blueberries y fresas enteras como toque final.

Preparación **20 minutos**   Enfriamiento **30 minutos**   *4 porciones*

1 melón gota de miel maduro (como 1 kg)

1 cda. de jugo de lima fresco

1 trozo de jengibre fresco de 2 cm, pelado y rallado

3/4 de taza de blueberries

1/2 taza de jugo de naranja

2 cdas. de yogur natural bajo en grasa

3/4 de taza de frambuesas o de fresas

1 Parta el melón en mitades, deseche las semillas y use un sacabocados o una cuchara para retirar la pulpa de la cáscara y pasarla a una licuadora o a un procesador de alimentos. Agregue el jugo de lima y el jengibre. Licue hasta obtener una textura lisa y tersa, haciendo pausas ocasionales para empujar los trozos de melón hacia abajo. Vierta el puré en un tazón, tape y refrigere hasta que esté bien frío, unos 30 minutos.

2 Ponga los blueberries en la licuadora o el procesador y agregue el jugo de naranja y el yogur; licue hasta obtener una textura lisa y tersa. Pase este puré a un segundo tazón y refrigere por unos 30 minutos o hasta que esté bien frío.

3 Divida la mezcla de melón en 4 tazones de vidrio bien fríos. Haga un torbellino con un cuarto del puré de blueberries en cada tazón y agregue algunas fresas o frambuesas. Sirva de inmediato.

(Sugerencias) Pruebe a hacer la entrada con melón cantaloupe en lugar de gota de miel y adorne con rodajas de kiwi en lugar de fresas.

También puede usar sandía en lugar de melón. Pique 1 1/2 kg de pulpa de sandía, deseche las semillas y licue con el jugo de lima y un chile verde fresco, picado y sin semillas, en lugar del jengibre. Machaque un poco los blueberries con las fresas y/o frambuesas y agregue 1 o 2 cdas. de jugo de naranja al puré de blueberries. Omita el yogur.

Otras ventajas

• Todos los melones aportan vitaminas B y C y tienen muy pocas calorías. Su alto contenido de agua mitiga la sed de una forma deliciosa y refrescante.

• Se cree que el jengibre es un agente antiinflamatorio que puede ayudar a aliviar los síntomas de la artritis.

fotografía, p. 259

Equivalentes	
fruta 1 1/2	**Cada porción aporta** calorías 84, calorías de grasa 5, grasa 1 g, grasa saturada 0 g, colesterol 1 mg, sodio 19 mg, hidratos de carbono 20 g, fibra 3 g, azúcares 16 g, proteína 2 g. Excelente fuente de vitamina C. Buena fuente de potasio.

peras flameadas con naranja

¡Un postre impresionante! Las peras asiáticas son grandes, redondas y de un color amarillo verdoso. Busque estas frutas crujientes de finales del verano a principios del otoño. Hiérvalas con naranjas y un toque de azúcar moreno, luego flaméelas elegantemente con brandy.

Preparación **20 minutos**   Cocción **10 minutos**   *6 porciones (puede duplicar la receta)*

Peras

2 peras asiáticas grandes

2 o 3 cdas. de jugo de limón fresco

3 naranjas navel grandes

2 cdas. de mantequilla sin sal

3 cdas. de azúcar moreno claro, o 2 sobres de fructosa

3 cdas. de brandy

Adorno

3 cdas. de pistaches picados

Ramitas de toronjil

1 Pele, corte en cuartos y descorazone las peras. Córtelas en rebanadas, a lo largo. Para evitar que se oscurezcan, rocíelas de inmediato con el jugo de limón y revuelva para que se cubran por completo.

2 Pele las naranjas, retirando la piel blanca. Parta las naranjas en rodajas de 1 cm de ancho.

3 En una sartén grande, derrita la mantequilla a fuego medio. Agregue el azúcar, moviendo ocasionalmente para que no se queme. Agregue rápidamente las rebanadas de pera y fría hasta que estén tiernas pero firmes por ambos lados, unos 3 minutos. Añada las rodajas de naranja y espere a que se calienten y se cubran con los jugos de la sartén, como 1 minuto más.

4 Con una cuchara ranurada, pase la fruta a un platón y manténgala caliente. Suba la llama y hierva el jugo en la sartén, sin tapar, hasta que se reduzca a la mitad; luego, viértalo sobre la fruta. Vierta el brandy en la sartén, caliéntelo, dé un paso atrás y enciéndalo. Bañe con él la fruta.

5 Sirva la fruta flameada en 6 platos calientes. Espolvoree encima los pistaches y adorne con las ramitas de toronjil.

(Sugerencias) *Piña flameada con naranja:* Sustituya las peras con 3 tazas de trozos de piña fresca. Flamee con 3 cdas. de ron añejo en lugar de brandy y espolvoree con 3 cdas. de nueces tostadas picadas en lugar de pistaches.

Manzanas flameadas con Calvados: Sustituya las peras con 2 manzanas Granny Smith grandes, peladas y descorazonadas. Flamee con el brandy y espolvoree con avellanas tostadas picadas.

Para postres que se cocinan a altas temperaturas use el endulzante sucralosa en lugar de azúcar; así disminuirá los hidratos de carbono y mantendrá la dulzura.

Otras ventajas

• Las naranjas son famosas por su vitamina C, una vitamina soluble en agua que el organismo no almacena. En consecuencia, es esencial que todos los días comamos frutas y verduras que contengan vitamina C.

• La fruta salteada es un postre elegante bajo en grasa. Puede servir la fruta sola o con un toque de yogur de vainilla bajo en grasa o encima de yogur congelado bajo en grasa.

fotografía, p. 259

Equivalentes

fruta 2 grasa 1

Cada porción aporta calorías 175, calorías de grasa 57, grasa 6 g, grasa saturada 3 g, colesterol 10 mg, sodio 5 mg, hidratos de carbono 28 g, fibra 6 g, azúcares 21 g, proteína 2 g. Excelente fuente de vitamina C.

fruta asada con azafrán y vainilla

Elija una exquisita selección de frutas y condiméntelas elegantemente con azafrán y vainilla; luego, áselas hasta que suelten su jugo y estén calientes y fragantes. Sirva con yogur congelado.

Preparación **15 minutos**   Marinado (opcional) **1 hora**   Asado **5 minutos**   *6 porciones*

Marinada

Una pizca de hebras de azafrán o 1/2 cdita. de azafrán molido

1/4 de taza de agua caliente

1/4 de taza de jugo de naranja fresco

1 cda. de Marsala o jerez dulce

1 cdita. de extracto de vainilla

1 cdita. de miel

Ensalada

1/2 papaya grande

1 naranja navel grande

1 kiwi grande

1 plátano grande

1/2 taza de uvas negras o moradas sin semilla

Para servir (opcional)

1/2 taza de yogur de sabor descremado y sin azúcar

1 Primero, prepare la marinada. Caliente una cacerola chica hasta que esté bien caliente, como 1 minuto. Agregue el azafrán y tueste, sin dejar de mover, por unos 30 segundos o hasta que suelte el aroma. Pique finamente el azafrán o macháquelo con el mortero. Ponga el azafrán en un tazón mediano y agregue el agua caliente. Añada el jugo de naranja, el vino Marsala, la vainilla y la miel.

2 Prepare las frutas y póngalas en la marinada conforme lo hace. Pele la papaya, deseche las semillas y córtela en trozos chicos. Con un cuchillo de sierra, pele la naranja, eliminando la piel blanca, y corte entre las membranas para extraer los gajos.

3 Pele el kiwi y córtelo a lo largo en 6 rebanadas. Pele el plátano y pártalo en mitades, a lo largo, y luego en trozos chicos. Agregue las uvas. Debe obtener unas 4 tazas de fruta. Revuelva con cuidado para cubrir la fruta con la marinada. Si el tiempo lo permite, marine la fruta por 1 hora antes de cocerla.

4 Precaliente el asador del horno o caliente una plancha para asar en la estufa. Vierta la fruta y la marinada en un refractario si va a usar el horno. Extienda la fruta en una capa uniforme. Ase hasta que la fruta esté caliente, unos 5 minutos. Si usa la plancha para asar, ase la fruta por 5 minutos o hasta que esté caliente (o saltee la fruta en una sartén a

fuego medio durante 5 minutos). Divida la fruta entre 6 platos para postre. Sirva caliente con una cucharada de yogur congelado.

(Sugerencias) *Marinada tropical:* Use 3/4 de taza de jugo de lima fresco, 2 cdas. de ron blanco, 1 cda. de miel, 2 cdas. de extracto de vainilla y 1 cdita. de canela molida. Espolvoree con las semillas de una granada grande.

Fruta tropical a la parrilla: Omita la papaya y las uvas. Use 2 tazas de trozos de piña fresca y 2 tazas de rodajas de ciruelas sin pelar.

Fruta de verano asada: Sustituya el kiwi con 2 tazas de rebanadas de durazno o nectarina frescos pelados y las uvas, con 1 taza de cerezas sin hueso, cortadas en mitades.

Otras ventajas

• El kiwi se cultiva en Nueva Zelandia y en Baja California. Como estos dos lugares tienen estaciones opuestas, hay kiwis todo el año. Se pueden conservar en el refrigerador hasta por 3 semanas, y son una colación saludable. Pruebe la fruta cortándola a la mitad y sacando la pulpa con una cuchara.

• Los plátanos, los kiwis y las frutas cítricas aportan potasio, que ayuda a mantener la presión arterial equilibrada.

Equivalentes

fruta 1 1/2

Cada porción (sin yogur congelado) aporta calorías 78, calorías de grasa 0, grasa 0 g, grasa saturada 0 g, colesterol 0 mg, sodio 3 mg, hidratos de carbono 19 g, fibra 2 g, azúcares 14 g, proteína 1 g. Excelente fuente de vitamina C, potasio.

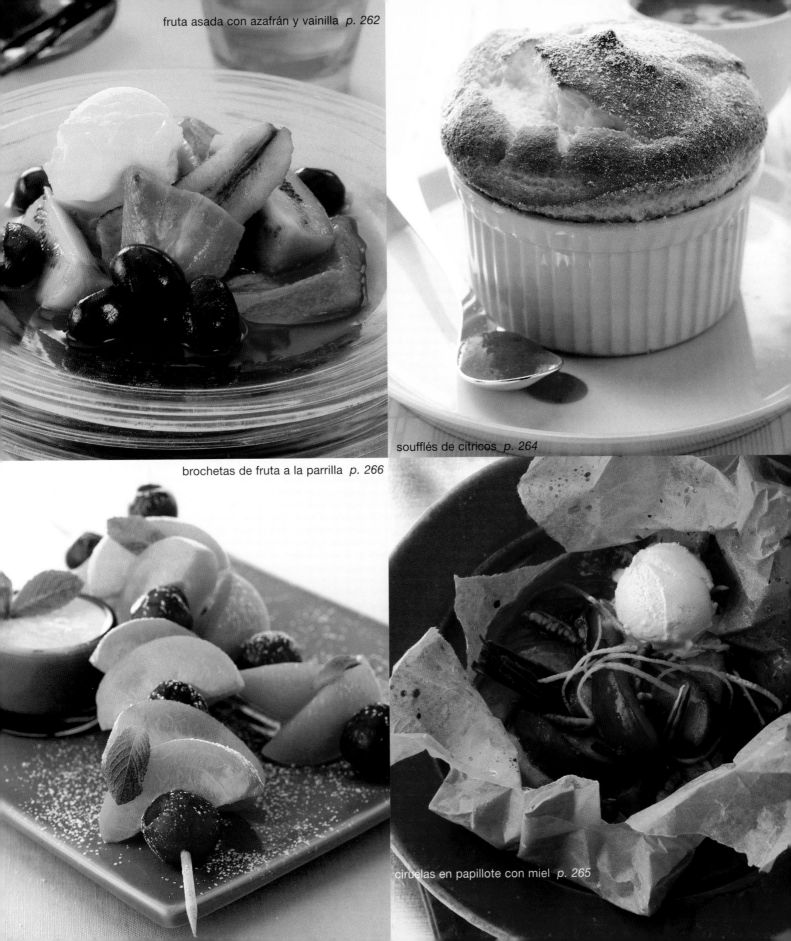

fruta asada con azafrán y vainilla *p. 262*

soufflés de cítricos *p. 264*

brochetas de fruta a la parrilla *p. 266*

ciruelas en papillote con miel *p. 265*

soufflés de cítricos

Estos deliciosos soufflés individuales son un cierre tentador y refrescante para después de cualquier comida. Aquí, la crema agria baja en grasa brinda valiosos nutrimentos –como el calcio– sin añadir calorías. El coulis de fresa que los acompaña luce hermoso y complementa los soufflés a la perfección, al tiempo que contribuye con vitamina C.

Preparación **30 minutos**   Cocción **15-20 minutos**   *6 porciones*

Soufflés

Aceite en aerosol

6 cditas. de fructosa, divididas

5 claras de huevo

2 yemas de huevo

2 cdas. de harina

250 g de crema agria baja en grasa

Ralladura de 1 lima

Ralladura de 1 naranja chica

Coulis de fresa

250 g de fresas maduras, en mitades

2 cditas. de azúcar, o 1 sobre de endulzante

2 cditas. de licor, como kirsch (opcional)

Azúcar glas para espolvorear

1 Precaliente el horno a 190°C. Rocíe con aceite en aerosol 6 moldes para soufflé individuales de 200 g, luego espolvoree ligeramente con azúcar y sacuda el exceso. Deje los moldes aparte.

2 Bata las yemas, 2 cditas. de fructosa y la harina en un tazón hasta obtener una consistencia cremosa y ligera. Agregue la crema agria y las ralladuras de lima y de naranja e incorpore todos los ingredientes.

3 En un tazón limpio, bata las claras a punto de turrón. Agregue las 4 cditas. de fructosa restantes lenta y continuamente mientras bate. Incorpore con cuidado las claras batidas a la mezcla de crema agria.

4 Con una cuchara, llene los moldes para soufflé preparados y póngalos sobre una charola para hornear. Hornee hasta que los soufflés se esponjen y estén dorados, de 15 a 20 minutos.

5 Mientras tanto, prepare el coulis de fresa: muela las fresas en la licuadora o en un procesador de alimentos hasta obtener una textura lisa. Endulce la salsa con 2 cditas. de azúcar o endulzante y, luego, agregue el licor (si gusta).

6 Sirva los soufflés calientes directo del horno, espolvoreados con el azúcar glas. Sirva el coulis a un lado.

(**Sugerencias**) En lugar de ralladura de lima y naranja, use limón y naranja, o toronja sangría y naranja.

Después de rociar los moldes con aceite en aerosol, espolvoree con avellanas molidas en lugar de azúcar.

Soufflé de bayas mixtas: Rocíe con aceite en aerosol un molde para soufflé de 1 1/2 litros y espolvoree con azúcar. Prepare la mezcla para el soufflé como en la receta principal, dádole sabor con la ralladura de 1 limón y 1 lima. Ponga 3 tazas de bayas mixtas, como frambuesas, fresas y zarzamoras, en el molde para soufflé preparado. Vierta la mezcla para soufflé sobre la fruta, cubriéndola toda, y hornee unos 30 minutos o hasta que el soufflé se esponje y esté dorado. Espolvoree con el azúcar glas y sirva de inmediato.

Otras ventajas

• Cuando las recetas lleven crema espesa, en su lugar use crema agria baja en grasa o descremada o leche evaporada, para reducir el contenido de grasa.

• Los huevos son una buena fuente de cinc, un mineral vital para el crecimiento, la reproducción y la eficiencia del sistema inmunitario.

fotografía, p. 263

Equivalentes

azúcares 1 fruta 1/2 grasa 1

Cada porción (un soufflé) aporta calorías 110, calorías de grasa 45, grasa 5 g, grasa saturada 3 g, colesterol 84 mg, sodio 74 mg, hidratos de carbono 11 g, fibra 1 g, azúcares 9 g, proteína 7 g. Excelente fuente de vitamina C. Buena fuente de riboflavina, vitamina A.

ciruelas en papillote con miel

El término francés *en papillote* se refiere a hornear alimentos en paquetes de papel pergamino. Busque este papel en una tienda gourmet o especializada en cocina. Los paquetes se esponjan en el horno, y al abrirlos sueltan un maravilloso aroma. La fruta se sirve con todo y papel y se acompaña con una bola de yogur congelado, lo que da una bella presentación.

Preparación **20 minutos**   Cocción **20 minutos**   *RInde 8 paquetes individuales*

Paquetes

1 naranja para jugo grande, como Valencia

8 cuadros de papel pergamino (de 35 x 35 cm)

8 ciruelas maduras grandes, deshuesadas y rebanadas

2 cdas. de mantequilla sin sal, en trocitos

4 rajitas de canela, en mitades

16 clavos enteros

1/4 de taza de agua caliente con 4 cdas. de miel espesa

Adorno

8 (1/2 taza) bolas de yogur de sabor, descremado y sin azúcar, congelado

4 cdas. de nueces tostadas picadas

1 Precaliente el horno a 200°C y prepare una charola grande con costados. Pele la naranja, corte la cáscara en tiras muy delgadas y deje aparte. Exprima la naranja y reserve 1/2 taza de jugo.

2 Para cada uno de los 8 paquetes, use un cuadro de papel pergamino. Con una cuchara, ponga 1/8 de las rebanadas de ciruela en el centro de cada cuadro. Agregue un poco de mantequilla, una rajita de canela y 2 clavos enteros. Bañe con 1 1/2 cditas. de la miel diluida, añada 3 o 4 tiras de cáscara de naranja y rocíe con un poco del jugo de naranja.

3 Para armar los paquetes, una dos esquinas opuestas y haga dos o tres dobleces. Luego, una las otras dos esquinas opuestas y haga dos dobleces, plegando hacia abajo para formar un paquete sellado.

4 Ponga los paquetes en la charola para hornear con los dobleces hacia arriba. Hornee hasta que los paquetes se inflen y estén dorados, unos 20 minutos. La fruta adentro estará hirviendo.

5 Ponga los paquetes en 8 platos para postre individuales. Con sumo cuidado, abra cada uno (manteniéndose a distancia para dejar escapar el vapor) y deseche los clavos enteros. Sirva una cucharada de yogur congelado en cada paquete y espolvoree con las nueces picadas. Sirva de inmediato.

(Sugerencias) *Piña con plátanos en papillote:* Sustituya las ciruelas con 1 piña madura chica, pelada, descorazonada y cortada en trozos chicos, y 2 plátanos, en rodajas de 1 cm de grosor. Proceda como se indica en el Paso 2.

Papillotes con jarabe de maple: Sustituya la miel con 1/4 de taza de jarabe de maple ligero o bajo en azúcar.

Ciruelas y mandarinas en papillote: Sustituya 4 de las ciruelas con 5 mandarinas medianas frescas. Pele las mandarinas, separe los gajos y mezcle con las rebanadas de ciruela.

Otras ventajas

• Las ciruelas contienen una buena cantidad de vitamina E, un importante antioxidante que quizá protege contra algunas condiciones asociadas con el envejecimiento.

• Muchos alimentos se pueden hornear *en papillote*. Pruebe con pescados y verduras o con una combinación de ambos.

fotografía, p. 263

Equivalentes

fruta 1 azúcares 1/2
leche descremada 1

Cada porción (un paquete) aporta calorías 181, calorías de grasa 51, grasa 6 g, grasa saturada 2 g, colesterol 8 mg, sodio 66 mg, hidratos de carbono 29 g, fibra 2 g, azúcares 159 g, proteína 5 g. Excelente fuente de vitamina C. Buena fuente de calcio, fósforo, riboflavina, vitamina A.

brochetas de fruta a la parrilla

Fruta fresca en brochetas asada a la parrilla lo suficiente para que se caliente y se caramelicen los azúcares.
Tenga cuidado de no dejar las brochetas demasiado tiempo en la parrilla, ya que la fruta podría quemarse rápidamente.
Un coulis, puré de frutas o de verduras crudas, es fácil de preparar y da una hermosa presentación al plato.

Preparación **30 minutos**   Cocción **7 minutos**   *8 porciones*

Brochetas

4 higos frescos o 4 higos secos, remojados y escurridos

1/2 piña fresca grande (1/2 kg)

2 peras grandes, maduras pero firmes (1/2 kg)

2 duraznos grandes, maduros pero firmes (1/2 kg)

2 plátanos grandes, maduros pero firmes

1/3 de taza de jugo de limón fresco

1 cda. de azúcar

Frambuesas frescas

8 brochetas de bambú, de 25 a 30 cm de largo

Coulis

2 tazas de frambuesas frescas

1 1/2 cditas. de ralladura de naranja

1/2 taza de jugo de naranja

1 cda. de azúcar

1 Remoje las brochetas de bambú en agua durante 20 minutos.

2 Mientras tanto, prepare el coulis: en la licuadora o en un procesador de alimentos, muela las frambuesas, la ralladura y el jugo de naranja y el azúcar. Cuele la mezcla si gusta, aunque no es necesario, y reserve.

3 Precaliente la parrilla o el asador del horno. Corte los higos en cuartos, a lo largo (unas 2 tazas). Pele, descorazone y parta la piña en trozos chicos (3 tazas). Descorazone (sin pelar) las peras y pártalas en cubos de 3 cm. Parta (sin pelar) los duraznos en cubos de 3 cm, desechando el hueso. Pele los plátanos y pártalos en trozos de unos 3 cm. Ensarte la fruta en las brochetas ya remojadas, alternándolas para lograr una presentación colorida. Mezcle el jugo de limón y el azúcar en una taza de medir. Bañe las brochetas con la mitad de la mezcla y reserve el resto.

4 Ase las brochetas 4 minutos. Voltéelas, bañe con el jugo de limón restante y deje que se doren de 3 a 4 minutos más.

5 Para cada porción, extienda 1/4 de taza de coulis en un plato y ponga la brocheta de frutas encima. Adorne con frambuesas enteras, si gusta. Sirva caliente.

(Sugerencias) *Brochetas de frutas otoñales:* Sustituya los duraznos con 1/2 kg de manzanas rojas, como Cortland, Rome o York Imperial (sin pelar). Use 1/2 kg de ciruelas (sin pelar) en lugar de higos y omita los plátanos.

Como entremés, sirva las brochetas sin asar.

Otros sustitutos: en lugar de duraznos, use nectarinas. Para usar higos secos, remoje y escurra de acuerdo con las instrucciones del paquete.

Otras ventajas

• Esta deliciosa receta aporta una excelente cantidad de vitamina C de la piña, las frambuesas y los jugos de limón y de naranja. Los duraznos aportan un poco de betacaroteno, el cual el cuerpo convierte en vitamina A, y los plátanos son una excelente fuente de potasio.

• Esta disposición de frutas contiene más que suficiente fibra dietética, esencial para mantener saludable el tracto digestivo. La pectina, una fibra dietética soluble, regula la función intestinal y ayuda a reducir los niveles de colesterol en sangre. La celulosa, una fibra insoluble, aporta volumen y evita el estreñimiento al promover el funcionamiento normal de los intestinos.

fotografía, p. 263

Equivalentes

fruta 3

Cada porción (una brocheta) **aporta** calorías 184, calorías de grasa 8, grasa 1 g, grasa saturada 0 g, colesterol 0 mg, sodio 6 mg, hidratos de carbono 47 g, fibra 8 g, azúcares 34 g, proteína 2 g. Excelente fuente de vitamina C. Buena fuente de potasio, riboflavina, vitamina B_6.

pizzas de duraznos y zarzamoras

Para este impresionante postre, capas de ligera pasta filo hacen elegantes y crujientes "costras" para pizza. Las bases de pasta filo se salpican de almendras y se cubren con una selección de rebanadas de durazno y zarzamoras. El azúcar espolvoreado se carameliza ligeramente en el horno, resaltando la dulzura natural de la fruta.

Preparación **30 minutos**   Horneado **15 minutos**   *Salen 6 pizzas individuales*

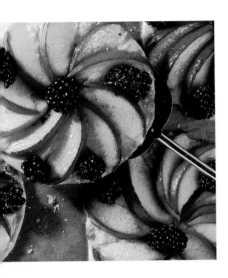

5 hojas de pasta filo
(de 35 x 45 cm)
Aceite en aerosol
con sabor a mantequilla
2 cdas. de almendras molidas
3 duraznos maduros grandes
1 taza de zarzamoras frescas
2 cdas. de azúcar,
o 1 cda. de fructosa

Para servir (opcional)

1/2 taza de crema agria
baja en grasa
1 cda. de azúcar moreno claro

1 Precaliente el horno a 200°C y rocíe una charola para hornear con aceite en aerosol. Extienda las 5 hojas de pasta filo y cubra de inmediato con película plástica y, luego, con una toalla húmeda (la pasta filo se seca en minutos si se deja descubierta). ¡Trabaje rápido!

2 Ponga una hoja de pasta filo en la superficie de trabajo y rocíe con aceite en aerosol. Apile las otras 4 hojas de pasta filo, rociando cada una con aceite en aerosol. Usando un plato de 12 cm como guía, corte 6 círculos en la pasta apilada. Pase cada círculo de capas a la charola para hornear y espolvoree con las almendras.

3 Para adornar, corte los duraznos en mitades (sin pelar) y deseche los huesos. Parta los duraznos en rebanadas muy delgadas, y acomódelas en forma de ruleta sobre los círculos de pasta filo. Divida las zarzamoras entre las pizzas y espolvoree cada una con 1 cdita. de azúcar.

4 Hornee las pizzas hasta que la pasta esté dorada y los duraznos estén blandos y ligeramente dorados, unos 15 minutos. Estas pizzas son mejores si se sirven de inmediato, ya que la pasta podría perder su textura crujiente si la fruta es jugosa. Si gusta, sirva con la crema agria endulzada con el azúcar moreno.

(Sugerencias) *Pizzas de pera y frambuesa:* Sustituya los duraznos con 1/2 kg de peras maduras (de preferencia Bartlett); descorazone las peras (sin pelar) y córtelas en rebanadas muy delgadas. Use 1 taza de frambuesas en lugar de las zarzamoras. Si gusta, rocíe las pizzas con un poco de brandy después de adornarlas y antes de espolvorearlas con un toque de azúcar.

Pizzas de nectarinas y frambuesas: Sustituya los duraznos con 1/2 kg de nectarinas (sin pelar) y use 1 taza de blueberries frescos en lugar de las zarzamoras. Mezcle el azúcar con 1/4 de cdita. de canela molida antes de espolvorear las pizzas.

Pizzas de durazno rápidas: En vez de duraznos frescos, use duraznos rebanados de lata (enlatados en su jugo) mojados con brandy.

Pizzas de ciruelas y frambuesas: Use 1/2 kg de ciruelas, sin hueso y sin pelar, en lugar de duraznos, y córtelas en rebanadas delgadas. Sustituya las zarzamoras con frambuesas.

Otras ventajas
• Rociar las hojas de pasta filo con aceite en aerosol asegura que queden doradas y crujientes horneándolas sin usar mantequilla.
• La crema agria baja en grasa mezclada con azúcar parece crema batida y realza el platillo al servir las pizzas de frutas.

Equivalentes
cereales y tubérculos 1/2 fruta 1

Cada porción (una pizza) aporta calorías 107, calorías de grasa 15, grasa 2 g, grasa saturada 0 g, colesterol 0 mg, sodio 50 mg, hidratos de carbono 22 g, fibra 3 g, azúcares 13 g, proteína 2 g. Buena fuente de vitamina C.

tarta de peras y grosellas

Esta adorable tarta combina grosellas agridulces y peras jugosas. El brillante jugo rojo de las grosellas tiñe las peras y luce atractivo bajo la rejilla de pasta filo. Aunque las grosellas sólo son de temporada, se conservan bien congeladas, así que puede guardar algunas en el congelador para hacer más tarta después.

Preparación **25 minutos**   Cocción **15-20 minutos**   *6 porciones*

Tarta

3 hojas de pasta filo
(de 30 x 50 cm cada una)
Aceite en aerosol
con sabor a mantequilla

Relleno

2 cdas. de jalea de grosella,
o 2 cdas. de mermelada sin
azúcar de fresa o durazno
1 cdita. de jugo de limón
3 peras maduras pero firmes
110 g de grosellas
1/2 taza de almendras molidas

1 Precaliente el horno a 200°C y ponga a calentar una charola para hornear. Para el relleno, ponga la jalea de grosella y el jugo de limón en una cacerola chica, y caliente a fuego bajo hasta que se derrita. Retire la cacerola del fuego y reserve.

2 Pele y parta las peras en rebanadas muy delgadas. Agréguelas a la jalea y revuelva para cubrirlas. Añada las grosellas.

3 Extienda 2 hojas de pasta filo una sobre otra (mantenga la tercera hoja cubierta, para evitar que se seque). Corte en cuartos, separe las 8 piezas y rocíe con aceite en aerosol. Úselas para forrar un molde de 23 cm con fondo desprendible, encimando los extremos y estrujando y doblando las orillas.

4 Espolvoree las almendras molidas sobre la base de la tarta y agregue la mezcla de peras y grosellas, extendiendo la fruta de manera uniforme.

5 Corte en mitades a lo largo la otra hoja de pasta filo y rocíela con aceite en aerosol. Coloque una mitad sobre la otra y corte 10 tiras de 2 cm de ancho. Tuerza suavemente las tiras dobladas y acomódelas en forma de rejilla sobre la fruta, metiendo los extremos en la orilla de la base.

6 Ponga el molde sobre la charola para hornear caliente y hornee de 15 a 20 minutos o hasta que la pasta esté dorada y crujiente. Sirva caliente.

(Sugerencias) *Tarta de peras e higos:* Use higos en lugar de grosellas, y ate de guayaba sin semillas en lugar de jalea de grosella.

Tarta de mango y grosellas: Espolvoree el fondo del molde ya forrado con 3 cdas. de coco rallado. Pele y parta en cubitos 2 mangos maduros y mezcle con 110 g de grosellas en mitades. Revuelva la fruta con 2 cdas. de jugo de limón y de azúcar moreno claro, luego extiéndala sobre la pasta y distribúyala de manera uniforme. Forme la rejilla con pasta y hornee como indica la receta principal.

Otras ventajas

• A diferencia de muchas frutas, las peras contienen poca vitamina C. Sin embargo, en la receta se combinan con grosellas, que son una buena fuente de vitamina C. Las peras aportan buenas cantidades de potasio así como de fibra soluble.

• Las grosellas rojas contienen más betacaroteno que las blancas y menos que otras moras.

Equivalentes

**cereales y tubérculos 1/2
fruta 1   grasa con proteína 1**

Cada porción aporta calorías 170, calorías de grasa 55, grasa 6 g, grasa saturada 0 g, colesterol 0 mg, sodio 64 mg, hidratos de carbono 28 g, fibra 4 g, azúcares 15 g, proteína 3 g. Excelente fuente de vitamina C. Buena fuente de magnesio, riboflavina.

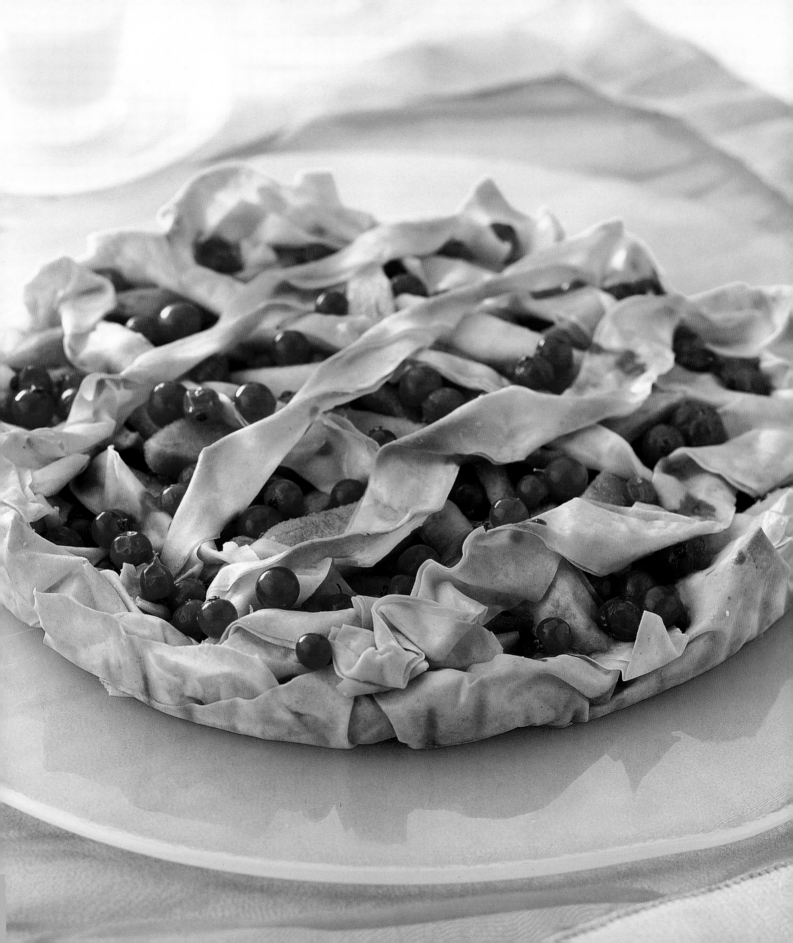

bocado de ángel

Virtualmente sin grasa, este ligero pastel esponjado en verdad podría ser alimento de ángeles. Se prepara con un solo huevo, sin yemas, y durante el horneado desarrolla una deliciosa costra dorada que oculta el suave interior blanco. Aquí se sirve con cremoso yogur bajo en grasa y bayas, pero es tentador con mangos o duraznos.

Preparación **15 minutos**   Cocción **35 minutos**   *12 porciones*

Pastel

1 taza de harina para pastel

1/3 de taza de azúcar

8 claras de huevo,
a temperatura ambiente

1 cdita. de cremor tártaro

1/4 de taza de fructosa

1/4 de cdita. de sal

1 cdita. de extracto de vainilla

Adorno

225 g de fresas,
en cuartos

225 g de frambuesas

225 g de blueberries

225 g de yogur de sabor,
descremado

1 Precaliente el horno a 175°C. Cierna la harina y 1/3 de taza de azúcar en un plato grande, y deje aparte.

2 Bata las claras de huevo y el cremor tártaro a punto de listón. Combine 1/2 taza de azúcar y sal y agregue a las claras de huevo batidas de forma lenta y continua. Agregue el extracto de vainilla y bata hasta obtener punto de turrón.

3 Cierna la mezcla de harina sobre las claras de huevo e incorpore suavemente con una cuchara metálica.

4 Vierta la mezcla en un molde de rosca de 25 cm sin engrasar y alise la superficie. Hornee hasta que el pan esté esponjado y dorado, unos 35 minutos.

5 Voltee la rosca, con todo y molde, sobre una rejilla de alambre y déjela enfriar por completo, boca abajo. Cuando esté fría, deslice un cuchillo alrededor del pan para separarlo del molde, luego voltéelo sobre un platón. (El pan se puede conservar, envuelto en película plástica o en un recipiente hermético, por 1 o 2 días.)

6 Justo antes de servir, mezcle las fresas, las frambuesas y los blueberries. Con una cuchara, deposite la fruta en el hueco de la rosca de pan. Sirva cada rebanada con una cucharada de yogur descremado.

(Sugerencias) *Bocado de ángel de lima-limón:* Agregue la ralladura de 1 limón y de 1 lima a las claras batidas con la harina y el azúcar cernidos. Mientras el pan se enfría, pele un melón y deseche las semillas. Parta el melón en trozos chicos y póngalos en un tazón. Exprima el jugo del limón y de la lima, viértalos sobre el melón y revuelva para cubrirlo bien. Sirva la rosca con los trozos de melón apilados en el centro.

Bocado de ángel de chocolate: Cierna 2 cdas. de chocolate en polvo con la harina y el azúcar. Adorne el pastel espolvoreándolo con una mezcla de 1 cda. de chocolate en polvo y 1 cda. de azúcar glas, cernidos juntos.

Bocado de ángel de café: Cierna 1 cda. de café instantáneo en polvo (no en gránulos) con la harina y el azúcar. Adorne con azúcar glas.

Otras ventajas

• El yogur bajo en grasa es buena fuente de calcio, un componente esencial de huesos y dientes (el esqueleto adulto contiene cerca de 1 1/2 kg de calcio y 99% está en los huesos).

• El bocado de ángel tiene azúcar; por ello, una persona con diabetes debe consumirlo con moderación. No tiene grasa, y una rebanada puede ser parte de una dieta saludable, en especial acompañada de fruta fresca.

fotografía, p. 273

Equivalentes

cereales y tubérculos 1
fruta 1

Cada porción aporta calorías 93, calorías de grasa 2, grasa 0 g, grasa saturada 0 g, colesterol 0 mg, sodio 96 mg, hidratos de carbono 19 g, fibra 2 g, azúcares 11 g, proteína 4 g. Excelente fuente de vitamina C. Buena fuente de riboflavina.

duraznos rellenos de almendras

Convierta unos duraznos frescos en un fabuloso postre caliente rellenándolos con chabacanos secos, almendras tostadas y galletas amaretti, luego hornéelos hasta que estén dorados y burbujeantes. Varíe el postre usando manzanas rellenas con turrón de canela. La fruta se puede servir con crema agria o con helado de vainilla bajos en grasa.

Preparación **30 minutos**   Cocción **unos 35 minutos**   *8 porciones (de medio durazno cada una)*

Duraznos

5 duraznos grandes, maduros pero firmes

Relleno

10 orejones de chabacano, finamente picados

6 galletas amaretti, o soletas, pulverizadas

2 cditas. de extracto de almendras

1 cda. de brandy

1 clara de huevo grande

1/3 de taza de almendras, blanqueadas y picadas

1/4 de taza de azúcar moreno claro

Para servir (opcional)

Crema agria o helado de vainilla bajos en grasa

1 Precaliente el horno a 175°C. Llene una cacerola con agua hasta la mitad y póngala a hervir. Parta en mitades 4 de los duraznos (sin pelar) y deseche los huesos. Ponga los duraznos en el agua hirviendo y cuézalos por unos 2 minutos o hasta que empiecen a ablandarse. Con una cuchara ranurada, pase los duraznos a toallas de papel para que se escurran. Póngalos con el corte hacia arriba en una charola para hornear.

2 Para el relleno, pele, deseche el hueso y pique finamente el durazno restante y póngalo en un tazón. Agregue los chabacanos, las galletas, el extracto de almendras, el brandy y la clara de huevo y revuelva.

3 Caliente una sartén chica a fuego alto por 1 minuto y tueste en ella las almendras. Luego, añádalas a la mezcla de fruta y revuelva.

4 Con una cuchara, rellene las mitades de duraznos, presionando suavemente. Espolvoree con el azúcar moreno. Cubra con papel de aluminio la charola para hornear.

5 Hornee los duraznos hasta que estén blandos, unos 25 minutos. Retire el papel de aluminio, aumente la temperatura del horno a 200°C y hornee por 5 minutos más o hasta que se doren. Sirva calientes con crema agria o helado bajos en grasa, si gusta.

(Sugerencias) *Manzanas rellenas de pasas:* En lugar de duraznos, use 5 manzanas rojas para hornear, como Starking, Chihuahua o Rome Beauty. Corte 4 de las manzanas en mitades (sin pelar) y descorazónelas. Para el relleno, use la otra manzana pelada, descorazonada y picada, 1 taza de dulce de coco, 1/2 taza de pasas doradas, 1 cdita. de extracto de vainilla, 1 cda. de ron, 1 cdita. de canela molida y 1 clara de huevo grande.

Peras rellenas de cerezas: Sustituya los duraznos con 5 peras maduras grandes, y los chabacanos con 3/4 de taza de cerezas secas.

Nectarinas rellenas de arándanos: Use 5 nectarinas maduras en lugar de duraznos, y 3/4 de taza de arándanos secos en lugar de chabacanos. Use 1/3 de taza de pistaches picados en lugar de almendras.

Otras ventajas

• Los chabacanos secos son una buena fuente de potasio, necesario para mantener una presión arterial normal.

• Las galletas amaretti son un tipo de turrón hecho con claras de huevo batidas y pasta de almendras. Como están hechas a base de merengue, tienen menos grasa que muchas otras galletas.

fotografía, p. 273

Equivalentes	
fruta 2	**grasa con proteína 1**

Cada porción aporta calorías 174, calorías de grasa 48, grasa 5 g, grasa saturada 1 g, colesterol 4 mg, sodio 56 mg, hidratos de carbono 30 g, fibra 3 g, azúcares 21 g, proteína 3 g. Buena fuente de riboflavina, vitamina A, vitamina C.

pastel selva negra

Éste es uno de esos celestiales pasteles de chocolate calientes que son muy ligeros, bajos en grasa y mucho más fáciles de hacer de lo que se creería. El cacao libera un rico sabor a chocolate con menos grasa que el chocolate puro. Un poco de sustituto de crema batida con brandy de jerez agrega un toque sensual a cada rebanada.

Preparación **20 minutos**   Horneado **25 minutos**   *6 porciones*

Pastel

1 taza de harina

1/4 de taza de fructosa

1/3 de taza de cacao en polvo, amargo

1/4 de cdita. de sal

5 claras de huevo grandes

1 cdita. de extracto de vainilla

1/2 kg de cerezas frescas, deshuesadas y en mitades (1 1/2 tazas)

1 cda. de azúcar glas

Crema

110 g de queso crema bajo en grasa, a temperatura ambiente

3 cdas. de crema agria baja en grasa

2 cdas. de cerezas en conserva

1 cda. de Kirsch (brandy de jerez) o ron (opcional)

1 Precaliente el horno a 175°C y forre un molde redondo para pastel de 23 cm (5 cm de profundidad) con papel pergamino. Cierna la harina, 1/4 de taza del azúcar granulado, el cacao y la sal sobre papel encerado.

2 Con una batidora eléctrica, bata las claras a punto de listón sobre un tazón limpio y sin grasa. Con la batidora encendida, agregue la fructosa restante, 1 cda. a la vez, y el extracto de vainilla. Continúe batiendo hasta que las claras estén a punto de turrón.

3 Cierna la mezcla de harina y cacao sobre las claras e incorpore suavemente con un batidor de metal, sólo hasta que la harina desaparezca. No se exceda. Con una espátula de hule, pase la mezcla al molde. Alise la superficie, elevándola un poco en el centro, luego distribuya las cerezas de manera uniforme sobre el pastel.

4 Hornee el pastel hasta que se esponje y se sienta firme al tacto, aunque húmedo en la superficie, unos 25 minutos (un palillo insertado en la superficie debe salir con migas húmedas). Transfiera el pastel a una rejilla de alambre para que se enfríe ligeramente.

5 Espolvoree el pastel con el azúcar glas antes de servir. Si gusta servirlo con el sustituto de crema batida, licue todos los ingredientes y sirva cada rebanada de pastel caliente con una cucharada generosa.

(Sugerencias) *Pastel selva negra con fresas:* En lugar de las cerezas, use 1 1/2 tazas de fresas maduras en rebanadas (unas 2 tazas de fresas enteras).

Pastel selva negra con frambuesas: En lugar de las cerezas, compre 2 tazas de frambuesas frescas. Use 1 1/2 tazas de las frambuesas en lugar de las cerezas para el pastel y adorne el pastel caliente con el resto.

Pastel selva negra de invierno: Cuando no haya cerezas frescas, use 1 1/2 tazas de cerezas en almíbar. Escúrralas bien antes de distribuirlas sobre la mezcla del pastel.

Otras ventajas

- A diferencia de las yemas de huevo, las claras aportan proteína y no contribuyen con la grasa ni el colesterol de las yemas.
- Gramo por gramo, el cacao contiene 79% menos grasa que el chocolate para repostería y cinco veces más hierro. El cuerpo no absorbe este hierro tan bien como el de la carne, pero la vitamina C de las cerezas ayuda.

Equivalentes

cereales y tubérculos 3 fruta 1/2
azúcares 1 grasa 1/2

Cada porción aporta calorías 155, calorías de grasa 11, grasa 1 g, grasa saturada 0 g, colesterol 0 mg, sodio 143 mg, hidratos de carbono 32 g, fibra 3 g, azúcares 17 g, proteína 6 g. Buena fuente de folato, riboflavina, tiamina.

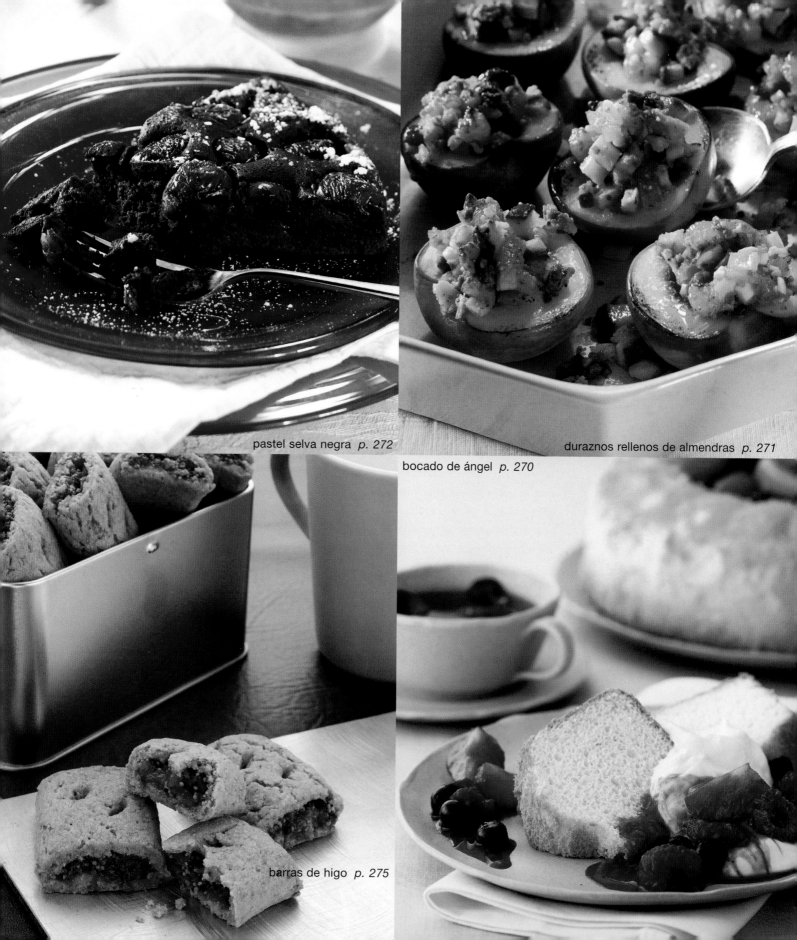

pastel selva negra *p. 272*

duraznos rellenos de almendras *p. 271*

bocado de ángel *p. 270*

barras de higo *p. 275*

biscotti de arándanos y almendras

Biscotti significa "horneado dos veces", una referencia a la técnica que les da a estas galletas italianas su textura dura tan característica. Saben mejor remojadas en café o té como bocadillo vespertino o nocturno.

Preparación **30 minutos**   Cocción **30-35 minutos**   *Rinde 24 biscotti*

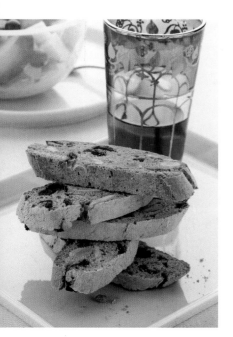

1/2 taza de almendras, blanqueadas

1 huevo

1 clara de huevo

1/4 de taza de fructosa

1 cdita. de extracto de vainilla

1 1/2 tazas de harina

3/4 de cdita. de polvos de hornear

1 cdita. de canela molida

1/4 de cdita. de bicarbonato de sodio

1/2 taza de arándanos secos

1 Precaliente el horno a 175°C. Extienda las almendras en una charola para hornear y hornee hasta que se doren ligeramente, unos 10 minutos. Déjelas enfriar.

2 En un tazón, ponga el huevo, la clara, el azúcar y la vainilla, y bata con una batidora eléctrica hasta que la mezcla esté espesa y pálida; la mezcla debe elevarse al levantar la batidora.

3 Cierna la harina, los polvos de hornear, la canela y el bicarbonato sobre una hoja de papel pergamino, luego cierna la mezcla sobre la mezcla de huevo batido. Con una espátula, incorpore ambas mezclas con cuidado; luego, agregue las almendras y los arándanos e incorpore bien hasta lograr una masa firme.

4 Vierta la mezcla sobre una charola para hornear rociada con aceite en aerosol. Con las manos enharinadas, moldee la mezcla formando un rectángulo de unos 25 cm de largo por 5 cm de ancho, y aplane ligeramente. Hornee de 20 a 25 minutos o hasta que se dore. Deje enfriar por unos 5 minutos y luego transfiera a una tabla para picar.

5 Con un cuchillo de sierra, corte la pieza en 24 rebanadas diagonales. Acomode las rebanadas en la charola para hornear y hornee por otros 10 minutos o hasta que se doren. Deje enfriar durante 5 minutos, luego transfiera a una rejilla de alambre y deje que se enfríen por completo. Las biscotti se pueden conservar en un recipiente hermético hasta por 2 semanas.

(Sugerencias) Sustituya los arándanos con cerezas o con pasas doradas.

Para un sabor más intenso, use 1/2 cdita. de extracto de almendras en lugar de la canela.

Para biscotti de chocolate, sustituya los arándanos con 1/3 de taza de chocolate oscuro picado. Agregue 1 cdita. de extracto de vainilla al batir el huevo con el azúcar.

Otras ventajas

• No se necesita nada de grasa para preparar las biscotti. Son duras y crujientes para que puedan remojarse sin desmoronarse.

• Los arándanos, secos o frescos, son una buena fuente de vitamina C.

• Utilizar fructosa en lugar de azúcar reduce a la mitad el aporte de hidratos de carbono simples.

Equivalentes

cereales y tubérculos 1

Cada porción (una galleta) aporta calorías 51, calorías de grasa 14, grasa 2 g, grasa saturada 0 g, colesterol 9 mg, sodio 30 mg, hidratos de carbono 8 g, fibra 1 g, azúcares 4 g, proteína 2 g.

barras de higo

Éste es un clásico: una galleta rellena de higo. La dulzura y el sabor intenso de los higos cristalizados no necesitan más aliño que el jugo de limón para añadir un sabroso sabor. Los higos también contienen mucha fibra, y hacen de estas barras un bocadillo saludable.

Preparación **35 minutos, más 30 minutos de enfriamiento**   Cocción **12-15 minutos**   *Rinde 20 barras*

1 taza de harina blanca

1 taza de harina integral

5 cdas. de margarina baja en grasa

5 cdas. de puré de manzana sin endulzar

1/4 de taza de azúcar moreno claro, o la mitad si usa fructosa

1 cdita. de extracto de vainilla

1 huevo

250 g de higos cristalizados, finamente picados

2 cdas. de jugo de limón

1 Cierna las harinas en un tazón. Usando dos cuchillos, pique la margarina en la harina hasta que la mezcla luzca como harina gruesa.

2 Agregue el puré de manzana, el azúcar, la vainilla y el huevo y mezcle hasta formar una masa firme; agregue 1 o 2 cditas. de agua si es necesario. (O mezcle las harinas y la margarina en un procesador, luego agregue el puré de manzana, el azúcar, la vainilla y el huevo.) Envuelva la masa en película plástica y refrigere 30 minutos.

3 Ponga los higos en una cacerola chica con 6 cdas. de agua y póngala a calentar. Cuando suelte el hervor, apague y espere a que los higos absorban el agua, de 3 a 5 minutos. Transfiera a un tazón y aplástelos con un tenedor para despedazarlos. Agregue el jugo de limón, revuelva y deje enfriar.

4 Precaliente el horno a 190°C. Extienda la masa con un rodillo sobre una superficie enharinada y forme un rectángulo de 50 x 15 cm. Corte el rectángulo en mitades, a lo largo, para formar 2 tiras.

5 Con una cuchara, ponga la mitad del puré de higo en la mitad de cada tira, a lo largo de un extremo. Doble el otro extremo sobre el relleno y presione las orillas de la masa para sellarla.

6 Aplane ligeramente cada pieza. Con un cuchillo afilado, corte cada pieza en 10 barras y acomódelas en una charola para hornear rociada con aceite en aerosol. Pinche cada barra con un tenedor y hornee unos 12 minutos o hasta que estén ligeramente oscuras, de 12 a 15 minutos.

7 Pase las barras a una rejilla de alambre y déjelas enfriar. Se pueden conservar en un recipiente hermético de 2 a 3 días.

(Sugerencias) Pruebe con pasitas y manzanas. Cueza a fuego bajo 1/2 taza de pasitas en una cacerola con 5 cdas. de agua y 1 manzana descorazonada finamente picada, hasta que se absorba el agua.

Otras ventajas

• Los higos son una buena fuente de fibra y también contienen compuestos que se sabe que tienen efectos laxantes.

• El puré de manzana sin endulzar se usa a menudo en recetas de repostería para reemplazar la mitad de la grasa. Asegura un producto húmedo y reduce de forma drástica la cantidad de grasa total por porción.

• El puré de manzana sin endulzar, ya sea natural o papilla envasada para bebés, funciona bien en recetas para panes y panquecitos.

fotografía, p. 273

Equivalentes
cereales y tubérculos 1 fruta 1/2

Cada porción (una barra) aporta calorías 104, calorías de grasa 17, grasa 2 g, grasa saturada 0 g, colesterol 11 mg, sodio 25 mg, hidratos de carbono 21 g, fibra 2 g, azúcares 11 g, proteína 2 g.

flanes horneados

Estos cremosos flanes horneados, con el delicado sabor de la vainilla y acompañados por una fresca compota de cerezas, son fáciles de hacer y populares para todas las edades. Tenga cuidado de no cocer demasiado los flanes: deben estar apenas cuajados cuando los saque del horno. Este postre es perfecto para una cena porque se puede preparar con anticipación y refrigerar hasta la hora de servir.

Preparación **unos 40 minutos**   Cocción **30-35 minutos**   *6 porciones*

Flanes

2 tazas de leche descremada
1 vaina de vainilla abierta, o
1 cdita. de extracto de vainilla
2 huevos
2 yemas de huevo
3 cdas. de azúcar
1/2 cdita. de harina

Compota

1 cda. de azúcar
1/2 kg de cerezas frescas, deshuesadas
2 cditas. de fécula de maíz

1 Caliente la leche y la vaina de vainilla hasta antes de que suelte el hervor. Retire del fuego, tape y deje aparte para que se impregne por 15 minutos.

2 Precaliente el horno a 160°C. Ponga los huevos, las yemas, las 3 cdas. de azúcar y la harina en un tazón, y bata ligeramente.

3 Caliente de nuevo la leche. Cuando suelte el hervor, retire la vaina de vainilla y vierta lentamente sobre la mezcla de huevo, sin dejar de batir. Cuele la mezcla en una jarra y llene 6 moldes (de 100 ml) para mantecada rociados con aceite en aerosol.

4 Coloque los moldes en una charola para hornear y vierta suficiente agua caliente en la charola para cubrir los moldes hasta la mitad. Hornee por unos 30 minutos o hasta que los flanes estén ligeramente cuajados. Deben estar un poco aguados en el centro, pues terminan de cuajarse después de sacarlos del horno. Retire los moldes de la charola y póngalos sobre una rejilla para que se enfríen. Una vez que se hayan enfriado, refrigérelos hasta el momento de servir.

5 Para la compota: ponga 1 cda. de azúcar y 6 cdas. de agua en una cacerola mediana, y caliente a fuego medio hasta que el azúcar se disuelva. Espere a que suelte el hervor, luego baje la llama y agregue las cerezas. Tape y cocine a fuego bajo, moviendo ocasionalmente, por unos 5 minutos o hasta que las cerezas estén blandas. Pase las cerezas a un tazón y apártelas.

6 Mezcle la fécula de maíz con 1 cda. de agua fría y agregue la mezcla al caramelo en la cacerola. Ponga a hervir la mezcla, baje la llama y cueza 1 minuto a fuego bajo, sin dejar de mover, hasta que esté espesa y clara. Deje enfriar unos minutos; después, vierta la salsa sobre las cerezas. (Sirva la compota caliente o a temperatura ambiente.) Sirva los flanes con un poco de compota encima y ponga el tazón en la mesa.

(Sugerencias) Si desea servir los flanes sin moldes, forre la base de cada molde con un círculo de papel para hornear y agregue 1 yema de huevo extra a la mezcla. Después de hornear, refrigere por lo menos durante 4 horas o, de preferencia, toda la noche. Para voltearlos, presione un poco la orilla de cada flan con la punta de los dedos para separarlo del molde, luego pase un cuchillo alrededor de la orilla. Ponga un plato volteado sobre el molde y después vuelva ambos, manteniéndolos firmemente unidos. Luego retire el molde.

Equivalentes
**fruta 1 azúcares 1 grasa 1/2
leche descremada 1/2**

Cada porción aporta calorías 165, calorías de grasa 44, grasa 5 g, grasa saturada 2 g, colesterol 145 mg, sodio 65 mg, hidratos de carbono 25 g, fibra 2 g, azúcares 21 g, proteína 7 g. Excelente fuente de riboflavina. Buena fuente de calcio, fósforo, vitamina A, vitamina B$_{12}$.

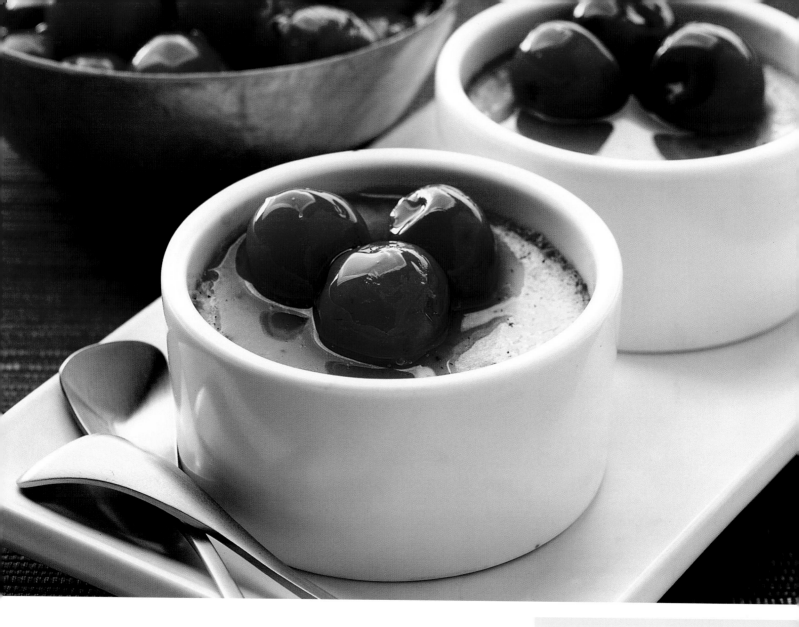

Flanes de chocolate con peras: Déle sabor a la leche con una tira delgada de cáscara de naranja en lugar de la vaina de vainilla. En el Paso 2 use azúcar moreno claro y añada 1 cda. de cacao en polvo cernido. Continúe como en la receta principal. Para las peras, caliente 1 taza de agua con 1/4 de taza de azúcar y una vaina de vainilla abierta hasta que el azúcar se disuelva; cuando suelte el hervor, baje la llama y cueza a fuego bajo de 2 a 3 minutos. Añada 4 peras chicas, peladas, descorazonadas y en rebanadas gruesas. Tape y cueza a fuego bajo hasta que estén apenas blandas, de 12 a 15 minutos, volteando las rebanadas de pera de vez en cuando. Con una cuchara ranurada, pase las peras a un platón. Deje hervir el jarabe 5 minutos más para que se reduzca, luego déjelo enfriar 5 minutos. Retire la vainilla y vierta el jarabe sobre las peras.

Otras ventajas

• Cuando se cocina para personas con diabetes, es importante limitar los alimentos con mucho colesterol siempre que sea posible. En esta receta, sólo se necesitan dos yemas de huevo. Esto limita la cantidad de colesterol total del postre.

• Las cerezas son ricas en potasio y aportan buenas cantidades de vitamina C.

galletas cinco estrellas

Estas galletas con nueces y semillas alegrarán el café de media mañana o servirán de postre. Son satisfactorias y derrochan ingredientes saludables que dan energía, sin ser muy dulces. La adición de frutas secas en lugar de chocolate, las nueces y las semillas hacen de estas galletas una opción mucho más saludable que las galletas empacadas.

Preparación **10-15 minutos**   Cocción **10 minutos**   *Rinde 16 galletas*

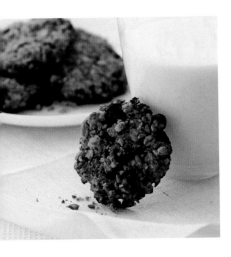

2 cdas. de avellanas
finamente picadas

2 cdas. de semillas de girasol
finamente picadas

1/4 de taza de orejones de
chabacano finamente picados

1/4 de taza de dátiles secos,
sin hueso y finamente picados

1/2 taza de harina integral

1/2 taza de avena instantánea

1 cda. de azúcar moreno claro

1/2 cdita. de bicarbonato
de sodio

2 cdas. de aceite de canola

4 cdas. de jugo de manzana,
bajo en calorías

1 Precaliente el horno a 175°C. Mezcle las avellanas, las semillas de girasol, los orejones y los dátiles picados en un tazón. Agregue la harina, la avena, el azúcar y el bicarbonato y revuelva para incorporar todos los ingredientes.

2 Mezcle el jugo de manzana con el aceite y vierta sobre la mezcla seca. Agite hasta que los ingredientes secos se humedezcan.

3 Con una cuchara, forme bolitas de la mezcla en una charola para hornear rociada con aceite en aerosol. Con un cuchillo o una espátula enharinados, aplane suavemente cada bolita y redondee las orillas.

4 Hornee las galletas hasta que estén doradas, unos 10 minutos. Luego páselas a una rejilla de alambre y déjelas enfriar. Las galletas se pueden conservar en un recipiente hermético hasta por 4 días.

(**Sugerencias**) Pruebe la mezcla con nueces de acajú sin sal en lugar de avellanas.

Use orejones de pera, manzana y durazno e higos secos en lugar de chabacanos y dátiles.

Otras ventajas

• Las semillas de girasol son una buena fuente de la antioxidante vitamina E, que ayuda a proteger las membranas de las células del daño que provocan los radicales libres. Las semillas de girasol son ricas en grasas poliinsaturadas y también aportan buenas cantidades de vitamina B1 y de los minerales cinc, hierro, fósforo, selenio, magnesio y cobre.

• Las galletas empacadas en general se preparan con levadura hidrogenada, la cual tiene muchas grasas saturadas y contribuye a la acumulación de placa en las arterias. En esta receta, se usa aceite de canola como una grasa no saturada más saludable, y el jugo de manzana aporta humedad.

Equivalentes

cereales y tubérculos 1/2
grasa 1/2

Cada porción (una galleta) aporta calorías 67, calorías de grasa 27, grasa 3 g, grasa saturada 0 g, colesterol 0 mg, sodio 40 mg, hidratos de carbono 9 g, fibra 1 g, azúcares 4 g, proteína 1 g.

galletas de naranja y nuez

Para hacer estas galletas, sólo se necesita cortar y hornear, ya que el rollo de masa se prepara con anticipación y se refrigera. Luego, cuando desee galletas, simplemente corte el rollo en rodajas, póngales nueces y hornee. Son bocadillos no muy dulces, perfectos para una taza de té o café.

Preparación **15 minutos, más 2 horas de enfriamiento**   Cocción **8-10 minutos**   *Rinde 24 galletas*

3/4 de taza de harina de trigo integral, más un poco para amasar

1/2 taza de harina blanca preparada

1/3 de taza de azúcar moreno claro

2 cdas. de nueces picadas

Ralladura de 1 naranja

4 cdas. de aceite de canola

2 claras de huevo

12 nueces, en mitades

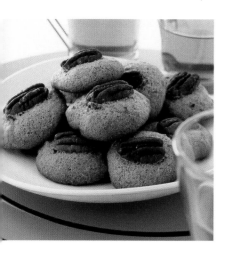

1 Ponga las harinas, el azúcar, las nueces picadas y la ralladura de naranja en un tazón y mezcle perfectamente.

2 En un tazón chico, bata el aceite y las claras de huevo con un tenedor. Agregue a los ingredientes secos y mezcle con un tenedor para obtener una masa suave.

3 Amase la masa ligeramente sobre una superficie enharinada hasta que esté lisa, luego enróllela en forma de hogaza de unos 30 cm de largo. Envuelva el rollo en película plástica y refrigere durante 2 horas. (La masa se puede conservar en el refrigerador de 2 a 3 días antes de usarla.)

4 Precaliente el horno a 175°C. Desenvuelva el rollo de masa y corte 24 rodajas, usando un cuchillo afilado. Acomode las rodajas, a 5 cm una de otra, en 2 charolas para hornear rociadas con aceite en aerosol. Ponga media nuez encima de cada rodaja y presione ligeramente.

5 Hornee hasta que las galletas estén firmes al tacto y ligeramente doradas, de 8 a 10 minutos. Transfiera las galletas a una rejilla de alambre para que se enfríen por completo. Las galletas se pueden guardar en un recipiente hermético hasta por 5 días.

(Sugerencias) Puede usar almendras o avellanas picadas en lugar de nueces, y adornar con almendras o avellanas enteras.

Otras ventajas

• Las nueces son ricas en grasa, pero poca de esa grasa es saturada, la mayoría es poliinsaturada. Las nueces también aportan generosas cantidades de vitamina E.

• El aceite de canola se extrae de las semillas de la uva y se cree que tiene menos grasa saturada que cualquier otro aceite (6%). Funciona bien en galletas y otros productos de repostería, en lugar de la grasa saturada de la mantequilla.

Equivalentes
cereales y tubérculos 1/2
grasa 1/2

Cada porción (una galleta) aporta calorías 66, calorías de grasa 31, grasa 3 g, grasa saturada 0 g, colesterol 0 mg, sodio 39 mg, hidratos de carbono 8 g, fibra 1 g, azúcares 3 g, proteína 1 g.

tiramisú de moca y ricotta

Esta deliciosa versión del popular postre italiano incluye el tradicional pan esponjado remojado en café y licor como base. En lugar de capas de dedos de novia con grasoso queso mascarpone batido, se usa una ligera mezcla cremosa de queso ricotta endulzado y yogur. Unas hojuelas de chocolate oscuro rallado dan el toque final.

Preparación **20 minutos, más un mínimo de 30 minutos de refrigeración**   *4 porciones*

8 dedos de novia, en mitades

1 cdita. de café espresso instantáneo en polvo

1/2 taza de agua hirviendo

2 cdas. de licor de café o de brandy

1 cdita. de azúcar

1 taza de queso ricotta bajo en grasa

1 taza de yogur natural bajo en grasa

8 sobres de endulzante

1 cdita. de extracto de vainilla

1 tablilla (30 g) de chocolate oscuro semidulce, rallado

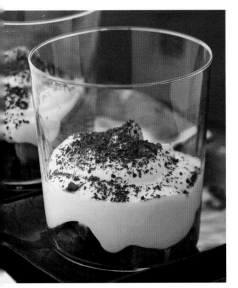

1 Parta cada uno de los dedos de novia en 3 trozos, luego divídalos en cuatro copas para postre de 240 ml.

2 Ponga el café en una taza de medir de vidrio y vierta el agua hirviendo. Agregue el licor o brandy y 1 cdita. de azúcar, y agite para mezclar. Vierta el líquido de manera uniforme en las copas con los dedos de novia, y déjelos en remojo mientras prepara el resto.

3 Bata el queso ricotta con el yogur, el endulzante y el extracto de vainilla hasta obtener una mezcla suave y cremosa. Agregue una porción generosa de esta mezcla a cada copa.

4 Espolvoree las copas con el chocolate rallado. Tape y refrigere por lo menos durante 30 minutos (y no más de 3 a 4 horas) antes de servir.

(Sugerencias) Puede sustituir el yogur natural con yogur de sabor bajo en grasa, para darle un poco más de sabor.

En lugar de chocolate rallado, adorne las copas espolvoreando con 1/2 cdita. de granillo de chocolate.

Otras ventajas

• El queso ricotta tiene mucha menos grasa y calorías que el cremoso mascarpone que se usa tradicionalmente para el tiramisú. Agregar yogur al ricotta aporta cremosidad y ayuda a reducir aún más el contenido de grasa.

• El chocolate oscuro es una buena fuente de cobre, un mineral que ayuda al cuerpo a absorber el hierro. Como el chocolate oscuro también es una fuente de hierro, incluirlo en este postre tiene un doble beneficio.

Equivalentes		
carne (grasa media) 1/2		
azúcares 1	leche descremada 1/2	

Cada porción aporta calorías 162, calorías de grasa 41, grasa 5 g, grasa saturada 4 g, colesterol 42 mg, sodio 162 mg, hidratos de carbono 16 g, fibra 1 g, azúcares 9 g, proteína 13 g. Excelente fuente de calcio, fósforo. Buena fuente de riboflavina, vitamina A.

rosca de frutas

La mayoría de los pasteles de frutas llevan mucha grasa y azúcar, pero éste tiene poca grasa y su dulzura depende de sus frutas secas remojadas en jugo de manzana. El pan se adorna con nueces y cerezas, convirtiéndolo en un elegante postre. El sabor se intensifica con el tiempo, y la rosca puede conservarse en el refrigerador hasta por 2 semanas antes de servirla.

Preparación unos 30 minutos, más el tiempo de remojo   Cocción **1 hora 15 minutos**   *18 porciones*

Pan

1/4 de taza de ciruelas pasas

1/4 de taza de pasas

1/4 de taza de peras secas picadas

1/4 de taza de dátiles secos sin hueso y picados

1 taza de jugo de manzana

1/4 de taza de nueces picadas

1 cda. de jengibre caramelizado picado

Ralladura y jugo de 1 limón

Aceite en aerosol

5 cdas. de aceite de canola

1 huevo

1/4 de taza de azúcar moreno claro

1 taza de harina blanca

1 taza de harina integral

1 cdita. de polvos de hornear

1 cdita. de canela molida

Una pizca de nuez moscada

3 a 4 cdas. de leche descremada, como se necesite

Decorado

2 cdas. de ate de membrillo

15 cerezas maraschino

6 avellanas enteras

6 nueces, en mitades

Azúcar glas para espolvorear

Equivalentes

cereales y tubérculos 1 fruta 1/2
grasa con proteína 1

1 Ponga las frutas secas en una cacerola mediana. Agregue el jugo de manzana y ponga a hervir. Tape la cacerola y cueza a fuego bajo de 3 a 4 minutos o hasta que las frutas empiecen a absorber el líquido.

2 Retire la cacerola del fuego y deje reposar la fruta, tapada, hasta que se enfríe. Agregue las nueces, el jengibre y la ralladura y el jugo de limón.

3 Precaliente el horno a 150°C. Rocíe con aceite en aerosol un molde de rosca de 23 cm. En un tazón, bata el aceite, el huevo y el azúcar a punto de listón.

4 Cierna las harinas, los polvos de hornear, la canela y la nuez moscada en un tazón grande. Agregue la fruta remojada y leche suficiente para obtener una mezcla muy suave.

5 Vierta la mezcla en el molde preparado y alise la superficie con una espátula. Hornee durante aproximadamente 1 hora con 15 minutos o hasta que el pan esté firme y un palillo salga limpio al clavarlo en el centro.

6 Deje que el pan se enfríe en el molde al menos por 1 hora, antes de pasar un cuchillo por la orilla para desmoldarlo. Envuelva en papel de aluminio y guarde en el refrigerador de 1 a 2 semanas antes de servirlo, para que los sabores maduren.

7 Para decorar la rosca, caliente un poco el ate con 1 cdita. de agua, luego páselo por un colador fino y barnice la rosca con él. Acomode las nueces y las cerezas encima, presionando un poco. Finalmente, espolvoree ligeramente la rosca con azúcar glas previamente cernida.

(Sugerencias) Para facilitar el corte, hornee el pan en un molde rectangular para hogaza de unas 5 tazas de capacidad.

Remoje la fruta en una mezcla de 1/2 taza de licor de cereza y 1/2 taza de jugo de manzana.

Otras ventajas

• Sólo 5 cdas. de aceite se necesitan para todo el pastel, que rinde para 18 personas, lo cual lo hace muy bajo en grasa comparado con muchos pasteles helados.

Cada porción aporta calorías 170, calorías de grasa 58, grasa 6 g, grasa saturada 1 g, colesterol 12 mg, sodio 206 mg, hidratos de carbono 26 g, fibra 2 g, azúcares 13 g, proteína 2 g. Buena fuente de fósforo.

combata la diabetes

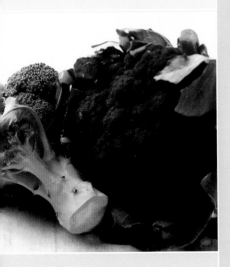

No hace mucho tiempo, el diagnóstico de diabetes iba seguido por "la plática", una conversación muy frustrante con el médico sobre su futuro. "Ahora tendrá que vigilar más su dieta", decía el médico. "Suprima el azúcar y disminuya los hidratos de carbono. Vigile la grasa. Muchas verduras verdes cocidas al vapor. Elimine las comidas abundantes en restaurantes. No coma postre. No hay otra alternativa."

Era deprimente, desalentador y enfadante. ¡Qué diferencia hacen unos años! Gracias a la investigación, surgió una nueva forma de pensamiento en la comunidad médica sobre cómo comer para vencer la diabetes. ¡Qué maravilla! No a lo insípido y sí al sabor. Ya no más restricciones estrictas; ahora, moderación inteligente. El nuevo pensamiento es una comida deliciosa, saludable y creativa para los diabéticos, con vigilancia hacia la combinación correcta de nutrimentos y los tamaños adecuados de las porciones. Es una prescripción de comida más abierta y con resultados comprobados.

Este nuevo pensamiento es parte de un enfoque mayor y más intuitivo, que surge para tratar la diabetes. La diabetes es un padecimiento en el cual las células absorben menos glucosa o azúcar de la sangre, que es el ingrediente clave que usan las células como combustible. Hay dos causas principales para esto: ya no se produce suficiente insulina (la hormona secretada por el páncreas, que transporta la glucosa del torrente sanguíneo a las células) o las células ya no son receptivas a la insulina que se produce. En cualquier caso, el resultado es que hay demasiada glucosa en el torrente sanguíneo y no la suficiente en las células. Pueden presentarse muchas complicaciones.

Ahora sabemos que el arte de manejar la diabetes está en buena parte en controlar el azúcar en la sangre. Hay tres formas clave para hacerlo:

- Primero, asegúrese de que su cuerpo tenga suficiente insulina, para que las células puedan obtener el combustible que necesitan para funcionar.

- Segundo, desarrolle hábitos de estilo de vida que hagan a su cuerpo menos susceptible a los cambios de azúcar en la sangre y a sus células menos resistentes a la insulina. Lo primero en la lista es perder peso. Se incluye también ejercicio, relajación, mejores hábitos de sueño y un programa de vitaminas y complementos.

- Tercero, ajuste su dieta para asegurarse de que obtiene los nutrimentos adecuados durante el día, para mantener estable la sangre.

El último punto es el que trata este libro de cocina: desarrollar una forma de comer saludable, deliciosa, bien balanceada y que defienda contra los cambios de azúcar en la sangre. En las siguientes páginas, aprenderá sobre la ciencia y la práctica de comer saludablemente para vencer la diabetes. Explicamos por qué las recetas del libro son adecuadas para su padecimiento. Aclaramos lo fácil y rico que es comer para vencer la diabetes.

Los nutrimentos

Otro aspecto del manejo de la diabetes que cambió es la eliminación de un programa nutricional "igual para todos". El enfoque, el impacto y la causa del padecimiento no sólo son distintos en cada persona, sino que el estilo de vida y las prioridades de cada quien también difieren. En este nuevo mundo de la diabetes, es común que envíen a alguien recién diagnosticado con el nutriólogo, para ayudarlo a crear un plan único de ataque. El plan alimentario se basa en perder peso, la gravedad de la diabetes, los gustos alimentarios personales y el estilo de vida (la gente que se ejercita tiene necesidades nutricionales distintas que la sedentaria).

Por último, hay verdades sobre la nutrición y la diabetes que trascienden las necesidades y preferencias individuales (debe ser cuidadoso con la combinación de nutrimentos). Le damos un enfoque de los nutrimentos clave que una persona con diabetes debe vigilar. Si los comprende,

> # > Un vistazo a la diabetes

Todas las células usan glucosa, o azúcar en la sangre, como su fuente principal de combustible. La diabetes es una enfermedad en la que falla el proceso que transfiere la glucosa a las células. Resultado: la glucosa se acumula en la corriente sanguínea y las células carecen de ésta. Hay dos formas principales de diabetes.

Diabetes tipo 1

La diabetes tipo 1 se presenta cuando el sistema inmunitario del cuerpo destruye las células que producen insulina en el páncreas. Esto puede causar una suspensión total de la producción de insulina. La gente con diabetes tipo 1 debe inyectarse diariamente insulina. Sin este tratamiento, los niveles de glucosa se elevan a niveles peligrosos en la sangre; si no se trata, puede producir coma e incluso la muerte. La diabetes tipo 1 suele presentarse en niños o adultos jóvenes, y a menudo se presenta repentinamente. Es un padecimiento que dura toda la vida. Sus síntomas:

- Niveles altos de glucosa en sangre
- Niveles altos de glucosa en orina
- Se orina con frecuencia
- Sed extrema
- Pérdida extrema de peso
- Debilidad y fatiga
- Depresión

Diabetes tipo 2

Con la diabetes tipo 2, el páncreas produce insulina, pero las células del cuerpo empiezan a "resistir" el mensaje de la insulina para permitir que la glucosa en la sangre entre en las células, un padecimiento llamado resistencia a la insulina. Esta forma de diabetes suele estar vinculada con el sobrepeso y tiende a desarrollarse con lentitud. Se trata con más facilidad que la diabetes tipo 1, pero se está volviendo epidémica. Sus síntomas son:

- Sed en aumento
- Se orina con más frecuencia
- Nerviosismo, fatiga y náusea
- Más apetito
- Pérdida de peso
- Visión borrosa
- Infecciones difíciles de curar
- Hormigueo o entumecimiento de las manos y los pies

podrá captar mejor lo que es seguro y saludable comer cuando se es diabético.

Hidratos de carbono

Los hidratos de carbono son la fuente principal de energía. Tienen dos formas. Los **hidratos de carbono simples** son alimentos que se digieren con facilidad en glucosa, como azúcar, harina blanca y

arroz blanco. Los **hidratos de carbono complejos** son exactamente eso, almidones con azúcares más complejos, fibra y una variedad de nutrimentos; tardan más tiempo en digerirse y tienen ingredientes más benéficos. Son los cereales integrales, las verduras y las legumbres.

Como los hidratos de carbono se descomponen en azúcares simples, tienen

> Todo sobre los sustitutos de azúcar

Hasta 1994, el azúcar se consideraba muy dañino para los diabéticos. Una investigación indicó que el azúcar de mesa no aumenta los niveles de azúcar mucho más que otros almidones. Conclusión: se puede comer azúcar con moderación, en particular si la dieta está bien equilibrada.

¿Qué sucede con los sobres azules, rosados y amarillos de sustitutos de azúcar? Respuesta: el azúcar de mesa (o sacarosa) no es muy dulce comparado con los sustitutos de azúcar. Si una receta utiliza azúcar, en general es en gran cantidad para lograr la dulzura deseada. Esto hace que el número total de calorías e hidratos de carbono por porción sea muy alto. Los sustitutos de azúcar dan la dulzura deseada sin calorías o hidratos de carbono.

Incluso con el sabor mejorado, a mucha gente le desagrada el sabor de los sustitutos de azúcar, y no todos están convencidos de que sean saludables. Esto es lo que hay en el mercado:

Sucralosa Se vende con el nombre de Splenda. La sucralosa es el único sustituto de azúcar hecho a partir del azúcar. No tiene calorías y el cuerpo no la reconoce como un azúcar o hidratos de carbono; sin embargo, es 600 veces más dulce que el azúcar. La sucralosa no tiene sabor desagradable o amargo y es muy estable al calor; es ideal para hornear y cocinar. Aprobada por la FDA en 1998, se vende en paquetes y en forma granular para hornear.

Acesulfame de potasio o Ace-K Se vende con el nombre de Sunett. Es 200 veces más dulce que el azúcar y el cuerpo no lo metaboliza (no produce calorías). Como la sucralosa, permanece estable a altas temperaturas; es ideal para cocinar y hornear. Tiene sabor dulce que no permanece. Combina bien con otros sustitutos de azúcar. La FDA aprobó el Ace-K para uso en refrescos, en 1998, y su utilización en muchos productos continúa aprobada.

Aspartame Se vende con el nombre de Canderel, Equal y NutraSweet. Contiene aminoácidos y es 200 veces más dulce que el azúcar. Fue el primer sustituto del azúcar que aprobó la FDA para uso en la mesa y en varios alimentos, en 1981, luego de una ausencia de 25 años de nuevos sustitutos del azúcar. El sabor es dulce y similar al del azúcar. Intensifica los sabores frutales en las comidas y las bebidas. Algunas personas dicen que el sabor dulce no se conserva tan bien bajo el calor como el de la Sucralose o el Ace-K. El aspartame puede usarse para endulzar alimentos y bebidas.

Sacarina Se vende con el nombre de Sweet'N Low. Se ha usado para endulzar los alimentos durante más de un siglo. Fue popular hasta la década de 1970, cuando se retiró del mercado por razones de seguridad. Se demostró que esos temores eran infundados y volvió al mercado. El cuerpo no metaboliza la sacarina y no aporta calorías.

Fructosa Es un azúcar natural proveniente de las frutas. Es dos veces más dulce que el azúcar de mesa y puede usarla toda la familia. Aporta 4 kcal por gramo, igual que el azúcar, pero al sustituirlo en las recetas (en la mitad de lo indicado) aporta menos hidratos de carbono y calorías.

más impacto en los niveles de glucosa en sangre. Los hidratos de carbono simples se digieren con tanta facilidad que casi al instante invaden la sangre con glucosa. Por eso, los hidratos de carbono se han considerado como el enemigo de los diabéticos.

La American Diabetes Association aún dice que algunas personas necesitan reducir su consumo de hidratos de carbono para manejar su diabetes. Ahora, la comunidad médica reconoce ampliamente que seguir un programa alimentario estricto con pocos hidratos de carbono puede hacer más daño que bien. ¿Por qué? Porque los hidratos de carbono son la mejor fuente de combustible para el cuerpo; como tienen la mitad de calorías de grasa por gramo, un programa alimenticio que incluya hidratos de carbono da más elecciones de alimentos con menos riesgo de aumentar de peso.

El truco es no reducir los "hidratos de carbono" a una sola categoría de alimento. Una dona es en su mayoría hidratos de carbono, al igual que el brócoli. Son alimentos muy diferentes, pero muchas de las dietas populares con pocos hidratos de carbono no diferencian en forma adecuada entre ambos y limitan todos los hidratos de carbono, sin importar la fuente.

El problema con los hidratos de carbono simples (bizcochos, dulces, pastel) no es que tengan mucho azúcar. Casi todos pueden comer a veces esas delicias, en porciones pequeñas. Más bien, es que esos alimentos tienen mucha grasa y pocas vitaminas, minerales y otros nutrimentos. Tienen lo malo y casi nada bueno.

Los hidratos de carbono complejos no sólo tienen más azúcares complejos, que se digieren con lentitud, sino también nutrimentos benéficos y mucha fibra.

La fibra es el material de las plantas que el cuerpo no puede digerir. Es la cascarilla de los cereales, las fibras del apio. ¿Qué tan maravillosa es la fibra? La fibra es voluminosa, absorbe agua y satisface más pronto. La fibra hace lenta la digestión y prolonga la sensación de saciedad. Estos dos puntos son críticos para mantener un peso saludable. La fibra favorece la eliminación intestinal y limpia el aparato digestivo. La fibra ayuda a reducir la grasa y el colesterol en el sistema sanguíneo y protege el corazón. La fibra ayuda a mantener controlados los niveles de glucosa en sangre. Dado que los niveles de glucosa en sangre fluctuantes influyen en la sensación de hambre e irritabilidad, en los niveles de energía y en la aparición de complicaciones, los alimentos con mucha fibra, como las verduras, los granos integrales y los frijoles ayudan a mantenerlo estable. (Vea en la siguiente página sugerencias para añadir fibra a la dieta.)

La fibra no sólo es el componente deseable de los hidratos de carbono complejos. La investigación reciente sugiere que si usted come cada día verduras, cereales integrales y frijoles, obtiene más beneficios para la salud. Los ingredientes potenciales, llamados fitoquímicos, presentes en estos alimentos, ayudan a prevenir la enfermedad. Los fitoquímicos del brócoli ayudan a prevenir algunos cánceres; los compuestos de *allium* en la cebolla, así como la avena y algunos productos de soya, reducen el colesterol, factor importante para los diabéticos.

Usted no tiene que seguir un plan estricto con pocos hidratos de carbono para controlar la diabetes. Los hidratos de carbono, sobre todo los complejos, ayudan a manejar uno de los factores más importantes en la diabetes: la capacidad para controlar la glucosa la en sangre, mantener niveles altos de energía y obtener beneficios de sus vitaminas y minerales.

Grasas

¿Qué es cremoso, crujiente, sabroso y agradable? La grasa se ajusta a todas estas descripciones.

Grasa: la reconoce al verla y al probarla, pero describirla con palabras es complicado. Las grasas son sustancias químicas orgánicas que los científicos llaman ácidos grasos o lípidos. Al digerirlas, producen casi el doble de energía que la misma cantidad de hidratos de carbono o proteínas. En el cuerpo, las grasas son cruciales para la salud de todas las membranas celulares, se usan para crear hormonas y tienen otras funciones clave. Necesita una capa de grasa corporal para proteger los órganos y tener reserva de combustible. Incluso los atletas delgados tienen grasa corporal.

La grasa sólo es un problema si come mucha. Las moléculas de grasa que come se almacenan en el cuerpo como grasa. Eso se traduce en aumento de peso (malo para la salud) y muchas moléculas de grasa en la corriente sanguínea, algo dañino para el corazón y la circulación.

Hay una razón de peso para comer un poco de grasa. Primero, es una fuente muy rica de energía. La grasa hace lenta la digestión y esto permite que el azúcar entre en el torrente sanguíneo en forma gradual (objetivo del control de glucosa en sangre).

Como sucede con los hidratos de carbono, no es bueno hablar mal de todas las formas de grasa. Hay tres categorías de grasas, y dos de éstas ofrecen beneficios para la salud tan importantes que deseará añadirlas a su dieta.

No ahondaremos en la ciencia de las grasas. El tipo de grasa menos saludable es el tipo que mantiene una forma sólida a temperatura ambiente, principalmente mantequilla, crema y la grasa de la carne. Aunque esta clase de grasa ofrece cantidades increíbles de combustible, tiene pocos beneficios para la salud y posee los más dañinos. Las grasas que están líquidas a temperatura ambiente (principalmente aceites vegetales, como de maíz, oliva, cártamo) se dividen en dos categorías: poliinsaturadas y monoinsaturadas. Ambas tienen beneficios, pero los aceites "mono" son mejores. Hay pruebas de que la grasa monoinsaturada eleva el colesterol LAD (bueno), importante para los diabéticos, quienes tienen mayor riesgo de padecer enfermedades cardíacas. Está comprobado que la grasa monoinsaturada reduce la resistencia a la insulina.

Aunque la grasa no es un demonio, tampoco es un ángel. Vigile cuánta y de qué clase come. La grasa monoinsaturada, la que debe elegir, también es rica en calorías. Ingiera cantidades pequeñas de aceite de oliva, de maíz o alimentos como aguacates y almendras, para obtener las mejores fuentes de grasa monoinsaturada.

Proteína

La proteína, la tercera categoría principal de nutrimentos, tiene también una función en el control de la glucosa; se digiere con más lentitud comparada con los hidratos de carbono, y causa un aumento más gradual en los niveles de glucosa en sangre. ¿Debe abusar de los filetes y las hamburguesas? ¡Claro que no!

Una "proteína" es un compuesto formado de sustancias químicas llamadas aminoácidos. Se digieren como energía, pero tienen muchas otras funciones en el cuerpo. Éste usa las proteínas que come para formar y reparar músculos y tejidos.

En países desarrollados, es raro que la gente sufra una deficiencia de proteína, porque está en muchos de los alimentos que se comen, incluso en los considerados hidratos de carbono. Las proteínas están en los alimentos vegetales (verduras, cereales, frijoles, nueces y productos de soya) y son el componente principal en alimentos de origen animal como res, aves, mariscos y productos lácteos.

Sí, su cuerpo necesita proteínas para el funcionamiento diario, la salud y como fuente de energía. Las proteínas son buenas para lograr niveles de glucosa en sangre estables. La proteína está en muchos alimentos; quizá ya obtiene más de la necesaria. Entonces no coma mucha carne en nombre de la salud, ya que

suele estar rodeada y llena de grasa. Cómala magra.

La función del peso

Una parte de esa charla con el médico, que no ha cambiado a través de los años, es la necesidad de mantener su peso bajo si tiene diabetes. El motivo es simple y directo: mientras más grasa tenga, más resistentes a la insulina serán sus células. Incluso si pierde un poco de peso, mejora la resistencia a la insulina. Para muchos diabéticos, una reducción de unos 4.5 kg es suficiente para tener resultados evidentes en los niveles de glucosa en la sangre.

> La fibra satisface

¡Puede hacerlo! Puede alcanzar el nivel de fibra diaria recomendado de 20 a 30 gramos de esta manera:

No escatime en el desayuno. Un suculento desayuno de cereales integrales y fruta proporciona una oportunidad dorada para obtener la tercera parte de la fibra diaria. Busque un cereal con 5 g de fibra o más (revise también el total de hidratos de carbono y que encaje en su programa). Disfrute el pan integral en lugar de pan dulce y pan blanco. Cambie la harina para sus hot cakes y waffles por harina de trigo integral. Añada fruta extra.

Coma las cáscaras (y algunas semillas). ¡Lave la cáscara comestible de frutas y verduras, no las pele! Una papa tiene 3.6 g de fibra y 2.3 si la pela. Las semillas de las bayas, el kiwi y de los higos proporcionan fibra; asegúrese de comerlas y añada variedad a su dieta.

Refuerce. Añada germen de trigo u hojuelas de salvado y de avena a la carne molida y también al pan molido para empanizar. Cada cucharada de salvado añade 1 g de fibra.

Incluya legumbres. Las legumbres son una gran fuente de fibra. Una ración de 1/2 taza proporciona entre 4 y 10 g de fibra. Coma sopa de chícharos o de lentejas para una comida rica en fibra. Añada frijoles a la ensalada o cómalos calientes con una tortilla.

Añada verduras. Todas las verduras, como las zanahorias y el apio, son buenas fuentes de fibra. Agregue un poco más a los guisados, sopas, ensaladas, sándwiches y pasta. Si no tiene frescas, utilice las congeladas.

Cambie lo blanco por lo integral. Coma pasta de trigo integral, arroz integral y harina de trigo integral, en lugar de las versiones blancas. Aunque un alimento sea color café, eso no necesariamente significa que tenga mucha fibra. Lea la etiqueta. Para ser considerado una buena fuente de fibra, un producto debe tener 3 g de fibra por porción; una fuente abundante, 5 g. No se engañe con el pan color café que en realidad tiene poca harina integral; obtiene su color café de colorantes o melazas.

La pérdida de peso puede ser muy complicada o muy simple. Si sigue las novedades y publicaciones de investigaciones, sabrá que en los últimos 15 años han surgido y caído muchas teorías para perder peso. Durante las décadas de 1980 y 1990, el mensaje era comer poca grasa: al reducir en su dieta los alimentos con más calorías, en forma natural perdería peso. La mayoría lo intentamos y fallamos. Aunque la grasa nos ayuda a sentirnos saciados; muchas personas con dietas con poca grasa terminan consumiendo muchas más calorías que antes.

También las dietas con mucha proteína y pocos hidratos de carbono están de moda. La idea es: al eliminar de su dieta todos los hidratos de carbono o la mayoría, el cuerpo ya no tiene glucosa para quemar como energía y quema la grasa corporal. Es una forma ineficiente de generar combustible para perder peso.

El problema es que los alimentos con proteína suelen tener mucha grasa saturada. Por ello, el debate continúa sobre si las dietas con mucha proteína son seguras a corto o a largo plazo.

Mil teorías y mil dietas. Puede confundirlo la ciencia conflictiva (y pseudociencia), como les ocurrió a millones de personas. Por eso, la obesidad aún es un problema.

Hay una teoría simple y comprobada de pérdida de peso: ¡queme más calorías al día de las que consume y perderá peso! Para lograrlo, ejercítese un poco más y coma un poco menos. Encontrará otras formas para aliviar el estrés o curar el aburrimiento o mostrar amor; sólo coma

> # > Coma para su hijo

Para las mujeres embarazadas que padecen diabetes gestacional temporal, una dieta nutricionalmente balanceada es esencial para mantener a una madre sana y tener un embarazo exitoso. Aunque todas las mujeres embarazadas deben elegir alimentos nutritivos para asegurar que el feto esté sano, una buena dieta previene complicaciones, como hipertensión arterial, en las mujeres diagnosticadas con diabetes gestacional.

Una futura madre sólo necesita 300 calorías extra al día durante el segundo y el tercer trimestres del embarazo. Muchas mujeres creen que "deben comer por dos", pero el exceso de comida causa aumento de peso, lo cual empeora la diabetes. Consejos para comer por dos con diabetes gestacional:

Vigile el azúcar. En las mujeres embarazadas, la sangre absorbe con rapidez el azúcar y se requiere más insulina para mantener niveles normales de glucosa en la sangre. Como la insulina está deteriorada en la diabetes gestacional, es muy importante mantener al mínimo los alimentos azucarados.

Lo mismo para la grasa. El peso que aumenta la hace más resistente a la insulina, y si come grasa, aumen-

tará de peso con rapidez. Usted necesita cantidades pequeñas para su salud y el crecimiento del feto, y quizá ya obtiene lo que necesita.

Coma alimentos con mucha fibra. El estreñimiento suele ser un problema en el embarazo, y al aumentar su contenido de fibra puede evitarlo. Asegúrese de comer al menos dos porciones de fruta y tres de verduras cada día. Coma la fruta entera, con todo y cáscara.

Coma un refrigerio a la hora de dormir. Las mujeres con diabetes gestacional tienden a tener niveles de glucosa en sangre por debajo de lo normal durante la noche. Esto puede evitarse si come un refrigerio a la hora de dormir, que le proporcione proteína e hidratos de carbono complejos.

Coma bien. Las mujeres con diabetes gestacional necesitan al menos tres comidas más un refrigerio antes de dormir. Puede añadir otro refrigerio en el día. Si espacia uniformemente las comidas y las cantidades, mantendrá normales y con más facilidad los niveles de glucosa. No se salte comidas, esto puede causar hipoglucemia, lo cual puede ser dañino para el feto y la hará sentirse irritable o temblorosa.

cuando tenga hambre. Con este enfoque, coma una dieta bien balanceada y una variedad de alimentos. Muchos hidratos de carbono complejos, aceites saludables, carnes magras, pescado e incluso pizzas, servidos en porciones sensatas. Esto no sólo funciona para lograr un peso saludable, sino que encaja a la perfección

con el nuevo pensamiento sobre comer saludablemente para la diabetes.

Necesita meditar un poco. Si comer de modo saludable tiene que ver con las calorías, ¿cuántas debe comer al día? Los requerimientos de calorías varían de una a otra persona, según el tamaño del cuerpo, la actividad física y la tasa metabólica basal. Algo es seguro, cualquier régimen alimenticio con menos de 1,200 calorías al día dificultará obtener todas las vitaminas y los minerales necesarios. Comer poco puede causar fatiga y hambre, lo cual hará que coma en exceso.

Para mantener su peso actual, multiplique su peso en kilos por 30. Éste es el número de calorías que su cuerpo necesita al día para funcionar estando en descanso total. Para ajustar sus necesidades diarias de calorías según su actividad física, haga lo siguiente:

- Si es totalmente **sedentario**, añada 300 calorías.
- Si es **moderadamente activo,** añada 500 calorías.
- Si es **muy activo,** añada 700 calorías.

Éste es un cálculo aproximado de sus necesidades calóricas diarias. Si desea mantener su peso estable, ésa es la cantidad de calorías que debe comer. ¿Desea perder peso? Esencialmente, 450 g equivalen a 3,500 calorías. Para perder 450 g por semana, queme 500 calorías extra al día con ejercicio o quite 500 calorías a su dieta o haga una combinación. Para perder 900 g a la semana, necesita perder 1,000 calorías por día mediante ejercicio, dieta o ambos. Pero no reste más de 1,000 calorías al día.

No aprobamos todas las dietas y los programas para perder peso. Muchos no sólo tienen patrones alimentarios dañinos, sino también de estilo de vida. ¡Desarrolle el hábito de caminar, encuentre trucos

con la comida que funcionen para usted y haga lo necesario para perder peso! Eso es lo más importante que puede hacer para ayudar a su diabetes.

Controle las porciones

En la década de 1980, la *nouvelle cuisine* (o como algunos la llamaban, el arte de las porciones pequeñas) estaba de moda en los restaurantes elegantes. La tendencia no duró mucho tiempo. La gente se reía de lo ridícula que se veía una porción pequeña de comida en un plato grande. Consideraban que debían obtener más por su dinero que una presentación artística y una porción tamaño muestra.

Hoy, reina el valor (por desgracia, valor significa mucha comida). Cada vez más restaurantes sirven porciones enormes, difíciles de terminar.

Debemos elegir algo intermedio. La comida perfecta es la que se sirve con una porción razonable de comida maravillosa, sorprendente y deliciosa. No debe sentirse repleto al final de la comida, pero tampoco debe sentir hambre. Debe sentirse satisfecho y feliz.

Es una buena filosofía acerca de la comida, ¿no es así? Comer porciones más pequeñas de sus comidas favoritas funciona de muchas formas. Primero, coma lo que le gusta. Sí es bueno para la gente con diabetes comer algo dulce; lo que se necesita es controlar la porción. Es mejor comer una porción pequeña de algo que en verdad le gusta que tener que privarse. Empezará a tener un enfoque más

sano sobre la comida. La comida no tiene que dividirse sólo en dos campos: bueno o malo.

Aunque las guías alimentarias actuales permiten elegir entre una amplia variedad de alimentos, el tamaño de las porciones es algo que siempre tiene importancia. Puede parecer imposible que sólo un ala de pollo más u otra cucharadita de aceite hagan una diferencia, pero la hacen. Esas 100 calorías extra hacen mucho más difícil que pierda peso o controle la glucosa en la sangre.

Hasta que pueda calcular correctamente el tamaño de las porciones, es útil depender de algunas herramientas. Compre cucharas y tazas para medir y una báscula para comida. Así verá con precisión lo que son 225 g de cereal. Tome nota mentalmente de cómo se ven 225 g, para que después sólo dependa de sus ojos para calcular el tamaño de las porciones. Otras herramientas:

- 75 g de carne = la palma de la mano, una baraja, un cassette
- 175 g de filete de pescado = una chequera
- 1 taza de cereal/pasta = el puño cerrado, una pelota de beisbol
- 25 g de queso = un pulgar
- 75 g de carnes frías = dos CD

Reúna todo

Una cosa es tener una filosofía sobre cómo comer saludablemente, pero para ponerlo en práctica y hacerlo una realidad cotidiana se necesita algo más que disciplina: pensar inteligentemente y acciones específicas. Con eso en mente, estos son consejos para vencer la diabetes comiendo.

Coma de la tierra. ¡Si calificaran nuestro consumo de frutas y verduras, la mayoría reprobaríamos! Los productos frescos rara vez tienen un papel dominante en nuestra alimentación. Sin embargo, son una parte importante de un programa alimentario balanceado.

Las verduras no elevan mucho la concentración de glucosa en la sangre y añaden pocas calorías. Son los alimentos con más vitaminas y con menos calorías. Si consume bastantes, no tendrá espacio para comidas menos saludables y con muchas calorías.

La excepción serían las verduras con almidones, o tubérculos, como papas, elote y camote, pero no deben eliminarse. Quizá sea más sabio consumir almidones en forma de tubérculos con más frecuencia que el pan o la pasta. Las verduras con almidón proporcionan más vitaminas, minerales y fibra que los panes, las pastas y algunos cereales más procesados y refinados. ¡Coma entre tres y cinco porciones al día de verduras sin almidones!

La fruta, aunque saludable, tiene que manejarse con más cuidado que las verduras. La fruta fresca contiene azúcares naturales y puede elevar los niveles de glucosa en la sangre con más rapidez y más alto que las verduras. El truco es determinar cómo eleva la fruta sus niveles de glucosa. Una forma de hacerlo es

comer una porción normal de fruta (vea las listas de equivalentes en la p. 302) y luego medir su nivel de glucosa, después de una o dos horas. Algunas frutas elevan su glucosa más que otras. El control es la única forma de saberlo.

Las frutas son fuentes excelentes de fibra, vitaminas A y C y de minerales como potasio y magnesio. Su objetivo debe ser dos porciones al día, pero consulte a su médico o nutriólogo para determinar cómo introducir la fruta en su dieta.

El uso de este libro de cocina ayudará; las recetas incluyen una amplia variedad de frutas y verduras preparadas en formas sabrosas. Dé el siguiente paso al "enriquecer" sus comidas diarias con verduras extra. Algunas ideas:

- Añada verduras al agua de cocción al preparar la pasta.
- Añada rebanadas de tomate y de pepino a los sándwiches.
- Use salsa enlatada como aderezo para ensalada.
- Cubra una papa al horno con verduras sofritas.
- Añada verduras a huevos y omelettes.
- Beba jugo de verdura natural.
- Añada rebanadas de naranja o mandarina a ensaladas verdes, o manzanas picadas a la ensalada de col.
- Añada fruta al cereal del desayuno, yogur, hot cakes y waffles.

Coma grasa, pero en poca cantidad. Como dijimos, necesita grasa en su dieta para tener células sanas. Otro motivo por el que la grasa es tan importante en el manejo de la diabetes es que lo mantiene

> Cantidad correcta

Es sorprendente lo que contienen las porciones grandes. Estas calorías se ahorran al disminuir las porciones:

panquecito

Común, tamaño de manzana chica, 125–150 calorías

Mega, tamaño de toronja mediana, 850–1,000 calorías

> calorías ahorradas: 725–850

dona

Chica, 2.5 cm de altura, 160 calorías

Grande, 5 cm de altura, 850 calorías

> calorías ahorradas: 690

pasta

1/2 taza, cocida, tamaño de una pelota de tenis, 80 calorías

3 tazas, cocida, media pelota de futbol, 565 calorías

> calorías ahorradas: 485

galleta

Chica, tamaño de un yo-yo, 50 calorías

Mega, tamaño de un plato para taza, 550 calorías

> calorías ahorradas: 500

papas fritas (a la francesa)

Orden chica, 210 calorías

Orden grande, 540 calorías

> calorías ahorradas: 330

pizza

Rebanada delgada de pizza de queso, 340 calorías

Rebanada de pizza gruesa con salchicha, pepperoni y doble queso, 640 calorías

> calorías ahorradas: 300

satisfecho, porque tarda más en el estómago que los hidratos de carbono o las proteínas. ¡Mientras más satisfecho esté, menos probable será que abra el refrigerador para comer más!

Si come más de lo necesario, esas calorías de grasa se almacenan en las caderas (brazos, vientre, etc.) Elija la cantidad y el tipo de grasa que usa. Ideas:

- Añada una cucharada de frutos secos (almendras o nueces) a una ensalada, una sopa o un plato principal.
- En lugar de usar aderezos para ensalada con poca grasa (a menudo con más azúcar del que necesita y sabor cuestionable), rocíe de 1 a 2 cucharadas de aceite de oliva mezclado con vinagres de sabor.
- Añada una o dos rebanadas de aguacate a un sándwich u omelette.
- Ocasionalmente déle gusto al niño que hay en usted con un sándwich de cre-

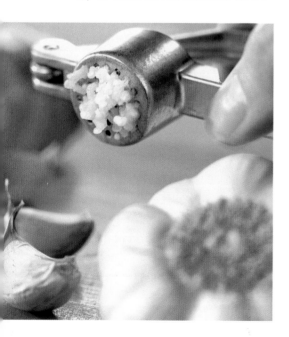

ma de cacahuate natural mezclada con 2 cucharadas de mermelada sin azúcar. Unte crema de cacahuate a rebanadas de manzana.
- Hierva una bolsa de frijoles de soya. Un poco de sal y pimienta y tendrá un refrigerio exquisito.

Lo esencial: ¡elija grasas que hagan algo! Aceite de oliva, frutos secos, cremas de frutos secos y alimentos como el aguacate añaden sabor que satisface.

Coma para sanar. Como mencionamos, muchos alimentos naturales tienen numerosos micronutrimentos (sustancias químicas orgánicas con extraordinarios poderes curativos e importantes beneficios para el cuerpo). Como el padecer diabetes aumenta el riesgo de tener el colesterol alto, de sufrir una enfermedad cardíaca o renal e hipertensión arterial, debe asegurarse de comer alimentos que tengan un papel en la prevención de estos problemas. Ejemplos:

- El ajo disminuye los niveles de colesterol y la presión sanguínea. Contiene el fitoquímico alicina. Los miembros de la familia *allium* (cebollas, ajo, poro y chalote) ayudan a reducir los niveles de colesterol y la presión sanguínea.
- El vino tinto tiene un papel en la prevención de enfermedades cardíacas, pero beber alcohol con regularidad quizá no sea la mejor idea para una persona con diabetes. La buena noticia: los científicos sospechan que los beneficios del vino tinto se deben a los flavonoides no alcohólicos, presentes en la piel de la uva; el fitoquímico se

llama resveratrol. Entonces parece benéfico comer una porción pequeña de uvas rojas o un vaso chico de jugo de uva natural o sin azúcar.
- La prueba de comer avena para reducir el colesterol es tan concluyente que la aprobó la Food and Drug Administration, en EUA.
- El fitoquímico luteína, presente en la espinaca y en otras hojas verde oscuro, combate la degeneración macular, causa principal de problemas de la vista.

Beba mucha agua. Una forma de calcular el agua que necesita es considerar 1 ml por cada caloría que consume. Éste es el número de mililitros de líquido que debe tomar cada día. ¿Por qué? Cada sistema del cuerpo necesita agua (músculos, sangre y cerebro son cada uno más del 70% agua). El agua es el ingrediente principal que necesita el cuerpo cada día, y la mayoría no consume la suficiente.

Nunca subestime el valor del agua. Este líquido regula la temperatura corporal, transporta nutrimentos y oxígeno, se lleva los desechos, ayuda a desintoxicar los riñones y el hígado, disuelve vitaminas y minerales y protege al cuerpo de lesiones. Incluso, una deshidratación ligera puede causar problemas de salud, como fatiga y estreñimiento. Hay pruebas de que beber la cantidad de agua adecuada ayuda a prevenir algunas enfermedades, como cálculos renales, y esta acción está relacionada con la baja incidencia de cáncer de colon.

El agua es mejor, pero leche, jugos, caldos y té descafeinado también cuentan, aunque añaden calorías. Las bebidas con cafeína y el alcohol no cuentan; actúan como diuréticos y aumentan la pérdida de fluido. Añada un vaso de agua por cada taza de estos líquidos que beba.

No deje su consumo de agua al azar. Desarrolle un programa regular y tenga botellas y jarras de agua cerca como recordatorio. No espere hasta sentir sed. Quizá ya esté deshidratado. Si tiene duda, llene de nuevo su vaso. Necesitará beber cantidades extra de agua en condiciones deshidratantes, como clima cálido, húmedo o frío o grandes altitudes.

Coma con más frecuencia.

En otras palabras, olvídese de tres comidas grandes al día y cambie a comidas pequeñas y muchos refrigerios saludables. Los estudios indican que al dividir su comida durante el día no sólo ayuda a estabilizar la glucosa, sino que disminuye los niveles de colesterol. Su cuerpo es único y la diabetes afectará la frecuencia en la que debe comer. Consulte a un nutriólogo para crear un buen plan para dividir sus comidas durante el día.

Coma con gente que aprecie.

¡Esto es porque compartirá mucha comida! En particular en los restaurantes, tenga el hábito de dividir entradas, compartir las botanas y ordenar un menú para convidar. El motivo: las porciones están fuera de control en los restaurantes. Al compartir, disfruta muchos sabores únicos sin excederse. Esto no sólo es bueno para su peso, sino que al ser consistente

> Un poco de alcohol

¿Hay lugar para el alcohol en su dieta si tiene diabetes? Tal vez, si vigila su consumo. El primer problema con el alcohol es que reduce los niveles de glucosa en la sangre debido a su efecto en el hígado. El segundo es que contiene muchas calorías, casi tantas como la grasa, pero con pocos nutrimentos. Si su médico lo autoriza, usted puede beber ocasionalmente. Éstos son algunos consejos útiles:

Beba alcohol con comida. La comida actúa como una esponja, ayuda a absorber parte del alcohol y minimiza su efecto en la glucosa en la sangre. Beba su copa despacio, para una absorción más lenta.

No beba cuando su glucosa en sangre esté baja. Al tomar lecturas diarias de la glucosa en la sangre, podrá tomar una decisión inteligente respecto a beber o no beber. Si sus niveles de glucosa en sangre ya están bajos, no es necesario causar más problemas al beber.

Haga un intercambio sabio. Si bebe, tendrá que intercambiarlo por otra comida en su dieta si usa el sistema de equivalentes (detallado en el siguiente capítulo). Aunque no es aconsejable intercambiar en forma consistente el alcohol por comida con valores equivalentes, debe saber que una porción de alcohol cuenta como dos intercambios de grasa. Una cerveza cuenta como 1 1/2 equivalentes de grasa y 1 equivalente de almidones.

Una copa es mejor. Hay menos riesgos para su diabetes y posibles beneficios, si sólo bebe una copa cada vez. Asegúrese de que su diabetes esté bien controlada. Si perder peso es un objetivo, al beber impide el progreso; discuta esto con su médico.

Elija bebidas sin calorías. Si elige licores fuertes, vigile las calorías añadidas con la bebida de la mezcla. Elija agua mineral, refresco de dieta de cola o de toronja, jugo de tomate o café para bebidas calientes.

todos los días con sus porciones de comida, es más factible que su glucosa en sangre permanezca estable.

Como ve, no hay "una" dieta para la diabetes. Toda la comida encaja. Hay varios enfoques para planear las comidas y controlar su diabetes, como descubrirá en el siguiente capítulo. No tiene que comer alimentos sin azúcar o restringir la grasa al mínimo. Puede comer fuera de casa, ser vegetariano y disfrutar las comidas festivas. Lo principal es mantener

estable la glucosa en sangre al comer una mezcla saludable de nutrimentos.

Aumentará sus posibilidades de éxito al tener un enfoque doble. Preste atención a lo que come y a la cantidad que come. Cree su dieta con base en comida buena en cantidades modestas. Coma la misma cantidad de comida cada día, a la misma hora, y no se salte comidas. Dentro de estos lineamientos, puede crear una dieta deliciosa que le proporcionará salud toda la vida.

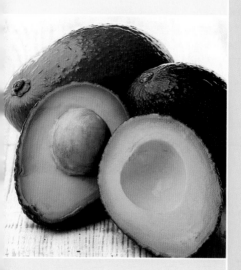

cómo comprar alimentos

Los supermercados son sitios traicioneros. ¡Exhiben galletas, embutidos, helado, papas fritas, cereales azucarados y mucho más, por todas partes! Los dueños están en el negocio de hacer que uno compre por impulso y son buenos en eso.

Pero usted es mejor, y luego de leer esto, lo será más todavía. Su objetivo, por supuesto, es comprar alimentos saludables y sabrosos, en cantidades adecuadas, a buen precio, sin sucumbir a las tentaciones que están a su alrededor. Ésta es su guía.

Principios generales para comprar

Compre con una lista. Una vez elegidas sus comidas para la semana, haga una lista. Numerosos estudios indican que al comprar con una lista se ahorra tiempo y ayuda a evitar el impulso de comprar. Aunque es divertido explorar nuevas tiendas, trate de encontrar una donde se sienta cómodo. Así, conocerá bien la tienda y podrá organizar su lista de compras de acuerdo con la disposición de la tienda.

Enfóquese en el perímetro de la tienda. Ahí está la comida más saludable. Recorra el pasillo de frutas y verduras y continúe alrededor (carnes, mariscos, jugos, productos lácteos, panes). Mientras menos esté en los pasillos interiores, mejor.

No compre lo exhibido en los extremos. ¡Todo negocio usa la psicología para hacer que uno compre, y los supermercados no son la excepción! Lo que exhiben en los extremos de los pasillos suele estar muy procesado, no es nutritivo y tiene empaque atractivo. Si no está en su lista y no es un alimento básico cotidiano, aléjese.

Compre con el estómago lleno. Ya lo ha escuchado, pero vale la pena repetirlo. Nunca compre cuando tenga hambre. Es mucha la tentación de abrir una bolsa de algo que luego lamentará y llenar su carrito con alimentos que no necesita, pero que fueron tentadores en el momento.

Evite alimentos P. Esto es: preparados, prerrebanados, precocidos. Paga mucho por el servicio extra y suelen ser alimentos preparados con mucha sal, azúcar y con sabores químicos. Dicho esto, la conveniencia es importante en estos tiempos locos.

Usted está más seguro en la sección de frutas y verduras. Las mezclas de hojas verdes quizá valgan el dinero extra si son la diferencia entre una guarnición de verduras saludable y ninguna guarnición.

Cree un sistema de compra.

Una vez al mes, compre las guarniciones: productos enlatados, aceites, verduras congeladas, hierbas secas que usa con regularidad para cocinar. En las semanas intermedias, sólo compre productos perecederos que necesitará esa semana (carnes, frutas, verduras, leche). Este enfoque lo mantiene alejado de los pasillos centrales de la tienda durante tres o cuatro semanas y le ahorra mucho tiempo y tentación.

Compre valor. Muchos compramos parte de la comida en gran cantidad en los clubes bodega. Comprar al mayoreo no siempre significa comprar con moderación. Con un cupón o en una barata, encontramos el precio de la tienda de comestibles más barato que el del club bodega. La marca de la tienda puede ser la ruta más económica, incluso en cantidades pequeñas. ¿Cómo saberlo? Recomendamos que se informe del precio por kilo. Es la única forma de comparar con efectividad las tiendas.

No sea demasiado bueno.

¿Siempre compra muchos productos perecederos y 10 días después los desecha porque ya no son buenos para comerlos? No se sienta solo, sucede todo el tiempo. Use su plan semanal

como guía. Si desecha más productos de los que come, considere comprar versiones congeladas y enlatadas de frutas y verduras. Nutricionalmente, hay muy poca diferencia entre la comida fresca, congelada y enlatada. Sólo lea la etiqueta en busca de azúcares añadidos y sodio, sobre todo si es hipertenso.

Cerca es mejor que lejos.

Cuando se trata de frutas y verduras, las cosechadas localmente son más sabrosas y saludables que las transportadas desde miles de kilómetros. Aunque muchas frutas y verduras están disponibles todo el año gracias a acuerdos comerciales, debe elegir los productos de temporada en su localidad.

Frutas y verduras

Quizá ningún otro departamento del supermercado le dará más variedad y abundancia de nutrición que el departamento de frutas y verduras. La gran variedad de alimentos confunde a cualquiera. Esto necesita para ser un consumidor astuto.

Dedique tiempo. Muchos compradores se dirigen al mismo sitio, compran lo mismo y continúan en la siguiente sección de la tienda. Si el tiempo lo permite y sus planes de comida son flexibles esa semana, examine toda la sección. ¿Qué se ve fresco? ¿Qué parece interesante? ¿Qué está en oferta? La sección de fru-

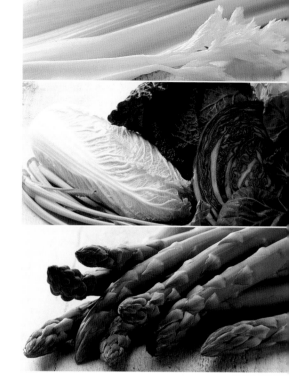

tas y verduras es el área del supermercado en la que puede hacer cambios en su lista de compras y comprar con base en lo que esté disponible.

No le tema a la fruta. ¡Rompa su rutina! Añada una nueva fruta o verdura una vez cada semana. La clave para un programa alimentario bien balanceado es la variedad. Pregunte a los empleados cómo usar las frutas o verduras que no conozca.

Busque calidad. Evite frutas y verduras magulladas o con apariencia vieja. En el supermercado suele haber un anaquel con la etiqueta "Rebajado". Aunque puede ser atractivo comprar productos económicos, el valor nutritivo de estos alimentos es menor que el de los más frescos y crujientes.

Busque nutrición. La mayoría de las verduras no tiene etiqueta nutricional, pero esta información suele estar disponible. Algunos supermercados ofrecen información nutricional en forma de carteles y folletos en el departamento de frutas y verduras. Si desea determinar si el brócoli tiene más fibra que los ejotes, tal vez ahí esté disponible la respuesta.

Verduras

Apio Elija un apio con tallos crujientes y hojas de color verde claro o medio. Evite las hojas marchitas o amarillas. Guárdelo en el cajón del refrigerador una semana.

Brócoli Elíjalos de color verde oscuro, con ramitos muy apretados. Los tallos deben estar tiernos y firmes, y las hojas, frescas y no marchitas. Evite los ramitos amarillos o los tallos elásticos. Guárdelos en bolsas de plástico en el cajón del refrigerador de 2 a 4 días.

Calabazas, calabacitas Las calabazas más tiernas son las mejores. Elija las que midan entre 13 y 18 cm de largo. Deben estar firmes, pesadas para su tamaño, con color brillante y sin manchas cafés o cortes. Guárdelas en una bolsa en el refrigerador. Úselos en 2 o 3 días.

Cebollas Escoja cebollas que no estén a punto de germinar. Deben ser pesadas para su tamaño. Guárdelas en un sitio fresco y seco, no en el refrigerador.

Cebollitas de Cambray Deben tener bulbos firmes y blancos, con la parte superior verde y crujiente. Evite las que tengan la parte superior marchita o amarilla. Guárdelas en bolsas de plástico en el refrigerador de 2 a 3 días.

Chalotes Elija bulbos firmes y bien formados, pesados para su tamaño. La piel como papel debe estar seca y brillante. Guárdelos en un sitio seco y fresco. Duran varios meses.

Chivría Elija raíces jóvenes, rectas y firmes, sin manchas. Evite las raíces largas; tienden a ser leñosas. Guárdelas sin lavar en una bolsa perforada, en el refrigerador, por una semana.

Col Elija cabezas sólidas y pesadas para su tamaño. Evite las que tengan grietas u hojas amarillas. Guárdelas en el cajón del refrigerador durante 3 a 7 días.

Coliflor Escoja cabezas firmes y compactas, con ramitos blancos y hojas color verde brillante. Evite las cabezas con manchas cafés u hojas amarillas. Guárdelas en el cajón del refrigerador de 2 a 4 días.

Ejotes Elija vainas crujientes y lisas; evite las marchitas, arrugadas o blandas. Guárdelos en bolsas de plástico en el cajón del refrigerador durante 1 a 3 días.

Espárragos Escoja tallos verdes, tiernos y rectos; evite los tallos extendidos o leñosos. Puede guardar los espárragos en bolsas de plástico en el cajón de verduras del refrigerador, durante 1 a 3 días. La mejor temporada es de abril a junio.

Hongos Deben estar firmes, blancos y relativamente limpios. Evite los oscuros y magullados. Guárdelos en el refrigerador sin lavar, cubiertos holgadamente, hasta por 4 días. Evite colocarlos en el cajón del refrigerador, porque tienden a ablandarse.

Nabos Elija nabos pequeños, firmes y un poco redondeados. Evite los grandes, pues tienden a tener un sabor fuerte y leñoso. Guárdelos sin lavar en el refrigerador hasta por una semana.

Papas Elija las firmes y con buena forma. Evite las manchadas, con brotes o quebradas. Guárdelas en un sitio fresco y seco, lejos de la luz del sol. Se conservan por 2 semanas a temperatura ambiente.

Pimientos dulces Deben estar firmes, con buena forma y piel brillante. Evite los blandos o arrugados. Guárdelos en el cajón del refrigerador de 4 a 5 días.

Tomates Deben madurar en la enredadera y tener buen color. Deben sentirse pesados para su tamaño. Es mejor el sabor de los tomates guardados a temperatura ambiente. Evite los tomates de las secciones refrigeradas del supermercado. Mejor temporada: finales de primavera hasta principios de otoño.

Verduras de hojas Las verduras de hojas verdes incluyen lechuga, espinaca, berros, col rizada y col china (napa y bok choy son las más conocidas). Deben estar crujientes y con apariencia fresca, buen color y sin manchas cafés u hojas amarillas. Refrigérelas en una bolsa de plástico. Duran entre 2 y 4 días, pero trate de usarlas lo antes posible.

Zanahorias Elíjalas bien formadas, firmes y de color naranja brillante, sin grietas o manchas. Guárdelas en el cajón del refrigerador de 1 a 4 semanas.

Fruta

Aguacates El color varía de púrpura a negro o verde, según la variedad. Las marcas cafés en la cáscara son superficiales y no afectan la calidad. Manténgalos a temperatura ambiente, hasta que al oprimirlos estén blandos, entonces refrigérelos. Disponibles todo el año.

Arándanos Elíjalos abultados, firmes, de color rojo lustroso a negro rojizo. Refrigérelos y úselos en dos semanas. Puede congelarlos en el paquete original.

Bayas Elíjalas abultadas, firmes y con buen color. Todas las variedades, excepto las fresas, deben estar sin rabillo. Evite la fruta golpeada o dañada. Cúbralas y refrigérelas. Úselas en unos días. Disponibles de junio a agosto.

Caquis Elíjalos abultados, lisos, con mucho color y con sombrerete verde. Manténgalos a temperatura ambiente hasta que maduren y luego refrigérelos. Abundan de octubre a diciembre.

Cerezas Las cerezas dulces son brillantes y lustrosas, de color rojo oscuro a negro. Deben estar unidas a tallos ver-

des. Evite las cerezas duras, pegajosas o claras. Refrigérelas y úselas en unos días. Disponibles de mayo a agosto.

Ciruelas La apariencia y el sabor difieren según la variedad. Manténgalas a temperatura ambiente hasta que estén un poco blandas. Abundan de junio a septiembre.

Clementinas Son un tipo de mandarinas que se cosechan principalmente en España y se han hecho populares en años recientes. Son pequeñas, con cáscara delgada y pulpa dulce color naranja. Refrigérelas. Disponibles en el invierno. Las de final de temporada son más dulces que las del principio (sucede también con las naranjas).

Dátiles Deben estar blandos y de color café lustroso. Luego de abrir el paquete, refrigérelo. Manténgalos bien envueltos para evitar que se sequen y endurezcan. Disponibles todo el año.

Duraznos y nectarinas El color base de los duraznos debe ser amarillo o crema; las nectarinas son de color amarillo-anaranjado cuando están maduras. La fruta debe estar firme, un poco blanda a lo largo de la línea de "unión". Evite fruta verde o con manchas verdes y la dura, pálida o golpeada. Abundan de junio a septiembre.

Fresas Elija fresas frescas, limpias, brillantes y rojas. El cáliz verde debe estar intacto, y la fruta, sin magulladuras. Es mejor comerlas de inmediato; si las guarda, refrigérelas con los cálices intactos.

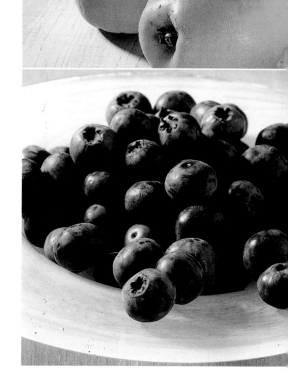

Disponibles todo el año. Abundan de abril a junio.

Granadas La cáscara debe ser rosada o roja brillante, con pulpa carmesí. Evite las de apariencia seca. Manténgalas frías y húmedas. Disponibles de septiembre a noviembre.

Limones/Limas Elíjalos con cáscara delgada de textura lisa, lo que indica que son jugosos, y pesados para su tamaño. Manténgalos a temperatura ambiente o refrigérelos. Disponibles durante todo el año.

Mangos El color de la cáscara es amarillo con áreas verdes y rojas. Un tono más amarillo aparece cuando maduran. Evite que tengan cáscaras decoloradas, con picaduras o manchas negras. Manténgalos a temperatura ambiente hasta que maduren y refrigérelos. Abundan de mayo a agosto.

Manzanas Deben ser firmes y de buen color según la variedad. Manténgalas frías y húmedas. Cómprelas con aroma fresco; no deben oler a humedad. Para hornear, puede usar todas las variedades de manzanas, excepto Red Delicious. Disponibles durante todo el año.

Melón chino La marca del tallo debe "ceder" al oprimirlo con suavidad. Manténgalo a temperatura ambiente unos días, luego refrigere y úselo lo más pronto posible. Disponible de mayo a septiembre.

Melón gota de miel Busque una cáscara cremosa o blanca amarillenta, aterciopelada al tacto. Evite cáscaras con manchas blancas o verdes. Manténgalo a temperatura ambiente unos días y luego refrigérelo. Abunda de junio a octubre.

Naranjas Deben estar firmes y pesadas, con cáscara de textura fina. La cáscara verde no afecta la calidad al comerlas. Guárdelas a temperatura ambiente o refrigérelas. Disponibles todo el año.

Papayas Escójalas de tamaño mediano, con buen color (ya sea anaranjada o amarilla). Madúrelas a temperatura ambiente hasta que la piel esté dorada, y refrigérelas. Abundan de octubre a diciembre.

Peras El color varía según la variedad. Requieren maduración adicional en casa. Manténgalas a temperatura ambiente hasta que el pedúnculo ceda a la presión ligera, y refrigérelas. Disponibles todo el año gracias a distintas variedades.

Piña Elija una piña grande con hojas frescas verdes. El color de la cáscara no indica la madurez. La piña no "madura" luego de cosechada, por lo que se puede comer de inmediato. Manténgalas a temperatura ambiente o refrigérelas. Disponibles todo el año. Abundan de marzo a junio.

Plátanos Deben estar abultados. El color varía ligeramente de verde a amarillo, con manchas cafés, según el grado de maduración. Evite la fruta amarilla grisácea, pues este color indica lesión por enfriamiento. Madúrelos a temperatura ambiente. En el punto de maduración preferido, cómalos o refrigérelos. El color de la cáscara se torna café, pero la pulpa se mantiene bien durante varios días. Disponibles todo el año.

Sandías Es difícil determinar la madurez de la sandía si no se parte. Elíjala firme, lisa, con cáscara cerosa u opaca. Bajo la cáscara, la pulpa debe estar amarillenta o blanca cremosa; evite el color blanco o verdoso. Si las sandías están cortadas, elija la que tenga la pulpa roja y jugosa, con semillas negras. Manténgala a temperatura ambiente o refrigérela. Abundan de mayo a agosto.

Tangerinas Elija tangerinas pesadas para su tamaño. Una apariencia esponjosa es normal. Refrigérelas y úselas lo más pronto posible. Abundan de noviembre a enero.

Toronja La toronja debe estar firme, no esponjosa ni con cáscara floja. Elija frutas pesadas para su tamaño, pues son jugosas. El tono verde no afecta la calidad al comerlas. Refrigérelas o manténgalas a temperatura ambiente. Disponibles durante todo el año.

Uvas Elija uvas abultadas, con buen color, unidas firmemente a pedúnculos verdes y flexibles. Las uvas verdes son más dulces si tienen un color amarillo verdoso. Las variedades rojas son mejores cuando predomina el color rojo. La dulzura de las uvas no aumenta, por lo que no es necesario madurarlas más. Refrigérelas y úselas en una semana. Disponibles de junio a febrero.

Compre alimentos congelados

Si no tiene la oportunidad de comprar comestibles cada semana, puede ser buena idea almacenar alimentos congelados. Hay muchos alimentos saludables entre los cuales elegir del congelador.

Verduras Aunque muchas personas creen que las verduras frescas son la única elección, las congeladas son igualmente sabrosas y a veces más nutritivas que las frescas. Como la mayoría no cosechamos nuestras verduras, dependemos de la selección del supermercado. Las verduras suelen estar fuera de la tierra siete días antes de que las consumamos. Con ese retraso a la mesa, se pierden vitaminas y minerales. Las verduras congeladas fueron congeladas de inmediato y conservan los nutrimentos.

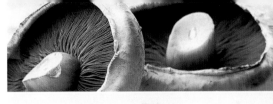

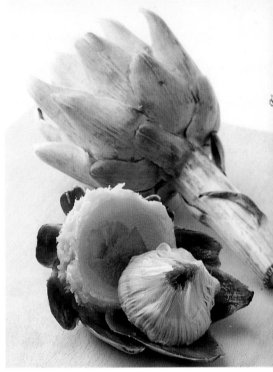

- Elija siempre verduras naturales, no aderezadas con crema o salsas de queso.
- Si es posible, compre verduras en bolsas y no en cajas. Es más fácil sellar lo que no usa.
- Use las verduras congeladas en un plazo de cuatro meses. Rote las verduras cada vez que compre más. Coloque las verduras más viejas al frente, y las nuevas, atrás.

Frutas Cuando las bayas u otras frutas están fuera de temporada, considere comprarlas congeladas. Cómprelas sin azúcar añadida. Las bayas son una gran fuente de vitamina C y fibra que debe disfrutar durante todo el año.

Platos fuertes Sería grandioso comer una comida cocinada en casa cada día, pero para muchos de nosotros, esto nunca será una realidad. Los platillos congelados le proporcionan una comida completa, con menos grasa y calorías que las antiguas cenas preparadas comercialmente. Lea las etiquetas de los valores nutricionales para el total de hidratos de carbono, grasas y sodio. Asegúrese de verificar el tamaño de la porción. Complemente los platillos congelados con una ensalada fresca u otras verduras.

Postres El helado y el yogur congelado siempre son un agasajo. Hoy hay múltiples opciones y, para la gente con diabetes, hay marcas con poca azúcar o sin ella y sin grasa. Asegúrese de leer la etiqueta para el total de hidratos de carbo-

no y gramos de grasa para que estén de acuerdo con su porción diaria.

Compre la despensa

Los anaqueles tienen muchos alimentos y comidas étnicas, antes sólo disponibles en tiendas especiales. La lectura de la etiqueta será la clave para saber si debe comprar el producto. Recorra pasillo por pasillo y explore lo que hay en los anaqueles.

Frutas y verduras enlatadas Para mucha gente, comprar frutas y verduras enlatadas es ahorro de tiempo. Use las frutas y las verduras enlatadas dentro del año de compra. Las frutas enlatadas las empacan en muchas formas. Busque fruta no endulzada y enlatada en su propio jugo. Las frutas en almíbar, espeso o ligero, añadirán muchos hidratos de carbono extra a su plan de comidas.

Para las verduras, dado que suelen añadirles sal durante el proceso, procure enjuagarlas bien antes de su consumo.

Frijoles enlatados Son una adición maravillosa a su plan de comidas. Son más prácticos que los frijoles secos, que debe remojar y cocinar. Lea la etiqueta y asegúrese de que no tengan grasa añadida. Y enjuáguelos bien para reducir la sal.

Tomates Para muchos cocineros, los tomates enlatados son indispensables.

Añaden sabor al arroz cocinado, la pasta y a otros platillos. Otro bono: la investigación indica que al comer productos de tomate cocido obtiene un fitoquímico llamado licopeno, que combate el cáncer. Elija tomates sin sal añadida. Cualquier presentación es buena: tomates enteros, tomates machacados, pasta de tomate, puré de tomate, salsa de tomate y tomates deshidratados.

Condimentos Los condimentos embotellados añaden mucho sabor y contienen poca grasa. Éstos son algunos:

- Salsa picante
- Catsup baja en sal
- Mayonesa baja en grasa
- Mostaza de Dijon

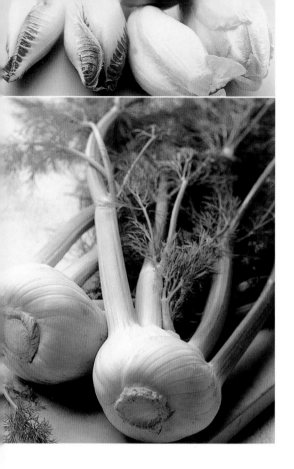

- Salsa
- Salsa de soya baja en sal
- Salsa inglesa

Aceites y vinagres

Todos los aceites son 100% grasa y contienen unos 13 g de ella por cucharada. Algunas grasas son más saludables que otras. Elija las monoinsaturadas, como el aceite de oliva y el de canola. Mientras menos grasa saturada coma, mejor; esto significa eliminar la mantequilla y otras grasas animales.

Guarde los aceites en un sitio fresco y seco o en el refrigerador, para una mejor frescura. Saque el aceite del refrigerador unos 15 minutos antes de preparar su receta.

Los vinagres añaden un agradable sabor a las comidas. Muchos vinagres son de vino, pero otros, como el de manzana, se hacen con otras frutas y no con uvas. Una vez abiertos, puede usarlos en el transcurso de un año. Guárdelos en un sitio fresco y seco.

Más datos sobre aceites y vinagres:

Aceites en aerosol La ventaja de usar aceite vegetal en aerosol o poner su aceite en un atomizador es que utilizará menos aceite que si lo vierte de la botella. Puede usar el aceite en aerosol para saltear, sofreír, rostizar y asar.

Aceite de canola Úselo para guisar, saltear y hornear. El aceite de canola tiene un sabor menos fuerte que el de oliva y puede ser una alternativa para obtener grasas monoinsaturadas.

Aceite de oliva Conocido por su sabor, el aceite de oliva es quizá el más apreciado. Puede elegirlo de acuerdo con su grado; casi todos los cocineros prefieren un aceite extra virgen, de la primera prensada de las aceitunas. Éste es el aceite de oliva de mejor sabor y tiene menos acidez.

Aceites con sabor Los aceites pueden sazonarse con limón, ajo, hierbas y especias. Añada una pizca de aceite sazonado a las comidas y obtendrá un gran sabor.

Vinagre balsámico Se prepara con uvas oscuras que producen un vinagre os-

curo, dulce, suave y muy aromático. Se añeja en barricas de madera durante años. Añádalo a aderezos para ensalada o úselo como parte de un escabeche para aves.

Vinagre de vino Se prepara con vino tinto o blanco. Su sabor varía entre suave y fuerte. El vinagre de jerez es muy sabroso y puede usarse como sustituto del vinagre balsámico.

Vinagre de arroz El vinagre de arroz es asiático, claro y suave. Tiene un sabor agridulce. Rocíelo en ensaladas.

Vinagres de hierbas Se añaden hierbas, especias o frutas al vinagre. Productos como éstos son buenos porque no se necesita aceite para acompañarlos, ya que el vinagre tiene mucho sabor.

Sopas preparadas

Es conveniente comprar sopa enlatada cuando no tiene tiempo para prepararla en casa. Hay muchas entre las cuales elegir, y esto es lo que debe buscar. En cualquier caso, considere añadir verduras extra (congeladas) para incrementar la fibra y tener más nutrimentos.

Sopas deshidratadas Son buenas porque puede guardarlas en el cajón de algún mueble o llevarlas con facilidad en un viaje. Sólo añada agua, revuelva y en menos de 7 minutos tendrá una sopa. Debe saber que algunas marcas contienen mucha sal, por lo que es necesario leer la etiqueta.

Sopas listas para comer Elija sopas con verduras, frijoles y sin base de crema. Para una comida principal, elija una sopa más sustanciosa sin mucha sal añadida.

Caldo enlatado El caldo es un alimento básico que debe tener a la mano. Elija caldos de pollo y de res enlatados, con poca grasa y sal. Evite los cubitos de consomé; aunque son prácticos, contienen mucho sodio.

Pasta, arroz y otros cereales

A todos nos agrada un tazón de pasta o de arroz, y hay muchas variedades para elegir. Todos son hidratos de carbono, por lo que debe ser selectivo y cuidadoso en el tamaño de las porciones. Use los granos como guarnición, no como platillo principal. Una forma inteligente de enfocarlo: divida mentalmente su plato de comida en cuatro partes. Una cuarta parte debe ser una proteína, como carne magra o pescado; otra parte debe ser un cereal rico en fibra; las dos restantes deben ser verduras sin almidón.

Esto necesita saber para elegir bien:

Pasta Compre versiones de trigo integral, las cuales tienen el triple de fibra que la pasta regular de harina blanca. Las pastas con color, como zanahoria, betabel o espinaca, son agradables y añaden variedad, pero no cuentan como una porción de verduras. Asegúrese de añadir al menos una verdura al plato de pasta para obtener un mayor contenido de nutrimentos. Almacene las pastas en una alacena fresca y seca. Úselas durante el año.

Pasta fresca: se cuece de 1 a 3 minutos; ahorra tiempo. La desventaja es que tiene que usarla dentro de 24 horas de la compra. La pasta fresca contiene más huevo, que deben evitarlo algunas personas. ¡Si encuentra pasta fresca de trigo integral, mucho mejor!

Arroz Coma arroz integral en lugar de blanco. El integral tiene más nutrimentos que el blanco y más fibra. El arroz silvestre es un arroz de grano largo y más proteína, riboflavina y cinc, que el arroz integral. Si compra una mezcla de arroz, use la mitad del paquete para sazonar u omítalo, porque suele contener mucha sal. Para retirar el exceso de almidón, enjuague el arroz varias veces. Cuando el agua del enjuague ya no esté turbia, el arroz estará listo para cocinar. De todos los cereales, el arroz se congela mejor.

Otros granos Desde el amaranto y la avena hasta el trigo, los granos regresan a los restaurantes y cocinas. Considérelos para guarniciones saludables y con mucha fibra. Aunque cada uno tiene su personalidad y necesidades culinarias, hay algunos puntos comunes. La mayoría se obtienen en forma seca y necesitan cocerse en un líquido para esponjarse y ablandarse. Use agua o caldo de pollo bajo en grasa y sal. Utilice una tapa (el cereal necesita el vapor para inflarse). No revuelva mientras cocina, pues eso afloja los almidones y quedará pegajoso. La mayoría de los cereales se consiguen en tiendas de alimentos naturales y en supermercados. Compre a granel para ahorrar dinero. Guárdelos en frascos de vidrio en el refrigerador o en un sitio fresco y seco.

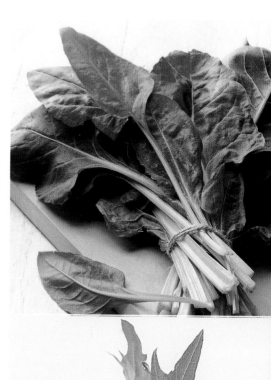

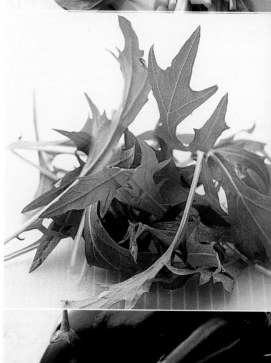

cómo planear comidas

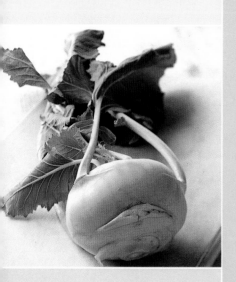

¿Sabía que a las 2 p.m. de hoy, la mayoría de nosotros no sabe lo que comerá? Esto no es de sorprender porque suponemos que los demás son más organizados que uno.

Casi todos tenemos una vida ocupada e impredecible, y muchos dejamos asuntos mundanos como "qué vamos a comer" para el último momento.

Hay muchos beneficios al planear las comidas de la semana: menos tiempo perdido en compras, menos preocupación diaria y ahorro de dinero al comprar sólo lo necesario. Hay también razones de salud. Para quienes tienen diabetes, es crucial obtener la combinación adecuada de nutrimentos. No sólo durante unos días, sino siempre.

No piense que planear las comidas significa dedicar las mañanas del sábado a elegir siete recetas para la comida, una semana de menús para la cena y el desayuno. A no ser que su diabetes sea grave, sus planes de comidas no tienen que ser muy restrictivos. Al tener a la mano alimentos frescos y saludables y al planear el ingrediente para el platillo principal de la comida (pescado el lunes, pechugas de pollo el martes, sopa de frijol el miércoles), avanzará mucho para tener bajo control su plan de nutrición.

Los médicos y nutriólogos recomiendan más rigor que ése. Preferirían que usted usara un sistema de planeación de comidas que lo guiara en forma más formal hacia el equilibrio óptimo de nutrimentos. Durante años, los nutriólogos le han indicado a los diabéticos que usen el sistema de equivalentes, como el creado por la American Diabetes Association y la American Dietetic Association, para obtener la combinación indicada de comidas en su dieta. Es un sistema efectivo, pero necesita mucha revisión y anotación (más de esto, posteriormente). Para quien padece una diabetes de fácil control, hay otras formas sencillas de revisar los nutrimentos y planear sus comidas, desde el conteo de hidratos de carbono y calorías hasta comer diversos alimentos durante el día.

La belleza de todos estos métodos es que rara vez le indican qué comida específica comer. Le indican qué *categorías* de alimentos ingerir. Dicen "verduras", y es usted quien decide si eso significa brócoli, ejotes o alcachofa. Este tipo de libertad es esencial, ya que todos tenemos preferencias alimentarias únicas.

Otro punto que tienen en común estos enfoques para examinar la comida es un lápiz. El anotar sus ideas de comida no sólo le da la disciplina para comer con más constancia y comprar con más efectividad, sino que se convierte en un diario de comidas que lo ayuda a ver si la dieta afecta su peso, estado de ánimo, salud y niveles de glucosa en sangre. Al planear, sabrá si necesita un refrigerio a las 4 p.m. o si es mejor comerlo a las 10 a.m. Al planear, sabrá cuánta insulina necesitará y si debe comer antes o después.

Como mencionamos en el último capítulo, a las personas recién diagnosticadas con diabetes se las anima para que visiten a un nutriólogo para tratar sus necesidades y preferencias nutrimentales. El dietista no sólo le dirá qué tipos de alimentos comer, sino que también le proporcionará un horario sobre cuándo comer. Al usar un sistema de planeación de comidas, puede afrontar desafíos tales como tener un horario de trabajo irregular, satisfacer las necesidades alimentarias de las personas que viven con usted, presupuestos de comida y alergias alimentarias. Puede usar una hoja de planeación escrita (vea la p. 308) cada semana para prever sus comidas o quizá desee usar la computadora. Al escribir su plan, en lugar de tenerlo en la mente y dejarlo ahí, logrará un enfoque más organizado. Alcanzará mejor su objetivo en el manejo de la diabetes al anotar su plan.

En este capítulo exploraremos los diversos métodos para planear comidas y le daremos el ejemplo de un menú para una semana que incorpora algunas de las deliciosas recetas que presenta este libro. ¡Adelante!

Comprenda el sistema de equivalentes

"Cambiaré una rebanada de pan por tres galletas." Equivalencias como ésta son el método detrás de una de las herramientas más populares disponibles para ayudar a que la gente con diabetes coma en forma sensata. Llamado "el sistema de equivalentes", este método de planeación de comidas fue diseñado para ayudar a elegir cada día los alimentos adecuados.

La idea detrás del sistema de equivalentes fue agrupar los alimentos que tienen la misma cantidad de hidratos de carbono, grasa, proteína y calorías. Por eso, cualquier alimento de la lista puede "intercambiarse" por cualquier otro en la misma lista. El Sistema Mexicano de Equivalentes tiene 8 listas de equivalentes principales, divididas en subcategorías. Al saber cuántas porciones de las listas puede comer al día, elegirá los alimentos que desee (las recetas del libro muestran los equivalentes por porción).

El sistema de equivalentes de la ADA se creó en 1950, y lo han usado miles de personas con diabetes. En México, en 2001, se publicó el Sistema Mexicano de Equivalentes, como resultado de un consenso de instituciones relacionadas con la nutrición. Las ventajas del programa son muchas. El sistema de equivalentes no sólo se concentra en los alimentos adecuados, sino también en el tamaño de las porciones. Nunca tendrá que adivinar la cantidad adecuada que debe comer de un alimento. El sistema tiene inconvenientes.

Requiere algo de matemáticas, pesar y vigilar la comida. Si su vida es ocupada, esta vigilancia puede ser difícil.

Un principio clave del sistema de equivalentes es que cada persona debe tener su propio diseño de porciones. La ADA se esfuerza por no publicar programas estándar. Una persona con diabetes necesita consultar a un nutriólogo para crear un programa único basado en el peso, la gravedad de la diabetes, las preferencias alimentarias y los asuntos de la vida diaria (trabajo, hijos, ejercicio, viajes, etc.).

Las listas se organizan en tres grupos principales: grupo de hidratos de carbono, grupo de carnes y sustitutos de carne y grupo de grasas. Las listas se dividen más. Cereales, fruta, leche, azúcares y verduras son listas dentro del grupo de hidratos de carbono. El grupo de carnes y sustitutos de carne se divide en carnes muy magras, magras, con poca grasa y con mucha grasa. Los alimentos del grupo de grasas consisten en listas de grasas con y sin proteína.

Los tamaños de las porciones para cada alimento equivalente se miden por peso y medida casera. El peso se refiere a una porción de comida o platillo, sólo a la cantidad del platillo, que contiene una cantidad fija de un nutrimento particular. Los alimentos del grupo de hidratos de carbono tienen 15 g por porción, excepto las verduras, que tienen 4 g. El grupo de carnes contiene 7 g de proteína por porción y el grupo de grasas contiene 5 g de grasa por porción.

¿Es adecuado para usted el sistema de equivalentes? Pregúntese:

- ¿Me falta conocimiento o voluntad para lograr una alimentación adecuada?
- ¿Me importa contar lo que como?
- ¿Necesito ayuda para resistir ante los antojitos o no comer mucho en una comida?
- ¿Deseo trabajar con un nutriólogo?

Para que comprenda mejor el sistema de equivalentes, damos detalles de las listas de alimentos: el tamaño de las porciones, qué nutrimentos contiene cada lista y ejemplos de alimentos, tomados del Sistema Mexicano de Equivalentes.

Hidratos de carbono

Cereales

Un equivalente de cereales es igual a 15 g de hidratos de carbono, 32 g de proteína, 0 g de grasa y unas 70 calorías. En términos de porciones de comida, un equivalente de cereales es:

> 25 g de pan (1 rebanada)
>
> 1/2 taza de cereal cocido, como arroz, pasta, verduras con almidón (como elote) o avena
>
> 2 5 g de tortilla (1 pieza)

Hay alimentos con almidones preparados con grasa, como un pan grasoso. A este subgrupo se le añaden 5 g de grasa y 45 calorías.

Legumbres

Un equivalente de legumbres es 1/2 taza de frijoles, lentejas, garbanzos, etc.,

cocidos. Aportan 25 g de hidratos de carbono, 8 g de proteínas, 1 g de grasa y 120 calorías.

Fruta

Un intercambio de fruta es igual a 15 g de hidratos de carbono y 60 calorías. Un intercambio de fruta es:

> 1 fruta fresca chica o mediana
>
> 1/2 taza de fruta fresca o jugo de fruta natural
>
> 1/4 de taza de fruta seca

Coma frutas enteras en lugar de jugos, pues el contenido de fibra es mayor y se sentirá más satisfecho.

Leche

Un intercambio de leche es igual a 12 g de hidratos de carbono y a 9 g de proteína. La grasa varía según el tipo que tome; se supone que elegirá la descremada. Un intercambio de leche es:

> 1 taza de leche
>
> 3/4 de taza de yogur natural
>
> 1 taza de yogur endulzado con edulcorante bajo en calorías

La crema y el queso crema están en la lista de las grasas; el arroz con leche, en la lista de almidones, y la leche de soya, en la lista de carnes con poca grasa. El helado, el yogur con sabor a fruta, la leche con chocolate y el yogur congelado están en otra lista de hidratos de carbono de la ADA.

Otros hidratos de carbono

¡Aquí puede comer pastel! Aunque las porciones son pequeñas, puede saborear un trozo de pastel y helado. Estos alimentos pueden sustituir en su plan de comidas a almidones, leche o frutas. Tenga en mente que no contienen muchas vitaminas y minerales, pero con planeación cuidadosa, puede incluirlos en un programa balanceado.

Un equivalente en esta categoría es igual a 15 g de hidratos de carbono o un almidón, una fruta o una leche. Ejemplos:

> Brownie, de 13 cm^2 (1 hidrato de carbono, 1 grasa)
>
> 2 galletas chicas (1 h. de carb., 1 grasa)
>
> Barra energética/desayuno, 25 g (2 hidratos de carbono, 1 grasa)
>
> Barra jugo fruta (1 hidrato de carbono)

Verduras

Las verduras que tienen pocos hidratos de carbono, grasa y calorías están en esta lista. Un equivalente de verduras es igual a 5 g de hidratos de carbono, 2 g de proteína, 0 g de grasa y 25 calorías. Un equivalente de verduras es:

> 1/2 taza de verduras cocidas o de jugo de verduras
>
> 1 taza de verduras crudas (que no tengan almidón, como espinacas o ramitos de brócoli)

Si consume más de 4 tazas de verduras crudas o 2 tazas de verduras cocidas en una comida, cuéntelas como 1 hidrato de carbono.

Grupo de carnes y sustitutos de carne

Esta lista se divide según la cantidad de grasa que contenga la comida:

Grupo de carne muy magra y sustitutos
Un equivalente es igual a 0 g de hidratos de carbono, 7 g de proteína, 1 g de grasa y 40 calorías.

Grupo de carne magra y sustitutos
Un equivalente es igual a 0 g de hidratos de carbono, 7 g de proteína, 3 g de grasa y 55 calorías.

Grupo de carne con poca grasa y sustitutos Un equivalente es igual a 0 g de hidratos de carbono, 7 g de proteína, 5 g de grasa y 75 calorías.

Grupo de carne con mucha grasa y sustitutos Un equivalente es igual a 0 hidratos de carbono, 7 g de proteína, 8 g de grasa y 100 calorías.

En general, debe elegir carne muy magra y limitar sus elecciones de carne con poca y mucha grasa a 3 veces a la semana o menos. Un equivalente de carne es:

> 25 g de carne, aves, pescado cocidos (pesados luego de cocinarlos)
>
> 25 g de queso amarillo
>
> 40 g de queso panela
>
> 1 huevo
>
> 25 g de jamón magro
>
> 30 g de atún

El grupo de las grasas

Las grasas se dividen en dos grupos, con o sin proteína. Un equivalente de grasa es igual a 5 g de grasa y a 45 calorías. Un equivalente de grasas con proteínas tiene 3 g de proteína, 5 g de grasa y 70 calorías. Es importante elegir la grasa monoinsaturada con más frecuencia que la poliinsaturada. Un equivalente de grasa es proporcional a:

> 1 cdita. de margarina, aceite vegetal, mantequilla o mayonesa
>
> 1 cda. de aderezo para ensalada regular
>
> 6 almendras o nueces de la India
>
> Aguacates, aceitunas y coco están en la lista de grasas

Grupo de alimentos libres

¿No tener que pagar el precio de algo? El grupo de alimentos libres es cualquier comida o bebida que contenga menos de 2 g de hidratos de carbono y 8 calorías por porción. La lista incluye:

> **Refrescos y bebidas sin azúcar**
>
> **Café**
>
> **Agua mineral**
>
> **Té**
>
> **Salsas**
>
> **Especias**
>
> **Caldo sin grasa**

Otros enfoques

Además del sistema de equivalentes, hay otras formas de vigilar el consumo diario de comida. Las dos más comunes son:

Conteo de hidratos de carbono

A mucha gente le gusta vigilar su consumo de sólo un nutrimento: hidratos de carbono. Como tienen el efecto más dramático en la glucosa en sangre, son un nutrimento confiable para calcular las necesidades de insulina y el consumo de comida. Una vez que examine con su nutriólogo el estilo de vida, los medicamentos y el nivel de actividad, puede conocer la cantidad de gramos de hidratos de carbono que necesita cada día.

Usar este método le permite comer comidas que tengan azúcar, siempre que las cuente como parte de su total de hidratos de carbono del día. Los alimentos con mucho azúcar suelen tener también mucha grasa y calorías. Las recetas de este libro indican los gramos de hidratos de carbono por porción y los equivalentes que aportan hidratos de carbono.

Conteo de calorías

Para las personas con diabetes, que tienen sobrepeso y no necesitan insulina, el conteo de calorías es otra opción. Este método incluye llevar un diario de lo que come cada día. Junto con el nutriólogo fijará la cantidad de calorías que debe consumir cada día. Usted decide cómo encaja una comida en su plan. Si desea comer algo con 600 calorías y su asignación del día son 1,500, decidirá cómo "gastar" las 900 calorías restantes. El riesgo de este método es que no cubra los nutrimentos específicos, como proteína o excederse en el consumo de hidratos de carbono, lo cual es nocivo.

Otro problema con el conteo de calorías es que es tedioso y consume tiempo. Necesita que sea muy preciso. Lo importante es que le permite elecciones nutricionales totales. Si usted es cuidadoso y sabio, comerá verduras saludables, cereales integrales y carne magra.

La semana del buen comer

Está el sentido común. No importa cómo vigile su dieta ni qué sistema formal use para protegerse de las fluctuaciones de glucosa en la sangre, pues si tiene intuición sobre una comida saludable, facilita todo un poco más y resulta más seguro.

Comida buena y saludable: debe reconocerla al verla. Es colorida y las porciones son modestas. Contiene muchas verduras. Si la carne ocupa más de una cuarta parte del plato, quizá haya un problema. Si la pasta, el arroz o la papa ocupan la mayor parte del plato, tal vez también haya un problema.

Si se trata de comer bien, nada le sirve mejor que la capacitación visual. Si puede ver un buen plato de comida, es más probable que coma un buen plato de comida. Si ve un mal plato de comida, con el conocimiento adecuado, es más probable que coma sólo lo que es adecuado y que, con cortesía, deje el resto.

Hay una segunda intuición que debe desarrollar para vigilar en verdad su dieta: la apariencia de un día de comida saludable. A fin de comer para vencer la diabetes, usted debe comer con inteligencia durante el día pa-

ra mantener estable la glucosa en la sangre y tener una mezcla de nutrimentos óptima.

Para ayudarlo en esto, preparamos un plan de comida muestra para una semana, con varias recetas de este libro, pero también con algunas comidas sorpresa. Cada día de este plan muestra aporta 1,500 calorías, un nivel apropiado para una mujer común que desea perder peso con lentitud. Cada persona es única, y sus necesidades calóricas varían entre 1,200 a 2,400 calorías por día.

Si desea comer de acuerdo con este plan, ¡magnífico! Estamos seguros de que le gustará la mezcla de sabores. Si desea probarlo sólo un día, también es excelente. Aunque no tenga interés en seguir dicho plan de comidas, léalo. Como dijimos, tener buena intuición respecto a cuánta comida es apropiado ingerir en un día lo ayudará a controlar la diabetes.

Nuestro plan de comidas para una semana está en las páginas 306 y 307. Pero antes, en la siguiente página, encontrará otra herramienta útil: un formato para vigilar lo que come en el día. Le recomendamos hacer siete copias del mismo y llenar uno cada día de la semana. Al hacerlo, tendrá una perspectiva invaluable de sus hábitos alimentarios. ¡Si le sirve, haga más copias y forme su propio cuaderno!

En las páginas 308 y 309, encontrará otra herramienta útil: un planeador semanal de comidas. Haga cuatro copias para el próximo mes y llene uno cada fin de semana, para esbozar su plan de comida de la semana. Anote menús completos o sólo ideas para el plato principal. Así, tendrá el hábito de planear sus comidas.

> Plan muestra de intercambios

Mostramos los conteos generales de intercambios que usamos para crear el menú de la semana y cómo cambiarlos para diferentes objetivos de calorías:

categoría de equivalente	equivalentes diarios para estas calorías		
	1,500	1,200	1,800
Carne/sustitutos de carne	6	4	6
Cereales y tubérculos	7	6	9
Frutas	3	2	3
Verduras	3	3	4
Grasas	3 o menos	2 o menos	4 o menos
Leche	2	2	2

rastreador diario de comida y salud

lunes ●

martes ●

miércoles ●

jueves ●

viernes ●

sábado ●

domingo ●

listas de equivalentes

Carne/Sustitutos de carne
1 2 3 4 5 6 7 8 9 10

Cereales y tubérculos
1 2 3 4 5 6 7 8 9 10

Frutas
1 2 3 4 5 6 7 8 9 10

Verduras
1 2 3 4 5 6 7 8 9 10

Grasas
1 2 3 4 5 6 7 8 9 10

Leche
1 2 3 4 5 6 7 8 9 10

vigile su día

Refrigerios
1 2 3 4 5 6 7 8 9 10

Vasos de agua
1 2 3 4 5 6 7 8 9 10

Veces que comió por aburrimiento, estrés o hábito
1 2 3 4 5 6 7 8 9 10

Califique su energía de hoy:
1 2 3 4 5

Califique su actitud de hoy:
1 2 3 4 5

Califique su salud de hoy:
1 2 3 4 5

Califique la calidad de su comida de hoy:
1 2 3 4 5

¿Cómo fue el desayuno?
☐ Se lo saltó
☐ Balanceado
☐ No muy balanceado
☐ Porciones correctas
☐ Demasiado

¿Cómo fue la comida?
☐ Se la saltó
☐ Balanceada
☐ No muy balanceada
☐ Porciones correctas
☐ Demasiado

¿Cómo fue la cena?
☐ Se la saltó
☐ Balanceada
☐ No muy balanceada
☐ Porciones correctas
☐ Demasiada

comentarios diarios

_____
_____
_____
_____
_____
_____
_____
_____
_____
_____
_____
_____
_____
_____
_____
_____
_____
_____
_____

día 1

día 2

día 3

desayuno

1 taza **de cereal de trigo**
(cereales y tubérculos 2)

1 taza **de leche descremada**
(leche 1)

3/4 de taza **de blueberries**
(fruta 1)

desayuno

1 **Panecillos de blueberry,**
p. 10 (cereales 1, fruta 1/2,
grasa 1/2)

1/4 de taza de **yogur natural**
(leche 1)

desayuno

1 taza de **avena** cocida
(cereales y tubérculos 2)

1/2 taza de **leche descremada**
(leche 1/2)

1/4 de taza de **pasitas** (fruta 1)

1 cda. de **nueces** picadas
(grasa 1)

comida

**Filete de hipogloso a la
parrilla con salsa de tomate
y pimiento rojo,** *p. 117*
(fruta 1/2, verdura 2, carne
muy magra 3, grasa 1/2)

1 taza de **arroz integral** cocido (cereales y tubérculos 2)

1/2 taza de **brócoli** cocido
(verdura 1)

comida

75 g de **lomo de cerdo**
magro, asado (carne magra 3)

**Ensalada de pimiento
asado,** *p. 181*
(verdura 2, grasa 2)

1 taza de **tallarines de
trigo integral** (cereales y
tubérculos 2)

1/2 taza de **ejotes** cocidos
(verdura 1)

1 **naranja** chica (fruta 1)

comida

Camarones a la provenzal,
p. 126 (cereales y tubérculos
2, verdura 3, carne [muy
magra] 2, grasa 1/2)

**Ensalada de tomate con
ajo,** *p. 180* (verdura 2,
grasa con proteína 1/2,
grasa 1/2)

cena

**Ensalada de pollo frito y
aguacate con aderezo bal-
sámico picante,** *p. 64*
(azúcares 1/2, verdura 1,
carne magra 2, grasa 1)

1 rebanada *de 25 g de*
pan integral (cereales y
tubérculos 1)

1 **manzana** de *25 g* (fruta 1)

cena

**Mariscos con aderezo de
berros,** *p. 127* (verdura 2,
carne magra 2)

2 **palitos de pan** *17 g* cada
uno (cereales y tubérculos 1)

1 **durazno** fresco, mediano
(fruta 1)

1 taza **leche** descremada
(1 leche)

cena

**Ensalada de garbanzos con
pan pita,** *p. 135* (cereales 1,
legumbres 1, verdura 1,
grasa 1)

25 g de **queso**
(carne magra 1)

1/2 taza de **mango** picado
(fruta 1)

1 taza de **leche descremada**
(leche 1)

refrigerio

1 taza de **leche descremada,**
licuada con 1/2 taza de
fresas, para hacer una **leche
malteada** (leche 1, fruta 1)

refrigerio

3 tazas de **palomitas de
maíz** con 1 cda. de **margarina** con poca grasa, derretida
(cereales y tubérculos 1,
grasa 1)

refrigerio

1/4 de taza de **queso ricotta**
descremado (carne magra 1)

15 **uvas rojas** (fruta 1)

día 4	día 5	día 6	día 7

día 4

desayuno

Panquecitos para el desayuno, *p. 13* (cereales y tubérculos 1, grasa 1, azúcares 1/2)

1 taza de **leche descremada** (leche 1)

1 taza de cubos de **melón** (fruta 1)

comida

Pato frito con especias, *p. 98* (fruta 1/2, verdura 1, carne magra 3)

1/3 de taza de **cuscús** cocido (cereales y tubérculos 1)

1 taza de **ensalada verde** cruda con aderezo sin grasa (verdura 1, alimento libre 1)

cena

75 g de rabanadas de **pavo** (carne 3)

1 **pan pita** de *40 cm* (cereales y tubérculos 2)

25 g de **aguacate** (grasa 1)

1 taza de **zanahorias** crudas (verdura 1)

3 **dátiles** (fruta 1)

refrigerio

1 taza de **leche descremada** (leche 1)

día 5

desayuno

3/4 de taza de **cereal frío,** sin endulzar (cereales y tubérculos 1)

1/2 taza de **leche descremada** (leche 1/2)

1/2 taza de **mezcla de frutas** (fruta 1/2)

comida

Sopa dorada de lentejas, *p. 228* (legumbres 1, verdura 2, grasa 1)

2 cdas. de **queso parmesano** rallado (carne magra 1)

1 taza de tiras de **pimientos rojo y verde** (verdura 1)

1 **manzana al horno** (fruta 1)

cena

1 **hamburgesa** sencilla (cereales y tubérculos 2, carne grasa media 1, grasa 1)

1 orden chica de **papas a la francesa** (azúcares 2, grasa 2)

1 taza de **ensalada de verduras** con aderezo sin grasa (verdura 1, alimento libre 1)

2 **tangerinas** (fruta 1)

refrigerio

1 taza de **yogur** descremado con sabor a fruta con edulcorante no nutritivo (leche 1)

día 6

desayuno

1 **waffle** de 11 cm (cereales y tubérculos 1, grasa 1)

1/4 taza **queso cottage** descremado (carne muy magra 1)

1 cda. de **miel** ligera (azúcares 1/2)

1 taza de **frambuesas** frescas (fruta 1)

comida

Pastel de carne relleno de espinacas, *p. 42* (verdura 3, carne magra 3)

1/2 taza de **puré de papa** hecho con 1 cdita. de **aceite de oliva** (cereales y tubérculos 1, grasa 1)

1/2 taza de **brócoli** cocido (verdura 1)

Bocado de ángel, *p. 270* (cereales y tubérculos 1, fruta 1)

cena

Sopa de pollo y papa, *p. 204* (cereales 1, verdura 1, carne muy magra 1, grasa 1/2)

1 taza de **ensalada verde** con 1 cdita. de **aceite de oliva** y **vinagre balsámico** (verdura 1, grasa 1, alimento libre 1)

5 **galletas** de trigo integral, sin grasa (cereales y tubérculos 1)

1 taza de **leche** descremada (leche 1)

refrigerio

3/4 de taza de **mandarinas** en su propio jugo (fruta 1)

día 7

desayuno

Huevos rancheros, *p. 19* (cereales 1, verduras 1/2, carne [grasa media] 1, grasa 1)

1 taza de **leche descremada** (leche 1)

1/2 taza de **piña** en trozos (fruta 1)

comida

Cebada y frijoles a la menta, *p. 143* (cereales y tubérculos 1, verdura 1, legumbres 1/2, grasa 172)

1/2 taza de **espárragos** rebanados (verdura 1)

1 **pan pita** de *40 cm* (cereales y tubérculos 1)

cena

Ensalada de salmón a la parrilla, *p. 101* (fruta 2, verdura 1, carne magra 3)

1 taza de **pimientos rojo y verde** en tiras (verdura 1)

1 **pan de trigo integral** chico, *25 g* (cereales y tubérculos 1)

refrigerio

Galletas cinco estrellas, *p. 278* (cereales y tubérculos 1/2, grasa 1/2)

1 taza de **leche descremada** (leche 1)

planeador semanal

compras

viaje 1

cuándo _____

lista

_____

_____

_____

_____

_____

_____

_____

_____

_____

viaje 2

cuándo _____

lista

_____

_____

_____

_____

_____

_____

_____

_____

_____

comidas

lunes	**martes**	**miércoles**
desayuno	desayuno	desayuno
comida	comida	comida
cena	cena	cena
refrigerios	refrigerios	refrigerios
comida en actividades sociales	comida en actividades sociales	comida en actividades sociales

jueves	viernes	sábado	domingo
desayuno	desayuno	desayuno	desayuno
comida	comida	comida	comida
cena	cena	cena	cena
refrigerios	refrigerios	refrigerios	refrigerios
comida en actividades sociales	comida en actividades sociales	comida en actividades sociales	comida en actividades sociales

Glosario

Acesulfame Potásico o Ace-K Sustituto del azúcar, 200 veces más dulce que éste; no contiene calorías.

Ácido graso omega-3 (vea también Ácidos grasos esenciales). Ácido graso poliinsaturado, considerado esencial por su participación en diversas funciones metabólicas; reduce la coagulación de las plaquetas y las reacciones inflamatorias, y fortalece el sistema inmunitario.

Ácido oxálico Sustancia química muy tóxica presente en ciertas plantas, que inhibe la absorción de calcio, hierro, cinc y otros minerales. Promueve el desarrollo de cálculos renales de oxalato.

Ácido pantoténico (vea Vitaminas del grupo B).

Ácidos grasos esenciales Elementos básicos de las grasas que el organismo no puede sintetizar y debe consumir con los alimentos.

Alergeno Sustancia extraña al cuerpo que causa una reacción alérgica.

Alicina Sustancia química responsable del olor a ajo y sus efectos en la salud.

Almidón Hidrato de carbono complejo; principal molécula de almacenaje de energía de las plantas y el ser humano, a partir de su consumo en la dieta.

Aminoácidos Ácidos orgánicos (contienen carbón) que se unen para crear proteínas. Nueve aminoácidos se consideran esenciales y debe contenerlos la dieta; el organismo produce los 11 restantes cuando es necesario.

Anemia Afección en la que hay escasez de glóbulos rojos o deficiencia de hemoglobina (pigmento que transporta oxígeno) en estas células.

Anticarcinógenos Compuestos que contrarrestan ciertas sustancias que causan cáncer.

Antioxidante Sustancia que protege a las células de los efectos dañinos de los radicales libres. Algunos antioxidantes los produce el cuerpo; otros, como las vitaminas C y E, se obtienen de la dieta o de complementos.

Antocianinas Flavonoides antioxidantes presentes en muchos pigmentos vegetales.

Asparagina Aminoácido presente en ciertas plantas, especialmente en legumbres.

Aspartame Edulcorante artificial que es 200 veces más dulce que el azúcar.

Bacterias Microorganismos unicelulares presentes en el aire, la comida, el agua, la tierra y otros seres vivos, incluso en seres humanos. Las bacterias "amistosas" previenen infecciones y sintetizan algunas vitaminas; otras causan enfermedad.

Betacaroteno Uno del grupo de los carotenoides. Mejora el sistema inmunitario; es un antioxidante poderoso que neutraliza los radicales libres que dañan las células y causan enfermedad.

Betaglucanos Fibra soluble de la dieta presente en la cebada y en la avena.

Biotina Una de las vitaminas B.

Calcio Mineral más abundante en el cuerpo; componente principal de huesos, dientes y tejidos blandos. Vital para: función nerviosa y muscular, coagulación de la sangre y metabolismo.

Caloría Unidad básica de medida para el valor de energía de la comida y las necesidades de energía del cuerpo. Como una caloría es minúscula, los valores suelen expresarse como unidades de 1,000 calorías, propiamente escrito como kilocalorías (kcal) o, simplemente, calorías.

Capsantina Carotenoide. Contribuye al color rojo en los alimentos vegetales.

Carcinógeno Sustancia causante del cáncer.

Carotenoides Grupo de pigmentos rojos y amarillos similares a los carotenos.

Carotenos Pigmentos amarillos y rojos que dan el color amarillo-anaranjado a frutas y verduras y a casi todas las verduras verdes. Son antioxidantes que protegen contra los efectos del envejecimiento y la enfermedad. El cuerpo humano convierte tal pigmento (betacaroteno) en vitamina A.

Cinc Micromineral esencial para muchos procesos, como metabolismo, cicatrización de heridas y crecimiento normal.

Cobalamina (vea Vitaminas grupo B; Vitamina B$_{12}$).

Cobre Micromineral necesario para la producción de glóbulos rojos, tejido conectivo y fibras nerviosas. Es un componente de varias enzimas que participan en el metabolismo.

Consumo Dietético Recomendado (CDR) Bases establecidas por la Organización Mundial de la Salud (OMS). El CDR es más bajo que el PDR (vea p. 312) porque los expertos de la OMS no creen que el almacenamiento deba ser tan alto como el recomendado en Estados Unidos.

Cromo Micromineral que asegura un adecuado metabolismo de la glucosa.

Diabetes Llamada diabetes mellitus. Trastorno del metabolismo de hidratos de carbono, caracterizado por producción o utilización inadecuadas de insulina, que crea exceso de glucosa en sangre y orina. Hay dos formas principales: *Diabetes tipo 1:* el sistema inmunitario del cuerpo destruye las células que producen insulina en el páncreas y causa una suspensión total de producción de insulina. *Diabetes tipo 2:* el páncreas produce insulina, pero las células del cuerpo se "resisten" al mensaje de la insulina para permitir azúcar en sangre en las células, padecimiento llamado resistencia a la insulina.

Diurético Sustancia que hace que el cuerpo elimine el exceso de líquidos por la orina.

E. coli (Escherichia coli) Bacteria presente en los intestinos de seres humanos y otros animales; una de las causas comunes de diarrea e infecciones del aparato urinario.

Electrolitos Sustancias que se separan en iones y conducen electricidad al fusionarse o disolverse en líquidos. En el cuerpo humano, sodio, potasio y cloruro son electrolitos esenciales para la función de nervios y músculos y para mantener el equilibrio de líquidos, así como el de ácido-base de células y tejidos.

Estrógeno Hormona sexual femenina producida en mayor cantidad en las mujeres.

Fibra Material indigerible de los alimentos que estimula la peristalsis en el intestino.

Fibra soluble Fibra de la dieta en forma de gel que ayuda a reducir los niveles de colesterol y glucosa en sangre.

Fitoquímicos Sustancias químicas derivadas de plantas; algunas tienen efectos de prevención de algunos tipos de cáncer, enfermedades cardiacas y padecimientos degenerativos vinculados con el envejecimiento.

Flavonoides Pigmentos vegetales que son anti-oxidantes potentes.

Folato Una de las vitaminas B, también llamada ácido fólico.

Fósforo Mineral necesario para huesos, dientes, nervios y músculos sanos y para muchas funciones corporales.

Fructosa Azúcar simple (monosacárido) presente en frutas; endulza el doble que el azúcar de mesa.

Ftálidos Grupo de compuestos fitoquímicos secundarios. El 3-n-butilftálido le da al apio su olor y sabor característicos.

Glucógeno Forma de glucosa que se almacena en el hígado y los músculos, y se vuelve a convertir en glucosa cuando se necesita.

Glucosa Azúcar simple (monosacárido) que el cuerpo convierte directamente en energía; los niveles de glucosa en sangre los regulan varias hormonas, entre éstas la insulina.

Glucosinolatos Grupo de fitoquímicos presentes en verduras crucíferas.

Gluten Parte de la proteína del trigo y otros cereales que causa diarrea cuando se es intolerante a ella.

Gramo (g) Unidad métrica de peso; un gramo equivale a 1,000 mg. Hay 28.4 g en una onza.

Grasa poliinsaturada Grasa que contiene un alto porcentaje de ácidos grasos que carecen de átomos de hidrógeno y tienen enlaces dobles en su cadena de carbonos. Es líquida a temperatura ambiente.

Grasa saturada Lípido con alto contenido de hidrógeno; es la grasa predominante en productos animales y otras grasas que permanecen sólidas a temperatura ambiente. Un gran consumo de grasa saturada se vincula con un mayor riesgo de padecer enfermedades cardiacas, algunos tipos de cáncer y niveles altos de colesterol.

Grasas Clase de sustancias químicas orgánicas llamadas ácidos grasos o lípidos. Al digerirse, crean casi el doble de la energía que la misma cantidad de hidratos de carbono o de proteína.

Grasas monoinsaturadas Grasas líquidas a temperatura ambiente y semisólidas o sólidas al refrigerarlas. Protegen contra enfermedades cardiacas.

Hidratos de carbono *Hidratos de carbono simples:* alimentos que se convierten con facilidad en glucosa, como azúcar de mesa, harina refinada y arroz blanco. *Hidratos de carbono complejos:* forman el volumen de cereales integrales y verduras; son almidones compuestos de azúcares complejos, fibra y otros nutrimentos. Tardan más en digerirse y tienen más ingredientes benéficos.

Hidrogenación Proceso para transformar un aceite (grasa líquida insaturada) en grasa dura al incorporarle hidrógeno. La grasa hidrogenada es similar a la saturada; se vincula con un mayor riesgo de padecer enfermedades cardiacas.

Hierro Mineral esencial para la producción de hemoglobina y el transporte de oxígeno.

Hipertensión Elevación de la presión arterial.

Hipoglucemia Nivel anormalmente bajo de glucosa en sangre.

Hormonas Sustancias químicas secretadas por las glándulas endocrinas o tejido; controlan las funciones de todos los órganos y procesos del cuerpo: crecimiento, desarrollo y reproducción.

Índice glucémico Escala numérica para alimentos con hidratos de carbono que elevan más o menos la glucosa en sangre. Existen dos índices. Uno usa una escala del 1-100, donde 100 representa una tableta de glucosa que eleva más rápido la glucosa en sangre. El otro índice común usa una escala con el 100 que representa el pan blanco (algunos alimentos están arriba de 100).

Indoles Compuestos de nitrógeno presentes en verduras; se cree que protegen contra ciertos cánceres al acelerar la eliminación de estrógeno.

Insulina Hormona que regula el metabolismo de hidratos de carbono.

Lactosa Azúcar de la leche, que llega a causar diarrea.

Licopeno Pigmento principal de ciertas frutas, como tomates y páprika.

Lípido Compuesto graso formado de hidrógeno, carbono y oxígeno. Es insoluble en agua. La familia química incluye grasas, ácidos grasos, pigmentos carotenoides, colesterol y fosfolípidos.

Lipoproteína Combinación de un lípido y una proteína que transporta colesterol en el torrente sanguíneo. Tipos principales: alta densidad (LAD), baja densidad (LBD) y muy baja densidad (LMBD).

Lipoproteínas de alta densidad (LAD) Las lipoproteínas más pequeñas y "pesadas"; toman el colesterol de los tejidos y lo llevan al hígado, que lo usa para producir bilis; se llama "colesterol bueno" porque los niveles altos en la sangre de LAD no aumentan el riesgo de ataque cardiaco.

Lipoproteínas de baja densidad (LBD) Lipoproteínas abundantes llamadas "malas" que transportan la mayoría del colesterol circulante; los niveles altos se asocian con aterosclerosis y enfermedades cardiacas.

Lipoproteínas de muy baja densidad (LMBD) Proteínas transportadoras de grasa que transportan principalmente triglicéridos en la sangre.

Lisina Aminoácido esencial para la nutrición humana.

Luteína Un fitoquímico presente en espinacas y otras hojas de color verde oscuro.

Macronutrimentos Nutrimentos que requiere el cuerpo en gran cantidad para energía, específicamente hidratos de carbono, proteínas y grasas.

Magnesio Micromineral necesario para huesos sanos, la transmisión de señales nerviosas, síntesis de proteína y ADN y conversión de glucógeno almacenado en energía.

Metabolismo Procesos físicos y químicos del cuerpo, como la conversión de los alimentos en energía, necesarios para mantener la vida.

Microgramo (mcg) Unidad de peso equivalente a 1/1,000 miligramos.

Micronutrimentos Nutrimentos esenciales que necesita el cuerpo en cantidad mínima o muy pequeña.

Miligramo (mg) 1/1,000 gramos de.

Monosacárido (vea Fructosa; Glucosa).

Niacina (vea Vitaminas grupo B; Vitamina B₃).

Oxidación Proceso químico celular en el que la glucosa se "quema" con oxígeno para liberar energía.

Páncreas Glándula grande situada cerca del estómago, que secreta enzimas digestivas en el intestino y también la hormona insulina.

Pectina Fibra dietética soluble que regula la función intestinal y ayuda a reducir los niveles de colesterol en la sangre.

Peristalsis Contracciones musculares del intestino, como ondas, que ayudan a impulsar los alimentos y fluidos por el aparato digestivo.

Permiso Dietético Recomendado (PDR) Definido como "el nivel de consumo de nutrimentos esenciales considerado, con base en el conocimiento científico disponible, como el adecuado para satisfacer las necesidades nutricionales de personas sanas". Las bases, revisadas periódicamente, se fijan entre un nivel mínimo debajo del cual hay deficiencia y un tope, y un nivel máximo arriba del cual hay daño, para así dar un margen de seguridad.

Piridoxina (vea Vitaminas grupo B; Vitamina B$_6$).

Polifenoles Compuestos orgánicos (incluyen taninos) que se combinan con hierro e impiden su absorción; presentes en varios alimentos, té y vino tinto.

Potasio Micromineral necesario para regular el equilibrio de líquidos y la contracción muscular (vea Electrolitos).

Proteína Parte de las sustancias químicas llamadas aminoácidos. El cuerpo usa proteínas para crear y reparar músculos y tejidos. Las proteínas están presentes en alimentos vegetales (verduras, granos, frijoles, frutos secos, productos de soya), y son el ingrediente principal de alimentos animales como res, aves, mariscos y productos lácteos.

Radicales libres Productos de desecho del metabolismo del oxígeno; dañan los componentes celulares.

Resistencia a la insulina (vea Diabetes).

Resveratrol Fitoquímico derivado de la piel de la uva.

Riboflavina (vea Vitaminas grupo B y Vitamina B$_2$).

Sacarina Sustituto del azúcar. La sacarina no la metaboliza el cuerpo y proporciona pocas calorías o ninguna.

Sacarosa Azúcar compuesto de glucosa y fructosa. Azúcar obtenido de la caña y la remolacha; presente en miel, frutas y verduras.

Selenio Micromineral esencial con propiedades antioxidantes.

Serotonina Neurotransmisor que ayuda a promover el sueño y regula muchos procesos corporales, como percepción del dolor y secreción de hormonas de la pituitaria.

Sodio Micromineral esencial para mantener el equilibrio de líquidos/agua; se combina con cloruro para formar la sal de mesa.

Sucralosa Único sustituto del azúcar hecho de azúcar. No tiene calorías y es 600 veces más dulce que el azúcar.

Sulforafano Compuesto fitoquímico antioxidante.

Sustitutos del azúcar (vea Acesulfame potásico, Aspartame, Sacarina, Sucralosa).

Tanino Sustancia astringente derivada de las plantas que contrae los vasos sanguíneos y los tejidos corporales.

Tasa metabólica basal Energía requerida para mantener procesos vitales en el cuerpo humano.

Tiamina (vea Vitaminas grupo B; Vitamina B$_1$).

Triglicéridos La forma más común de grasa corporal y de la dieta; los niveles de presión arterial alta están vinculados con enfermedades cardiacas.

Triptófano Aminoácido esencial presente en alimentos animales; precursor de la serotonina.

Verduras crucíferas Miembros de la familia de plantas de la mostaza, que incluye brócoli, col, coliflor, berros, mostaza, rábano y nabo.

Vitamina A Nutrimento soluble en grasa presente en alimentos como verduras verdes y amarillas y yema de huevo, esencial para el crecimiento y la prevención de la ceguera nocturna.

Vitamina B$_1$ (tiamina) Compuesto del complejo de vitaminas B soluble en agua, esencial para el funcionamiento normal del sistema nervioso. Presente en fuentes naturales como chícharos, hígado y germen de semillas de cereales.

Vitamina B$_2$ (riboflavina) Factor del complejo de vitaminas B esencial para el crecimiento; presente en leche, carne fresca, huevos, verduras con hojas y harina enriquecida.

Vitamina B$_3$ (niacina) Llamada ácido nicotínico; controla la glucosa en la sangre, mantiene la piel sana y contribuye al buen funcionamiento de los sistemas nervioso y digestivo.

Vitamina B$_6$ (piridoxina) Presente en alimentos como cereales integrales, carnes y pescado. Entre otras funciones, forma glóbulos rojos, ayuda a las células a formar proteína y produce sustancias químicas en el cerebro (neurotransmisores), como la serotonina.

Vitamina B$_{12}$ (cobalamina) Se obtiene del hígado, leche, huevos, pescado, ostras y almejas. Importante para la producción de glóbulos rojos, mantiene una protección alrededor de los nervios, ayuda a convertir la comida en energía y tiene un papel crítico en la producción de ADN y ARN, el material genético de las células.

Vitamina C (ácido ascórbico) Vitamina soluble en agua, de frutas cítricas y verduras verdes.

Vitamina D Vitamina soluble en grasa presente en leche y aceites de hígado de pescado.

Vitamina E Antioxidante importante presente en aceites vegetales, cereales integrales, mantequilla y huevos.

Vitaminas grupo B Aunque no relacionadas químicamente entre sí, muchas de las vitaminas B están presentes en los mismos alimentos, y la mayoría desempeña tareas muy vinculadas dentro del cuerpo. Las vitaminas B se conocen por números o nombres, o ambos: B$_1$, tiamina; B$_2$, riboflavina; B$_3$, niacina; B$_5$, ácido pantoténico; B$_6$, piridoxina; B$_{12}$, cobalamina; biotina y folato.

Vitaminas solubles en agua Vitaminas que se disuelven en agua, específicamente vitamina C y vitaminas del grupo B.

Yodo Mineral esencial para la formación de hormonas tiroideas.

Zeaxantina Carotenoide presente en la col rizada, las hojas de mostaza y las espinacas.

Índice alfabético

Nota: los números en cursiva remiten a páginas con fotografías.

A

Aceites, compra de, 298
Aceitunas marinadas en romero, 252, *252*
Aderezo de berros, mariscos con, 127, *129*
Agua, consumo de, 290
Aguacate(s)
  cómo elegirlos, 295
  ensalada de cangrejo y, 102, *103*
  ensalada de papaya y, *191*, 192
  ensalada de pollo frito y aguacate con aderezo
    balsámico picante, 64, *65*
  sopa helada de poro y, *225*, 227
Ajo
  beneficios para la salud, 290
  ensalada de tomate con, 180, *183*
  pollo rostizado con hierbas y, 86, *87*
Ajonjolí
  con hortalizas y germinado de frijol, 194, *195*
  fideos con carne de cerdo al, 55, *57*
  palitos retorcidos de queso y, 234, *235*
  pluma con aderezo de ajonjolí y naranja, 138,
    139
Albahaca, verduras salteadas sazonadas con,
  191, 193
Albóndigas griegas con dip de limón, *243*, 245
Alcachofas(s)
  salteado de pollo y, *65*, 66
  sopa de alcachofa con alcaravea, 224, *225*
Alcaravea, sopa de alcachofa con, 224, *225*
Alcohol, diabetes y, 291
Alimentos congelados, compra de, 296-297
Almejas, espagueti con, 121, *125*
Almendra(s)
  biscotti de arándanos y, 274, *274*
  duraznos rellenos de, 271, *273*
Almidones, en el sistema de intercambio, 302
Apio
  cómo elegirlo, 294
  puré de camote y, 198, *198*
  sopa de apio nabo y espinaca, *225*, 226
Arándano(s)
  biscotti de arándanos y almendras, 274, *274*
  cómo elegirlos, 295
Arroz
  albóndigas de garbanzo y, *139*, 141
  calabaza rellena de, 146, *146*
  cómo elegirlo, 299
  pollo con arroz criollo, 76, *77*
Asado de res, 35, *37*

B

Aspartame, 284
Atún
  ensalada de atún y pimientos, 130, *133*
  ensalada picante de pasta y atún, 99, *99*
Avena, para reducir el colesterol, 290
Azafrán y vainilla, fruta asada con, 262, *263*
Azúcar, sustitutos de, 284

Bacalao
  con gremolata, 111, *113*
  con lentejas, 112, *113*
  sopa de, 212, *213*
Barras de higo, *273*, 275
Barras de nuez y dátil, 250, *251*
Baya(s). *Ver también bayas específicas*
  cómo elegirlas, 295
  congelado de piña y fresas, 258, *259*
  ensalada de bayas con maracuyá, *25*, 26
  panquecitos de verano, 14, *14*
  sopa helada de melón y, *259*, 260
Bebidas
  alcohólicas, diabetes y, 291
  despertar cítrico, 257, *259*
  esquimo de mango, 256, *256*
  licuado de fresa y yogur, 23, *25*
Berenjena
  ensalada mediterránea marinada, 189, *191*
  ensalada rústica de pasta, *133*, 136
Biscotti de arándanos y almendras, 274, *274*
Blueberries
  panecillos, 10, *11*
Bocado de ángel, 270, *273*
Brochetas de pavo con salsa de hinojo y
  pimiento rojo, 90, *93*
Brochetas de pescado con mejillones, 160,
  163
Brócoli
  chapatis de pollo con, 69, *71*
  cómo elegirlo, 294
  ensalada de lentejas y, 144, 145
Bruschetta con pimiento, 166, *167*

C

Calabacitas
  cómo elegirlas, 294
  ensalada mediterránea marinada, 189, *191*
Calabaza
  guisado caribeño de calabaza y elote, 131, *131*
Calabaza acorn
  asado de verduras y frijol, 132, *133*
  rellena de arroz, 146, *146*
Calorías necesarias para perder peso o

mantenerlo estable, 288
Camarones
  a la provenzal, 126, *129*
  bisque de camarón, 211, *213*
  con salsa de pimiento, 123, *125*
  ensalada de camarón, melón y mango, *103*,
    104
  gumbo de, 124, *125*
  jambalaya de mariscos, *109*, 110
Camote(s)
  cacerola de verduras de invierno, *129*, 130
  ensalada de pollo y camote con salsa de piña,
    74, *77*
  puré de camote y apio, 198, *198*
Cangrejo
  dip de cangrejo con verduras crudas, 242, *243*
  empanadas de cangrejo con jengibre, 246-247,
    247
  ensalada de cangrejo y aguacate, 102, *103*
Caquis, cómo elegirlos, 296
Carne de ave. *Ver* Pato; Pavo; Pollo
Carne de res
  asado de res, 35, *37*
  cacerola de pasta con carne de res, *37*, 39
  chili con carne con pan de elote, 40, *43*
  curry aromático de res, *33*, 34
  ensalada de filete con vinagre a la mostaza,
    31, *33*
  ensalada Waldorf con carne, 32, *33*
  fideos con carne de res estilo oriental, *43*, 44
  guisado de res con cebada, 38, *41*
  pastel de carne relleno de espinacas, 42, *43*
  picadillo de res, 45, *49*
  res a la boloñesa, *167*, 168
  res a la Nueva Inglaterra, 36, *37*
  sirloin con salsa al oporto, 30, *33*
  sopa goulash, *167*, 169
Carnes. *Ver* Carne de res; Cerdo; Conejo;
  Cordero; Ternera
Carnes y sustitutos de carne, en el sistema de
  intercambio, 303
Castañas y cebada, sopa de pavo con, *87*, 88
Cebada
  guisado de res con, *37*, 38
  sopa de pavo, castañas y, *87*, 88
  y frijoles a la menta, 143, *145*
Cebolla(s)
  cacerola de verduras de invierno, *129*, 130
  cómo elegirlas, 294
  medallones de pavo con salsa de cítricos y
    cebolla blanca, 95, *97*
  tartaletas de, 240, *243*
Cenas
  brochetas de pescado con mejillones, 160, *163*
  bruschetta con pimiento, 166, *167*

crepas de pollo y nuez de la India, 161, *163*

curry de chícharo con queso hindú, 170-171, *171*

ensalada de cítricos y espinacas, 154, *155*

ensalada de pollo al estragón, 150, *151*

ensalada de sandía y queso panela, 152, *155*

ensalada oriental, 153, *155*

jamboree de pollo, 162, *163*

pastel de berenjena a la italiana, 176-177, *177*

pay de merluza y papa, 158-159, *159*

peras asadas con queso pecorino, 172, *173*

pollo al limón estilo chino, 165, *167*

res a la boloñesa, *167,* 168

salmón asado en pan chapata, *155,* 157

salmón con espárragos, 156, *156*

tomates rellenos de cuscús, 175

tortilla de papa y calabaza, 174, *174*

tostadas de hongos al tomillo, *167,* 169

yakitori de pollo, *163,* 164

Centeno claro, pan de, 233, *235*

Cerdo

agridulce, 56, *57*

a las cinco especias, 60, *61*

alubias con carne de, *57,* 58

ensalada verde con naranja y tocino, 199

fideos con carne de cerdo al ajonjolí, 55, *57*

goulash rápido, *225,* 229

medallones de cerdo con pimientos, *57,* 59

pastel de carne relleno de espinacas, 42, *43*

rollos de cerdo y col estilo oriental, *53,* 54

Cerezas, cómo elegirlas, 295

Chabacano(s)

bocadillos de pavo y, 248, *251*

panqués de chabacano y nuez, *11,* 15

Chalotes, cómo elegirlos, 294

Chícharo(s)

curry de chícharo con queso hindú, 170-171, *171*

sopa de jamón y chícharo sazonada con, *205,* 207

Chile, sopa de pavo y, *205,* 206

Chirivías

asado de verduras y frijol, 132, *133*

cómo elegirlas, 294

Chocolate en pastel selva negra, 272, *273*

Chorizo

cacerola de chorizo de pavo y frijoles, 92, *93*

jambalaya de pollo y, 78, *83*

Ciruelas

cómo elegirlas, 296

en papillote con miel, *263,* 265

Clementinas, cómo elegirlas, 295

Col

cómo elegirla, 294

rollos de cerdo y col estilo oriental, *53,* 54

Coliflor, cómo elegirla, 294

Comidas libres, en el sistema de intercambio, 303

Condimentos, 297

Conejo y garbanzos, guisado español de, 52, *53*

Conteo de calorías, para vigilar el consumo de alimentos, 303-304

Control de azúcar en la sangre, 282. *Ver también* Diabetes

Cordero

albóndigas griegas con dip de limón, *243,* 245

brochetas de cordero estilo griego, 47, *49*

ensalada de trigo sarraceno con, 50, *53*

estofado de cordero con verduras, 51, *53*

hamburguesas de cordero con frutas, 48, *49*

Crepas de pollo y nuez de la India, 161, *163*

Crostini toscano de frijol, *235,* 236

Curry

aromático de res, *33,* 34

de chícharo con queso hindú, 170-171, *171*

Cuscús

con pavo y limón, 89, *93*

tomates rellenos de, 175

D

Dátil(es)

barras de nuez y, 250, *251*

cómo elegirlos, 295

dip de queso, manzana y, 249, *251*

Desayuno

enchiladas de requesón, *21,* 22

ensalada de bayas con maracuyá, *25,* 26

huevos rancheros, 19, *21*

huevos rellenos, 20, *21*

licuado de fresa y yogur, 23, *25*

melón a la menta y naranja, 24, *25*

omelette campirana, 18, *21*

pan de canela y pasas, 16, *17*

panecillos calientes, 8, *9*

panecillos de blueberry, 10, *11*

panecillos de manzana y avellana, *11,* 12

panquecitos de verano con bayas, 14, *14*

panquecitos para el desayuno, *11,* 13

panqués de chabacano y nuez, *11,* 15

puré de frutas, *25,* 27

Diabetes

alcohol y, 291

control de azúcar en la sangre, 282

control de las porciones, 288, 289

definición de, 282

ejercicio para el control de la, 291

gestacional, dieta balanceada, 287

nutrición

de las grasas, 285-286

de las proteínas, 286

de los hidratos de carbono, 283-285

plan individualizado, 283, 301

papel del peso, 287-288

plan de alimentación, 283

comidas curativas, 290

comidas más pequeñas y frecuentes, 291

consumo de agua, 290

control de las porciones, 290

frutas y verduras, 289

grasas en el, 289-290

intuición, 304

muestra de una semana, 304, 306-307

nueva forma de pensamiento, 282

planeador semanal, 308-309

rastreador diario de comida y salud, 305

plan de comidas, 300-301

tipo 1 contra tipo 2, 283

vigilancia del consumo de alimentos

conteo de calorías, 303-304

conteo de hidratos de carbono, 303

sistema de intercambio, 301-303, 304

Diabetes gestacional, dieta balanceada, 287

Dietas con mucha proteína y pocos hidratos de carbono, 287

Dietas con poca grasa, peligros de las, 287

Dip(s)

albóndigas griegas con dip de limón, *243,* 245

de cangrejo con verduras crudas, 242, *243*

dedos de pollo con dip de mostaza picante, 73, *77*

de queso, manzana y dátil, 249, *251*

Durazno(s)

cómo elegirlos, 296

pizzas de duraznos y zarzamoras, 267, *267*

rellenos de almendras, 271, *273*

E

Ejercicio, para el control de la diabetes, 291

Elote

guisado caribeño de calabaza y, 131, *131*

sopa de pollo con, 80, *83*

Eneldo

cáscaras de papa al horno con salmón ahumado y eneldo fresco, 238, *239*

linguine y salmón con crema de limón y, *119,* 120

Ensalada(s)

caliente de papa, 182, *183*

cremosa de verduras, *183,* 185

de atún y pimientos, 130, *133*

de camarón, melón y mango, *103,* 104

de cangrejo y aguacate, 102, *103*
de cítricos y espinacas, 154, *155*
de filete con vinagreta a la mostaza, 31, *33*
de garbanzos con pan pita, *133*, 135
de langosta con aderezo de limón, 105, *105*
de mango y hojas verdes, 188
de melón, naranja y queso feta, 186, *187*
de nopales, 190, *191*
de papaya y aguacate, *191*, 192
de pimiento asado, 181, *183*
de pollo al estragón, 150, *151*
de pollo asado con jengibre, 63, *65*
de pollo frito y aguacate con aderezo balsámico
   picante, 64, *65*
de pollo y camote con salsa de piña, 74, *77*
de salmón a la parrilla, 101, *103*
de sandía y queso panela, 152, *155*
de tomate
   con ajo, 180, *183*
   con menta, 184, *184*
de trigo sarraceno con cordero, 50, *53*
ensalada de bayas con maracuyá, *25,* 26
ensalada de lentejas y brócoli, 144, *145*
fideos con carne de cerdo al ajonjolí, 55, *57*
mediterránea marinada, 189, *191*
oriental, 153, *155*
picante de pasta y atún, 99, *99*
pollo estilo japonés, 62, *65*
rústica de pasta, *133*, 136
verde con naranja y tocino, 199
Waldorf con carne, 32, *33*
Espagueti con almejas, 121, *125*
Espárragos
cómo elegirlos, 294
salmón con, 156, *156*
Espinaca(s)
ensalada de cítricos y, 154, *155*
frittata de espinaca con papa, *145,* 147
pastel de carne relleno de, 42, *43*
sopa de apio nabo y, *225,* 226
Esquimo(s)
de fresa y yogur, 23, *25*
de mango, 256, *256*
Estabilidad del peso, 288, 289
Estofado(s)
asado de verduras y frijol, 132, *133*
de cordero con verduras, 51, *53*
español de conejo y garbanzos, 52, *53*
goulash rápido, *225, 229*
guisado caribeño de calabaza y elote, 131, *131*
guisado de mariscos a la italiana, 106
Estragón
ensalada de pollo al, 150, *151*
salmón con mayonesa al, 116

F
Fibra, 285, 286
Fideos
caldo de fideos y mariscos, 108, *109*
con carne de cerdo al ajonjolí 55, *57*
con carne de res estilo oriental, *43,* 44
**Filetes de hipogloso a la parrilla con salsa de
  tomate y pimiento rojo, 117, *119***
**Filetes de robalo al vapor con verduras
  tiernas, 127, *129***
Filo, pasta
empanadas de cangrejo con jengibre, 246-247,
   247
pizzas de duraznos y zarzamoras, 267, *267*
rollos de pollo con verduras, 70, *71*
tarta de peras y grosellas, 268, *269*
Flanes horneados, 276-277, *277*
Fresa(s)
cómo elegirlas, 296
licuado de fresas y yogur, 23, *25*
Frijoles
asado de verduras y frijol, 132, *133*
cacerola de chorizo de pavo y frijoles, 92,
   93
cebada y frijoles a la menta, 143, *145*
con carne de cerdo, *57,* 58
crostini toscano de frijol, *235,* 236
enlatados, cómo elegirlos, 297
sopa de frijol bayo, *133,* 134
verdes, cómo elegirlos, 294
Frittata de espinaca con papa, *145,* 147
Fruta(s). *Ver también frutas específicas*
asada con azafrán y vainilla, 262, *263*
brochetas de fruta a la parrilla, *263,* 266
congeladas, cómo elegirlas, 297
en el plan de comidas, 289
en el sistema de intercambio, 302
enlatadas, cómo elegirlas, 297
frescas, cómo elegirlas, 295-296
hamburguesas de cordero con, 48, *49*
rosca de, 281, *281*
Frutos secos
almendra(s)
   biscotti de arándanos y, 274, *274*
   duraznos rellenos de, 271, *273*
nueces
   barras de nuez y dátil, 250, *251*
   ensalada verde con naranja y tocino, 199
   galletas de naranja y, 279, *279*
   panqués de chabacano y, *11,* 15
nuez de la India
   crepas de pollo y, 161, *163*

G
Galletas
cinco estrellas, 278, *278*
de naranja y nuez, 279, *279*
Garbanzo(s)
albóndigas de garbanzo y arroz, *139,* 141
ensalada de garbanzos con pan pita, *133,* 135
guisado español de conejo y, 52, *53*
Gazpacho clásico, 218, *221*
**Germinado de frijol, ajonjolí, hortalizas y,
  194, *195***
Goulash
rápido, *225,* 229
sopa, 41, *43*
Granadas, cómo elegirlas, 295
Granos, cómo elegirlos, 299
Grasas
en el plan de comidas, 289-290
en el sistema de intercambio, 303
tipos de, 285-286
Gremolata, bacalao con, 111, *113*
Grosella negra, pan de, 232, *235*
Grosellas, tarta de peras y, 268, *269*
Guarniciones
ajonjolí, hortalizas y germinado de frijol,
   194, *195*
puré de camote y apio, 198, *198*
verduras asadas con hierbas, 196, *197*
verduras salteadas sazonadas con albahaca,
   191, 193
Guía para comprar comida
aceites y vinagres, 298
alimentos congelados, 296-297
artículos de despensa, 297
frutas y verduras, 293-294, 295-296
pasta, arroz y otros granos, 299
principios generales, 292-293
sopas preparadas, 298-299
**Guisado caribeño de calabaza y elote,
  131, *131***

H
Hamburguesas de pollo con manzana, 72, *77*
Hidrato(s) de carbono
complejos
   fibra en, 285
   para el control de la diabetes, 285
conteo de, para vigilar el consumo de
   alimentos, 303
en el sistema de intercambio, 302
limitados en una dieta con pocos hidratos de
   carbono, 284
simples contra complejos, 283-285
Hierba(s). *Ver también hierbas específicas*

caldo de hongos con crutones a las, 216, *217*
hamburguesas de pollo con manzana, 72, *77*
pollo rostizado con hierbas y ajo, 86, *87*
sopa de jamón y chícharo sazonada con, *205*, 207
ternera a las, 46, *49*
verduras asadas con, 196, *197*

Hinojo
brochetas de pavo con salsa de hinojo y pimiento rojo, 90, *93*
pollo con hinojo al marsala, 85, *87*

Hojas de parra rellenas estilo griego, 142, *145*

Hongo(s)
caldo de hongos con crutones a las hierbas, 216, *217*
champiñones rellenos, *251*, 253
cómo elegirlos, 294
tostadas de hongos al tomillo, *167*, 169

Huachinango
con salsa de perejil, 118, *119*

Huevos
frittata de espinaca con papa, *145*, 147
huevos rancheros, 19, *21*
omelette campirana, 18, *21*

J

Jambalaya
de mariscos, *109*, 110
de pollo y chorizo, 78, *83*

Jamón y chícharo sazonada con hierbas, sopa de, *205*, 207

Jengibre
empanadas de cangrejo con, 246-247, *247*
ensalada de pollo asado con, 63, *65*

L

Langosta con aderezo de limón, ensalada de, 105, *105*
Leche, en el sistema de intercambio, 302
Lentejas(s)
bacalao con, 112, *113*
paté de pavo y, 91, *93*
sopa dorada de, 228, *228*

Lima(s)
cómo elegirlas, 296
despertar cítrico, 257, *259*
soufflés de cítricos, *263*, 264

Limón(es)
albóndigas griegas con dip de, *243*, 245
cómo elegirlos, 296
cuscús con pavo y, 89, *93*
ensalada de langosta con aderezo de, 105, *105*
linguine y salmón con crema de limón y eneldo,

119, 120
medallones de pavo con salsa de cítricos y cebolla blanca, 95, *97*
pollo al limón estilo chino, 165, *167*
sopa de pollo al limón estilo griego, 81, *81*

Linguine
pimientos con linguine al gratín, *139*, 140
y salmón con crema de limón y eneldo, *119*, 120

M

Mango(s)
cómo elegirlos, 296
ensalada de camarón, melón y, *103*, 104
ensalada de mango y hojas verdes, 188
esquimo de, 256, *256*
totopos con mango fresco y salsa de tomate, 241, *241*

Manzana(s)
cómo elegirlas, 295
dip de queso, manzana y dátil, 249, *251*
hamburguesas de pollo con, 72, *77*

Maracuyá, ensalada de frutas con, *25*, 26
Mejillones
brochetas de pescado con, 160, *163*
con queso parmesano, 122, *125*
sopa nutritiva de, 210, *213*

Melón(es)
a la menta y naranja, 24, *25*
cómo elegirlos, 295
ensalada de camarón, melón y mango, *103*, 104
ensalada de melón, naranja y queso feta, 186, *187*
sopa helada de melón y bayas, *259*, 260

Menta, cebada y frijoles a la, 143, *145*
Merluza
pay de merluza y papa, 158-159, *159*

Miel, ciruelas en papillote con, *263*, 265
Mocha y ricotta, tiramisú de, 280, *280*
Mostaza
dedos de pollo con dip de mostaza picante, 73, *77*
ensalada de filete con vinagreta a la, 31, *33*

N

Naranja(s)
cómo elegirlas, 296
en despertar cítrico, 257, *259*
ensalada de cítricos y espinacas, 154, *155*
ensalada de melón, naranja y queso feta, 186, *187*
en soufflés cítricos, *263*, 264

galletas de naranja y nuez, 279, *279*
medallones de pavo con salsa de cítricos y cebolla blanca, 95, *97*
peras flameadas con, *259*, 261
pluma con aderezo de ajonjolí y, 138, *139*
sopa de zanahoria con, *221*, 222

Nopales, ensalada de, 190, *191*
Nuez
galletas de naranja y, 279, *279*
panqués de chabacano y, *11*, 15

Nuez de la India
crepas de pollo y, 161, *163*

P

Pan(es)
caldo de hongos con crutones a las hierbas, 216, 217
chapata
bruschetta con pimiento, 166, *167*
salmón asado en pan, 155, 157
crostini toscano de frijol, *235*, 236
de canela y pasas, 16, *17*
de centeno claro, 233, *235*
de elote, chili con carne con, 40, *43*
de grosella negra, 232, *235*
ensalada de garbanzos con pan pita, *133*, 135
palitos retorcidos de queso y ajonjolí, 234, *235*
panecillos calientes, 8, *9*
de manzana y avellana, *11*, 12
panecillos de blueberry, 10, *11*
panquecitos
de chabacano y nuez, *11*, 15
de verano, 14, *14*
para el desayuno, *11*, 13
pissaladière, *243*, 244
tartaletas de cebolla, 240, *243*
tortilla(s)
de papa y calabaza, 174, *174*
totopos con mango fresco y salsa de tomate, 241, *241*
tostadas
de hongos al tomillo, *167*, 169
de queso de cabra, 237, *237*

Panecillos calientes, 8, *9*
de manzana y avellana, *11*, 12
Panecillos de blueberry, 10, *11*
Pan pita, ensalada de garbanzos con, *133*, 135
Panquecitos
de chabacano y nuez, *11*, 15
de verano con bayas, 14, *14*
para el desayuno, *11*, 13

Papa(s)
asado de verduras y frijol, 132, *133*
cáscaras de papa al horno con salmón

ahumado y eneldo fresco, 238, *239*
cómo elegirlas, 294
ensalada caliente de, 182, *183*
frittata de espinaca con, *145*, 147
pay de merluza y, 158-159, *159*
sopa de pollo y, 204, *205*
tortilla de papa y calabaza, 174, *174*

Papaya(s)
cómo elegirlas, 296
ensalada de papaya y aguacate, *191*, 192

Pasas, pan de canela y, 16, *17*

Pasta
cacerola de pasta con carne de res, *37*, 39
cómo elegirla, 299
ensalada picante de pasta y atún, 99, *99*
ensalada rústica de pasta, *163*, 166
espagueti con almejas, 121, *125*
fideos
    caldo de fideos y mariscos, 108, *109*
    con carne de cerdo al ajonjolí, 55, *57*
    con carne de res estilo oriental, *43*, 44
linguine
    pimientos con linguine al gratín, *139*, 140
    y salmón con crema de limón y eneldo,
      119, 120
pluma con aderezo de ajonjolí y naranja,
    138, *139*
tallarines con salsa verde, 137, *139*

Pastel de carne relleno de espinacas, 42, *43*

Pastel(es)
bocado de ángel, 270, *273*
rosca de frutas, 281, *281*
selva negra, 272, *273*

Paté de pavo y lentejas, 91, *93*

Pato frito con especias, *97*, 98

Pavo
a la diabla, 96, *97*
bocadillos de pavo y chabacano, 248, *251*
braseado con verduras tiernas, 94, *97*
brochetas de pavo con salsa de hinojo y
    pimiento rojo, 90, *93*
cacerola de chorizo de pavo y frijoles, 92, *93*
cuscús con pavo y limón, 89, *93*
medallones de pavo con salsa de cítricos y
    cebolla blanca, 95, *97*
paté de pavo y lentejas, 91, *93*
sopa de pavo, castañas y cebada, 87, 88
sopa de pavo y chile, *205*, 206

Pera(s)
asadas con queso pecorino, 172, *173*
cómo elegirlas, 296
flameadas con naranja, *259*, 261
tarta de peras y grosellas, 268, *269*

Pérdida de peso, 287-289

Pescados y mariscos

atún
    ensalada de atún y pimientos, 100, *103*
    ensalada picante de pasta y, 99, *99*
bacalao
    con gremolata, 111, *113*
    con lentejas, 112, *113*
    sopa de, 212, *213*
brochetas de pescado con mejillones, 160, *163*
caldo de fideos y mariscos, 108, *109*
camarones
    a la provenzal, 126, *129*
    bisque de camarón, 211, *213*
    con salsa de pimiento, 123, *125*
    ensalada de camarón, melón y mango,
      103, 104
    gumbo de, 124, *125*
    jambalaya de mariscos, *109*, 110
cangrejo
    dip de cangrejo con verduras crudas,
      242, *243*
    empanadas de cangrejo con jengibre,
      246-247, *247*
    ensalada de cangrejo y aguacate, 102, *103*
ensalada de langosta con aderezo de limón,
    105, *105*
espagueti con almejas, 121, *125*
filetes de hipogloso a la parrilla con salsa de
    tomate y pimiento rojo, 117, *119*
filetes de robalo al vapor con verduras tiernas,
    128, *129*
guisado de mariscos a la italiana, 106, *109*
huachinango
    con salsa de perejil, 118, *119*
mariscos con aderezo de berros, 127, *129*
mejillones
    brochetas de pescado con, 160, *163*
    con queso parmesano, 122, *125*
    sopa nutritiva de, 210, *213*
pay de merluza y papa, 158-159, *159*
pez espada con salsa, *113*, 115
robalo
    sopa de pescado, 107, *109*
salmón
    asado en pan chapata, 155, *157*
    cáscaras de papa al horno con salmón
      ahumado y eneldo fresco, 238, *239*
    con espárragos, 156, *156*
    con mayonesa al estragón, 116
    ensalada de salmón a la parrilla, 101, *103*
    linguine y salmón con crema de limón y
      eneldo, *119*, 120
trucha horneada con salsa de pepino, *113*, 114

Pez espada con salsa, *113*, 115

Pimiento(s)
bruschetta con, 166, *167*

camarones con salsa de, 123, *125*
cómo elegirlos, 294
con linguine al gratín, *139*, 140
ensalada de atún y, 100, *103*
ensalada de pimiento asado, 181, *183*
ensalada mediterránea marinada, 189, *191*
ensalada rústica de pasta, *133*, 136
medallones de cerdo con, 57, *59*
rojo
    brochetas de pavo con salsa de hinojo y
      pimiento, 90, 93
    filetes de hipogloso a la parrilla con salsa de
      tomate y pimiento, 117, *119*
    sopa de tomate y pimiento, 219, *221*

Piña(s)
cómo elegirlas, 296
congelado de piña y fresas, 258, *259*
ensalada de pollo y camote con salsa de,
    74, *77*

Pissaladière, *243*, 244

Pizzas de duraznos y zarzamoras, 267, *267*

Plan de comidas
beneficios, 300-301
sistema de intercambio, 301-303

Plátanos, cómo elegirlos, 296

Platillos congelados, cómo elegirlos, 297

Platillos vegetarianos
albóndigas de garbanzo y arroz, *169*, 171
asado de verduras y frijol, 132, *133*
cacerola de verduras de invierno, *129*, 130
calabaza rellena de arroz, 146, *146*
cebada y frijoles a la menta, 143, *145*
ensalada de garbanzos con pan pita, *133*, 135
ensalada de lentejas y brócoli, 144, *145*
ensalada rústica con pasta, *133*, 136
frittata de espinaca con papa, *145*, 147
guisado caribeño de calabaza y elote, 131, *131*
hojas de parra rellenas estilo griego, 142, *145*
pimientos con linguine al gratín, *139*, 140
pluma con aderezo de ajonjolí y naranja, 138,
    139
sopa de frijol bayo, *133*, 135
tallarines con salsa verde, 137, *139*

**Pluma con aderezo de ajonjolí y naranja,
138, *139***

Pollo
a la francesa, 82, *83*
a la jardinera, 68, *71*
al limón estilo chino, 165, *167*
al queso, 84, *87*
caldo de, 202, *202*
con arroz criollo, 76, *77*
con hinojo al Marsala, 85, *87*
crepas de pollo y nuez de la India, 161, *163*
chapatis de pollo con brócoli, 69, *71*

dedos de pollo con dip de mostaza picante,
73, 77
ensalada de pollo frito y aguacate con aderezo
balsámico picante, 64, 65
ensalada de pollo y camote con salsa de piña,
74, 77
ensalada
de pollo al estragón, 151, 151
de pollo asado con jengibre, 63, 65
de pollo estilo japonés, 62, 65
fajitas de pollo con salsa de tomate, 67, 71
hamburguesas de pollo con manzana, 72, 77
jambalaya de pollo y chorizo, 78, 83
jamboree de, 162, 163
marinado a la parrilla, 75, 75
pechugas de pollo asadas estilo hindú, 79,
83
rollos de pollo con verduras, 70, 71
rostizado con hierbas y ajo, 86, 87
salteado de pollo y alcachofas, 65, 66
sopa
de pollo al limón estilo griego, 81, 81
rápida de pollo, 203, 205
sopa de pollo con elote, 80, 83
sopa de pollo y papa, 204, 205
yakitori de pollo, 163, 164
Poro y aguacate, sopa helada de, 225, 227
Postres
barras de higo, 273, 275
biscotti de arándanos y almendras, 274, 274
bocado de ángel, 270, 273
brochetas de fruta a la parrilla, 263, 266
ciruelas en papillote con miel, 263, 265
congelado de piña y fresas, 258, 259
congelados, cómo elegirlos, 297
duraznos rellenos de almendras, 271, 273
flanes horneados, 276-277, 277
fruta asada con azafrán y vainilla, 262, 263
galletas cinco estrellas, 278, 278
galletas de naranja y nuez, 279, 279
pastel selva negra, 272, 273
peras flameadas con naranja, 259, 261
pizzas de duraznos y zarzamoras, 267, 267
rosca de frutas, 281, 281
soufflés de cítricos, 263, 264
tarta de peras y grosellas, 268, 269
tiramisú de mocha y ricotta, 280, 280
Proteína
dietas con mucha proteína y pocos hidratos
de carbono, 287
en el control del azúcar en la sangre, 286
Puré de frutas, 25, 27

Q

Queso
curry de chícharo con queso hindú, 170-171,
171
dip de queso, manzana y dátil, 249, 251
enchiladas de requesón, 21, 22
ensalada de melón, naranja y queso feta, 186,
187
ensalada de sandía y queso panela, 152, 155
parmesano
mejillones con queso, 152, 155
palitos retorcidos de queso y ajonjolí, 234,
235
pecorino
peras asadas con queso, 172, 173
pimientos con linguine al gratín, 139, 140
tiramisú de mocha y ricotta, 280
tostadas de queso de cabra, 237, 237

R

Refrigerios
aceitunas marinadas en romero, 252, 252
albóndigas griegas con dip de limón, 243, 245
barras de nuez y dátil, 250, 251
bocadillos de pavo y chabacano, 248, 251
cáscaras de papa al horno con salmón
ahumado y eneldo fresco, 238, 239
champiñones rellenos, 251, 253
crostini toscano de frijol, 235, 236
dip de cangrejo con verduras crudas, 242, 243
dip de queso, manzana y dátil, 249, 251
empanadas de cangrejo con jengibre, 246-247,
247
palitos retorcidos de queso y ajonjolí, 234, 235
pissaladière, 243, 244
tartaletas de cebolla, 240, 243
tostadas de queso de cabra, 237, 237
totopos con mango fresco y salsa de tomate,
241, 241
Res
cacerola de pasta con carne de, 37, 39
sirloin con salsa al oporto, 30, 33
Robalo
sopa de pescado, 107, 109
Romero, aceitunas marinadas en, 252, 252

S

Sacarina, 284
Salmón
asado en pan chapata, 155, 157
cáscaras de papa al horno con salmón
ahumado y eneldo fresco, 238, 239
con espárragos, 156, 156
con mayonesa al estragón, 116
ensalada de salmón a la parrilla, 101, 103
jambalaya de mariscos, 109, 110
linguine y salmón con crema de limón y eneldo
119, 120
mariscos con aderezo de berros, 127, 129
Salsa(s)
camarones con salsa de pimiento, 123, 125
ensalada de pollo y camote con salsa de piña,
74, 77
huachinango con salsa de perejil, 118, 119
linguine y salmón con crema de limón y eneldo,
119, 120
medallones de pavo con salsa de cítricos y
cebolla blanca, 95, 97
pez espada con, 113, 115
sirloin con salsa al oporto, 30, 33
sopa de pavo y chile, 205, 206
tallarines con salsa verde, 137, 139
tomate
fajitas de pollo con salsa de, 67, 71
filetes de hipogloso a la parrilla con salsa de
tomate y pimiento rojo, 117, 119
totopos con mangos frescos y salsa de tomate,
241, 241
trucha horneada con salsa de pepino, 113, 114
Sandía(s)
cómo elegirlas, 296
ensalada de sandía y queso panela, 152, 155
**Sistema de intercambio, para planear
comidas, 301-303, 304**
Sopa(s)
bisque de camarón, 211, 213
caldo de fideos y mariscos, 108, 109
caldo de hongos con crutones a las hierbas,
216, 217
caldo de pollo, 202, 202
caldo de verduras ligero, 214, 214
de alcachofa con alcaravea, 224, 225
de apio nabo y espinaca, 225, 226
de bacalao, 212, 213
de frijol bayo, 133, 134
de jamón y chícharo sazonada con hierbas,
205, 207
de nopales, 190, 191
de nopalitos navegantes, 208-209, 209
de pavo, castañas y cebada, 87, 88
de pavo y chile, 205, 206
de pescado, 107, 109
de pollo al limón estilo griego, 81, 81
de pollo con elote, 80, 83
de pollo y papa, 204, 205
de tomate y pimiento rojo, 219, 221
de verduras, 223, 223

de zanahoria con naranja, *221,* 222

dorada de lentejas, 228, *228*

fideos con carne de res estilo oriental, *43,* 44

gazpacho clásico, 218, *221*

goulash, 41, *43*

helada de melón y bayas, 260

helada de poro y aguacate, *225, 227*

jardín del edén, 220, *221*

nutritiva de mejillones, 210, *213*

preparadas, cómo elegirlas, 298-299

rápida de pollo, 203, *205*

rico caldo de verduras, *213,* 215

Soufflés

de cítricos, *263,* 264

Sucralosa como sustituto de azúcar, 284

T

Tallarines con salsa verde, 137, *139*

Tangerinas, cómo elegirlas, 296

Ternera a las hierbas, 46, *49*

Tiramisú de mocha y ricotta, 280, *280*

Tomate(s)

cómo elegirlos, 294-295

enlatados, 297

ensalada de tomate con ajo, 180, *183*

ensalada rústica de pasta, *133,* 136

fajitas de pollo con salsa de, 67, *71*

filetes de hipogloso a la parrilla con salsa de tomate y pimiento rojo, 117, *119*

rellenos de ajonjolí, 175

sopa de tomate y pimiento rojo, 219, *221*

totopos con mango fresco y salsa de, 241, *241*

Tomillo, tostadas de hongos al, *167,* 169

Toronja(s)

cómo elegirlas, 295

despertar cítrico, 257, *259*

ensalada de cítricos y espinacas, 154, *155*

Tortilla(s)

de papa y calabaza, 174, *174*

totopos con mango fresco y salsa de tomate, 241, *241*

Trigo sarraceno con cordero, ensalada de, 50, *53*

Trucha horneada con salsa de pepino, *113,* 114

U/V

Uvas

beneficios en la salud, 296

cómo elegirlas, 295

Vainilla

bocado de ángel, 270, *273*

fruta asada con azafrán y, 262, *263*

Verduras. *Ver también verduras específicas*

asadas con hierbas, 196, *197*

asado de verduras y frijol, 132, *133*

cacerola de verduras de invierno, *129,* 130

caldo

de verduras ligero, 214, *214*

rico caldo de verduras, *213,* 215

congeladas, cómo elegirlas, 296-297

enlatadas, cómo elegirlas, 297

ensalada rústica de pasta, *133,* 136

estofado de cordero con, 51, *53*

filetes de robalo al vapor con verduras tiernas, 128, *129*

frescas, cómo elegirlas, 294-295

pavo braseado con verduras tiernas, 94, *97*

plan de comidas, 289

rollos de pollo con, 70, *71*

salteadas sazonadas con albahaca, *191,* 193

sistema de intercambio, 302

sopa de, 223, *223*

sopa jardín del edén, 220, *221*

Verduras de hojas

ajonjolí, hortalizas y germinado de frijol, 194, *195*

cómo elegirlas, 294

ensalada de mango y hojas verdes, 188

Vieiras, mariscos con aderezo de berros, 127, *129*

Vinagres, compra de, 298

Vinagreta a la mostaza, ensalada de filete con, 31, *33*

Y/Z

Yogur

licuado de fresa y, 23, *25*

Zanahoria(s)

asado de verduras y frijol, 132, *133*

cacerola de verduras de invierno, *129,* 130

cómo elegirlas, 294

sopa de zanahoria con naranja, *221,* 222

Zarzamoras, pizzas de duraznos y, 267, *267*

Acerca de la redactora

Robyn Webb es fundadora y dirigente de Pinch of Thyme, empresa dedicada a la cocina saludable que organiza excursiones gastronómicas, da clases de cocina saludable, proporciona consejos nutricionales y consultoría a agencias corporaivas y gubernamentales, y también ofrece servicios de banquetes. Es autora de seis libros de recetas, así como editora asociada y columnista culinaria de la revista *Diabetes Forecast,* de la Asociación Norteamericana de Diabetes. Ha tenido muchas apariciones en televisión y en medios impresos, incluyendo entrevistas en CBS News con Dan Rather, CNN, Lifetime Television, en la cadena Food Network, el Discovery Channel, QVC, *USA Today*, *Woman's Day*, *Cosmopolitan*, Associated Press y el *Washingtonian*, entre muchos otros. Es la anfitriona del programa *Healthline,* que ha ganado el premio Cable Ace, en el NewsChannel 8 de Washington, y en 1993 recibió el prestigiado premio Healthy American Fitness Leader Award. Webb recibió su grado de maestría en nutrición en la Universidad Estatal de Florida y ha estado involucrada exitosamente en el campo de la nutrición y la cocina desde hace más de 13 años.

Otros libros de Reader's Digest acerca de la salud

Detenga la diabetes desde ahora: Guía práctica efectiva

Uno por uno: El gran plan de 12 semanas para que cambie sus hábitos y pierda peso de modo fácil, seguro y para siempre

Cuide su cuerpo: Disfrute plenamente la mejor etapa de su vida

15 minutos al día para una mejor salud: Buenos hábitos para conservarse sano y en forma

Controle su hipertensión: Estrategias para empezar hoy mismo a combatir la presión arterial alta

Reduzca su colesterol: Plan de control total

Tablas de conversión

Temperatura

Fahrenheit   Celsius

0°F = -18°C (en el congelador)
32°F = 0°C (punto de congelación)
180°F = 82°C (empieza a hervir el agua)
212°F = 100°C (hierve el agua)
250°F = 120°C (horno bajo)
350°F = 175°C (horno moderado)
425°F = 220°C (horno caliente)
500°F = 260°C (horno muy caliente)

Longitud

EUA   RU/Australia

1/2 pulg = 1.3 cm
1 pulg = 2.5 cm
12 pulg = 1 pie = 30 cm
39 pulg = 1 metro

Medidas de peso

Onzas a gramos	Onzas líquidas a mililitros
1 oz = 25 g	1 oz líq. = 25 ml
2 oz = 50 g	2 oz líq. = 50 ml
3 oz = 75 g	3 oz líq. = 75 ml
4 oz = 100 g	4 oz líq. = 100 ml
5 oz = 125 g	5 oz líq. = 125 ml
6 oz = 150 g	6 oz líq. = 150 ml
7 oz = 175 g	7 oz líq. = 175 ml
8 oz = 200 g	8 oz líq. = 200 ml
9 oz = 225 g	9 oz líq. = 225 ml
10 oz = 250 g	10 oz líq. = 250 ml

Equivalencias de cucharadas y tazas

1 cdita. = 5 g
1 cda. = 15 g = 3 cditas
2 cdas. = 1/8 de taza
1/4 de taza = 60 g = 4 cdas.
1/2 taza = 120 g = 120 ml = 8 cdas.
2/3 de taza = 10 cdas. + 2 cditas.
3/4 de taza = 180 g = 12 cdas.
1 taza = 16 cdas. = 240 ml = 8 oz líq.

Temperatura del horno

Fahrenheit	Centígrados
100	38
185	82
200	100
250	125
300	150
325	165
350	175
375	190
400	200
425	215
450	230
475	245

Equivalencias de libras a kilos

1 lb = 450 g
1 1/2 lb = 700 g
2 lb = 900 g
2 1/2 lb = 1.1 kg
3 lb = 1.4 kg
3 1/2 lb = 1.6 kg
4 lb = 1.8 kg
4 1/2 lb = 2 kg
5 lb = 2.3 kg
6 lb = 2.7 kg
7 lb = 3.2 kg
8 lb = 3.6 kg